临床预防出生缺陷
指导手册（第2版）

朱俊真　等　主编

中国科学技术出版社
·北　京·

图书在版编目（CIP）数据

临床预防出生缺陷指导手册 / 朱俊真等主编 . -- 2
版 . -- 北京：中国科学技术出版社，2021.3
　　ISBN 978-7-5046-8752-4

　　Ⅰ. ①临⋯　Ⅱ. ①朱⋯　Ⅲ. ①新生儿疾病—先天性畸
形—预防（卫生）—手册　Ⅳ. ① R726.2-62

中国版本图书馆 CIP 数据核字 (2021) 第 004207 号

责任编辑	韩　颖
装帧设计	中文天地
责任校对	焦　宁
责任印制	李晓霖

出　　版	中国科学技术出版社
发　　行	中国科学技术出版社有限公司发行部
地　　址	北京市海淀区中关村南大街16号
邮　　编	100081
发行电话	010-62173865
传　　真	010-62173081
网　　址	http://www.cspbooks.com.cn

开　　本	787mm×1092mm　1/16
字　　数	630千字
印　　张	24.75
版　　次	2021年4月第2版
印　　次	2021年4月第1次印刷
印　　刷	北京荣泰印刷有限公司
书　　号	ISBN 978-7-5046-8752-4 / R·2668
定　　价	122.00元

做好产前诊断，精细精益、精准有效，竭尽全力为妇儿生命健康服务。

许双军

2021.2.22.

《临床预防出生缺陷指导手册》（第2版）
编委会

主　编　朱俊真　曹琴英　余小平　祁晓峰

副主编　王翠霞　蔡立义　张为霞　田海深
　　　　　邸文治　李晓霞　张亦心

编　委（以下按姓氏笔画为序）
　　　　　王艳飞　王翠霞　田海深　邢焕霞　朱文爽
　　　　　朱俊真　刘颖慧　祁晓峰　孙东兰　李晓霞
　　　　　杨　丹　余小平　邸文治　宋占云　张为霞
　　　　　张亦心　张昊昱　陈宝川　侯露敏　高章圈
　　　　　曹琴英　戚桂杰　蔡立义

朱俊真简介

朱俊真 河北省人民医院河北省优生优育优教技术中心创始人。主任医师，教授，硕士生导师。国务院授予"有突出贡献中青年专家"享受政府特殊津贴。河北省委省政府授予"省管优秀专家"称号。现任全国产前诊断技术专家组成员、河北省产前诊断技术专家组成员、中国人类染色体核型鉴定委员会委员，曾任国家自然基金课题评审专家。2009年荣获"建国60周年妇幼健康事业促进发展杰出人物"。2014年任中国出生缺陷干预救助基金会母婴健康专项基金专家委员会专家。2015年任中国优生科学协会出生缺陷预防专业委员会副主任委员。海峡两岸医药卫生交流协会遗传与生殖专业委员会委员。

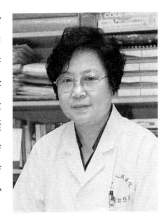

曾兼任中国女医师协会副会长、河北省女医师协会会长、中华医院管理学会临床检验管理专业委员会第二届委员会委员、河北省母婴保健医学技术鉴定委员会副主任委员、河北省医学会遗传学分会主任委员、《中国优生优育》杂志和《河北医药》杂志编委。

自1979年从事临床遗传病诊断和优生产前诊断工作。1992年创建了河北省优生优育优教技术中心，中心以医院为依托，集临床医疗、科研、预防、教学于一体，形成产前诊断学科特色，成为该学科硕士生培养基地。承担卫生部和国家重点实验室招标课题及河北省重点攻关课题多项。获得省部级科技进步二等奖2项、三等奖13项，省厅级科技进步一等奖13项。

主编及参编著作有《产前诊断学》《产前实验室诊断》《遗传咨询》《实用产前诊断学》《男科实验诊断学》《常见遗传病诊断要点》《新编优生优育优教知识问答》《临床糖尿病并发症诊断与治疗》《实用检验医学》上下册、《当代体液分析与临床》《遗传性代谢病筛查诊断》《实用孕育指南》《孕前优生导读》《孕期保健优生导读》等十几部。

曹琴英简介

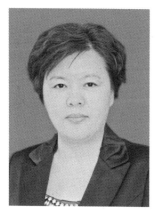

曹琴英 石家庄市妇产医院院长，主任医师，教授，硕士生导师，产前诊断专业学科带头人。获河北省委省政府授予"省管优秀专家"称号。石家庄市有突出贡献中青年专家、市管拔尖人才。现任河北省产前诊断技术专家组成员、中国出生缺陷干预救助基金会母婴健康专项基金专家委员会专家，《中华医学遗传学杂志》编委。

兼任中华医学会医学遗传学专业委员会临床遗传学组委员、中国医院协会妇产医院管理分会常务委员、中国优生科学协会妇儿临床分会委员、中国女医师协会常务理事、中国优生科学协会理事、河北省女医师协会副会长、河北省女医师协会遗传咨询专业委员会主任委员、河北省女医师协会健康教育专业委员会主任委员、河北省医院协会妇产医院管理分会主任委员、河北省医院协会常务理事。

作为院长及产前诊断专业学科带头人，主持建立了产前诊断中心。创建了石家庄市优生优育研究所、生殖健康与不孕不育研究所，开展了优生遗传咨询、出生缺陷和遗传病诊断与产前诊断、自然流产的病因学治疗与研究，发展成为河北省唯一的产前诊断重点学科。承担主持省市重点课题多项，获得省部级科技进步奖三等奖 2 项，省厅级科技进步奖一、二等奖 4 项。在专业杂志发表论文 20 余篇，其中，核心期刊论文 12 篇、SCI 论文 3 篇、专著 6 部。

自 2009 年 11 月起担任石家庄市妇产医院院长，上任 5 年间，开设了东院区分院，12.2 万平方米的新院区已开工建设；石家庄市妇产医院晋级为省内唯一的三级甲等妇产医院，成为河北医科大学附属医院，并获得了卫生部优质护理考核优秀医院、卫生部改革创新奖、全国三八红旗集体等荣誉，实现了医院综合实力的跨越。因工作成绩突出，先后荣获河北省和石家庄市先进工作者、全国巾帼建功标兵、2014 年度优秀医院院长等称号。

余小平简介

余小平　河北省人民医院主任检验师，副教授。现任中国优生科学协会常务理事、中国优生科学协会出生缺陷专业委员会常务委员、河北省产前诊断专家组成员、河北省女医师学会遗传咨询专业委员会副主任委员、河北省医学检验质量管理学会常务理事、河北省女医师学会常务理事、中国优生科学协会常务理事、《中国优生优育》杂志编委。

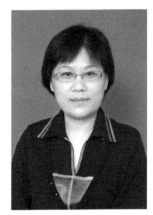

自1987年一直从事医学遗传学临床科研和优生产前诊断工作，开展了遗传学相关技术，如外周血细胞、羊水细胞、绒毛组织及胎儿产前诊断技术，高分辨染色体、染色体脆性位点技术，SCE。2001年建立独特的一片二区（或三区）荧光原位杂交（FISH）技术及生殖细胞技术规范。发现罕见染色体异常核型50余种，经国家医学遗传重点实验室夏家辉院士等鉴定为世界首报染色体异常核型，为国际染色体数据库增添了新的遗传资料。承担1994年卫生部和国家重点实验室招标课题及河北省重点攻关课题多项。发表国家级论文50余篇。研究成果获得省部级科技进步奖二等奖1项、三等奖6项，省厅级科技进步奖一等奖7项。教带研究生及培训省内外细胞遗传学技术人员，为产前诊断技术工作做出了贡献。副主编及参编著作有《产前诊断学》《产前实验室诊断》《遗传咨询》《男科实验诊断学》《常见遗传病诊断要点》《临床遗传学彩色图谱》《新编优生优育优教知识问答》《实用孕育指南》《医学检验标本留取及收集指南》《亚健康预防与干预》《河北省卫生系列高级资格评审答辩指南》等12部。

祁晓峰简介

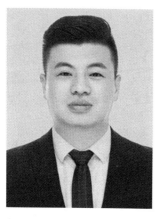

    祁晓峰　河北生殖妇产医院院长，高级营养师 / 药师。中国优生科学协会常务理事、中国非公立医疗机构协会医院管理分会委员、河北省生殖健康学会副会长、石家庄市第十三届政协委员、石家庄市青年联合会第十一届常委。

    结合河北生殖妇产医院性质及服务特点，首先主持建立了生殖医学中心、河北省胎儿先天性心脏超声筛查培训基地、河北省产前诊断机构（包括基因筛查诊断平台），是河北省唯一在非营利性生殖妇产专科三级医院中全面开展出生缺陷、先天畸形产前诊断遗传咨询业务的机构。河北生殖妇产医院的工作得到省领导认可、同行和群众的信任，获得中国超声医学工程学会生殖健康与优生优育超声专业主委单位、河北省生殖健康学会副会长单位、河北省胎儿先天性心脏病超声筛查培训基地、第一批国家分娩镇痛试点医院。

    建院 3 年多，医院全面工作有了突飞猛进的发展，形成了集医疗、科研、预防于一体的学科特色服务模式，提高了服务质量并方便了患者。承担主持省部级科研项目 2 项，参编科普著作 1 部。

第2版 前言

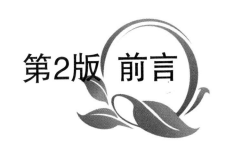

　　出生缺陷是指婴儿出生前发生的身体结构、功能或代谢异常。出生缺陷可由染色体畸变、基因突变等遗传因素或环境因素引起，也可由这两种因素交互作用或其他不明原因所致，通常包括先天畸形、染色体异常、遗传代谢性疾病、功能异常如盲、聋和智力障碍等。据权威的《中国出生缺陷防治报告（2012）》数据显示，我国是出生缺陷高发国家，出生缺陷总发生率约为5.6%。

　　《临床预防出生缺陷指导手册》第1版发行至今已有5年。在这5年中，医学遗传学及诊断工具技术的进步、知识更新之快让作者应接不暇，而新的指南更是不断涌现，临床诊断趋于规范化、标准化。第1版涉及临床诊断及预防方案等内容，需要更新、修订。我们于2019年年末至2020年年初开始准备第2版修订工作。经过努力，终于在十分艰难的条件下完成了修订工作，新的第2版《临床预防出生缺陷指导手册》即将与读者见面。

　　第2版更新了原版内容，删减了陈旧重复的内容，新增加了染色体微缺失微重复综合征、皮肤病、罕见病、分子生物学检查、胚胎植入前遗传学检测，使之尽量反映现代预防出生缺陷、遗传病、罕见病水平；调整编写组成员，以便尽可能发挥各家所长。遗传咨询和产前诊断是将遗传学知识具体应用于临床实践的体现，能更好地帮助临床医生解决医疗中的遗传学问题。从主观上，我们希望通过这些努力能使本书面目一新。尽管如此，仍有许多内容尚无法跟上医学前进的步伐，这就要求我们不断学习，不断更新知识。

　　本书出版之际，希望同道在应用过程中发现不足之处，给予批评指正。

朱俊真
2021 年 1 月 8 日

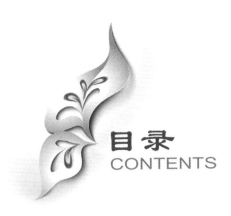

目录
CONTENTS

第四部分 产前超声诊断

第五部分　妊娠营养及用药

附　录

第一部分

遗传性疾病

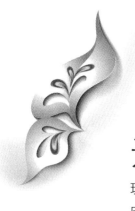

遗传病经典的概念是指遗传因素作为唯一或主要病因的疾病。遗传病或遗传性疾病是其发生需要有一定的方式传于后代发育形成的疾病；现代遗传病概念有所扩大，遗传因素不仅仅是一些疾病的病因，也与环境因素一起在疾病的发生、发展及转归中起到关键性作用。

遗传病的特点

遗传病的传播方式　如果是遗传性的，一般以"垂直方式"出现，不延伸至无亲缘关系的个体。

遗传病的数量分布　在患者的亲祖代和子孙中是以一定数量比例出现的，即患者与正常成员间有一定的数量关系。

遗传病的先天性　遗传病往往有先天性特点，但不是所有的遗传病都是先天性的；反过来，先天性疾病也有两种可能，即有些先天性疾病是遗传性的。

遗传病的家族性　遗传病常常表现为家族性，但不是所有的遗传病都表现为家族性；反过来，家族性疾病可能是遗传性的，但不是所有的家族性疾病都是遗传的。

遗传病的传染性　在目前已知的疾病中，人类朊蛋白病是一种既遗传又具传染性的疾病。遗传病按遗传方式分类有基因病和染色体病。

第一章
染色体病

染色体病是由染色体异常或畸变所致。由于染色体异常涉及许多基因，患者均有较严重或明显的临床症状，故又称染色体异常综合征。人类体细胞正常有染色体 23 对 46 条，其中第 1 ~ 22 对染色体男女相同，称常染色体，另外一对与性别有关。在组成上男性的核型为 46，XY；女性的核型为 46，XX。

第一节　21 三体综合征

21 三体综合征（Trisomy 21 syndrome）又名唐氏综合征或先天愚型，是发现最早、最常见的常染色体畸变疾病。在活产婴儿中的发生率约为 1.25‰，且发病率随孕妇年龄增大而增加。

临床表现

1. 特殊面容：患儿出生时即可有明显的特殊面容，如眼距宽，眼裂小，内眦赘皮，外眼角上斜，鼻梁低平，常张口伸舌。

2. 智力低下：随着年龄增大而逐渐明显。

3. 体格发育迟缓：身体矮小，四肢短，肌张力低下，手指粗而短，小手指向内弯曲。

4. 常伴发畸形：50% 患儿伴有先天性心脏病，其次是先天性消化道畸形、脐疝、小阴茎、隐睾等。

染色体核型

外周血淋巴细胞染色体检测可发现患者第 21 号染色体比正常人多一条，即第 21 号染色体三体，使细胞染色体总数为 47 条。

常见核型有：①标准型，其中 47，XX（XY）+21 最常见，占 94% ~ 95%；②嵌合型，21-三体嵌合型占 1% ~ 2%；③易位型，包括 D/G 易位和 G/G 易位，占 2% ~ 3%。

诊断

具有以上特征的病例结合染色体检查可确诊。

预防

1. 产前超声波监测是 21 三体综合征的一种筛查手段。在孕 11 ~ 13 周测定胎儿颈背部透明层（NT），NT 厚度增大与 21 三体综合征有密切关系。

2. 35 岁以下孕妇注意在 15 ~ 20^{+6} 周进行母体血清生化标志物和超声产前筛查。凡是高危结果者，可以进行胎儿非整倍体无创及诊断性羊水染色体检查。

3. 对有下列情况者，建议作胎儿染色体核型分析：①分娩时年龄在 35 岁以上的孕妇；②已生育过 21 三体综合征患儿者；③父、母某一方是 21 号染色体易位携带者；④产前筛查高危者等。

4. 分子遗传诊断法：目前产前诊断中应用较多的是荧光原位杂交（FISH），可以探测间期细胞中 21 号染色体数目，并快速得到结果。但仅可作为辅助诊断方法。

5. 遗传咨询：向患者及其家属解释 21 三体综合征的临床表现和不同年龄的发病率，解释筛查和产前诊断方法及其局限性，提供确诊后的遗传咨询。

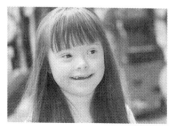

图 1-1　21 三体综合征患者

第二节　18 三体综合征

18 三体综合征（Trisomy 18 syndrome）是仅次于 21 三体综合征的常见染色体综合征。1960 年首次确认的婴儿因含有额外 18 号染色体所致的特殊畸形，新生儿的发生率约为 1‰，男女比例为 1∶3。

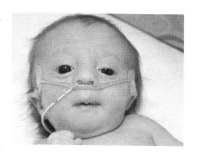

图 1-2　18 三体综合征患者

临床表现

1. 低出生体重，智力低下，约 1/3 患者有癫痫发作。

2. 头颈部：头围小，枕骨突出，耳位低，鼻梁细长，眼裂短，小口，腭弓窄，小颌。

3. 手足：握拳时第 3、4 指贴掌心，第 2、5 指重叠之上；足内翻，摇椅形足底。

4. 自然流产率高：临床观察妊娠 16 周到出生期间的流产率高。

染色体核型

外周血淋巴细胞染色体检测可以发现本病患者第 18 号染色体比正常人多一条，即第 18 号染色体三体，使细胞染色体总数为 47 条。

常见核型有：①标准型 47，XX（XY）+18 最常见，占 80%；②嵌合型 47，XX（或 XY）+18/46，XX（XY）和易位型各占 10%。

诊断

1. 根据以上各种特殊临床表现型。

2. 具有以上特征的病例，应作染色体核型分析，查到 18 三体可确诊。

预防

1. 35 岁以下的孕妇在 15 ~ 20^{+6} 周进行母体血清生化标志物和超声产前筛查。凡是高危结果者应作诊断性的染色体检查。

2. 产前超声检查：特殊性握拳手指交搭和摇椅状足底是重要的超声发现，其次是颈部淋巴水囊瘤及心脏畸形。孕妇伴有羊水过多症。

3. 对有下列情况者,建议作胎儿染色体核型分析:①分娩时年龄大于或等于 35 岁者;②已生育过 18 三体综合征患儿者;③父、母某一方是 18 号染色体易位携带者。

第三节 13 三体综合征

13 三体综合征(Trisomy 13 syndrome)又称 Patau 综合征。早在 1657 年,眼科专家 Bartholin 首先描述此综合征,直到 1960 年 Patau 等发现患者是由于体细胞多出一条 13 号染色体所引起,故又称 Patau 综合征。新生儿中的发病率为 1/5000 ~ 1/7600。患儿中女性多于男性。

临床表现

1. 中枢神经系统与智力:常见全前脑缺陷,约占 80% 的病例,并伴有不同程度的前脑、嗅神经和视神经发育不良,严重智力障碍。

2. 颅面畸形:中度小头,前额后缩,两颞窄,囟门宽大。面部畸形包括眼距宽、小眼畸形、虹膜缺损、视网膜发育不良;唇裂,腭裂;耳聋,耳轮畸形。

3. 心脏异常:80% 为室间隔缺损。其他房间隔缺损,动脉导管未闭等。

4. 血液系统:中性粒细胞出现异常突起。胎儿血红蛋白持续时间长。

诊断

1. 根据特殊面容、肌张力低下、智力低下以及先天畸形如先心病等典型临床表现,便可以初步做出临床诊断。临床确诊需要染色体核型分析。

2. 染色体核型分析:①标准型 47,XX(XY)+13 最常见;②嵌合型核型为 47,XX(XY)+13/46,XX(XY);③易位型,罗伯逊易位以 13 和 14 号染色体易位多见。

预防

1. 产前超声检查:双侧唇 / 腭裂、多指、先天性心脏病是 13 三体重要的超声异常,可作为临床医生作产前染色体核型分析的依据。

2. 染色体核型分析:通过绒毛取样和羊水穿刺法取材,进行细胞培养,然后进行染色体核型分析。

3. 分子遗传诊断法(FISH)。

4. 遗传咨询可参考 21 三体综合征。

第四节 猫叫综合征

猫叫综合征(cri du chat syndrome)又名 5p 部分单体综合征。1963 年 Lejeune 首先描述,因患儿哭声似猫叫而得名。活产婴儿发病率约为 0.02‰,患儿以女性居多。

临床表现及诊断

1. 出生时低体重,最突出的是新生儿哭声似猫叫。

2. 出生时哭声小,喉肌发育不良致哭声似猫叫,即哭声尖弱,可随年龄增长而逐渐消失。

3. 小头、小颜、小喉头、内眦赘皮、斜视、眼距宽、高腭弓、掌纹异常。

4. 智力迟钝,30% 并发先天心脏病。

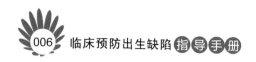
预防

产前诊断与遗传咨询可参考 21 三体综合征。

第五节　Turner 综合征

Turner 综合征（Turner syndrome）又称先天性卵巢发育不全综合征，由 Turner 在 1938 年首先报道，1959 年 Ford 等证实是因缺少一条 X 染色体所致。本病发病率约为 0.04%，但在自发流产儿中的发生率为 7.5%。

临床表现

1. 特殊面容：面部多黑痣、颈蹼、后发际低，偶有上眼睑下垂，有时耳轮突出，腭弓高尖，易反复发作中耳炎，导致听力下降、传导性耳聋。

2. 生长迟缓，出生时手、足背水肿。身材矮小，成年身高一般为 135 ~ 140cm。典型的体征包括颈短、盾状胸、肘外翻、膝外翻、第 4 及第 5 掌（跖）骨短、通贯掌、大手大脚（相对身材）。

3. 青春期发育：卵巢发育不良是本病特点。早期卵巢几乎正常却很快萎缩呈索状，始基子宫，原发闭经和不孕。

4. 智力与个性虽在正常范围，但不如正常同胞，语言能力较差。

诊断

1. 如发现女婴出生时身材矮小，手、足背水肿，颈蹼、后发际低，可高度怀疑 Turner 综合征。

2. 成年患者以原发闭经和不孕为主诉。

3. 根据身材矮小、颈蹼、胸平而宽，乳头间距增宽，卵巢发育不良等表现。

4. 染色体检查可以确诊，典型核型为 45，X（见图 1-3）。

预防

1. 产前超声胎儿可见水囊状淋巴管囊瘤和手足水肿，是产前超声波诊断的重要表现。

2. 产前筛查：孕中期母血清黄体酮明显升高，胎儿染色体核型分析、诊断。

3. 遗传咨询：有目的地向患者及其家属解释有关疾病等问题。

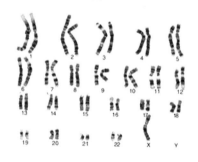
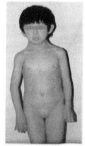

图 1-3　Turner 综合征患者

第六节　Klinefelter 综合征

Klinefelter 综合征（Klinefelter syndrome）又称先天性睾丸发育不全综合征，由 Klinefelter 等于 1942 年首先描述并记载，1959 年，Jacob 等证实是由于多了一条 X 染色体所致。发病率高，在男性新生儿中为 0.1% ~ 0.2%，在男性不育症患者中占 3.1%，是引起原发性睾丸功能减退最常见的先天性疾病，也是最常见的原发性性腺功能减退。

临床表现

1. 生长发育：新生儿期身长增大，但体重、头围无明显异常。

2. 智力：大部分患者智商较同龄低，部分患者有轻度或中度智力减退，并随 X 染色体数目增加而智力发育不全症状加重。

3. 生殖系统：睾丸小、质硬，无精子产生，部分患者阴茎小，不育。青春期后第二性征不明显，无喉结，无胡须，体毛少，阴毛呈女性分布，约有 25% 表现乳房发育，皮肤较细软，皮下脂肪丰满，说话声音似女性。患者胆怯，性生活不主动，感情不稳定。

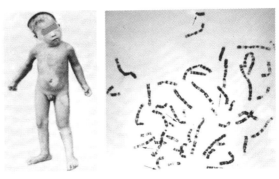

图 1-4 染色体为 49，XXXXY Klinefelter 综合征患者

4. 机体发育：身材瘦高，四肢长，双手平举时两中指间距超过身高。

5. 染色体核型分析：①80% 患者核型为 47，XXY；②嵌合型约占 10%，核型为 46，XY/47，XXY，48，XXXY 占 10%；③ 46，XY/48，XXXY；④ 46，XX/47，XXY；⑤其他 48，XXYY 和 49，XXXXY 等。

第七节 XYY 综合征

XYY 综合征（XYY syndrome）又名 YY 综合征或超雄综合征，系染色体数为 47 条、性染色体为 XYY、常染色体正常的疾病。发生率约 1/1000，在男婴中的发生率为 1/900。

临床表现

1. XYY 男性在青春期前与正常人群对照没有区别。其表型是正常的，患者身材高大，常超过 180cm。

2. 偶尔可见隐睾，睾丸发育不全并有精子形成障碍和生育力下降、尿道下裂等，但大多数男性可以生育。

3. 学习障碍，脾气暴躁，有对抗行为。

4. 大多携带 XYY 的男性可生育，且大部分精子染色体正常。

诊断及预防

1. 如果其母亲再生育，建议进行遗传咨询与产前诊断。

2. 通过产前孕早期绒毛膜组织、孕中期羊水细胞染色体核型分析进行产前诊断，可避免患儿出生。

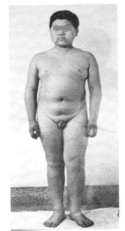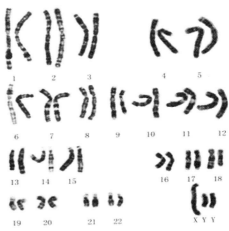

图 1-5 XYY 综合征患者

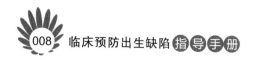
第八节 脆性 X 综合征

脆性 X 综合征（fragile X syndrome，FXS）是一种导致智力低下、发病率仅次于唐氏综合征的 X 连锁遗传病，在男性群体中的发生率为 1/1250 ~ 1/4000，女性携带者约为 1/700。FXS 在所有智力发育不全的患者中的比例为 2.6% ~ 8.7%。

临床表现

不同年龄和性别的 fra（X）患者表现不同，而且同一症状的程度也不同。

1. 特殊面容：脸长，前额突出，耳郭大，腭弓高，嘴大唇厚等。

2. 大生殖器：巨睾，多数在青春期发生，睾丸体积大于正常同龄人的最高值即可称巨睾。正常成年人平均睾丸体积为 1.8cm³，大于 2.5cm³ 者为巨睾。

3. 智力低下：男性患者中度以上智力低下者占 80% 以上，女性患者多表现为轻度智力障碍、学习困难，尤其计算能力差。青春期前的患者多为轻度智力低下。

4. 癫痫发作：X 染色体长臂上有基因突变时，约 20% 有癫痫发作。家系调查中统计癫痫发生率为 33.33%。

5. 语言障碍：X 染色体上有一个或几个与语言机能相关的基因。因此，X 染色体异常可导致发音缺陷及言语障碍。常表现为会话和言语表达能力的发育严重迟缓，学语年龄延迟、词汇量少、语言单调、经常自言自语。

6. 行为障碍：绝大多数患者有多动、注意力不集中，情绪易激动、狂躁，有破坏行为，常撕坏衣物、门帘，打碎东西或突如其来的攻击行为。孤独症也较常见。

诊断辅助检查

1. 临床诊断：特殊面容，包括脸长、前额突出、耳郭大、腭弓高、嘴大唇厚等；中度智

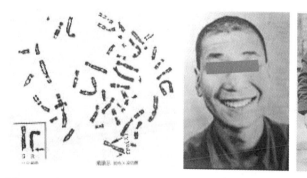

图 1-6　左图为脆性 X 综合征患者核型；中图为患者外观；右图为携带者

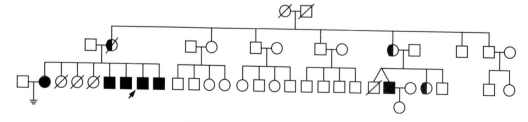

图 1-7　脆性 X 综合征的系谱

力发育不全以及男性患者青春期后的大睾丸。

2. 细胞遗传学方法：采用羊水细胞、绒毛及胎血进行 fra（X）的产前诊断。脆性位点分布在人类染色体上的一个特定部位有以下 4 个特征：①具有宽度不等的不被染色的裂隙，常涉及两染色单体；②在一个个体或一个家系中，脆性位点总是恒定地出现在某一染色体的同一位置上；③其遗传方式为孟德尔共显性遗传［在 fra（X）中呈 X 连锁隐性遗传］；④在体外适当的培养条件下，可以诱导出脆性位点。

3. 分子遗传学方法：①Southern 印迹杂交；②PCR 法；③转录水平检测；④蛋白水平检测。

4. CT 扫描：可有不同程度脑室扩大、脑萎缩、脑积水、巨脑畸形、小头畸形等，CT 异常与智力低下的严重性无关。

预防

1. 由于智力低下是 fra（X）的突出临床表现，临床发现有原因不明的智力低下患者必须做常规的染色体核型分析，以排除染色体异常导致的智力低下。

2. 遗传咨询时，注意前突变男性和女性杂子女性的临床特点，可以通过分子诊断 FMR-1 基因突变分析进行携带者筛查、产前诊断等。建议有下列情况之一者进行 FMR-1 基因诊断：①有智力低下、发育迟缓或自闭症的男性或女性患者，或有家族史；②孕妇为携带者的胎儿。

第九节 Prader-Willi 综合征

Prader-Willi 综合征（Prader-Willi syndrome，PWS）和 Angelman 综合征（Angelman sydrome，AS）是近年研究邻近基因综合征的两个疾病。尽管都是染色体 15q11.2-q12 片段缺失，但这两个疾病完全不同。新生儿发病率为 1/10000 ～ 1/20000。

临床表现

1. 轻到中度智力低下，学习困难。

2. 婴儿期肌张力减退：出生后新生儿严重的肌张力低下致喂养困难。

3. 食欲亢进和肥胖：1 ～ 6 岁起由于食欲亢进而导致严重肥胖。

4. 性功能减退：阴茎幼稚，隐睾。

5. 头面畸形：轻度畸形，包括额径狭窄、杏仁眼、斜视、嘴下歪、上唇薄。

6. 脂肪多分布在四肢近端、下腹部和臀部。严重肥胖会在 30 ～ 40 岁给患者带来致命性威胁，其主要原因是心肺功能衰竭。

7. 躯体矮小及四肢短：躯体矮小与生长激素缺乏有关，四肢短通常在儿童期后明显，与肢端成熟障碍有关。

辅助检查

1. 染色体分析或分子遗传学检查父源性（15）（q11-q13）片段缺失（占 70%）。

2. 单亲二体母源性 15 号染色体单亲二体（占 20% ～ 25%）。

3. 基因组印迹（约 5%）。

诊断

1. 头面部畸形：轻度畸形，包括额径狭窄、杏仁眼、斜视、嘴下歪、上唇薄。

2. 肌张力减退和生长障碍：围产期活动减少，随后出现新生儿期严重的肌张力低下；喂养困难，通常需要管饲法。婴儿期通常出现生长障碍或生长迟缓。

3. 食欲亢进和肥胖：1 ~ 6 岁起即食欲亢进而导致严重肥胖。脂肪多分布在四肢近端、下腹部和臀部。即使在身高 / 体重比例相似的情况下，患者的脂肪占体重 30% ~ 40%。食欲亢进与患者下丘脑功能失调导致食欲无饱满感有关，由于食欲亢进、大量摄入热量、低运动量、躯体矮小等引起的严重肥胖会在 30 ~ 40 岁给患者带来致命性威胁，其主要是心肺衰竭。

4. 智力表现：轻度到中度智力低下，学习困难，以语言和阅读尤为严重。情感异常，如发脾气、固执、暴躁等。

5. 性腺机能减退：继发于促性腺激素分泌功能低下。外生殖器发育不良性腺成熟迟缓或不完全、青春期发育迟缓、男女不育。

6. 遗传学方法包括高分辨染色体核型分析、FISH 检测、利用微卫星随体 DNA 分析检测单亲二体、基因的 DNA 甲基化分析、印迹突变 DNA 突变分析。对 SNRPN 基因的 DNA 甲基化分析方法是对 PWS 和 AS 进行诊断的最准确方法，可以将含缺失、非平衡易位、单亲二体以及印迹突变的所有病例检测出来，敏感性高。

7. 其病因是由于第 15 号染色体长臂近中央关键区（15q11.2-q13）微缺失引起，即由来自母方的 15 号染色体的单亲二体（uniparental disomy）或父方 15 号染色体上的关键片段发生缺失所引起。

如图 1-8 所示，新生儿、婴幼儿中枢性肌张力低下，吸吮无力随年龄增长而改善；婴儿期喂养困难而出现生长差；1 岁后到 6 岁前体重增加快速，可产生中枢性肥胖；特殊面部特征有长头、窄面部、杏仁眼、小嘴、上唇薄、嘴角向下；生殖器发育不全，阴囊发育不全，隐睾，小阴茎，阴唇阴蒂缺乏或严重发育不良，青春期特征延迟；年长儿轻至中度智力低下或学习困难；贪吃；高分辨染色体分析有 15q11.2-q13.1。次要指标包括：胎动少，婴儿期哭声弱，随年龄改善；有暴力行为，强迫行为，执拗；睡眠障碍或睡眠呼吸暂停；短身材；低色素沉着；相对年龄小手、小脚；语言发音缺陷；皮肤斑等。

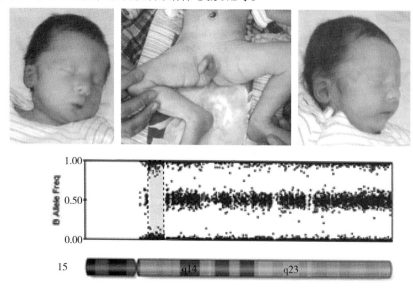

图 1-8 15 号染色体简略模式图，图中虚线长方形区域为缺失区域
（21208387 ~ 26210229），大小为 5Mb，位于 15q11.3-q13.1 区域

预防

1. 遗传咨询中注意，单亲二体的再发风险一般不升高，但必须注意两种特殊情况：一是高龄孕妇可以使单亲二体的再发风险明显升高；二是家族隐蔽性染色体结构性畸变，携带者在染色体异常累及 15q11.2-q13 片段时，通过减数分裂有可能导致 15q11.2-q13 微缺失和单亲二体的发生。在这两种情况下，必须进行产前诊断（绒毛或羊水细胞染色体核型等）或产前基因诊断和遗传咨询。

2. 对高龄孕妇和家族隐蔽性染色体结构性畸变携带者进行产前诊断并给予遗传咨询。

第十节　Angelman 综合征

Angelman 综合征（Angelman syndrome）又称快乐木偶综合征，是一种特殊的神经行为异常疾病，它是由于染色体 15q11.13（UBE3A 基因）的母源性印迹区域发生功能性损害引起的。儿童中的发病率为 1/12000 ~ 1/40000。

临床表现

1. 患者出生时似乎正常，但很快出现严重发育迟缓。

2. 小头畸形，智力低下，严重运动障碍，共济失调，肌张力低下，语言障碍和下颌前突及张口露舌，无意识发笑特征的特殊面容。

3. 出现无意识发笑伴欢乐姿态，遇到精神或机体刺激亦会发笑。

4. 部分患者运动震颤、行走困难，可能由于平衡功能障碍所致。

5. 癫痫发作，同期出现频繁屈肘的上肢上下扑翼样运动。

6. 全身发育迟缓，生后小脑畸形，惊厥，肌张力低下，反射亢进，多动症。

7. 部分患者失语或均有语言功能缺失。39% 患者的色素低于家系中正常人，以色素低为特征的皮肤色浅、视网膜色素减少、毛囊酪氨酸酶活性低下、黑色素小体的不完全黑色素化为 AS 表型的一部分，与 Prader-Willi 综合征所见相似。

8. 眼部特征：所有患者均有脉络膜异常色素沉着，部分患者出现视神经萎缩；部分患者有眼部皮肤白化病、脉络膜色素发育不良。

辅助检查

1. 特征性脑电图放电 EEG 图形的构成为高振幅双侧峰与波活动，呈对称同步并常为单一性节律，且有每秒两个循环的慢波成分。

2. CT 证实患者有单侧脑萎缩。

诊断

1. 根据以上特征的"欢乐木偶"以及其他临床特征，可以对本病进行诊断。

2. 脑电图检查有助于疾病诊断，通常表现为大振幅慢峰波为特点的脑电图。

3. 产前遗传实验室检查与 PWS 相似，但应特别注意对 UBE3A 基因突变检测。由于大多数 AS 病例都属新发生性，故 DNA 水平突变分析尚需逐一检测。

预防

1. 遗传咨询与 PWS 相同，在排除印迹基因突变之后，对家族性病例考虑 AS 基因 UBE3A 突变的可能性。

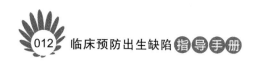

2. 父源性传递的 AS 基因通常隐蔽不发作，一旦变为母源性传递，UBE3A 突变携带者就会发病。

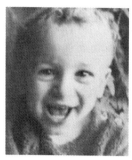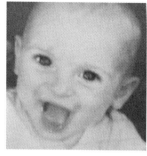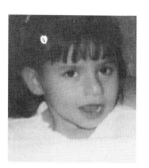

图 1-9　Angelman 综合征患者

第十一节　染色体不稳定综合征

一、着色性干皮病

着色性干皮病（xroderma pigmentosa，XP）是常染色体隐性遗传病。该病可影响身体多个系统。在北非洲的阿拉伯人中发病率很高，家族性发病者较常见。

临床表现

皮肤对紫外线非常敏感，在受到日照的部位，皮肤可发生色素沉着、红斑、水疱、结疤等各种病灶，这些病灶最后可发展为基底细胞癌或鳞状上皮癌，也常发生黑色素瘤、纤维肉瘤和角化棘皮癌。肿瘤常在 1 岁之内发生，患儿常死于癌转移，XP 可伴有智力低下、神经性耳聋、语言障碍、小脑运动失调、舞蹈病及抽搐等症状；同时可伴发畏光、角膜炎、结膜炎、眼睑炎、睑外翻及眼睑癌等眼科病。少数病例可见内分泌异常如垂体、肾上腺异常。

实验室检查

XP 细胞对紫外线特别敏感，经紫外线照射后比正常细胞容易死亡，存活细胞由于缺乏 DNA 内切酶，不能切除 DNA 损害部分的嘧啶二聚体，结果导致突变和癌变的发生。在正常培养中，XP 细胞的 SCE 水平不增加，但同样经紫外线和某些烷化剂处理后，这些细胞要比正常人细胞的 SCE 率增加高得多。

诊断

主要依据临床表现进行诊断。细胞融合试验可鉴定 XP 的互补类型。DNA 合成的不规则性是 DNA 修复缺陷的重要特征。

预防

遗传咨询。本病为常染色体隐性遗传。杂合子一般无临床症状，个别 XP 杂合子出现智力低下或小型脑，XP 杂合子也可能具有患皮肤癌的素质。患者常见于近亲结婚家系。XP 呈明显的基因异质性，其表型轻重也有所不同。

二、Bloom 综合征

Bloom 综合征（Bloom syndrome，BS）是常染色体隐性遗传病。在欧洲犹太人中发病率较高。

临床表现

患者身材矮小，无智力障碍，出生时皮肤正常，对阳光敏感，面部及暴露阳光部位常出现红斑皮疹，面部红斑常呈蝴蝶状，这些红斑是由于毛细血管扩张而致。BS 常合并白血病及其他各种恶性肿瘤。

BS 患者细胞常见四射体，这是由于着丝粒处发生染色单体交换所形成，German 推测这些细胞的染色体重组增加。四射体交换点多在 Q 阴性带和阴性带与 Q 阳性带的连接处，这和 SCE 的互换点发生位置相同。Chaganti 等首先报告 BS 患病率比正常人成倍增加。一般来说在紫外线或 γ 线诱发损伤之后，BS 综合征细胞并不表现出染色体畸变增加，然而把这些细胞暴露于乙基甲基磷酸盐之后，SCE 比正常人细胞暴露后的增加幅度要大。有人提出 BIS 细胞的基本缺陷表现在 DNA 合成的生长点上。最近，Bryant 等证明将 BS 细胞与正常成纤维细胞融合后，可使 BS 细胞 SCE 的升高得到"纠正"。如果能确定并分离出一种能纠正 BS 细胞 SCE 率的化学因子，那将为这种疾病的分析提供一个重要手段。

诊断

主要依据临床表现和生化改变。染色体检查有助于本病的诊断，姊妹染色体互换可作为细胞学标志用于产前诊断。

预防

遗传咨询。本病为常染色体隐性遗传。杂合子一般表现正常，未发现杂合子中癌症的易患性和染色体异常。表现为母源性单亲二体性。男性 BS 患者多表现为不育，女性 BS 患者多生育力减低和生育期缩短。

第二章
染色体微缺失微重复综合征

第一节　概述

自 20 世纪 80 年代医学界首次发现染色体的微小缺失或重复可导致疾病的发生以来，有赖于人类基因组研究的深入及细胞分子检测技术的不断发展，微缺失微重复的临床意义也越来越得到重视。在近年精准医学兴起的背景下，临床检验工作者需加强对染色体微缺失微重复相关疾病的了解，知晓有关检测技术的优点和局限性，以便更好地为临床提供实验室支持。染色体微缺失微重复综合征是由于染色体微小片段缺失或重复，使正常基因剂量发生改变而导致的具有复杂临床表现的一组染色体病。其常见临床表现有生长发育异常、智力发育迟缓、内脏器官畸形、特殊面容、内分泌异常、精神行为改变和肿瘤等。该类疾病目前已发现近 300 种，发病率在 1/200000 ~ 1/4000，合并发病率近 1/600。其遗传特点常为显性发病，以新发突变为主（占 85% ~ 95%），家族性遗传占 5% ~ 10%。

一、染色体微缺失微重复遗传检测主要技术

微缺失微重复综合征其染色体畸变一般小于 5000000 bp，传统的染色体核型分析分辨率较低，只能依赖细胞分子遗传技术或分子遗传技术进行检测。目前，临床上应用于微缺失微重复综合征检测的技术主要有下列几种。

1. 荧光原位杂交技术（fluorescence in situ hybridization，FISH）。FISH 是最早应用于微缺失微重复综合征检测的技术。该技术原理是利用 DNA 碱基对的互补性，将直接标记了荧光的单链 DNA（探针）与目标样本的互补 DNA 杂交，通过荧光信号在染色体上的位置与数目反映相应染色体片段的情况。与传统核型分析比较，FISH 技术的优势主要表现于：①可检测出小于 5000000 bp 片段的染色体微缺失或微重复；②无须细胞培养，可以缩短诊断所需的时间。目前，FISH 技术主要用于验证基因芯片等技术筛检出来的染色体微缺失微重复片段。

2. 染色体微阵列芯片技术（chromosomal microarray analysis，CMA）。CMA 能在全基因组水平上对染色体片段缺失或重复进行检测，可发现大量未知的、导致异常表型的染色体微缺失微重复。根据采取的技术路线不同，主要有比较基因组杂交芯片（array-comparative genomic hybridization，array-CGH）和单核苷酸多态性芯片两种平台。其检测分辨率远远高于传统核型分析和 FISH 技术（具体分辨率取决于采用的芯片种类），自动化程度高，结果判断相对客观。美国医学遗传学与基因组学学会（American College of Medical Genetics and Genomics，ACMG）等多个学术组织已将 CMA 作为微缺失微重复综合征检测的一线推荐技术。

但 CMA 也存在一些局限，如不能分析平衡异位、倒位等染色体结构异常；受限于其探针覆盖范围，可能导致不同染色体片段间检测分辨率的差别；结果解读需要较强的临床经验和医学遗传学理论水平。值得一提的是，近几年兴起的一种基于液态悬浮芯片原理的细菌人工染色体标记 - 磁珠鉴别 / 分离（bacterial artificial chromosome on beads，BoBs）技术，能够以相对简单的操作检测几十种临床意义明确的微缺失微重复综合征，正逐步获得临床的应用和认可。

3. 实时荧光 PCR 技术（real-time PCR）。real-time PCR 检测微缺失微重复的原理是设计两对引物和标记不同荧光基团的探针，分别检测目标染色体上的序列和对照染色体上的序列（通常为看家基因序列）。通过循环阈值（ΔCt）的差值判断染色体片段的数目异常。此方法简单快速、廉价易行，但也存在一些缺点，容易出现假阳性或假阴性的检测结果。同时，因为波长范围的影响，同一反应中共存的荧光基团的种类有限，使得检测通量十分有限。

4. 多重连接依赖探针扩增技术（multiplex ligation-dependent probe amplification，MLPA）。MLPA 是针对目标基因和内参基因上的序列设计若干对相邻的寡核苷酸杂交探针，通过连接反应后可形成数十条长度不等的可供扩增的杂交探针。运用同一对引物对这些长度不同的杂交探针进行扩增后，经过毛细管电泳分析扩增产物，最后通过电泳图谱上不同产物峰的相对面积即可获得微缺失微重复的检测结果。相比 real-time PCR，该技术的准确度得到较大提高。其不足之处在于，一是试剂主要依赖国外进口，成本较高；二是需使用毛细管电泳进行结果分析，检测通量较低，限制了这项技术在临床的大范围推广。

5. 高通量测序技术（next generation sequencing，NGS）。NGS 可以一次并行对几十万条到几百万条 DNA 分子进行序列测定，该技术已普遍用于各类物种基因组测序、分子育种及临床研究。通过测序深度的调整，NGS 分辨率可达到 1 bp ~1000000 bp，为分析染色体微小缺失和重复提供了有效的手段。如 Kunze 等运用测序技术阐述了 Xq26.3 微缺失会影响 PHF6 基因及 miR-424 在骨髓增生异常综合征中的表达。引人注目的是，随着 NGS 平台及数据处理方式的发展，NGS 在微缺失微重复的无创产前检测中也迅速得以应用。如高通量测序可用于 GJB2 基因微缺失导致耳聋的无创产前检测。尽管高通量测序技术有诸多优势，但其仍具有一些尚待解决的局限性：首先，高通量测序平台临床普及度仍不够广泛，成本仍较高；其次，虽测序通量有质的飞跃，但后续大量测序数据的分析却成为临床工作者所面临的一大难题。随着测序技术的改进发展以及数据处理软件的完善，相信这些问题终能够很快解决。届时，高通量测序技术在染色体微缺失微重复综合征的检测领域将发挥不可或缺的重要作用。

二、CMA 技术的临床应用适应证和禁忌证

1. 产前超声检查发现胎儿结构异常是进行 CMA 检查的适应证，建议在胎儿染色体核型分析的基础上进行。如核型分析正常，则建议进一步行 CMA 检查。

2. 对于胎死宫内或死产、需行遗传学分析者，建议对胎儿组织行 CMA 检测，以提高其病因的检出率。

3. 对于胎儿核型分析结果不能确定染色体畸变情况时，建议采用 CMA 技术进行进一步分析，以明确诊断。

4. CMA 应用于评估早、中孕期胎儿丢失原因的研究数据积累不足，暂不推荐使用。

5. CMA 技术（特指具有 SNP 探针的平台）对于异常细胞比例 ≥ 30% 的嵌合体检测结果

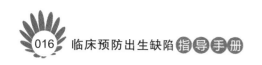

比较可靠；反之，对异常细胞比例 <30% 的嵌合体结果不可靠。

三、涉及 CMA 技术的产前诊断技术路线

对于产前超声检查发现有胎儿结构异常的患者，建议先行胎儿染色体核型分析和快速产前诊断。如结果异常，则可直接发放诊断报告；如结果正常，则应进一步行 CMA 技术检测，对重要的 CMA 异常结果，应采用 FISH 技术对其进行验证，并在必要时对父母的外周血进行检测。

四、产前遗传咨询相关问题

虽然有关 CMA 技术在产前诊断中应用的研究结果令人鼓舞，但 CMA 也存在固有的局限性，主要表现在以下几个方面：

1. 无法可靠地检出低水平的嵌合体。

2. 无法检出平衡性染色体重排和大多数的基因内点突变。

3. aCGH 检测平台无法检出三倍体。

4. CMA 的阳性检出率仍然较低（并非所有病例都能发现具有临床意义的 CNV），对于超声检查发现结构异常但胎儿染色体核型正常的病例，目前 CMA 增加检出致病性 CNV 的比例 <10%。

5. 最主要的难点是对 VOUS 的判读和解释，其中部分情况是罕见的新生突变；部分与突变基因的外显率有关，即胎儿有罹患某种遗传病的易感性，但并不一定发病，如自闭症。对胎儿父母样本进行检测、综合家系分析对 VOUS 结果的判读和解释有一定帮助。但在很多情况下，就目前对人类基因组的认识和数据库的积累，仍然无法对全部结果给出确切的临床性质判读。这种情况往往会导致孕妇及其家属的焦虑，甚至是错误的终止妊娠。

6. 采用不同的 CMA 检测平台以及不同分辨率的芯片，对同一胎儿样本也可能会得出不同的检测结果。这是 CMA 检测本身的技术特点所决定的，并非医务人员造成的误诊或漏诊。

基于 CMA 在产前诊断应用中存在上述问题，在对患者进行产前 CMA 检测前和检测后进行恰当的遗传咨询十分重要，内容包括：

1. 产前遗传咨询：在进行产前 CMA 检测之前和检测之后必须进行相关的产前遗传咨询。

2. 咨询资质：产前遗传咨询应由有产前遗传咨询资质的专业医务人员担任（相关专业可兼任）。

3. 患者知情：CMA 检测前的咨询应详细解释 CMA 的优点和局限性，并让患者充分地知情同意。明确指出：①CMA 能够检出所有通过染色体核型分析检出的染色体不平衡变异，并可能发现其他的特定遗传性疾病，但不能检出所有的遗传性疾病，如低比例嵌合体、平衡性染色体重排、单基因突变等。②所检出的特定疾病在不同患者间的临床表现可能存在很大的变异，这与所累及基因的表现度和外显率不同有关。③CMA 检测可能会发现 VOUS，可能需要对父母样本进行检测并辅以家系综合分析，协助对胎儿样本检测结果的判读。但在很多情况下，基于目前对人类基因组的认识和数据库的积累程度，仍然无法对某些检测结果进行判读和解释。④CMA 检测可能会发现一些成人期迟发型疾病，这提示父母之一可能罹患同一疾病但尚未表现出临床症状。

4. 客观看待差异性结果：检测前的咨询应强调，采用不同的 CMA 检测平台以及不同分辨率的芯片，即使是针对同一胎儿样本分别进行检测，也可能会出现差异性结果。这是 CMA 检测本身的技术特点所决定的，并非医务人员造成的误诊或漏诊。

第二节　Beckwith-Wiedmann 综合征

Beckwith–Wiedmann 综合征（BWS）由 Beckwith 在 1963 年首次描述，以新生儿低血糖、巨舌、巨内脏、偏身生长过度、腹壁缺陷为特点。BWS 综合征由染色体 11p15.5 区突变所致。此区的重复似乎涉及病理发生和有导致传递异常类型的印迹，发生率为 1/13700，85% 的病例呈散发，15% 由直接垂直遗传。男女发病率相同，但对于同卵双胎，女胎的发病率明显升高。目前发现辅助生殖技术可能增加 BWS 发生率，采用辅助生殖技术怀孕的母亲产出 BWS 患儿的概率是 4.6%，而正常怀孕产出 BWS 患儿的概率是 0.8%。

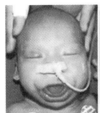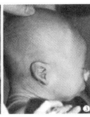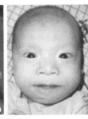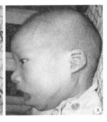

图 2-1　从左至右为巨舌、耳皱褶、特殊面容、耳位低

人们提出了具有"延迟突变"现象的常染色体显性遗传。与该病关系明确的基因包括位于 11 号染色体短臂 11p15.5 区域的 6 个基因即 IGF2、INS、P57KIP2、H19、HASH2 和 KVLQT1（LIT1）。其中，IGF2 为父源染色体表达，胚胎生长因子；P57KIP2 又称 CDKN1C，主要是母源染色体表达，负性调节细胞增殖；H19 为母源染色体表达，生长抑制因子；KVLQT1（LIT1）是位于其他基因中的反向转录物，由 KCNQ1 基因编码，通常由父源染色体表达，可以使上游目的区域甲基化。生长促进因子基因、生长抑制因子基因和基因印迹（有些基因由母源染色体表达而有些由父源染色体表达）共同精细调节着基因表达，如果这种平衡被破坏，就会导致 BWS 表型的出现。11p15.5 的父源性单亲二体会导致父源染色体表达的生长促进因子基因（如 IGF2）表达增多，而母源染色体表达的生长抑制因子基因（如 H19）不表达，这种情况可见 10% ~ 20% 的 BWS 病例。11p15.5 的父源性单亲二体的嵌合体是体细胞重组的结果。5% ~ 10% 的病例有 P57KIP2 基因的突变，且多见于家族性病例。使用辅助生殖技术，如体外受精（IVF）和卵细胞质内单精子注射（ICSI），会使发生 BWS 的风险提高 4.2 倍（Maher 等，2003）。

临床表现

1. 智力正常或轻度到中度智力低下。

2. 宫内生长迟缓，新生儿巨体畸形、皮下组织丰满、身体单侧肥大。

3. 特殊面容，巨舌、突眼、上颌发育及下颌骨突出使牙齿咬合不良。

4. 腹部和内脏器官：脐疝腹裂巨肾、胰腺过度增殖。

5. 其他：新生儿低血糖。10% 此症患者可患肿瘤。

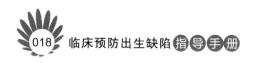

诊断

根据临床表现三大特征：巨大舌、脐膨出、偏身发育生长过度三大特点，其他的特征如耳皱褶、新生低血糖、内脏肿大（主要为肝、肾、脾的肿大）、单侧肥大可以做出诊断。

产前诊断

1. 产前超声诊断：①羊水过少；②胎儿生长过度；③腹壁缺陷；④腹内脏器过大，有显性遗传家族史者。

2. 中孕期超声检查可见羊水过多、胎儿生长过度；发现躯体生长不对称、胎儿多脏器增大，如双肾增大、舌厚伸出口腔外、脐膨出、早产。

3. 出生后诊断标准：3 个主要特征，或 2 个主要特征和 3 个或以上的次要特征。①主要特征包括前腹壁缺陷、巨舌、出生前或出生后超过同龄人体重第 90 百分位以上；②次要特征包括耳郭折痕、火焰痣、低血糖、巨肾、偏侧肥大。

实验室诊断

1. 高分辨染色体检查：检测母源性 11p15 的染色体易位、倒位、父源性的重复，可诊断 5% 患者。

2. 单亲二倍体检测：发现 10% ～ 20% 患者。

3. 甲基化分析：主要检测 KCNQ1OT1（60% 患者）和 H19 基因（2% ～ 7% 患者）。

4. DNA 测序：5% ～ 10% 新发患者和 40% 家族遗传史的 CDKN1C 基因突变。

5. 孕 15 周母血清甲胎蛋白（AFP）是脐疝的标志物（前腹壁缺陷会使 AFP 增高）。

遗传咨询

遗传方式和再发风险：85% 的 BWS 患者为散发病例，15% 的患者呈现常染色体显性遗传（但从父母两方遗传发病风险不同）；父源性单亲二体再发风险为 10% ～ 20%。散发性，再发风险很低；染色体 11p15.5 重组，如易位 / 倒位 / 重组（罕见）。需进行单独个体分析，但再发风险是一定的；P57KIP2 基因突变（5% ～ 10%）。如果母亲携带 CDKN1C 基因突变，则有 50% 再发风险；父母一方患病（10% ～ 15%）。如果通过母亲遗传，再发风险会上升至 50%。

由直接垂直遗传。男女发病率相同，但对于同卵双胎，女胎的发病率明显升高。

部分病例可以按方式传播，患者子女患病风险为 50%，但通常以母性传播为特点。

预防

1. 每 3 ～ 4 个月进行一次肾脏检查、肝脏和肾上腺扫描，直到 7 ～ 8 岁。

2. 每 3 ～ 4 个月检查一次 AFP 直到 3 岁。需注意的是，正常新生儿 AFP 水平也非常高（通常数千 Ku/L），之后以半衰期 5.5 天的速度递减，到 4 个月时平均水平为 70Ku/L（标准差 56），7 ～ 8 个月可恢复至成人水平 < 10Ku/L。

第三节　William 综合征

William 综合征（William syndrome，WS）1961 年由新西兰 William 首次报道，1962 年法国 Beuren 又相继报道。WS 常累及多系统器官，以心血管系统最多见。WS 患者心源性猝死的发生率高于正常人群。发病率在活产婴儿中为 1/20000，无性别差异。近期流行病学调查显示 WS 的发病率为 1/7500，在由遗传因素导致的发育障碍患者中约占 6%。

William 综合征由 7 号染色体长臂近着丝粒端片段 7q11.23 微缺失引起，遗传方式为常染色体显性遗传。缺失的染色体可来自父源性的，也可来自母源性的。缺失片段大小约为 1 ~ 2Mb，缺失的区域内相关致病基因有 28 个（NSUN5、TRIM50、PKBP6、FZD9、BAZ1B、BCL7B、TBL2、DNAJC30、WBSCR22、VPS37D、STX1A、ABHD11、CLDN3、CLDN4、ELN、LIMK1、E1F4H、LAT2、RFC2、CYLN2、GTF2IRD1、GTF21、NCF1、GTF2IRD2、WBSCR23、WBSCR27、WBSCR28、MLXIPL）。其中最重要的是，弹性蛋白（Elastin gene，ELN）基因的杂合状态是引起瓣膜上主动脉和其他血管狭窄的原因，LIMK1 激酶基因杂合状态时会导致患者视觉对空间结构认知的损害。许多其他症状可能是由缺失区域内其他基因突变造成的。95% 以上 WS 的患者都发生 ELN 基因缺失。

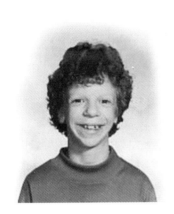

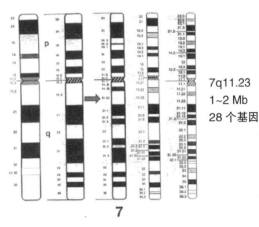

7q11.23
1~2 Mb
28 个基因

图 2-2　面部外观　　　图 2-3　ISCN 7 号染色体模式图

临床表现

产前轻度生长迟缓，出生后发育障碍，身高低于正常值；小头；眉毛中部散开；眼裂短，内眦赘皮，塌鼻梁，眼距宽，眼眶周围皮下组织肿胀，人中长；嘴唇突出，口不闭；牙齿发育不良，小牙，牙釉质发育不良；轻度 – 中度智力低下，平均智商接近 56，学习困难；个性过于友善，语言交流能力相对较强；75% ~ 80% 患者存在心血管发育异常，以主动脉瓣上狭窄和肺动脉狭窄最多见。除了先天的表型异常，WS 儿童往往合并一些心理行为问题，如注意缺陷多动障碍、焦虑症、强迫症等，并表现出明显的心理行为学特点。

辅助检查

1. WS 患者常伴有血生化指标异常，如血糖升高、血钙升高、甲状腺激素和生长激素分泌不足。

2. 如果发现特征性主动脉瓣上狭窄或家族史阳性者，需作羊水细胞染色体核型分析，并采用 FISH 方法及 DNA 检测进行分析诊断。有报道 WS 与低水平母血清 AFP（0.5 ~ 0.8MoM）有关，可作为产前诊断参考。

诊断

主动脉瓣上狭窄，典型面部特征，智力低下及生长迟缓等临床症状有助于诊断。

遗传咨询及预防

患有心血管严重异常的患者，可行手术治疗，有助于延长寿命、避免继发性高血压。

对于 WS 患者而言，无论其临床表现轻重，其子女罹患这一染色体异常的概率都是 50%，对其父母进行同样的检测，能为他们再次生育提供准确的遗传咨询。

有家族史的病例再次妊娠，必须提供产前诊断作羊水细胞染色体分析，并作 FISH 及基因诊断，可尽早了解胎儿的基因型。在中孕期进行超声心动检查，了解胎儿心血管系统发育，孕期采用综合遗传基因和影像学检查技术进行产前诊断。

第四节　22q11 微缺失综合征

22q11 微缺失综合征包括 DiGeorge 综合征（DiGeorge syndrome，DGS）、Shprintzen 或腭心面综合征（VCFS），是两个常见微缺失综合征。22q11 的半合子缺失（del22q11.2）可引起心脏缺陷、胸腺发育不全、咽腭闭锁不全伴腭裂、甲状旁腺功能异常伴低钙血症、特异面容等异常。22q11.2 的微缺失通常包括约 3Mb 的基因组 DNA，最近的研究报道已将 DiGeorge 关键区域（DiGeorge critical region，DGCR）缩小到 200 ~ 300kb。在 22q11 缺失阳性的病例中，间隙缺失占 90% 以上；其余的由累及 22q11.2 片段的染色体结构性畸形所引起，包括染色体易位或倒位等。到目前为止，还没有确定与 DGS 和 VCFS 直接相关的基因，但已从关键区域分离出几个基因，其中包括 COMT、Gp1bb、GDCR3、CLTCL/CLTD/CLH-22 等。少数 DGS 病例与其他染色体遗传相关，其中主要是 10p13 缺失，如 10p13 缺失的表型与典型 DGS 表型的重要区别是前者通常表现为感觉神经性耳聋。具有 DGS 类似临床表现的其他染色体异常还包括 18q 单体或三体、18p 单体、12p 单体、5p 单体和 9q 重复等。个别 DGS 病例与致畸原有关，也有胰岛素依赖性糖尿病孕妇生育 DGS 儿的报道，但不能证实存在 11q11 片段缺失。

临床表现

表 2-1　DiGeorge 综合征和腭心面综合征临床表现

表型	DiGeorge 综合征	腭心面综合征
头面部异常	单侧内眦移位，内外眦距短，人中短，小颌，耳郭异常	以灯泡样鼻伴鼻根窄小和小鼻翼、小头畸形、小颌和长脸为特点
心血管	主要表现：椎干干心缺陷，包括动脉干狭窄、法洛四联症、室间隔缺损；动脉弓缺陷，包括 B 型动脉弓离断，通常发生在右动脉弓 先天性免疫缺陷：性腺发育不良或缺如导致细胞免疫缺陷、患者容易患严重感染性疾病；淋巴细胞对 PHA 等的细胞刺激素不敏感，故血液培养的分裂指数低、中期细胞少	室间隔缺损、右主动脉弓缺陷、法洛四联症、左锁骨下动脉迷失等
特征性异常	严重低血钙：甲状旁腺发育不良或缺如而导致婴儿患者严重低钙、抽搐	腭咽发育不良：包括腭裂、黏膜下腭裂、咽腭发育不良等。由于咽腭部畸形，患者通常表现出说话时鼻音浓重
智力低下	轻到中度	大约 40% 的患者轻度智力低下，平均 IQ 为 60 ~ 80；大部分患者都有非语言性学习障碍

诊断与产前诊断

根据临床表现，可以对 DGS 和 VCFS 做出初步诊断。

染色体 22q11.2 片段缺失检测分析及 FISH 方法检测是重要依据。FISH 也是 22q11 微缺失综合征胎儿的理想产前诊断方法，采用探针包括 D22S75 或 TUPLE。胎儿超声波心脏缺陷的发现是 22q11 微缺失综合征产前诊断最重要的临床表现，对于新发生病例尤其如此。因此，目前对该病的产前诊断都以孕中期超声波检查为基础，最后以 FISH 诊断方法与传统性染色体显带方法结合对经培养的羊水细胞进行染色体分析而得到诊断结果。

　　遗传咨询

　　DGS 诊断一旦确定，应该对患者父母进行 FISH 检查，以排除家族性缺失。由于大多数病例的染色体缺失属新发生性，故再发风险率相当于正常人群。对少数由家族性染色体遗传引起的病例，应该提供产前诊断和遗传咨询。对于患糖尿病的孕妇，也必须给予遗传咨询，解释母源性 DGS 发生风险。目前认为，几乎所有的 22q11 微缺失综合征患者都有咽腭发育不全、学习困难或轻度智力低下，故临床上有发现这种患者有怀疑患有本病。

第五节　1p36 微缺失综合征

　　1p36 微缺失综合征（1p36 deletion syndrome）也叫 1p36 缺失综合征症候群，是因第一号染色体短臂末端 36 发生缺失引起的临床综合征或综合群。1997 年发现本病是一种可识别的畸形，在染色体末端缺失体中最常见 1p36 单体，发生率约为 1/5000，男女比例相等。1p36 缺失综合征的遗传模式是由于受精卵形成之时发生了染色体微小片段的缺失。1 号染色体短臂末端从 1p36.13—1p36.33 缺失，1p36.3 为浅带区，在常规显微镜下很难辨认。缺失也可为中间缺失，染色体断裂点不同导致缺失片段大小各异，通常从数百 kb 到 10Mb。最小致病区为 17kb，40% 断裂点发生在离 1 号染色体短臂末端 3～5Mb。70% 以上为末端缺失。可能有数个致病基因，但需要进一步证实。

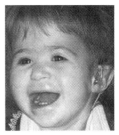

图 2-4　前额突出、眼睛深陷、鼻梁低平

　　带大部分缺失。一些病例的缺失可通过高分辨染色体核型分析检出，但多数需用 FISH 分析证实。染色体断裂点不同导致缺失片段大小各异，缺失的基因种类的差异会导致本病临床表现的异质性，这种情况属于邻接基因综合征。

　　临床表现

表 2-2　1p36 微缺失综合征常见异常与偶见异常的临床表现

常见异常	偶见异常
生长发育：宫内发育迟缓，出生后发育缺陷和肥胖；前囟大且闭合延迟 **表现**：多数病例有严重智力低下，语言障碍，肌张力减低，癫痫发作 **面部**：小头，特征性颅面畸形，如直眉毛、前额突出、眼睛深陷、宽而压抑的鼻梁、长人中、尖下巴，脑部结构畸形 **心脏**：约 43% 的患者会出现心脏结构上的缺损，包括动脉导管未闭、室间隔缺损、房间隔缺损、主动脉瓣双侧联合、耳聋等	脑皮质萎缩，脑室不对称扩大，脑积水，耳郭后旋，耳位低，不对称，视觉注意力迟钝，斜视，近视，眼球震颤，第Ⅵ对颅神经麻痹，白内障，脑组织缺损，中度视神经萎缩，唇裂或唇裂伴腭裂，悬雍垂裂，人中长，面部不对称，第五指弯曲，先天性指屈曲，手足小，甲状腺功能减退，脊柱后侧凸，臀发育不良，先天性脊髓狭窄，跖内收畸形，11 对肋骨，肋骨分叉，多指畸形，隐睾，披肩样阴囊，肛门闭锁，肺叶异常

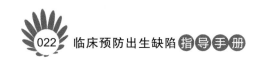

诊断及产前诊断

当经临床评估怀疑患者罹患此症时，可经染色体检查并配合相关影像学检查，如 X 线及核磁共振等，评估患者脑部及心脏的异常。

实验室检查：①外周血检测甲状腺功能；②染色体核型分析，如发现到染色体的缺损。若患者表现症状典型，可进行荧光原位杂交（FISH）检查诊断。只有极少数是由于父母的染色体异常所致，这往往与家族中多次的自然流产或多次产生染色体异常有关，如有家族史，建议父母应于下次怀孕前接受遗传学上的相关评估及咨询。

第六节　Miller-Dieker 综合征

Miller-Dieker 综合征（Miller-Dieker syndrome，MDS）是一种罕见的致畸、致死性染色体微缺失综合征。1963 年，Miller 和 Dieker 等描述了一种特殊的畸形，是脑发育缺陷，临床表现为中枢神经系统异常，包括无脑回、脑表面光滑、脑回折叠的缺失、脑发育不全导致严重智力障碍。患儿预后较差。发病率为 1/13000 ～ 1/20000。大多数患者确认有 17p13.3 缺失，并发现有环状的 17 号染色体，且 17 号染色体末端缺失和非平衡异位，该异位是由于平衡相互异位携带者和由于臂间倒位携带者交换重组的 17 号染色体遗传而来。对于新发生环状 17 号染色体或末端缺失，其再发风险较低；而有平衡重排的家系，其再生育 MDS 患儿的风险可能较高，可进行产前诊断。

临床表现

MDS 是一种先天性畸形综合征，经典型表现为无脑回，大脑发育不全，其大脑呈现异常平滑，沟回减少，脑错位，额部和岛盖颞部发育不全，造成较宽的大脑外侧裂，在 CT 上呈"8"字形，胼胝体缺如或发育不全和巨大的透明隔腔，第三脑室区中线部位钙化，脑干和小脑正常，严重的精神障碍伴原发性肌张力过低，角弓反张，痉挛状态，生长发育差，癫痫发作，脑电图显示偶发的高度节律失常。

颅面部：小头伴有双颞部狭窄，前额突出且高低不平，前额中心呈现垂直的脊纹和沟纹（哭闹时更明显），小鼻伴鼻孔前倾，外眼角上斜，上唇突起，上唇有细小的朱红色边线，小颌，耳郭低位和 / 或向后位倾斜，宽而继发的牙槽残嵴，乳牙出牙延迟。

其他：隐睾，藏毛窦，第五指弯曲，通贯掌，羊水过多。

偶发异常

心脏缺陷（Fallot 四联症，室间隔缺损，肺动脉瓣狭窄），宫内生长迟缓，胎儿活动减少，脐突出，骨盆异位肾，肾脏囊性发育不良，带蒂的脂性脑膜膨出，骶骨尾，腭裂，白内障。

诊断及产前诊断

MDS 根据患者典型的影像学检查（如头部 CT、MRI 结果）、严重智力低下和异常面容等临床表现不难诊断。患者的父母应行染色体检查，以明确是否为平衡易位携带者，再次妊娠应进行遗传咨询及产前诊断。

第七节 Smith-Magenis 综合征

1982 年，Smith 首先发现 Smith-Magenis 综合征（Smith-Magenis syndrome，SMS），该病是一种罕见的染色体微缺失综合征，由 17 号染色体长臂 17p11.2 的中间缺失而引起，影响身体多个部位，导致智力缺陷、面部表情异常、睡眠障碍以及行为问题。患者常见特征为方脸、眼睛深陷、下颚偏大、鼻梁塌陷。发病率约 1/15000～1/25000。

SMS 也称 17p11.2 缺失综合征。17p11.2 区域的结构易于在生殖细胞形成过程中发生重排。染色体进行 G 显带时，17p11.2 是位于两条深染带之间的浅带。17p11.2 缺失时，该浅带消失或明显变窄，带型分析很容易识别。但较小的缺失则需要 FISH 和 ACGH 确诊。

尽管该区域存在多个基因，但研究者相信 RA11 的缺失导致了该综合征的多数特征性症状，少部分 SMS 患者存在 RA11 基因突变而非缺失。医学界于 1991 年确认 SMS 是一种相邻基因缺失综合征。

临床表现

身材矮小，面中部宽而胖，短头，鼻梁宽平，嗓音嘶哑而低沉。此外，部分患者有外周神经系统病的征兆，如深度腱反射减弱或缺如，短指和短趾畸形，婴儿期肌无力，发育迟缓，行为问题（如易发脾气、易激惹、具有攻击性、焦虑、易冲动、注意力低下）。自残行为如剔甲癖（拔手指甲或脚指甲）和把异物插入身体的腔管口。有轻度到严重的智力障碍，睡眠节律反转，生物钟紊乱。语言能力发育迟缓，学习困难，适应性行为的水平低，成年人更依赖于照顾。

诊断及产前诊断

染色体 G 显带核型分析（此检测不能排除微小染色体异常或基因突变所致的疾病，也不能完全排除嵌合体）。需进一步采用染色体微缺失检测，基因突变检测在临床应用中具有互补作用，但彼此不能完全替代。如其父母染色体及基因分析均正常，如果考虑患者本身基因突变所致，再发风险小于 1%，但父母再次生育仍需进行遗传咨询与产前诊断。

产前超声检查发现胎儿结构异常（如单侧或双侧肾脏异常），孕妇应行染色体微阵列分析（CMA），并依据患儿的特殊面容及行为学检查有助于诊断。但若确诊，则应检查其父母的染色体。该类病例通过染色体核型分析与等遗传学诊断技术进行胎儿的产前诊断。

第八节 Wolf-Hirschhorm 综合征

Wolf-Hirschhorm 综合征（Wolf-Hirschhorm snydrome，WHS）又称希腊头盔综合征，1965 年首次报道。WHS 是由 4 号染色体短臂（4p）末端缺失引起的一类较为罕见的染色体疾病。大多数病例是新发生的，部分是由于 4 号染色体短臂区域发生缺失导致，可影响多器官，包括特征性面容、生育发育迟缓、智力障碍、癫痫发作等。WHS 是一个相邻基因综合征，具有复杂的表型，涉及两个或更多相邻基因座的小片段缺失。可能由父母的 4p16.3 末端或中间缺失引起，其他的环状 4 号染色体、4p 缺失嵌合体、4p 末端重复或臂间倒位也可引起 WHS。4p 缺失或重复的片段大小与临床表现的严重程度有一定关系，如缺失小于 3.5Mb 时的表型较轻微。

这种异常约 87% 是新发生的，13% 由亲代易位而来。其表现与 4 号染色体短臂多个基因的缺失相关。症状的严重程度和表型因遗传物质缺失的数量而异。

临床表现

出生体重低和生前生长迟缓，易出现喂养困难，生长发育、运动能力均滞后，身材矮小，肌张力低，颅面畸形，小头，眼距宽，眉间突起增宽，耳部畸形，宽鼻梁和 / 或钩状鼻，短人中，小颌畸形，唇腭裂，脊柱侧凸和脊柱后凸，癫痫发作，先天性心脏病，隐睾，表现严重智力低下。

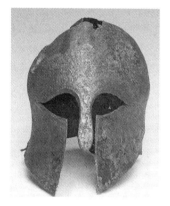
图 2-5　患者希腊头盔特殊面容

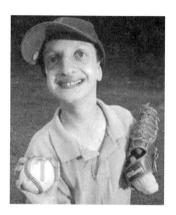
图 2-6　WHS 特殊面容

诊断与产前诊断

临床诊断：主要表现包括生长发育迟缓、智力低下、颅面畸形、先天性心脏病、肾脏畸形、眼及手足畸形等。

可通过传统的细胞遗传学技术诊断、常规染色体 G 显带核型分析，结合染色体荧光原位杂交（FISH）技术、分子技术确诊染色体微缺失及有效遗传咨询。

第九节　Langer-Giedion 综合征

毛发 - 鼻 - 指（趾）综合征（trichorhinophalangeal syndrome，TRPS）是一种常染色体显性遗传病。主要症状为头发纤细稀疏，指甲营养不良、易碎，X 线显示指（趾）骨短缩伴有圆锥状骨骺，梨形球形鼻。1966 年由 Giedion 首次报道，描述了患者手指骨骺异常。1973 年，Beals 报道指骨锥状骨骺、股骨头骨骺有 Legg-Perthes 病样改变以及多发性骨软骨病等病变。1969 年和 1974 年，Langer、Hall 等又独立描述一种同时存在智力发育迟缓、头颅小、皮肤及关节松弛和多发性骨软骨瘤的变异型病例，因此，文献上将后者称为毛发 - 鼻 - 指（趾）综合征 II 型（TRPS II 型）。1984 年，Sugio 和 Kajii 报道毛发 - 鼻 - 指（趾）综合征 III 型（TRPS III 型）。TRPS II 型与 TRPS III 型的主要区别是患儿智力正常，也没有多发性骨软骨瘤病变。

I 型为典型的毛发 - 鼻 - 指（趾）综合征改变。Langer-Giedion 综合征是一种邻近基因缺失综合征，一般认为是一种常染色体显性遗传性疾病，往往是患者父母中的一方发生了随机性的改变，是生殖细胞形成过程中发生的随机事件。可以遗传给下一代，男女患病机会均等。

TRPS1 致病基因位于 8 号染色体长臂（8q24.），染色体 8q23.2—q24.13 区域内基因的缺失与该综合征的某些症状有关。迄今，在 TRPS1 基因中有超过 50 种不同的突变被报道，包括错义、缺失、无义和嵌入等。其中，50% 左右的突变可以导致 TRPS1 蛋白缺失核定位信号，这些突变的蛋白理论上不能进入细胞核内发挥其正常的生物学活性。

临床表现

常见异常　出生后轻度生长缺陷；70% 患者有轻度到重度的智力低下，学习困难，语言发育延迟，神经性耳聋；小头畸形；面部：耳大，耳郭凸出，眉毛较重，眼窝深陷，球状鼻，鼻翼及鼻中隔厚，突出而伸长的人中，上唇薄，下颌骨塌陷；头发稀疏；皮肤松弛；圆锥状骨骺；多发性软骨肿瘤，骨肿瘤可能会导致疼痛、关节的活动范围受限，并对肿瘤周围的神经、血管、脊柱和组织等产生压迫。出生五年内会出现外生骨疣和骨骼圆锥样改变。

根据美国医学会 2005 年标准，TRPS 根据基因和临床表现可分为 3 个亚型。（TRPS1）Ⅰ型基因改变为 8 号染色体 q24.1 发生缺失、嵌入或异位。主要特征除毛发症状外，有轻度生长发育迟缓、中度掌骨缩短和锥状骨骺。Ⅱ型即 Langer-Giedion 综合征，被认为是一种邻近基因综合征，存在大量的基因缺失，包括 TRPS Ⅰ 型中的基因改变和多发性骨疣的基因改变（8q23.2—q24.13），呈镶嵌状间隔性缺失；除具有 TRPS Ⅰ 型的临床表现外，尚存在精神发育迟缓和多发性外生骨疣。Ⅲ型未发现细胞遗传学异常，又称 Sugio-Kajii 综合征，临床表现除具有 Ⅰ 型特征外，所有指、趾骨及掌骨均明显缩短，严重短指畸形和生长发育迟缓。

诊断及产前诊断

1. X 线影像学诊断。可见指骨、掌骨缩短，近节指骨骨骺呈圆锥样改变，并在尺骨、桡骨远端有骨软骨瘤的早期改变。骨盆正位 X 线片可显示单侧或双侧股骨头骨骺出现 Legg-Perthes 病样改变，包括股骨头骨骺碎裂、股骨头骨骺扁平，但股骨头骨骺密度一致，也没有干骺受累。在 TRPS Ⅱ 型病例的四肢长管状骨干骺端，通常可发现多发性骨软骨瘤。

2. 基因诊断。TRPS1 基因位于 8q24 位点。TRPS 可能由基因内突变（TRPS1）引起或者为邻近基因缺失综合征的一部分，该综合征还包括多发性外生骨疣（TRPS2）。可通过特异性 FISH 或其他方法发现微缺失。

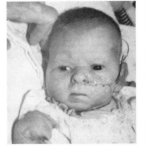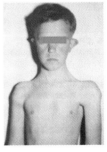

图 2-7　患儿球状鼻和男孩毛发稀疏、球状鼻、人中长

3. 产前诊断。首先对其父母进行仔细检查，可通过分子检测和临床检查发现携带者。根据综合征进行咨询、指导。虽然 4 ~ 6 月以后可以通过超声产前检查提供胎儿表型的细节，但只有非常明显的鼻发育不全可以通过产前超声做出准确预测。

第三章
单基因遗传病

单基因遗传中，凡是某种性状的基因位于常染色体上，即位于第 1 号到第 22 号染色体的任何一对上，这种性状的遗传就属于常染色体遗传。可分为常染色体显性遗传和常染色体隐性遗传两类。Nelson 和 Holmes 在 1989 年曾对出生活婴及死胎做过一次统计，发现患有先天缺陷的占 1/45，其中 1/30 属单基因病。单基因病例中属基因新突变类型的占 1/4。据统计，每个正常人内隐含 2 ～ 8 个未表达的变异基因。

随着遗传病研究的深入，人类基因组计划进展很快。到 2001 年 2 月，发现与遗传病或遗传性状有关的基因位点已达 12338 个，其中已定位及遗传方式已确定并已与表现型确立关系的为 8981 个，包括常染色体上 8455 个、X 染色体上 455 个、Y 染色体上 34 个以及线粒体上 37 个。这些数字还在不断增加。由此可见，单基因病的防治具有重要的现实意义。

第一节　系谱分析

在单基因病诊断中，临床常用系谱分析来判断其遗传方式。系谱（pedigree）是用某些特别的标志符号来表示一个家系中各成员的辈分和健康状况的图解。图 3-1 列举了系谱的各种符号及其含义。

对系谱的描绘和分析具有非常重要的临床意义。通过系谱分析可以发现遗传病遗传方式的线索，对疾病的诊断有很大帮助。此外，通过分析家系各成员之间的关系，可以帮助患者及其家属了解有关遗传病的再发风险率。因此，系谱分析是遗传病诊断和咨询的重要手段。

在对遗传病遗传方式进行分析的过程中，如果患者家系成员多，各成员健康状况都明确，就比较容

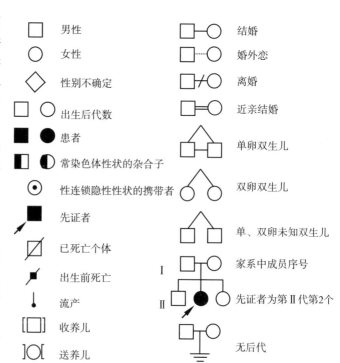

图 3-1　系谱常用符号

易辨认出遗传病的遗传方式。然而，随着小型家庭在社会上的增加，今后在进行系谱分析时可能会遇到越来越多的问题。

（一）术语（基本概念）

1. 先证者：是系谱里首先被发现或怀疑患病而就诊的成员。先证者可以是患者，也可以是健康人。患病的先证者称为索引病例。以此病例为索引可以追踪疾病发生的根源。

2. 同胞：是指同父同母的兄弟姐妹。

3. 一级亲属：包括父母与子女及兄弟姐妹之间的关系。

4. 二级亲属：包括（外）祖父母与（外）孙子女、叔侄以及姨舅与外甥之间等关系。

5. 三级亲属：包括（堂）表兄妹之间的关系。

6. 近亲结婚：是指亲缘相近的男女之间的婚配。表兄妹结婚就是一种常见的近亲结婚。我国婚姻法有明确规定，禁止三代以内有血缘关系的男女结婚。

7. 嵌合体：是指同一个体内同时存在来源于不同合子的两个或两个以上的细胞系的现象。不同的细胞系所含的基因组互不相同。

8. 基因型：表示个体在某位点上一对特定等位基因的组成状况。基因型有纯合子与杂合子之分。

9. 表现型：简称表型，是指基因与外界环境相互作用所反映出来的能被观察到的个体特征。在临床应用上，表现型通常是指疾病的各种临床表现。

10. 携带者：是带有结构异常的染色体而表型正常的个体。至今已记载 1600 余种，在我国已记载的也达 300 多种，几乎涉及每条染色体的每个区带。它们共同的临床特征是本人表型正常，婚后引起流产、死胎、新生儿死亡、生育畸形儿或智力低下儿等。据文献统计，欧美国家的发生率达 0.25%，即每 200 对夫妇中就可能有一对夫妇的一方为携带者。我国长沙的调查发生率为 1.212%，即 106 对夫妇中可能有一方为携带者。由此可见，为防止各种染色体病患儿的出生，携带者的检出及遗传咨询、生育指导及产前诊断的开展是防止异常染色体疾病患儿出生的重要手段。

11. 基因：是遗传上的最基本功能定位，生物体的不同性状是由其不同的基因决定的。

（二）描绘系谱应注意的问题

1. 应把家系中所有成员，包括已分散或死亡的都收集到系谱中。

2. 对家系中的各成员情况，医生应亲自诊查（不应只凭患者或亲属口述），必要时随访检查，以力求信息准确无误。

3. 诊查时，除主要临床表现外，对发病的年龄、疾病进展、某些家系成员的死亡原因等也应注意。

4. 尽可能把先证者上下三代的所有成员都反映到系谱上，并注明各成员的性别及辈分。系谱上代数越多，越有利于对遗传病传递方式的分析和诊断。

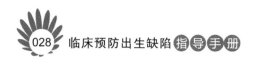

第二节　常染色体显性遗传病

常染色体显性遗传病是指决定该病的基因位于 1 ~ 22 对常染色体上，遗传方式显性，杂合时即可发病，这种病称为常染色体显性遗传（auyosomal dominant，AD）病。

在人类遗传中，基因可以用符号来表示，显性性状的基因用大写英文字母表示，如 A；隐性者用小写英文字母表示，如 a。体细胞中的基因是成对的，一对基因彼此相同，如 AA 或 aa，称为纯合子；彼此不同，如 Aa，称为杂合子。纯合或杂合的基因型决定相应表型。

常染色体显性遗传有其自己的特点，并可以从系谱中反映出来。以下是在基因表达处于完全外显状态的情况下表现出来的系谱特点。根据其特点，可以对常染色体显性遗传进行分析和判断。

1. 垂直传递，每代出现。通常，一个家系中的每一代都出现患者。患者双亲之一常是患者。在系谱中可以看到"垂直传递"的方式，即疾病由上代向下代传递，代代相传。

2. 子代中每个成员的患病概率都是 50%。Aa×aa 基因型结婚的夫妇每生育胎儿的患病风险率为 50%（1/2）。也就是说，在一个系谱中，50% 的子女患病，另外 50% 为健康者。这一点在个别小家系中不一定得到很好反映，如果把整个系谱中几个婚配方式相同的小家系总计起来分析，就会看到近似的特点。

3. 男女患病概率均等，病情严重程度基本一致。患者的同胞中约有 1/2 是患病的，而且男女发病机会均等。

4. 双亲无病不会将致病基因向子代传递。双亲无病时，不会有突变的基因传给子代。在特殊情况下，如生殖腺嵌合体、基因非外显性和延迟显性，父母虽然不是患者，但实际上携带了致病基因，所以其子女有可能患病。

5. 父 – 子传递。在典型的常染色体显性遗传系谱中，往往可以找到父亲向儿子传递的方式。尽管这一方式不是常染色体显性遗传诊断的必备条件，但可以根据它的出现来排除某些其他的遗传方式，特别是 X 连锁遗传。

上述各特点用杂合体患者与正常人婚配的情况可以做出适当解释。先天性肌强直的系谱基本上具有上述特点，所以可以根据系谱分析来判断常染色体显性遗传。

第三节　常染色体隐性遗传病

当杂合子与正常纯合子在表型上没有区别时，则称此种遗传方式为隐性，这种性状或遗传的方式就叫常染色体隐性遗传（AR）。除特殊情况下，常染色体隐性遗传病患者只能是突变基因的纯合子。患者从父母双方分别接受了一个突变的隐性等位基因，这种遗传方式就叫隐性遗传病。隐性遗传病的特点是只有致病基因在纯合状态（aa）时才能发病；在杂合状态（Aa）时，由于有正常的显性基因 A 存在，所以致病基因 a 的作用不能表现出来，这样的个体虽不发病，却能将致病基因 a 传于后代，这样的个体叫致病基因携带者，简称携带者。隐性遗传病在群体中的发病率虽不高，但携带者却有相当的数量。

常染色体隐性遗传病的系谱有以下特点：①患者双亲都无病而是携带者；②同胞中约有

25% 是该病的患者，而且男女发病机会均等；③往往是散发的，即使是非散发，也看不到连续的遗传；④近亲婚配的情况下，后代中发病风险大为增加。

如着色性干皮病是常染色体隐性遗传性疾病。当皮肤暴露于紫外光下，将产生红斑，尤其在面部，继之萎缩并出现毛细血管扩张。最终皮肤癌变，若不治疗将导致死亡。罕见的隐性疾病患者的双亲近亲婚配率较一般群体中高很多。他们通常接受了来自一个共同祖先的基因。

一般来说，群体中致病基因的频率很低。例如为 0.01，这种情况下，群体中携带者的频率为 0.02，即 1/50，在随机婚配中两个携带者相遇的可能性为 1/50×1/50=1/2500，在这种婚配中仅有 1/4 的可能性生出隐性遗传病患儿，所以生出隐性遗传病患儿的风险为 1/2500×1/4=1/10000。如果是表亲婚配，由于他们之间的基因有 1/8 可能是相同的，所以两个人同是携带者的可能性为 1/50×1/8=1/400，婚后生出隐性遗传病患儿的风险将为 1/400×1/4=1/1600。对比之下，表亲婚配生出隐性遗传病患儿的风险比随机婚配者要高 6 倍。致病基因频率越低，这种风险率的差别愈大。如果致病基因的频率为 0.001，则表亲婚配生出隐性遗传病患儿的风险比随机婚配者高 60 倍。

第四节 性染色体连锁遗传病

一些遗传病，其基因位于 X 或 Y 染色体上，其遗传方式称为连锁遗传。

一、X 连锁隐性遗传

如红绿色盲就是一种 X 连锁隐性遗传病。

由于 Y 染色体缺少同源节段，没有相应的等位基因，因此这些致病基因将随着 X 染色体来传递，叫作 X 连锁遗传（性连锁遗传）或伴性遗传。

男性细胞中只有一条 X 染色体，即只有成对的等位基因中的一个基因，称为半合子。正由于男性是半合子，所以尽管致病基因是隐性的，只要他具有一个特定的基因，就会出现相应的遗传性状或遗传病。与此相反，在女性的细胞中由于存在两条 X 染色体，即具有一对基因，而由于致病基因是隐性的，因此当女性只有一个致病基因时，她不会发病，而是携带者。只有当女性是致病基因的纯合子时才会发病。

如男性红绿色盲患者与正常女性婚配后，子代中男性正常，女性都是携带者。这里，男性的致病基因只能随着 X 染色体传给女儿，不能传给儿子。如女性携带者与正常男性婚配后，子代中，男性将有 1/2 发病，女性则都不发病，但是 1/2 是携带者。

在临床上所见到的 X 连锁隐性遗传病的男性患者，其致病基因从母亲传来，而且将来只传给其女儿，不会传给儿子，这种特殊传递方式叫交叉遗传。

X 连锁隐性遗传病系谱的特点是：

1. 男性患者远多于女性患者。在一些致病基因频率低的病种中，看不到女性患者。

2. 男性患者的双亲都无病，其致病基因是由携带者母亲交叉遗传而来。

3. 由于交叉遗传，患者的兄弟、舅父、外甥、姨表兄弟中可能有该病患者，其外祖父也可能是该病患者（这种情况下，患者的舅父中无该病患者）。但是，在临床上所看到的病例常

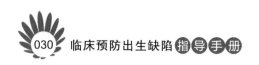

常是在几代中经过女性患者来传递。血友病就是 X 连锁隐性遗传病，其系谱基本上反映了上述特点。

二、X 连锁显性遗传

一些遗传性状或遗传病的基因位于 X 染色体上，如果这种基因的性质是显性的，这种遗传方式就叫 X 连锁显性遗传（XD）。在这种遗传方式中，女性的两条 X 染色体中任何一条具有这个显性基因的都将会引起发病；男性只有一条 X 染色体上可能具有这个基因，所以，女性的发病率要比男性约高 1 倍。女性患者多为杂合发病，与正常男性婚配后，子代中子女各有 1/2 是发病患者。男性患者与正常女性婚配后，子代中女儿都是该病患者，儿子都是正常人。

X 连锁显性遗传系谱的特点是：①女性患者多于男性患者；②患者的双亲必有一个是发病患者；③男性患者的女儿全部都将发病，儿子则都是正常人；④女性患者的子女中各有 1/2 将是发病患者；⑤可以看到连续遗传。维生素 D 缺乏所致的佝偻病就是 X 连锁显性遗传病。

三、Y 连锁遗传

一种遗传性状或遗传病的基因位于 Y 染色体上，X 染色体上缺少相应的等位基因，因此，这些基因将随 Y 染色体传递，即由父传给子、再传给孙，女性既不会出现相应的遗传性状或遗传病，也不传递有关基因，这种遗传方式就叫 Y 连锁遗传或限男性遗传。耳轮多毛就可能是一种 Y 连锁遗传的性状。类似还有睾丸决定因子（TDF）或 Y 染色体的性别决定区（SRY），TDF 决定未分化性腺发育成睾丸，如果该基因点突变缺失，将导致性腺发育不全；无精子因子，无精子因子基因已定位于 Yq11.23，它控制精子发生，该区如有 200kb 的缺失，则导致无精子或严重精子少。

第四章
多基因遗传病

一种遗传性状的表达受许多基因控制，每个基因对表型的效应都很小，与环境因素所造成的表型差不多大小，这种遗传方式就叫多基因遗传，也称数量性状的遗传。

第一节　多基因遗传病

人类的一些遗传性状或遗传病不是决定于一对主基因，其遗传基础是多对基因，这些基因对该遗传性状或遗传病形成的作用是微小的，称为微效基因。多对微效基因累加起来可以形成明显的表型效应，称为加性效应，这些基因因此也称为加性基因。多基因性状或遗传病的形成除受微小基因影响外，也受环境因素的影响，所以这种遗传方式称为多基因遗传或多因子遗传。近年研究表明，多基因病的遗传基础中，除微效基因外，也有一些主基因的参与，而且与环境因素相互作用，所以这类疾病又称复杂疾病。

第二节　多基因遗传病特征

在多基因遗传病中，若干作用微小但有累积效应的致病基因构成了个体患某种病的遗传因素。如一些常见的和病因复杂的先天畸形，其发病率一般超过1‰多基因遗传病的特征如下：

1. 包括一些常见病和常见先天畸形，每种病的发病率均高于1‰。

2. 有家族聚集倾向，但绘成系谱后，不符合任何一种单基因遗传方式。同胞中的发病率远低于1/2或1/4，所以既不符合常染色体显性遗传，也不符合常染色体隐性遗传，更不符合X连锁遗传。

3. 发病率有种族（或民族）差异。

4. 随着亲属级别降低，患者亲属的发病风险迅速降低，发病率愈低的疾病中，这一特征愈明显。这与常染色体显性遗传病中，亲属级别每降低一级，发病风险降低1/2的情况是不同的。

5. 患者的双亲与患者同胞、子女的亲缘系数相同，有相同的患病风险。这与常染色体隐性遗传病不同，在常染色体隐性遗传中，患者双亲和子女一般不发病，而是肯定携带者，患者同胞的发病风险为1/4。

6. 近亲婚配时，子女发病风险也增高，但不如常染色体隐性遗传病那样显著。

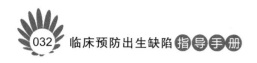

第三节 多基因病发病风险的估计

多基因病发病风险的估计涉及因素较多，包括：

1. 相当多的多基因病的群体发病率为 0.1% ~ 1%，遗传率为 70% ~ 80%。

2. 在多基因遗传病中，一个家庭中患者数愈多，则发病风险愈高。

3. 家庭中患者数愈多，说明这一对夫妇带有更多的致病基因，他们虽然未发病，但他们的易患性更接近发病阈值，因而造成其一级亲属再发风险增高。

4. 病情严重的患者，其易患性必然远超过阈值而带有更多的易感性基因，与病情较轻的患者相比，其父母也会带有更多的易感性基因，易患性更接近阈值。所以再次生育时的再发风险也相应增高。例如，一侧唇裂的患者，其同胞的再发风险为 2.46%；一侧唇裂并发腭裂的患者，其同胞的再发风险为 4.21%；两侧唇裂并发腭裂的患者，其同胞的再发风险为 5.74%。

5. 当一种多基因病的群体发病率有性别差异时，其不同性别的易患性阈值是不同的。群体中患病率较低但阈值较高性别的先证者，其亲属再发风险相对增高；相反，群体中发病率相对高但阈值较低性别先证者，其亲属再发风险相对较低，这种情况称为卡特效应。

第五章
线粒体遗传病

线粒体 DNA（mtDNA）为呼吸链部分肽链及线粒体蛋白质合成系统 rRNA 和 tRNA 编码。这些线粒体基因突变可致线粒体基因病，随同线粒体传递，呈细胞质遗传。线粒体基因病是 1990 年由美国学者 McKusick 根据医学遗传学的新进展提出的一种新类型遗传病，它是指线粒体 DNA 发生突变所致的遗传病。

第一节　线粒体

线粒体是细胞内提供能量的细胞器，它是一个敏感的细胞器，普遍存在于除哺乳动物成熟红细胞以外的真核细胞中。线粒体有自己的遗传系统，也是人细胞核之外唯一含有 DNA 的细胞器，线粒体的基因组只有一条 DNA，称为线粒体 DNA（mtDNA）。线粒体基因组的全序列测定已经完成，共含 16569 个碱基对（bp），为一条双链环状的 DNA 分子，只含 37 个基因，分别编码 13 种蛋白质、22 种 tRNA、rRNA，这些基因的改变可导致某些疾病。

第二节　线粒体 DNA

线粒体 DNA 是独立的非核性 DNA 基因组。线粒体染色体由一个 mtDNA 分子组成。每个线粒体 DNA 分子含 16569 个碱基对（bp），并构成双环状结构。一个细胞可含数百甚至数千个线粒体，而一个线粒体又可含数个线粒体染色体，即数个 mtDNA 分子。因此，一个细胞所含的 mtDNA 分子可多达数千个。

mtDNA 能编码氧化磷酸化过程中所需的 13 种多肽，其中包括细胞色素 b、细胞色素 c 氧化酶的 3 个亚单位、ATP 合成酶的亚单位 6 和亚单位 8 以及 NADH 脱氨酶的 7 种亚单位。mtDNA 还能编码 12S 和 18S 两种 rRNA 以及线粒体本身蛋白质合成所需的 22 种 tRNA。与核性 DNA 相比，mtDNA 有以下特点：

1. mtDNA 的每个基因不含非编码碱基。这就是说，mtDNA 基因没有内含子，而且排列紧凑。因此，mtDNA 上任何部位的突变都可以破坏其中某一个基因的表达。

2. mtDNA 不能合成 mtDNA 本身所必需的蛋白质，这些蛋白质只能来源于线粒体外核性 DNA 基因表达的产物。

3. mtDNA 的表达及其稳定性受线粒体外核性 DNA 的调控。

4. 部分 mtDNA 密码子的编码意义与同样的核性 DNA 密码子的编码意义不同。

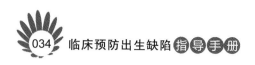

第三节　线粒体基因突变

mtDNA 突变是指 mtDNA 分子的碱基顺序和数目发生变化。mtDNA 突变类型主要有点突变、缺失插入和 mtDNA 拷贝数目突变。

（一）点突变

点突变发生的位置不同，所产生的表型效应也不同。代表性疾病有肌阵挛性癫痫伴破碎红纤维病（MERRF 综合征）、线粒体脑肌病乳酸中毒及中风样发作（MELAS 综合征）、母系遗传的肌病及心肌病。

（二）缺失、插入突变

mtDNA 缺失突变较为常见。大片段的缺失往往涉及多个基因，可导致线粒体氧化磷酸化功能下降，ATP 产生减少，从而影响组织器官的功能。引起 mtDNA 缺失的原因可能是 mtDNA 分子中同向重复序列的滑动复制或同源重组，典型疾病为 KSS、慢性进行性眼外肌瘫痪等。

（三）mtDNA 拷贝数目突变

mtDNA 拷贝数目突变主要是指 mtDNA 大大减少，这类突变较少，仅见于一些致死性婴儿呼吸障碍、乳酸中毒或肌肉、肝、肾衰竭的病例。从遗传方式上看，mtDNA 数量减少呈常染色体显性或隐性遗传，提示这种情况属于基因缺陷所致线粒体功能障碍。

第四节　线粒体 DNA 的遗传特征

人体各细胞内 mtDNA 拷贝数目既不确定也不恒定，因此 mtDNA 突变所引起的细胞病变和临床表现就不可能像 nDNA 突变引起的那么简单。发生在生殖细胞中的 mtDNA 突变可引起母系遗传性疾病。线粒体 DNA 与核 DNA 的不同主要表现在六方面：

（一）mtDNA 具半自主性

这是指 mtDNA 能够独立地复制、转录和翻译，但由于核 DNA 编码大量的维持线粒体结构和功能的大分子复合物及大多数氧化磷酸化酶的蛋白质亚单位，故其功能又受核 DNA 的影响。研究表明，同一细胞中的 mtDNA 易于相互作用，可能是通过线粒体多次重复、分离实现的。尽管体细胞中常见 mtDNA 混合、互补，但并不发生重组。

（二）线粒体基因组所用的遗传密码和通用密码不同

最显著的是 UGA 编码色氨酸，而终止信号，tRNA 兼用性也较强，仅用 22 个 tRNA 来识别多达 48 个密码子。

（三）mtDNA 为母系遗传

在精卵结合时，卵细胞拥有百万拷贝的 mtDNA，而精子中只有很少的线粒体，受精时精子中的线粒体几乎不进入受精卵，因此，受精卵中的 mtDNA 几乎全部来自卵子，这种双亲遗传物质的不等量传递决定了线粒体遗传病的传递方式不符合孟德尔遗传，而是表现为母系遗传，即母亲将 mtDNA 传递给她的儿子或女儿，但只有女儿能将其 mtDNA 传递给下一代。

（四）线粒体遗传病具有阈值效应

即当突变的 mtDNA 达到一定比例时，才有受损的表型出现。具 mtDNA 突变的患者，其表型与氧化磷酸化缺陷的严重程度及各器官系统对能量的依赖性密切相关。

（五）mtDNA 的突变率极高

比核 DNA 高 10 ~ 20 倍。mtDNA 在有丝分裂和减数分裂期间，都要经过分离人体每一细胞都有数百个线粒体或数千个 mtDNA 分子，加之 mtDNA 突变率极高，使体细胞和生殖细胞可以同时具有突变型和野生型 mtDNA，即为杂质性。杂质性细胞经过有丝分裂和减数分裂，随机分离到两个子细胞中的突变型和野生型 mtDNA 的比例发生改变，mtDNA 基因型分别向纯合突变型和纯合野生型漂变，经过无数次分裂后，细胞达到纯合型，即为纯质性。

（六）mtDNA 的突变遗传病

线粒体病是一组多系统疾病，因中枢神经系统和骨骼肌对能量的依赖性强，故临床症状常涉及中枢神经系统和骨骼肌。目前已发现越来越多的疾病与线粒体功能障碍有关，如 2 型糖尿病、肿瘤、帕金森病、耳聋等。

线粒体疾病除线粒体 DNA 突变直接导致的疾病外，编码线粒体蛋白的核 DNA 突变也可引起线粒体疾病。在人类中，已经知道许多因线粒体 DNA 的改变而导致的疾病。在脑、肌肉、心脏、肝脏、肾脏和胰腺的胰岛中，氧化磷酸化作用是其能量的主要来源，因此，线粒体性疾病主要表现在这些器官。临床体征和严重程度取决于 mtDNA 突变类型、突变 DNA 比例以及受累组织分布。

第五节　线粒体基因病再发风险的推算

目前线粒体基因病的再发风险尚无可靠的推算方法，已有的病例研究资料提示，其再发风险不呈孟德尔式的单基因遗传特点，而与多基因遗传患者病情严重程度和再发风险相关的特点有相同之处。例如，女性患者的病情越重，表明其体内细胞中 mtDNA 突变数越多，后代发病和再发风险也越大，病情也可能越严重。

第六章
呼吸系统遗传病

第一节　支气管扩张

先天性支气管扩张（bronchiectasis）是慢性支气管化脓性疾病，一般人群中发病率为0.13% ~ 0.2%，多见于儿童期发病。

临床表现

1. 慢性激惹性咳嗽，咳脓性痰，每日可达 100 ~ 400 mL。

2. 有反复呼吸道感染、幼年麻疹、支气管肺炎等病史，慢性咳嗽，咳大量脓痰，或间接性、反复咯血。

3. 支气管扩张，患者平卧时不咳，突发咯血、患处呼吸音低，肺下部可听见局限性湿啰音，咳痰时湿啰音可改变；慢性患者贫血、消瘦、杵状指，重性患者肺脓肿、脓胸、心包炎、肺源性心脏病。

诊断

1. X 线检查显示患双侧肺纹理增强。疾病后期 X 线片显示不规则环状透光阴影或呈蜂窝状，甚至环内可有液平面，说明囊状支气管存在。支气管造影可见支气管失去正常时由粗逐渐变细的表现而呈柱状或囊状，也可柱状、囊状扩张同时存在。如支气管扩张与肺内炎性病变并存时，支气管分支扭曲。

2. 痰涂片革兰氏染色检查和培养分离细菌，并作药物敏感性实验。疑为结核性支气管扩张时，应做多次痰结核细菌检查，排除结核支气管扩张。

3. 本病好发部位为左肺下叶，左肺上叶常被侵犯，1/3 病例俩肺均有病变。

预防

无有效根治方法对症治疗。属于常染色体隐性遗传，非致残性遗传病，不影响婚育。已生过患儿的夫妇再生子女，再发风险 25%。避免近亲结婚。早期诊断，恰当治疗，预后良好。

第二节　支气管软化

支气管软化症是由支气管软骨发育不全或缺如造成的，吸气时支气管过度扩张，呼气时塌陷。群体发病率 1.3‰ ~ 2.0‰，出生时即表现。

临床表现

1. 由于支气管软化，造成支气管吸气时过度扩张、呼气时塌陷，因此，通气时发生困难。

2. 咳嗽、喘鸣，呈感冒症状，反复发生。严重时呼吸困难。

3. 成年人除了支气管扩张外，呼吸功能损害，多伴杵状指、发绀、桶状胸、鸡胸，全身发育不良，常伴其他畸形，如先天性心脏病。严重智能发育不全。

诊断

1. 支气管造影，可见 3 及 4 支气管在吸气时呈囊状扩大，呼气时塌陷。

2. 肺功能检查有严重阻塞性通气功能障碍并残气量增加和第一秒用力呼气量下降。

预防

1. 无有效根治方法，对症治疗，防止感染。

2. 常染色体隐性遗传，已生过患儿的夫妇再生子女，再发风险为 25%。

3. 一般喉部间隙随年龄增大而缩小，大多在 2 岁，症状渐渐消失，全身症状可缓解。非致残性遗传病，不影响孕育。

4. 避免近亲结婚。

第三节　支气管哮喘

支气管哮喘（bronchial asthma）是以气道反应性和可逆性气道阻塞为特征的呼吸疾病，可以发生在任何年龄，20% 有家族史。该病病因复杂，受遗传因素和环境因素影响。世界各地患病率为 1%～4%。我国华南地区为 0.69%，北京地区为 5.29%。以儿童多见，男性略多于女性，农村多于城市，有季节性和时间性发病特点，冬季和夜间发病较多。

临床表现

1. 发作前有咳嗽、胸闷等先兆症状。

2. 急性发做出现气急、哮鸣、咳嗽、多痰、呼吸困难等特征。

3. 体检时可见胸廓胀满、呼吸运动减弱，严重时出现发绀、颈静脉怒张。

4. 叩诊呈现过度清音，心浊音界缩小，听诊两肺哮鸣音，呼吸音延长、增粗。

5. 严重者出现哮喘持续状态，可持续数小时、数日。喘鸣音有时不用听诊器也可闻及。

按病因和临床表现分三型

1. 内源型：常有过敏史，儿童和青少年多发病，春秋多见，发病快，好转也快，喘前无痰，喘后黏白痰，全身情况好，缓解期哮喘鸣音消失。

2. 外源型：少有过敏史，中年发病。冬季及气候多变时多见，为逐渐发病。痰多，黏脓性，全身情况较差，哮鸣音可长期存在。

3. 混合型：一般无过敏史，刺激性干咳，痰量少，常带血。

诊断

根据病史和临床表现，结合实验检查。

1. 血嗜酸粒细胞增高，血清 IgE 增高，有过敏体质者 IgE 可高于正常人 4～30 倍。检查过敏源。

2. X 线检查：哮喘在缓解期，胸部 X 线检查一般无异常，发作期由于肺脏充气过度，透明度增高，并发慢性支气管者肺纹理增强。

预防与治疗

基因定位于 5q31-q34、5q31-q33、5q31。非致残性遗传病，可以治疗，治疗方法有：

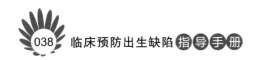

①解痉药，交感神经受体兴奋药，茶碱类、抗胆碱药物、糖皮质激素；②哮喘持续治疗，吸氧输液，控制感染，解痉祛痰；③慢性反复发作，急性发作期及时治疗，间歇期用抗原脱敏。

1. 外源性：多基因遗传，遗传率72%。一级亲属再发风险20%。

2. 常染色体显性遗传：患者和肯定携带者的子女再发风险为50%，避免同病患者结婚。

3. 常染色体隐性遗传：患者父母是肯定携带者，子女发病风险25%，患者同胞为杂合体的风险是2/3。避免近亲和同病患者结婚。

第七章
消化系统遗传病

第一节　先天性肛门闭锁

先天性肛门闭锁是常见的先天畸形，常伴其他畸形，如泌尿道、消化道畸形。根据肛提肌的位置，分为高位型（肛提肌上）和低位型（肛提肌下）。出生时即发病，活产婴儿发病率为 0.14‰ ~ 0.28‰。

临床表现

1. 低位型：肛门狭窄，膜性肛门闭锁和肛门发育不全，可伴会阴瘘。95% 伴有瘘管，出生后 24 小时可见胎粪由瘘管排出。

2. 高位型：直肠发育不全和直肠闭锁，伴直肠尿道瘘时，尿中混粪便。出生后明显腹胀，或持续 18 ~ 24 小时以上。

诊断

拍倒位 X 线平片和 B 超检查，结合临床表现诊断。B 超检查，直肠管腔较正常扩大，直肠盲端圆弧状，与肛门表皮无沟通；高位型，直肠盲端距肛门表皮最小径 > 2cm，有瘘管时，直肠前壁连续中断。

预防

1. 遗传方式为多基因遗传，多为其他畸形伴发，患者一级亲属患病率为 1.0% ~ 10.0%，亲属患病率随亲属的疏远而递减，一级亲属患病率为群体患病率的平方根。

2. 父母、同胞中患者越多，再发风险越大。子女再发风险 16.7% ~ 18.1%。手术治疗，预后良好，不影响婚育。

3. 为非致残性遗传病，可以治疗。如胎儿患病，可继续妊娠，但必须把情况告知家属，是否继续妊娠由当事人及家属决定。

第二节　家族性多发性结肠息肉

家族性多发性结肠息肉是结肠直肠内息肉样腺瘤的遗传病，若不及时治疗，几乎所有患者都发展为结肠癌或直肠癌。群体患病率 0.125‰，新生儿发生率为 0.12‰ ~ 0.15‰。发病年龄一般 10 ~ 40 岁，有明显家族倾向。

临床表现

1. 本病为肠道腺瘤，不伴肠道外症状，息肉常在 10 岁以后开始出现，40 岁前逐渐形成。

2. 发病平均年龄为 23 岁，早期一般无症状甚至息肉充满结肠，症状也很轻微。随着年龄增长，息肉数目增多，体积变大。常见症状有腹泻、味恶臭，大便内有黏液、脓或血，腹部不适或轻微腹痛，部位不定。里急后重。

3. 有肠梗阻，低位息肉常在排便时脱出肛门。

诊断

1. X 线检查，钡剂灌肠，可发现直径 1cm 以上的息肉。

2. 肛门指诊，可触及距肛门约 8cm 的息肉。

3. 乙状结肠镜或纤维结肠镜检查，可见息肉呈圆形或椭圆形，大小不等，直径多为 0.2 ~ 0.5cm，少数可达 1 ~ 4cm，粉红色、质软、有蒂。

预防

1. 常染色体显性遗传，不完全外显，外显率49.4% ~ 95%。基因定位 5q21—q22，突变率（3.8 ~ 13）× 10^{-6}。未发病的杂合体、未发病者一般不再发病，其子女可能发病。患者和携带者婚配其子女患病风险为24.7% ~ 47.5%。可疑携带者子女患病风险按 Bays 公式计算为8.4% ~ 43%。

2. 常染色体显性遗传，迟发性，患者和肯定携带者子女患病风险为50%。可疑携带者子女患病风险，迟发性杂合体风险 ×0.5。

3. 本病患者到中年期几乎都发展为结肠癌或直肠癌，应及早治疗，手术切除病段。如不手术治疗，15 岁以前即可发生癌变。分析家系，检出可疑携带者，进行症状前诊断，早期发现，早期治疗。为致残性遗传病，不宜生育，但必须实情告诉本人，是否生育由当事人决定。

第三节　先天性巨结肠

先天性巨结肠或称先天性肠无神经节细胞症。新生儿或年长儿均可起病，由肠壁的神经节细胞缺乏所致，是一种多见的肠道发育畸形。新生儿发病率 0.2‰，男：女 =4：1，新生儿即可发病。

临床表现

1. 发病多在婴儿期，出生一周后即可出现症状，个别病例到成年后出现症状。

2. 本病的临床表现可因病变范围的不同而有很大差异。一般新生儿多在出生后出现肠梗阻，第一次喂奶后发生呕吐，呕吐物含有胆汁和粪便样物，随后发生腹胀和便秘。泻药无效，灌肠可缓解，数天后症状重复出现。腹胀严重时可引起内脏移位及呼吸困难，甚至四肢水肿。腹部可触及巨大粪块与充盈的肠，并可清楚见到缓慢肠蠕动。

3. 患儿慢性病容，营养不良，腹部高度隆起，脐外翻，腹壁静脉弩张，可见胃肠蠕动和巨大肠型。

诊断

1. 新生儿不排便、呕吐，呕吐物中含胆汁，严重者可吐出粪便。

2. 年长儿消瘦，腹水，慢性便秘，下腹可扪及包块。

3. 直立位 X 线检查，可见扩张的胃段。

4. B 超检查，结肠扩张，内有强回音粪集聚，也可呈条状扩张液性暗区。

5. 钡剂灌肠，显示肠段内径由细变大。

预防

1. 单纯性巨结肠多为多基因遗传，比较多见，应早期治疗，遗传咨询要询问病史。其特征为群体发病率一般为 0.1‰ ~ 1.0‰，一级亲属患病率为 1.0% ~ 10%，亲属患病率随亲属的疏远而递减，一级亲属患病率为群体患病率的平方根。父母、同胞中患病越多，再发风险越大。

2. 常染色体隐性遗传，患者父母是肯定携带者，子女发病风险 25%，询问以前是否已生过同病患儿，如有家族史，分析家庭各有关成员的基因型，患者同胞为杂合体的风险是 2/3。如有散发病例，患者父母均按杂合体对待。

3. 已生过患儿的夫妇再生子女，可进行产前诊断。

4. 本病为非致残性遗传病，手术切除无神经节段，预后较好，不影响婚育。胎儿患病，可继续妊娠，但必须把情况告诉家属，由家属当事人决定。若为其他综合征伴发，按该综合体情况处理，患者可以存活到正常年龄或接近正常年龄。新生儿巨结肠并发肠炎，易死亡。

第四节　肥大型幽门狭窄

肥大型幽门狭窄是新生儿和婴幼儿特有的先天性疾病。主要病变是幽门环形肌肥厚增生，导致幽门管腔狭窄，引起的消化道阻塞。男性发病多于女性，整体人群发病率 3.0‰，新生儿中男性发病率为 6.66‰、女性为 1.33‰，15% 有家族史。出生后即可发病。

临床表现

1. 为新生儿较常见的外科疾病，主要临床表现为呕吐。

2. 出生后 2 ~ 3 周喂乳时出现，开始为非喷射性，1 周后逐渐发展为喷射状呕吐，发生在喂乳时或稍后，间接性，或每次喂乳时均吐。

3. 呕吐物不呈血性，无胆汁。经常有乳凝块，有酸味。

4. 消瘦、大便少、失水。右上腹可见自左向右蠕动波。可在上腹部正中偏右、肝下缘扪及橄榄状包块，光滑、质硬、可移动。

诊断

1. B 超检查，幽门管横切，幽门肌厚＞ 4mm，直径＞ 14mm，管长＞ 16mm，形成实质性中等或低回声均匀团状，幽门体和胃腔扩张，壁蠕动强，部分呈逆蠕动。

2. X 线钡餐检查显示胃蠕动波，腹部肿块。

预防

遗传方式有多基因遗传和常染色体显性遗传，完全外显。

1. 多基因遗传：遗传率 75%；同胞患病率为普通人的 12 倍。

表 7-1　肥大型幽门狭窄多基因遗传率

患者（%）	兄弟（%）	姐妹（%）	儿子（%）	女儿（%）
父亲患病	2.67	2.15	5.5	2.4
母亲患病	10.00	6.30	19.0	7.0

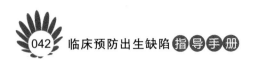

2. 常染色体显性遗传，完全外显。基因定位 9q11—q33。患者（杂合体）子女再发风险 50%。

3. 为非致残性遗传病，不影响婚育，应早期诊断，早期治疗，病情轻者可用支持疗法和解痉，纠正脱水。病情严重者手术治疗，预后较好。若为其他综合征伴发，按该综合征情况处理。患者家庭中非患者可正常婚育。

第五节　唇裂

唇裂有单纯性唇裂和某些综合征并发唇裂或伴其他畸形。新生儿患病率 1.7‰，出生即发病。

临床表现

出生时即表现唇裂。唇裂位于人中外侧上唇，单侧或双侧唇裂。单纯唇裂为除唇裂外，无其他临床表现。

诊断

1. 出生即表现唇裂，单侧或双侧。

2. B 型超声检查：胎儿唇部表现唇裂声像，一侧或双侧上唇连续中断，中断处无回声暗带。

预防

1. 单纯性唇裂多为多基因遗传，遗传率 76%。基因定位 2q32。其特征为群体患病率 0.1‰～1.0‰，一级亲属患病率 1%～10%，亲属患病率随亲属的疏远而递减，一级亲属患病率是群体患病率的平方根。父母、同胞中患者越多，再发风险越大。

2. 父母之一为患者，子女患病风险为 3%。父母正常并已生过一个患儿，再生患儿的风险为 3%；父母之一为患者并已生过一个患儿，再生患儿的风险为 10%。

3. 部分唇裂由孕期接触不良环境因素、病原体感染或孕妇服药不当引起，属非遗传性，不影响下一胎生育。非致残性遗传病，可以治疗，不影响孕育。

第六节　腭裂

腭裂有单纯性腭裂和某些综合征并发腭裂或伴其他畸形。新生儿发病率为 0.45‰。出生即发病。

临床表现

上颚开裂，严重者语言受影响。单纯性腭裂除腭裂外，无其他临床表现。

诊断

B 超检查：上颌骨牙槽突回声连续中断，正常弧形消失。

预防

分为多基因遗传，遗传率 76%；常染色体显性遗传，完全外显。基因定位 2q32。

1. 单纯性腭裂：一般是多基因遗传，其特征为群体患病率 0.1‰～1.0‰，一级亲属患病率 1%～10%，亲属患病率随亲属的疏远而递减。一级亲属患病率是群体患病率的平方根，父母、同胞中患者越多，再发风险越大。父母之一为患者，子女患病风险为 7%。父母正常并已生过一个患儿，再生患儿的风险为 2%；父母之一为患者并已生过一个患儿，再生患儿的风险为 15%。

2．综合性伴发腭裂：多为常染色体遗传，完全外显，患者出生时即表现，往往有家族史，患者（杂合体）子女发病风险 50%。同病患者结婚，子女患病风险 75%，纯合体患儿不能存活。家庭中非患儿的子女一般不会患病。

3．部分腭裂由孕期接触不良环境因素、病原体感染或孕妇服药不当引起，属非遗传性，对再生子女影响不大。多基因遗传，非致残性遗传病，可以治疗，严重腭裂预后不良。产前诊断胎儿患病，终止妊娠，但必须把情况告诉家人，是否终止妊娠由家属当事人决定。若为其他综合征伴发，按该综合征情况处理。

第七节　唇裂合并腭裂

唇裂和腭裂有单纯性唇裂和腭裂，也可与某些综合征并发唇裂和腭裂，或伴其他畸形。新生儿发病率 1.51‰，出生时即表现。

临床表现

单纯性唇裂和腭裂，或伴其他畸形，严重者语言能力受影响，吸吮困难。

诊断

根据临床表现，B 超检查：患儿唇部一侧或双侧连续中断，上颌突牙槽突回声中断，正常弧形消失。

预防

1．单纯性唇腭裂多为多基因遗传，遗传率 78%，其特征是群体患病率为 0.1‰ ~ 1.0‰，一级亲属患病率 1% ~ 10%，亲属患病率随亲属的疏远而递减。一级亲属患病率是群体患病率的平方根，父母、同胞中患者越多，再发风险越大。

2．唇腭裂常是其他畸形的伴发症状。父母之一为患者，子女患病风险为 3.3%；父母正常并已生过一个患儿，再生患儿的风险为 3%；父母之一为患者并已生过一个患儿，再生患儿的风险为 10%。

3．唇裂修补术可于出生后 3 ~ 6 个月进行，双侧者可稍迟，但 1 岁内为宜。腭裂修补术多在 5 ~ 6 岁时进行。

第八章
心血管系统遗传病

第一节　房间隔缺损

房间隔缺损（atrial septal defect，ASD）是常见的先天性心脏病之一，约占全部先天性心脏病的 10%。发病率为 0.7% ~ 0.9%。国外报道占先天性心脏病的 10% ~ 29.6%。根据北京和上海的临床资料，心房间隔缺损在各种先天性心脏病中分别占 24.6% 和 21.7%。本病较多见于女性，男女患者比例为 1:2 ~ 1:4。绝大多数房间隔缺损需要外科手术。

临床表现

1. 患者男女比例约为 1:2。临床症状依患者的年龄及缺损大小而异。

2. 轻者和部分儿童可无明显症状，大多数在 21 ~ 40 岁才出现症状。重者有心悸、活动后心悸、气短、疲劳等常见症状，房性心律失常多见成年患者。

3. 若有严重肺动脉高压引起右向左分流者，可出现发绀。

4. 体检可见心前区隆起、心尖冲动弥散、心浊音界扩大、胸骨左缘第 2 ~ 3 肋间可闻及 Ⅱ ~ Ⅲ级收缩期喷射性杂音，肺动脉瓣区第二音亢进并呈固定分裂。

辅助检查

1. 心电图检查：电轴右偏、右束支传导阻滞或右室肥厚。

2. 胸部 X 线检查：肺纹增多，右房、右室增大，肺动脉段隆突，主动脉结较小。

3. 超声心动图：超声诊断胎儿房间隔缺损具有重要参考价值。右房、右室内径增大，肺动脉内径增宽，房间隔部分回声脱失。

4. 右心导管检查：右心房平均血氧含量高出上、下腔静脉平均血氧含量肺动脉压可有不同程度的升高。

诊断

1. 根据房间隔缺损发生的部位，一般分为原发孔型房间隔缺损和继发孔型房间隔缺损，以后者最为多见，包括中央型、下腔型、上腔型和混合型房间隔缺损，其中中央型占继发孔型的 76% 左右，为最多见的一种。

2. 原发孔型房间隔缺损位于心房间隔下部，缺损前方接近主动脉壁，缺损后缘接近房室结，缺损往往较大，常伴有二尖瓣或三尖瓣裂孔，形成关闭不全。继发孔型房间隔缺损可独立发生，也可合并其他心内畸形，如肺动脉瓣狭窄、部分型肺静脉畸形引流以及二尖瓣狭窄等。

预防

1. 手术年龄以 5 ~ 12 岁为宜，但缺损大的患儿幼儿期即有充血性心力衰竭，应不受年龄限制及早手术。45 岁以上患者手术死亡率较高。原发孔型房间隔缺损单纯型或部分型手术成功率高，效果良好。

2. 与其他先天性心脏病一样，房间隔缺损的病因目前并不清楚，其发生主要由遗传和环境因素及其交互作用所致。在胎儿心脏发育阶段（妊娠 12 周内），若有任何不利因素影响了心脏胚胎发育，致使心脏某一部分发育停顿或异常，即可导致先天性心血管畸形的发生。

3. 遗传因素：约 15% 与遗传有关，特别是染色体易位（chromosomal translocation）与畸变（三体综合征，trisomy syndrome）。环境因素包括宫内感染（TORCH）、接触放射线、代谢紊乱性疾病、缺氧、药物等。一级亲属再发风险低于 5%。妊娠后应根据孕期保健要求进行产前检查。

第二节　室间隔缺损

室间隔缺损（ventricular septal defect，VSD）是一种最常见的先天性心脏病，在出生缺陷中占有重要地位，大型 VSD 在婴幼儿期甚至新生儿期即引起严重的症状。

近年来，我国先天性心脏病的发生率呈上升趋势，已位居我国主要先天畸形的第三位，室间隔缺损群体发病率 1.2‰ ~ 3.1‰，占先天性心脏病的 25% ~ 44%，可单独存在，也可与其他畸形并存。流行病学调查表明，婴幼儿的室间隔缺损患病率约为 0.3%，室间隔缺损不经手术治疗，其平均寿命为 25 ~ 30 岁，出现艾森曼格综合征后，生命期限明显缩短。约 20% 的小口径缺损可在幼儿期自行闭合。

临床表现

1. 缺损小，可无症状；缺损大者，症状出现早且明显，有心悸气喘、乏力和易肺部感染，以致影响发育，严重时可发生心力衰竭。有明显肺动脉高压时，可出现发绀，本病易罹患感染性心内膜炎。

2. 体检心尖冲动增强并向左下移位，心界向左下扩大，典型体征为胸骨左缘Ⅲ ~ Ⅳ肋间有 4 ~ 5 级粗糙收缩期杂音，向心前区传导，伴收缩期细震颤。若分流量大时，心尖部可有功能性舒张期杂音，肺动脉瓣第二音亢进及分裂。

3. 严重肺动脉高压者，肺动脉瓣区有相对性肺动脉瓣关闭不全的舒张期杂音，原间隔缺损的收缩期杂音可减弱或消失。

4. 缺损口径较大者，一般发育较差，较瘦小。晚期可见唇、指发绀，严重时可有杵状指（趾）以及肝脏肿大、下肢水肿等右心衰竭表现。分流量较大的患者，可见心前区搏动增强，该处胸壁前隆，叩诊时心浊音界扩大。

5. 心脏听诊在胸骨左缘第 3、4 肋间（依缺损所处位置的高低而异）可闻及Ⅲ ~ Ⅳ级全收缩期喷射性杂音，同一部位可扪及震颤。

6. 肺动脉压升高者，在肺动脉瓣区可听到第二音亢进。

7. 伴分流量较大者，在心尖部尚可听到因流经二尖瓣瓣口血量增多而产生的舒张期隆隆样杂音。严重肺动脉高压、左右心室压力相近者，收缩期杂音减轻以至消失，而代之以响亮的肺动脉瓣区第二心音或肺动脉瓣关闭不全的舒张期杂音（Graham Steell 杂音）。

8. 高位心室间隔缺损伴有主动脉瓣脱垂、关闭不全者，除收缩期杂音外尚可听到向心尖传导的舒张期递减性杂音，由于两杂音之间的间隔时间甚短，易误为持续性杂音，测血压可见

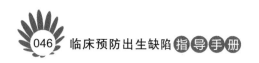

脉压增宽，并有股动脉"枪击声"等周围血管体征。

辅助检查

1. X线检查：缺损小者，心影多无改变；缺损中度大时，心影有不同程度增大，以右心室为主；缺损大者，左、右心室均增大，肺动脉干凸出，肺血管影增强，严重肺动脉高压时，肺野外侧带反而清晰。中度以上缺损，心影轻度到中度扩大，左心缘向左向下延长，肺动脉圆锥隆出，主动脉脉结变小，肺门充血。重度阻塞性肺动脉高压心影扩大反而不显著，右肺动脉粗大，远端突变小，分支呈鼠尾状，肺野外周纹理稀疏。

2. 心电图检查：室间隔缺损的心电图特点有：①小型室间隔缺损心电图可表现为正常；②中型室间隔缺损心电图表现为左室肥大，亦可出现左房肥大；③大型室间隔缺损心电图表现为双室肥大，在心前区导联的中部有电压较高的双向 QRS 波（大于 4.5mV），在 2 岁以内大约有半数心电图是双室增大。可伴有左房增大，表现为 P 波有切迹，V1 上 P 波双向。严重肺动脉高压者，则示右心肥大或伴劳损。

3. 超声心动图：左心房及左、右心室内径增大，室间隔回音有连续中断；多普勒超声：由缺损右室面向缺孔和左室面追踪可探测到最大湍流。

4. 心导管检查：右心室水平血氧含量高于右心房 0.9% 容积以上，偶尔导管可通过缺损到达左心室。依分流量的多少，肺动脉或右心室压力有不同程度的增高。

5. CT 和 MRI 检查：CT 和 MRI 检查对于发现肌部的小缺损是比较敏感的，其中多层螺旋 CT 的空间分辨力更高一些。MRI 检查一般以自旋回波 T_1W 图像为主来观察室间隔连续性是否中断，若同时在梯度回波电影序列上发现有异常的分流血流存在，则是诊断室间隔缺损可靠的依据，梯度回波电影序列还可用来观察有无伴随的主动脉瓣关闭不全等。

诊断

1. 心脏检查时，心前区常有轻度隆起。

2. 胸骨左缘第 3、4 肋间能扪及收缩期震颤，并听到 III ～ IV 级全收缩期杂音；高位漏斗部缺损则震颤和杂音位于第 2 肋间。

3. 肺动脉瓣区第二音亢进。

4. 分流量大者，心尖部尚可听到柔和的功能性舒张中期杂音。

5. 肺动脉高压导致分流量减少的病例，收缩期杂音逐步减轻甚至消失，而肺动脉瓣区第二音则明显亢进、分裂，并可伴有肺动脉瓣关闭不全的舒张期杂音。

预防

内科治疗主要防治感染性心内膜炎、肺部感染和心力衰竭。外科治疗行室间隔缺损修补术。先心病的发生是多种因素综合作用的结果，为预防先心病的发生应开展科普知识的宣传和教育，对适龄人群进行重点监测。

1. 戒除不良生活习惯，包括孕妇本人及其配偶，如嗜烟、酗酒等。

2. 孕前积极治疗影响胎儿发育的疾病，如糖尿病、红斑狼疮、贫血等。

3. 积极做好产前检查工作，预防感冒，尽量避免使用已经证实有致畸作用的药物，避免接触有毒有害物质。

4. 对高龄产妇、有先心病家族史的夫妇、一方有严重疾病或缺陷者应重点监测。在孕 16 ～ 20 周时产前超声筛查诊断，早期诊断及时治疗，预防患儿出生。

第三节 法洛四联症

法洛四联症（tetrobgy of Fallot，TOF）又称 Fallot 四联症，是最常见的先天性心脏病（CHD），由法国医生法洛最早全面地描述，因此被命名为"法洛四联症"。人群发病率为0.3‰ ~ 1‰，占 CHD 的 10% ~ 15%。

临床表现

典型表现为：①肺动脉狭窄；②心室交通；③主动脉骑跨；④心室肥大。

临床表现有：

1. 青紫：患儿自幼出现进行性发绀，其程度和出现的早晚与肺动脉狭窄程度有关，多见于毛细血管丰富的浅表部位。

2. 蹲踞：乏力，患儿喜蹲位休息，不会行走的小婴儿常喜欢大人抱起双下肢屈曲状。

3. 杵状指（趾）：患儿长期处于缺氧环境中可使指趾端毛细血管扩张、增生，局部软组织和骨组织增生肥大，表现为指（趾）端膨大如鼓槌状。

4. 严重缺氧时可致昏厥：表现为阵发性呼吸困难，严重者可引起突然昏厥、抽搐，甚至死亡。其原因是在肺动脉漏斗部狭窄的基础上，突然发生该处肌部痉挛，引起一时性肺动脉梗阻，使脑缺氧加重所致，年长儿常诉头痛头昏。

5. 体格检查：患儿心前区略隆起，胸骨左缘第2、3肋间可闻及收缩期喷射性杂音，可伴震颤。

诊断

根据病史，患儿有发绀，活动后气促、呼吸困难、发绀加重，喜欢蹲踞，生长发育落后，有杵状指，胸骨左缘2、3肋间有Ⅱ ~ Ⅲ级收缩期喷射性杂音，心电图和 X 线检查右心室肥厚、主动脉增宽、靴形心，超声心动图、心导管检查、心血管造影等表现可诊断。

辅助检查

1. 血液检查：周围血红细胞计数和血红蛋白浓度明显增高，红细胞可达（5.0 ~ 8.0）× 10^{12}/L，血红蛋白 170 ~ 200g/L，血细胞比容也增高为（53 ~ 80）vol%，血小板降低凝血酶原时间延长。

2. X线检查：心脏大小一般正常或稍增大，肺血减少，肺内血管纹理稀疏、纤细，肺门阴影小、搏动弱。典型者前后位心影呈"靴状"，心腰凹陷，心尖上翘，右心室增大。重症四联症的 X 线特点：①肺血减少明显，有侧支循环形成的表现；②心脏呈中度至高度增大；③主动脉扩张明显。

3. 心电图检查：典型病例示电轴右偏、右心室肥大，狭窄严重者往往出现心肌劳损，可见右心房肥大。

4. 超声心动图：显示室间隔缺损、肺动脉狭窄、主动脉前移并骑跨，有助于确立诊断。

5. 心导管检查：右心室压力明显增高，可与体循环压力相等，而肺动脉压力明显降低，心导管从肺动脉向右心室退出时的连续曲线显示明显的压力阶差，可根据连续曲线的形态来判断狭窄的类型。

6. 心血管造影：主要为选择性右室造影并辅以左室造影。右室造影在右室、肺动脉充盈时，左室和主动脉提早显影，反映心室水平右向左的分流和主动脉骑跨。

7. CT 和 MRI 检查：CT 和 MRI 检查可通过观察室间隔连续性、是否中断来判断室间隔缺损的大小和部位。法洛四联症 CT 和 MRI 检查的主要价值在于显示外周肺动脉侧支血管和冠状动脉。

预防

1. 法洛四联症唯一有效的治疗方法是施行外科手术。

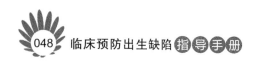

2. 遗传方式为多基因遗传，患者同胞的再发风险为 2.5%，子女再发风险为 4%。

3. 一级亲属再发风险低于 5%。孕期产前超声筛查诊断。

第四节　动脉导管未闭

动脉导管未闭（patent ductus arteriosus，PDA）是在胎儿时期，动脉导管是肺动脉及主动脉之间的正常通道，婴儿出生时动脉导管的直径约为降主动脉的一半，出生后动脉氧分压突然升高，导管收缩，内膜增殖和纤维化。动脉导管未闭是小儿先天性心脏病常见类型之一，一般人群发病率为 1.2‰ ~ 3‰，占全部先天性心脏病的 15% ~ 21%，在足月活产新生儿中的发病率约为 0.5‰，女性是男性的 2 倍，多发于早产儿和低体重儿。在妊娠满 28 周前出生的婴儿中发生率可占 80%。

临床表现

1. 正常婴儿出生后约 15 小时内动脉导管功能性关闭，出生后一年在解剖学上应完全关闭。

2. 按未闭动脉导管的形态，动脉导管未闭可分为五型：①管型，②漏斗型，③窗型，④哑铃型，⑤动脉瘤型。

3. 发生率活婴约为 0.6‰，男女比例为 1 : 2 ~ 1 : 3。若患儿于出生后 2 周内导管不关闭，则以后难以自发关闭。

4. 症状与导管的大小有关。典型动脉导管未闭者，分流量少，无明显肺循环高压，左心尚可代偿。

5. 宽型动脉导管未闭，分流量最多可达 19L/min，且主动脉压力可完全传至肺动脉，导致肺高压。

6. 病儿可出现喂养困难、发育差、气喘、咯血、咳嗽、肺部感染等。如果发生肺血管阻塞性改变，肺循环阻力升高，出现自右向左分流，则可呈现发绀，晚期多有心力衰竭。

辅助检查

1. X 线检查：导管细小时胸片正常，早期为左心室增大，晚期时右心室亦增大，分流量大者，肺血管影增多，肺动脉干凸出。左心房、左心室和右心室增大，主动脉扩张，外周肺血管影增多，肺野充血。升主动脉和主动脉弓阴影增宽，肺动脉段凸出。肺动脉分支增粗，肺野充血。有时透视下可见肺门"舞蹈"征。

2. 心电图检查：典型表现示电轴电偏、左心室高电压或左心室肥大。肺动脉高压明显者，示左、右心室均肥大。中度分流者有左心室肥厚，较大分流者有左、右心室肥厚，左心房肥大。晚期则以右心室肥大为主，并有心肥损害表现。

3. 超声心动图：超声显像检查可见动脉导管及其与主动脉、肺动脉沟通的情况。

4. 心血管造影：动脉导管未闭的心血管造影检查可用右心造影导管经右心途径由未闭动脉导管插到降主动脉，在动脉导管开口以下 1.0 ~ 1.5cm 处进行造影。

5. 心导管检查：检查可发现肺动脉血氧含量较右心室高，肺动脉平均血氧含量高于右心室 0.5% 容积以上。

6. CT 和 MRI 检查：对于其他伴随畸形，如主动脉缩窄等也能较好地显示或排除。可清楚地显示左心房增大、左心室增大、肺动脉扩张、升主动脉扩张等对动脉导管未闭诊断有帮助的间接征象。

诊断

依据症状、体征和辅助检查即可诊断。本病根据典型体征造影心电图、心导管检查等可明确诊断。

预防

1. 单纯型 PDA 呈多基因遗传，遗传度为 66% ~ 70%，先证者同胞再发风险为 2.6% ~ 3.5%，子女为 3.4% ~ 4.3%。

2. 一级亲属的再发风险低于 5%，如再次妊娠应进行产前筛查诊断。

第五节 主动脉瓣狭窄

主动脉瓣狭窄（aortic stenosis）是指由先天性或后天性因素致主动脉瓣病变导致其在收缩期不能完全开放。正常主动脉瓣口面积超过 $3.0cm^2$。当瓣口面积减小为 $1.5cm^2$ 时为轻度狭窄；$1.0cm^2$ 时为中度狭窄；$< 1.0cm^2$ 时为重度狭窄。

临床表现

1. 本病多见于男性，症状轻重决定于狭窄程度。一般无症状、无青紫及呼吸困难等。

2. 如狭窄超过主动脉口正常面积的 25% 以上，即主动脉口在小儿减小至 $0.6cm^2$ 时可出现症状，如发育障碍、易疲劳、呼吸困难、昏厥、心前区疼痛、心力衰竭，甚至猝死等。

3. 体检心脏大小正常或扩大，在胸骨右缘第 2 肋间或左缘第 3、4 肋间扪到收缩期震颤并可听到 Ⅲ ~ Ⅳ 级粗糙的喷射性杂音，在心音图上呈菱形，向右颈部、背部心尖甚至肘部传导。

辅助检查

1. X 线检查：心脏外形正常或扩大，以左心室增大为主，升主动脉影亦因狭窄后扩张而增宽。钡餐时在右前斜位可见左心房增大。

2. 心电图检查：重度狭窄者有左心室肥厚伴 ST-T 继发性改变和左心房大。可有房室阻滞、室内阻滞、心房颤动或室性心律失常。

3. 超声检查：是明确诊断和判断狭窄程度的重要方法。二维超声心动敏感，可提供心腔大小、左室肥厚及功能。

4. 心导管检查：右心导管检查帮助不大。当超声检查不能确定狭窄程度并考虑人工瓣膜置换时，应行心导管检查。

5. CT 和 MRI 检查：MRI 自旋回波 T1W 图像可显示主动脉瓣增厚、左心室向心性肥厚、升主动脉狭窄后扩张等改变，梯度回波电影序列上可见低信号的异常血流束向升主动脉喷射。

6. 心血管造影：造影检查通常从左心室造影开始。重症主动脉瓣狭窄因导管逆行通过狭窄的主动脉瓣相当困难，可先做升主动脉造影，观察射流方向及有无主动脉瓣反流，再设法将导管头端送入左心室做左心室造影。

诊断

根据临床症状、查体心底部主动脉瓣区喷射性收缩期杂音、超声心动图检查证实主动脉瓣狭窄，可明确诊断。

预防

1. 在孕 18 ~ 24 周进行超声筛查，有助于本病的早期诊断与处理。

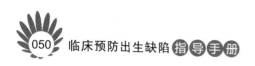

2. 一旦确诊为本病后，须限制体力活动以减轻左心负担，若有昏厥、心前区痛或心力衰竭等严重症状，应及时做进一步检查。

第六节　Noonan 综合征

Noonan 综合征（Noonan syndrome，NS）是一种罕见的常染色体显性遗传疾病，男女均可发病，多为散发病。Noonan 综合征在小儿先天性心血管畸形病例中的发生率最高，发生频率为 1.1% ~ 1.4%。

临床表现

1. Noonan 综合征的临床表现似 Turner 综合征，但染色体核型正常，属于常染色体显性遗传。75% 患者身材矮小。

2. 主要临床特征：颈蹼、鸡胸、隐睾、先天性肺动脉瓣狭窄、智力发育中度迟缓。

3. 头面部：眼距宽、外眼角下斜、外眦赘皮、眼睑下垂、下颌发育不良、耳位低、颈蹼、短颈、后发际低等。

4. 肌肉和骨骼：肘外翻、鸡胸、漏斗胸、脊柱侧凸等。

5. 心血管畸形：近 50% 病例伴有先天性心脏病，多见右心畸形。各种先天性心脏缺陷包括肺动脉瓣狭窄、房间隔缺损、动脉导管未闭、法洛四联症、Ebstcin 症、心肌病等。

6. 肾脏异常：有先天性泌尿道阻塞、肾盂积水、肾发育不良等。

7. 性腺异常：患者有不同程度的性腺发育不良，但较多病例具有生殖能力。男性常有隐睾表现，睾丸活检显示正常组织或曲精细管发育不全，伴精子发育不良；女性月经初潮延迟，但大多数患者最终表现正常月经。

8. 智力低下。

辅助检查

染色体核型正常，缺乏特殊实验室检查。

诊断

单凭临床表现即可诊断，缺乏特殊实验室检查。

预防

1. 遗传咨询是必要的。产前诊断非常重要，当有正常核型的水囊状淋巴管瘤和心肌异常的功能性或形态学证据时，有可能作为宫内诊断。重要的是要识别和纠正心脏畸形。

2. 在新生儿期，Noonan 综合征的临床症状和体征很不典型，往往导致误诊。因此临床医师及咨询师对具有 Turner 表现型而其染色体核型正常的患儿，应考虑 Noonan 综合征的可能。

第七节　肥厚型心肌病

肥厚型心肌病（hypertrophic cadiomyopathy，HCM）是一种具有家族性心脏异常倾向、独特的病理生理和临床过程的特发性心肌病，以心肌肥厚为特征。一个家族中可有多人发病，提示与遗传有关。约 1/3 以上患者有家族史，为常染色体显性或隐性遗传的疾病。在以往实验室和临床研究中已确定了 HCM 发病起源的几种基因突变，从而进一步提供了 HCM 的基因不均一性紊乱的证据。目前发现多数（50% ~ 70%）肥厚型心肌病由基因突变所致。

临床表现

1. 以青壮年多见，常有家族史。

2. 可以无症状，也可以有心悸、劳力性呼吸困难、心前区闷痛、易疲劳、晕厥甚至猝死，晚期出现左心衰的表现。

3. 梗阻性肥厚型心肌患者胸骨左缘可出现粗糙的收缩中晚期喷射性杂音，可伴震颤，应用洋地黄制剂、硝酸甘油、静点异丙肾上腺素及 Valsalva 动作后杂音增强，反之应用 β 受体阻滞剂、去甲肾上腺素、下蹲时杂音减弱。有些患者可闻及 S3 及 S4 心音及心尖区相对性二尖瓣关闭不全的收缩期杂音。

辅助检查

1. 超声心动图：对 HCM 诊断有重要意义。①室间隔肥厚与左室游离壁厚度之比 > 1.5；②二尖瓣前叶收缩期向前移动及主动脉收缩中期关闭现象；③心室腔小；④左室流出道狭窄 < 2.0cm；⑤左室流出道血流速度加快；⑥休息时收缩期左室心尖部心腔与流出道压力阶差 > 30mmHg，则认为存在左室流出道梗阻。对称性左室肥厚时，室间隔与左室游离壁一致。

2. 心电图：左心室或双室肥厚及 ST-T 改变，深而倒置的 T 波、有时有异常 Q 波。房室传导阻滞和束支传导阻滞。还可以发现其他心律失常如房颤、期前收缩等。

3. X 线检查：X 线检查没有明显的特点，可能见到左房、左心室增大，也可能在正常范围。晚期可见右室增大和肺瘀血表现。

4. 心脏磁共振（MRI）：其敏感性高于超声心动图，但费用较高，对于诊断特殊部位的肥厚和不典型的肥厚最为灵敏。还可以发现心肌纤维化组织。

5. 心内膜下心肌活检：免疫性荧光可发现肥厚心肌内儿茶酚胺含量增高，组织学可见心肌排列紊乱和肥大的心肌细胞。

诊断

1. 临床诊断：根据症状如劳力性呼吸困难、胸痛、心悸、晕厥，结合超声心动图、EKG 特异改变及 X 线特征，即可做出诊断。但对有冠心病、高血压病史者，临床诊断应慎重，进一步 DNA 检查有助于确诊。

2. 超声心动图：对肥厚型心肌病确诊具有重要意义，已成为临床评价本病的主要依据。评判标准：①不明原因的左心室任何部位壁厚 > 13mm 即可确诊；②舒张末期室间隔与左室后壁厚度比值 > 1.3，室间隔厚 > 15mm。

3. EKG 改变：左心室肥厚图形，异常 Q 波，ST-T 压低。在小儿诊断方面，有报道除以上心动图和 EKG 指标，结合 QRS 轴向、左房内径、E/A 波峰值可使诊断敏感性达88%，特异性达95%以上。

预防

1. 肥厚型心肌病发病率为 0.2%，以常染色体显性遗传为主。患者子女的再发风险是50%。因此对先证者家系应强调遗传咨询。

2. 对有症状的家系成员建议超声心动图及 DNA，基因型分析，并及早治疗。

3. 对无症状家系成员，建议避免剧烈运动以及从事危险职业，如职业运动员等。

4. 在家族史及其基因型明确的情况下，孕后可考虑产前基因诊断，样本以脐血、绒毛为主，羊水次之。方法有：① Southern 杂交及核苷酸序列分析法；② SSCP 法，灵敏度高，可精确到单个碱基突变等。便于早期诊断和指导生育，降低 HCM 发病率。

第九章
遗传性血液病

第一节 葡糖-6-磷酸脱氢酶缺乏症

葡糖-6-磷酸脱氢酶缺乏症（glucose-6-phosphate dehydrogenase deficiency）亦称 G6PD 缺乏症，是一种常见的 X 连锁不完全显性遗传病。本病分布广泛，在我国主要见于长江流域及其以南各省，北方地区较为少见。

临床表现

临床上主要表现为一组溶血性疾病，包括蚕豆病、药物性贫血、新生儿黄疸和慢性非球形红细胞性贫血。

1. 蚕豆病：G6PD 缺乏者在进食蚕豆、蚕豆制品或接触蚕豆花粉后出现急性溶血。

2. 新生儿黄疸：新生儿黄疸是 G6PD 缺乏症中最威胁生命的后果，新生儿黄疸如不及时治疗或处理不当可导致听力丧失、智力障碍、微小脑功能失常等，严重的可引起核黄疸，造成永久性的神经损害或死亡。

3. 药物性贫血：G6PD 缺乏者在服用奎宁、解热镇痛药等氧化性药物后出现急性溶血。

4. 慢性非球形红细胞性贫血：无明显诱因引起的慢性、持续性、非球形红细胞溶血性贫血。

诊断

1. 诱发因素：进食蚕豆、服用氧化性药物（解热镇痛药、抗疟药、磺胺药等）、感染等。

2. 临床表现：贫血貌、黄疸、可伴有血红蛋白尿。溶血严重者可有休克、肾衰竭等。注意家族史及妊娠史等。

3. G6PD 酶活性检测方法：①高铁血红蛋白还原试验；②红细胞海因小体（Heinzbody）生成试验；③葡萄糖-6-磷酸脱氢酶（G6PD）活性测定；④荧光斑点法；⑤四氮唑蓝定性定量法。

4. 基因诊断：各种基因突变诊断技术均可应用于 G6PD 缺乏症基因突变的鉴定。常见的诊断技术包括等位基因特异性寡核苷酸探针（ASO）、限制性酶切片段多态性（RFLP）、单链构象多态性（SSCP）、变性梯度凝胶电泳（DGGE）以及 DNA 序列分析等。

预防

1. 婚前或产前筛查，检出 G6PD 缺陷者及携带者。必要时，于孕 36 周起每晚服用苯巴比妥 0.03～0.06mg，预防新生儿高胆红素血症。

2. 新生儿筛查，检出 G6PD 缺陷者。禁用或慎用有关药物和食物。

3. 群体筛查，检出 G6PD 缺陷者及携带者。禁用或慎用有关药物和食物。

第二节 血友病

血友病（hemophilia）为一组遗传性凝血因子缺陷性出血性疾病，是由于凝血因子基因突变而引起的出血性疾病，包括甲型血友病、乙型血友病、丙型血友病和血管性假血友病。

1. 甲型血友病（hemophilia A）：即因子Ⅷ促凝成分（Ⅷ：C）缺乏症，也称 AGH 缺乏症。

2. 乙型血友病（hemophilia B）：即因子Ⅸ缺乏症，又称 PTC 缺乏症、凝血活酶成分缺乏症。

3. 丙型血友病（hemophilia C）：即Ⅺ因子缺乏症，又称 PTA 缺乏症、凝血活酶前质缺乏症。

血友病的发病率无明显种族和地区差异。在男性人群中，甲型血友病的发病率约为 1/5000，乙型血友病的发病率约为 1/25000；女性血友病患者极其罕见。

临床表现

1. 甲型血友病在临床上主要表现为反复自发性或轻微损伤后出血不止和出血引起的压迫症状和并发症。

2. 一般多为持续慢性渗血，大出血罕见。出血部位广泛，体表和体内任何部分均可出血，可累及皮肤、黏膜、肌肉或器官等，关节多次出血可导致关节变形，颅内出血可导致死亡。

3. 根据血浆凝血因子Ⅷ活性和临床表现的差异，临床上分轻（FⅧ：C5% ~ 30% 正常值）、中（FⅧ：C2% ~ 5% 正常值）、重（FⅧ：C < 1% 正常值）三型。

辅助检查

基因诊断：

1. 22 内含子倒位突变的检测：由于 40% ~ 50% 重型甲型血友病的患者有 AHG 基因 22 内含子倒位突变，因此在甲型血友病的基因诊断时首先进行倒位突变的检测。

2. 非倒位突变的检测：可应用单链构象多态性（SSCP）基因突变。

3. 多态性位点和连锁分析：利用 AHG 基因内或外与之紧密连锁的多态性标记和连锁分析是间接基因诊断的方法。

诊断

1. 系谱分析：①有阳性家族史；②部分患者为新发生的突变，可以没有家族史；③部分女性携带者的表型正常，系谱分析时应予以注意。

2. 临床表现：反复自发性或轻微损伤后出血不止和出血引起的压迫症状和并发症。

3. 实验室检查：①凝血时间延长；②部分凝血活酶时间延长；③血浆中 FⅧ因子缺乏或缺如；④出血时间、凝血酶原时间、纤维蛋白原含量、毛细血管脆性及血小板正常。

预防

1. 根据本组疾病的遗传方式，应对患者家族成员进行筛查，以确定可能的其他患者携带者，通过遗传咨询，使他们了解遗传规律。运用现代诊断技术对家族中的孕妇进行基因分析和产前诊断，如确定胎儿为血友病患儿，可及时终止妊娠。

2. 产前诊断可采取：①有创性的，如绒毛取样、羊膜腔穿刺、脐血穿刺等；②无创性的，如孕妇外周血获取游离胎儿细胞、胚胎植入诊断（PGD）、精子分选技术等。

3. 取样时间：一般绒毛在孕 10 ~ 13 周，羊膜腔穿刺在孕中期 16 ~ 20 周，脐血在孕 18 周以后进行。

第三节　遗传性出血性毛细血管扩张症

遗传性出血性毛细血管扩张症（hereditary hemorrhagc telangiectasia，HHT）是由毛细血管壁异常所致的出血性疾病。本病是常染色体显性遗传或隐性遗传。亚洲国家的 HHT 发病率较低，日本北部的秋田县 HHT 发病率为 1/5000 ~ 1/8000。目前国内尚缺乏临床流行病学的资料统计。

临床表现

1. 自幼可发病，但随年龄增长出血明显，30 ~ 50 岁最显著。皮肤黏膜的病变见于面部、颈部、四肢、胸背部等出现直径 1 ~ 2mm 大小的紫红色或鲜红色毛细血管和小血管扩张，呈针尖样、斑点状、蜘蛛状、小血管瘤样等，压之褪色，有搏动感。

2. 黏膜病变见于消化道、泌尿道、呼吸道等，肠系膜和视网膜等也可有病变。

3. 同一部位可以反复出血，出血量可高达 1000mL 以上，持续数日，难以止血，压迫止血效果好。

辅助检查

1. 出血时间、凝血时间、血小板计数均正常，部分患者出血时间可延长。

2. 毛细血管镜检查：在病变部位可见小血管扩张扭曲、排列紊乱等。

3. 增强 MR 血管成像（CE-MRA）：CE-MRA 作为无创性检查方法，可提供关于病变数量、位置及 AVM 复杂程度的准确信息。

4. CT检查：有助于对病灶进行更加准确的综合性判断，为临床治疗方案的选择提供充分依据。

诊断

1. 家族史有类似出血患者，皮肤黏膜血管扩张，同一病变部位反复出血。

2. 毛细血管镜检查结果。

3. 注意非典型病例，如内脏型的诊断困难，还应与其他引起器官出血的疾病鉴别。

预防

1. 避免造成出血的原因，如创伤、发热、抗血小板药物、扩张血管药物、升压药物等。

2. 避免近亲结婚。

3. HHT 是常染色体显性方式遗传。男女发病概率均等。

4. 具有 HHT 的妇女在妊娠前，要对肺 AVMs 进行筛选和治疗。具有 HHT 和未治疗的肺 AVMs 妊娠妇女，具有高风险的肺出血。对 HHT 要早期诊断，以便尽早预防控制并发症的发生。产前检测可在妊娠 16 ~ 18 周，羊膜腔穿刺获取胎儿细胞；或在妊娠 10 ~ 12 周获得绒毛膜，通过提取 DMA 进行分析。在产前检测实施之前，必须事先鉴定 HHT 家庭成员的等位基因型。

第四节　范科尼贫血

范科尼贫血（Fanconi anaemia，FA）是一种主要累及骨髓功能，并发心脏、肾脏、四肢畸形和皮肤色素改变的 DNA 损伤修复缺陷病。

临床表现

1. 本病主要由近曲小管对磷酸盐、葡萄糖、氨基酸等的再吸收障碍所致。

2. 一般出生后 6 个月起病，生长停滞并出现脱水、发热、便秘等，有佝偻病的骨骼变化，同时有严重的营养不良，氨基酸尿、肾性糖尿、尿磷增多，低血磷，血钙正常。

3. 用常量维生素 D 治疗无效。

4. 全身症状较重，因多尿而出现脱水可使全身无力。

5. 大多数病例组织内有胱氨酸沉着，并可见肝、脾大。

6. 成人病例的骨骼症状常为骨痛，由骨质软化引起，此后可发生自发性骨折、走路困难和全身衰弱。患者血中氨基酸含量正常，血糖浓度正常。

诊断

1. 主要依据临床表现和全血、骨髓检查诊断。

2. 利用 Budr-Hocchst 标记进行流式细胞仪检查发现患者 G2 相延滞，这在缺乏其他临床表现时可作为诊断指征。

3. 染色体检查有助于诊断。DEB 和丝裂霉素 C 诱导后可增加染色体断裂，这应用于羊水细胞可作为产前诊断。

4. 染色体断裂实验和相关基因突变检测可以为范科尼贫血的确诊和鉴别诊断提供有力依据。

具体诊断依据可参考：①再生障碍性贫血的临床症状和实验室检查结果；②皮肤存在明显的色素沉着；③骨骼畸形（头小畸形，拇指和桡骨畸形或发育不良等）；④侏儒；⑤家族史，患者细胞中 DNA 切除修复功能缺陷。

预防

1. 遗传咨询。范科尼综合征是一种常染色体隐性遗传性疾病，绝大多数 FA 杂合子表现正常，仅个别表现为智力低下和四肢畸形。

2. 随着相关基因突变研究和技术的发展，基因检测逐渐应用于范科尼贫血的诊断，而且基因检测具有更多的确定性，一旦检测到确定的基因突变，将是疾病诊断的有力证据。

第五节 戈谢病

戈谢病（Gaucher disease）是遗传代谢病的一种溶酶体贮积症，其遗传方式为常染色体隐性。戈谢病因位于 1 号染色体长臂的 2 区 1 带上（1q21，长 5.9kb）葡萄糖脑苷脂酶基因的突变，造成体内该酶的缺乏、细胞内脂类分子无法正常代谢而堆积在溶酶体中，进而导致各种临床表现。国外人群戈谢病患病率约为 1/100000，在犹太人中常见，发病率约为 1‰。目前我国的发病率为 1/200000 ~ 1/500000。

临床表现

戈谢病属多系统疾病，可以在不同年龄发病，疾病进展的严重性和速度可以各不相同。戈谢病临床上可分为 3 型。

1. Ⅰ型戈谢病：非神经病变型。此型最常见。儿童期或成人发病，智力及运动协调功能一般不受影响。主要表现为肝脾肿大、腹痛、骨病、血小板减少、贫血。从图 9-1 可见戈谢病患者脏器肿大。根据临床症状及治疗早晚预后不一。Ⅰ型戈谢病一般可存活至成人，但如不及时治疗常遗留骨骼病变等不可逆改变。

2. Ⅱ型戈谢病：急性神经病变型。一般出生后 6 个月发病。主要临床表现为内斜视、颈后屈、大拇指包在四指中、内脏器官肿大、恶液质等。Ⅱ型戈谢病一般 2 岁前死亡。

3. Ⅲ型戈谢病：慢性神经病变型。儿童期或成人发病，主要临床特点为严重的早期发作、进展性发育迟缓、动眼神经运动障碍、贫血、血小板减少、内脏肿大、骨病。Ⅲ型戈谢病可存活至十几岁或成人，但常有严重病变。

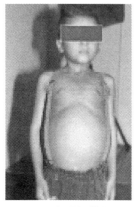 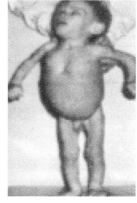 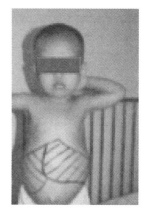

图 9-1 Ⅰ型戈谢病患儿　图 9-2 Ⅱ型戈谢病患儿　图 9-3 Ⅲ型戈谢病患儿

辅助检查

1. X 线检查，可见骨质疏松。

2. 骨髓、脾、淋巴结穿刺取材涂片，可见戈谢细胞。

3. 外周血白细胞的葡糖脑苷脂酶活性测定，患者该酶活性低于正常水平的 30%。

4. 酶学诊断的基础上，还可以进行患者基因突变分析确诊。

5. 电镜下戈谢细胞含许多中空管状包涵体。

诊断

1. 根据临床表现、骨髓涂片发现戈谢细胞进行初步诊断。

2. 通过血液中酶学检测进行确诊，基因检测也可确诊戈谢病。

3. 1 岁起发病，急性型：肝脾肿大，贫血，发育迟缓，出现神经系统症状，如意识障碍、角弓反张、四肢强直、集合性斜视等，亦可发生惊厥。

4. 起病较慢，慢性型：可在任何年龄发病，以学龄前发病较多。起初出现肝脾大及轻度贫血，之后脾肿大、贫血加重、血小板及白细胞明显减少，可有皮肤、黏膜出血。长骨关节可有隐痛和局部限性压痛，偶发病理性骨折。

预防

1. 遗传咨询，避免近亲结婚。

2. 对有戈谢病患者生育史的夫妇进行产前诊断，可避免再次生育戈谢病患儿。

第六节　Menkes 卷发综合征

Menkes 病又称卷发综合征（kinky hair syndrome），即毛发灰质营养不良，又称缺铜卷发综合征、钢丝样头发综合征、捻转毛综合征、钢丝发综合征等。本病征是由铜缺乏而至的营养缺乏性病征。发病率约为 1/100000。

临床表现

1. 主要临床表现为 X 连锁隐性遗传病，生长和脑发育障碍，伴发质异常、色素减低、骨质变化、动脉破裂、血栓形成、输尿管和膀胱憩室、低温等。

2. 本病多为早产并发新生儿高胆红素血症。新生儿头发多数正常，也有出现结节性脆发和念珠状发，并呈特殊面容。

3. 中枢神经系统：大脑皮层严重的退行性变表现为神经胶质增生和萎缩；1 ~ 2 个月时出现严重的进行性神经缺陷伴肌张力过高，易激惹，癫痫发作，颅内出血，体温过低和喂养困难。

4. 面部：缺乏表情，面颊虚胖。

5. 头发：稀疏，短而粗硬，着色浅，放大镜检查显示毛发卷曲和部分断裂。

6. 皮肤：偶尔变厚，相对较干，出生时皮肤着色不均，尤其是着色较黑的患者更加明显。

7. 骨骼：Wormian 骨，干骺端变宽，尤其是肋骨和股骨，侧面骨刺，易折断。

诊断

1. 主要根据临床表现做出诊断。

2. 应注意与其他结缔组织病相鉴别诊断。

3. 测定血清铜和铜蓝蛋白水平，轻度血清铜变化相对较小。

4. 女性杂合诊断较困难，部分携带者有轻度损害症状，血清铜的测定无法鉴别，可进行基因分析诊断。

预防

遗传咨询。由于本病损害严重而广泛，多为不可逆变化，故在医生指导下，通过基因分析可做出产前诊断，预防患儿出生。

第十章

内分泌及代谢病

第一节　先天性甲状腺功能减低症

先天性甲状腺功能减低症（congenital hypothyroidism）主要分为散发性甲状腺功能减低症和地方性甲状腺功能减低症两类，前者系由于患儿甲状腺先天性发育不良或甲状腺激素合成途径中酶缺陷所造成，大多数散发，少数有家族史，国内发病率约为 1/7000；后者系由于该地区水、土和食物中碘缺乏所致，随着我国广泛使用碘化食盐作为预防措施，其发病率已明显下降。

临床表现

1. 新生儿期症状：患儿常为过期产，出生体重超过正常新生儿，生理黄疸期常长达 2 周以上，一般自出生后即有腹胀、便秘，易被误诊为巨结肠。常处于睡眠状态，反应迟钝，喂养困难，哭声低，声音嘶哑。

2. 典型症状：①特殊面容和体态：头大，颈短，皮肤苍黄、干燥，毛发稀少，面部黏液水肿，眼睑水肿，眼距宽，鼻梁宽平，舌大而宽厚、常伸出口外。患儿身材矮小，躯干长而四肢短小，上部量 / 下部量＞ 1.5；②神经系统：患儿动作发育迟缓，智能发育低下，神经反射迟钝；③生理功能低下，嗜睡，声音低哑。

3. 地方性甲状腺功能减低症一般临床表现为两种不同的症状群：①神经性综合征以共济失调、痉挛性瘫痪、聋哑和智能低下为特征；②黏液水肿性综合征则以显著的生长发育和性发育落后、黏液水肿、智能低下为特征。约 25% 患儿有甲状腺肿大，这两组症状有时会交叉重叠。

诊断

1. 新生儿筛查。鉴于本病在遗传代谢性疾病中的发病率最高，因此自 20 世纪 70 年代初起已将其列入筛查计划；我国也于 1995 年 6 月颁布母婴保健法，规定本病为筛查内容之一。目前国内外大都采用出生后 2 ~ 3 天的新生儿干血滴纸片检测 TSH 浓度作为初筛，TSH ＞ 20mU/L 时，再采集血清标本检测 T_4 和 TSH 以确诊。

2. 血清 T_4、T_3、TSH 测定。任何新生儿筛查结果可疑时，或临床有可疑症状的小儿都应检测血清 TSH 和 T_4 浓度，如 TSH 明显增高、T_4 降低，当可确诊。血清 T_3 在甲状腺功能减低时可能降低或正常。小儿时期的正常参考值（见下页表）高于成人，应予注意。

3. TRH 刺激试验。对疑有 TSH 或 TRH 分泌不足的患儿，可按 7μg/kg 静注 TRH，正常者在注射后 20 ~ 30min 出现 TSH 上升峰，90min 后回至基础值。不出现反应峰时应考虑垂体病变；相反，TSH 反应峰甚高或持续时间延长，则指示下丘脑病变。

表 10-1 各年龄组小儿血清甲状腺激素和促甲状腺素正常参考值

年　龄	总 T$_4$ nmol/L	游离 T$_4$ pmol/L	总 T$_3$ nmol/L	游离 T$_3$ pmol/L	TSH mU/L
脐血	96 ~ 216	19 ~ 48	0.2 ~ 1.4	0.3 ~ 3.7	3.2 ~ 21
1 ~ 3 天	106 ~ 256	26 ~ 63	1.4 ~ 6.2	3.1 ~ 9.4	0.5 ~ 4.8
1 周	77 ~ 205	—	1.4 ~ 4.		0.5 ~ 4.8
1 ~ 12 月	79 ~ 192	12 ~ 33	1.3 ~ 3.8	—	0.5 ~ 4.8
1 ~ 3 岁	88 ~ 174	—			0.5 ~ 4.8
3 ~ 10 岁	71 ~ 165	10 ~ 28	1.8 ~ 3.3	—	0.5 ~ 4.8
青春期	54 ~ 167	10 ~ 30	0.8 ~ 2.6	3.5 ~ 10	0.5 ~ 4.8

注：总 T$_4$ nmol/L（×0.0778=μg/dl）；游离 T$_4$ pmol/L（×0.0778=ng/dl）；总 T$_3$ nmol/L（×65.1=ng/dl）；游离 T$_3$ pmol/L（×65.1=pg/dl）；TSH mU/L（×1=μU/mL）。

4．骨龄测定。手和腕部 X 片判断患儿骨龄，可作为辅助诊断和治疗监测。

5．放射性核素检查。可采用静注 ^{99m}Tc 后以单光子发射计算机体层摄影术（SPECT）检查患儿甲状腺有无异位、结节及其发育情况等。由于其半衰期仅 6 小时，故对患儿损伤甚少。

预防

1．本症大多为常染色体隐性遗传病。

2．本病在遗传、代谢性疾病中的发病率最高。

3．重视新生儿筛查，一经早期确诊，在出生后 1 ~ 2 个月即开始治疗，可避免遗留神经系统功能损害。

4．如再生育，应进行遗传咨询。

第二节　地方性克汀病

地方性克汀病（endemic cretinism）包括地方性亚临床克汀病，是由碘缺乏所造成的、以智力障碍为主要特征的神经 – 精神综合征。

地方性克汀病是碘缺乏病最严重的临床表现，但其病因尚未完全阐明清楚，文献报道的遗传度估计值相差很大。近年来，国内对地方性克汀病的遗传做了多方面研究，多数学者认为该病不符合单基因显性或隐性的遗传规律，也没有发现染色体数目或形态的异常。2004 年国家碘缺乏病参照实验室的研究结果表明，患者一级亲属的患病率为 16.0%，二级亲属的患病率为 3.5%，三级亲属的患病率为 1.5%，群体患病率为 0.8%，呈现出亲属级别越近、患病率越高并且均高于群体患病率的趋势。

地方性克汀病分神经型、黏液水肿型及混合型 3 种，多数为混合型。

1．神经型：身高低于正常，甲状腺肿大者占 15.3%，多数为轻度肿大，智力呈中至重度减退。表情淡漠，聋哑，有精神缺陷，痉挛性瘫痪，眼斜视，膝关节屈曲，膝反射亢进，可出现病理反射，如巴氏征阳性。无明显甲低表现。

2. 黏液水肿型：有严重甲低表现，可具有典型的克汀病面容，便秘，黏液水肿明显，智低较轻，侏儒状态，生长迟缓，甲状腺肿占28%，性发育显著迟缓，腱反射时间延长，有的呈家族性发病。

临床表现

1. 精神发育迟滞：精神发育迟滞为诊断克汀病的必备条件，这是一种综合征，特征是智力低下和社会适应困难，可伴有某种精神和躯体疾病，均在发育成熟前发病，诊断标准为：①起病于18岁前；②智商低于70；③有不同程度的社会适应困难。

2. 聋哑：地方性克汀病患者聋哑患病率远远超过非甲状腺肿流行区广大居民中的聋哑患病率，黏液型耳聋较轻，甲状腺激素治疗常有明显好转；神经型患者前庭功能常常不好，耳聋较重，而且比率较高（92%）。

3. 运动功能障碍：运动功能障碍严重的有锥体系病变所造成的肌紧张、肌张力增强、腱反射亢进、病理反射出现，在颅神经方面有斜视、咀嚼运动障碍，有的由于瘫痪的肌肉张力不平衡造成畸形，如髁关节下垂、两腿成剪刀样交叉，有的不能站立，甚至在地上爬行。

4. 性发育落后：黏液型及神经型均有性发育落后表现，前者较多较重，发育明显落后，表现为外生殖器与第二性征发育迟缓，一般均不能结婚生育；而神经型虽发育迟缓，但以后性仍能成熟，多数可结婚生育。

5. 体格矮小及地克病面容：神经型体格发育迟缓，但最终可以接近正常。黏液型多数在成年后也难以接近正常，身高多在140cm以下，骨骼发育异常。地克病面容主要有面宽、额短、眼睑肿、睑裂呈水平状、眼距宽、鼻梁塌、鼻翼肥厚、张口伸舌、耳大等。

辅助检查

1. 尿碘：一般很低，地方性克汀病患者仅生于碘缺乏病区，因而尿碘很低，甚至低于病区的正常人及地甲患者，一般低于25μg/gcr。

2. 血清甲状腺素及促甲状腺激素（TSH）：黏液型及神经型FT_4及TT_4均明显降低，FT_3及TT_3多数降低亦可正常，TSH均增高。诊断地克病最灵敏的指标中，血清FT_4居首位，其次是TSH、TT_4。黏液型患者呈典型甲减改变，即TT_4、FT_4、FT_4I下降；TSH升高；T_3、FT_3下降，少数患者正常。神经型患者变化不一，总的讲比黏液型要轻，TT_4、FT_4多数降低，少数正常；TSH有的升高，有的正常；FT_3、TT_3多正常，有的呈代偿性升高。

3. 吸碘率：神经型克汀病呈碘饥饿曲线；而黏肿型吸碘率增高不明显，有的甚至降低，这不意味着碘营养良好，而是由于甲状腺萎缩所致。

4. 抗甲状腺抗体：血清抗微粒体抗体（TMAb）、抗甲状腺球蛋白抗体（TGAb）、抗第2胶质抗体（TC2-Ab）均呈阴性。但黏液型克汀病的甲状腺生长抑制免疫球蛋白（TGII）升高。

5. 血清甲状腺球蛋白（Tg）测定：缺碘病区居民血清Tg水平明显高于非缺碘区居民，甲状腺明显肿大者尤其高，水平高低与甲状腺肿大小呈正相关。碘盐防治后，Tg水平可逐渐下降，故可作碘盐防治是否有救的监测指标。

6. X线检查：骨发育迟滞是其重要表现，多表现为骨龄落后、骨骼发育不全及骨化中心出现延迟。这些变化与血清T_4下降、TSH升高呈相关，黏液型患者表现尤为显著，往往还伴有蝶鞍扩大或变形。

7. 听力和前庭功能检查：听力和前庭功能的损伤以神经型最为严重。放射性核素脑血流显像检查表明，凡听力有损伤的患者，多有颞叶局部脑血流降低。

8. 脑电图检查：多数患者不正常，以 δ 波、θ 波增多和脑电波节律变慢及电位低为主要特点，反映脑发育落后。

9. 脑 CT 检查：国内报道较多，但缺乏具有诊断性意义的特征改变，主要改变包括脑室扩张；脑萎缩（皮质沟回增宽等）；大脑、小脑发育不良；颅内钙化增多，以基底节、尾状核、豆状核为常见，有的钙化还出现在皮质和小脑。脑 CT 的改变往往与神经系统的损害和体征呈正相关。

诊断

1. 必备条件：①出生、居住于低碘地方性甲状腺肿病区；②有精神发育不全，主要表现为不同程度的智力障碍。

2. 辅助条件：①神经系统症状，即不同程度的听力障碍、不同程度的语言障碍、不同程度的运动神经障碍；②甲状腺功能低下症状，即不同程度的身体发育障碍、不同程度的克汀病形象、不同程度的甲低表现。

有上述必备条件、再具有辅助条件中神经系统症状或甲状腺功能低下症状任何一项或一项以上，而又可排除分娩损伤、脑炎、脑膜炎及药物中毒等病史者，即可诊断为地方性克汀病。

预防

1. 碘盐预防：积极防治地甲病是预防克汀病的关键。在地甲病流行区，如能长期、充分地食用碘盐或施行其他供碘措施，病区妇女（包括克汀病育龄妇女）就可以不再生育新的地克病患儿，这是最可靠的预防方法，国内外均已证实。大量的研究资料证明，碘盐是预防地克病有效、经济且使用方便的措施，凡是供应碘盐的地方，不但地甲病患病率明显下降，而且控制了地克病的新发。

2. 孕妇补碘：对病区的妊娠妇女及哺乳妇女应充分供应含碘物质，可以供给碘化钾片、甲状腺激素或碘油，对孕妇无须加大剂量，按医生规定进行，关键是在妊娠前 3 个月服用效果更佳。

第三节　先天性肾上腺皮质增生症

先天性肾上腺皮质增生症（congenital adrenal hyperplasia，CAH）是由肾上腺皮质激素合成过程中的几种酶缺乏所引起的一组疾病。典型的 CAH 发病率约为 1/10000，而非典型的发病率约为典型的 10 倍并存在种族特异性。男女发病比率为 2∶1。

临床表现

1. 21 羟化酶缺乏症（21-hydroxylase deficiency，21-OHD）占本病的 90%。临床特征为皮质分泌不足、失盐及雄性激素分泌过多所引起的各种表现。分为三种临床类型，即①单纯男性化型（SV）：本型约占 21-OHD 总数的 25%，是由于 21-OH 不完全缺乏所致。患者不能正常合成 11 去氧皮质醇、皮质醇、11 去氧皮质酮，致使相应前体物质 17 羟孕酮、黄体酮和脱氢异雄酮合成增多，促使男性化表型。②失盐型（SW）：本型由 21-OH 完全缺乏所致，占 21-OHD 患者总数约 75%，为临床表现最重的一型。除了雄激素过多引起的男性化表现外，还可因醛固酮严重缺乏导致低血钠、高血钾及血容量降低等失盐症状出现，如呕吐、腹泻、脱水、消瘦、呼吸困难和发绀等。③非经典型（NC）：也称为迟发型，是 21-OHD 轻微缺乏所致的一种变异性。症状轻微，临床表现各异。男性为阴毛早现、性早熟、生长加速、骨龄超前，女性表现为初潮延迟、原发性闭经、多毛症、不孕症等。

2. 11 羟化酶缺乏症（11β–hydroxylase deficiency，11β–OHD）占本病的 5% ~ 8%，临床表现可分为典型与非典型。因 11β–OH 缺乏而导致去氧皮质酮（DOC）增加，可使部分患儿出现高血钠、低血钾、碱中毒及高血容量，故 2/3 患者出现高血压症状；又因皮质醇合成减少引起肾上腺雄激素水平增高，出现类似 21 羟化酶缺乏的高雄激素症状和体征。

3. 3β 羟类固醇脱氢酶（3β hydroxysteroid dehydrogenase，3β–HSD）缺乏症，典型病例出生后即出现失盐和肾上腺皮质功能不全的症状，如厌食、呕吐、脱水、低血钠、高血钾及酸中毒等，严重者因循环衰竭而死亡。

4. 17 羟化酶缺乏症（17–hydroxylase deficiency，17–OHD）由于皮质醇和性激素合成受阻、而 DOC 和皮质酮分泌增多导致临床发生低钠性碱中毒和高血压，女性青春期呈幼稚型性征和原发性闭经；男性则表现男性假两性畸形。

辅助检查

1. 生化检测：11 尿液包括 17 羟类固醇（17-OHCS）、i17- 酮类固醇（17-KS）和孕三醇；血液包括钠（Na）、i钾（K）、i肾素血管紧张素原（PRA）、i醛固酮（Aldo）、i17 羟孕酮（17-OHP）、i脱氢异雄酮（DHEA）、i去氧皮质酮（DOC）及睾酮。

2. 基因分析：①直接聚合酶链反应（PCR），应用该项技术可直接检测相关基因缺失；②聚合酶链反应 – 寡核苷酸杂交（PCR-ASO），将 PCR 扩增产物与特异性寡核苷酸探针（野生型和突变型）杂交，并根据杂交条带的特异性鉴别相关基因突变性质；③聚合酶链反应 – 限制性内切酶片段长度多态性（PCR-RFLP），利用基因点突变可造成限制性内切酶的酶切位点改变（产生或消失酶切位点），将 PCR 扩增产物进行相应酶解反应，从中判断是否存在相应的基因突变，如 CYP21B 基因突变。

诊断

根据以上临床及辅助检查结果争取早期诊断和及时治疗。

预防

1. 新生儿筛查：主要是新生儿 21 羟化酶缺乏症的筛查。目的是预防危及生命的肾上腺皮质危象以及由盐皮质功能不足导致的 CAH 患儿脑损伤或死亡；预防女性患儿因外生殖器男性化造成的性别判断错误；预防过多雄激素造成患儿日后身材矮小、心理生理发育等障碍。

2. 预防方法：出生后 2 ~ 5 天于足跟采血，滴于特制的滤纸片上，通过各种检测方法，如酶联免疫吸附法（ELISA）、荧光免疫法等测定滤纸血片中 17-OHP 浓度来进行早期诊断。

3. 产前诊断：因 CAH 是常染色体隐性遗传病，每生育一胎就有 1/4 的风险为 CAH 患儿。因此，对家族中有本病先证者的孕妇应做产前诊断，并及时给孕妇地塞米松进行胎儿预防性治疗。同时还可进行相关生化项目与基因分析，如 21 羟化酶基因分析通常在孕 9 ~ 11 周时取绒毛膜活检进行 DNA 分析，孕 16 ~ 20 周取羊水检测孕三醇、17-OHP 等生化项目；11-OHD 产前诊断类似 21-OHD，主要测定羊水 DOC 及取绒毛膜进行相关基因分析。

第四节 苯丙酮尿症

苯丙酮尿症（phenylketonuria，PKU）是一种常见的氨基酸代谢病，是由于苯丙氨酸代谢途径中的酶缺陷导致苯丙氨酸及其酮酸蓄积、并从尿中大量排出。遗传方式属常染色体隐性遗传。美国白种人 PKU 的发病率约为 1/8000，黑人发病率约为白人的 1/3。我国对 12 个城市的新生儿筛查结果表明，平均发病率为 1/16500。

临床表现

1. 经典苯丙酮尿症患者出生时很少有症状，在生后第一年的早期，患儿汗液和尿液有特殊的鼠臭味。

2. 因苯丙氨酸的正常代谢产物酪氨酸减少，黑素合成缺乏必要的原料，故患儿毛发、虹膜及皮肤色素很淡。

3. 约一年后出现明显智力障碍、特殊步态和姿态、表情缺乏、癫痫样发作、多动或有攻击行为，有的常发生惊厥，此外还可出现多汗、流涎、震颤、小头畸形、牙釉质发育不良、生长速度减慢等，多于 30 岁之前死亡。

4. 苯丙氨酸羟化酶辅因子再生系统有缺陷者神经系统症状更为严重，生后不久即可有吞咽困难，因而很难喂养。

诊断及产前诊断

1. 出现典型症状后诊断不难，但治疗已为时过晚。为及时做出诊断，应对所有新生儿做高苯丙氨酸血症的筛查，且应在婴儿能摄入蛋白质（哺乳）后进行。

2. PKU 与其他类型高苯丙氨酸血症的鉴别靠苯丙氨酸食物耐量试验。

3. 辅因子缺陷型病例的诊断需更特异的方法。

4. 基因诊断技术的进步使本病在胎儿期可进行出生前诊断。

检测对象

1. PKU 筛查诊断为阳性的新生患儿及父母。

2. 1 岁左右发现智力低下、发育生长迟缓、发黄、尿液和汗液呈鼠臭味等呈苯丙酮尿症典型表现的婴幼儿。

3. 父母已确诊为携带者的胎儿，需进行产前诊断。

检测常用方法

1. 单链构象多态分析技术（SSCP）。

2. 靶突变分析。

3. 等位基因特异寡核苷酸探针（ASO）。

4. 突变扫描。

5. 序列分析：PCR 扩增并序列分析 PAH 所有 13 个外显子，该法的检出接近 99%。

6. 连锁分析：主要用于已有先证者家系的产前诊断，包括 DNA 限制性片段长度多态性连锁分析和聚合酶链反应 – 短串联重复序列（PCR-STR）连锁分析两种方法。

预防

1. 避免近亲结婚。

2. 新生儿期筛查。PKU 的防治重在早期诊断、早期治疗。该病是新生儿筛查疾病中的代表性疾病之一。西方多数国家已经实施筛查。我国大中城市业已开展。

（1）采血时间：新生儿喂奶 3 日后（72 小时），7 天之内，并充分哺乳；对于因各种原因（如早产儿、低体重儿、提前出院者等）没有采血者，最迟不宜超过出生后 20 天。

（2）采血方法：采集婴儿足跟血，用棉球拭去第一滴，取第二滴，每一滴血斑直径大于 8mm。送实验室检测。通过筛查可以早期发现早期治疗，避免婴儿智力损害。

3. 遗传咨询。PKU 严格遵守常染色体隐性遗传的规律，生育过患儿的夫妇再次生育时再发风险为 25%，并且对已生育过患儿的夫妇应进行基因诊断和产前基因诊断。

第五节　黏多糖贮积症

黏多糖贮积症（mucopolysaccharidoses，MPS）是一类由遗传性酶缺乏导致各组织中溶酶体内酸性黏多糖的积聚而引起进行性损害的遗传病。该病发病率约为 1/25000，并且为多系统进行性疾病，早期诊断、早期治疗极其重要。

临床表现

临床症状多种多样。常见的有发育迟缓、智力障碍、头面部形态异常、骨骼发育不全、运动失调、行为反常、肝脾肿大等。以 I 型患者为例：

1. 粗糙面容：头大，舟型头，前额突出，眉毛浓密，眼睛突出，眼睑肿胀，鼻梁低平，鼻孔上翻。嘴唇大而厚，舌大，易突出口外。牙龈增生，牙齿细小且间距宽。皮肤厚，汗毛多，头发浓密粗糙，发际线低。

2. 角膜混浊：随着疾病的进展，角膜混浊逐渐严重，可致失明。

3. 关节僵硬：累及大关节，如肘关节、肩关节及膝关节，使这些关节的活动度受限；手关节受累，显示出"爪形手"的特征。

4. 身材矮小：患者脖子短，脊柱后凸，2 ~ 3 岁生长几乎停止。

5. 肝脾增大：腹部膨隆，腹腔压力大导致脐疝和腹股沟疝，手术修复后仍易复发。

6. 智力落后：患者在 1 岁左右可能表现有智力落后，最好的智力水平只有 2 ~ 4 岁，智力严重障碍。

7. 心脏瓣膜病：大部分患者的心脏累及在疾病的后期，表现为瓣膜病，可导致瘀血性心衰。

8. 耳鼻喉部病变：常有慢性复发性鼻炎，呼吸粗，睡眠打呼噜，慢性阻塞性呼吸暂停，讲话声音粗，重型患者常有慢性听力缺失。

II 型典型的患者症状较 I 型偏轻，该型以男性发病为主，患者的角膜也不混浊；III 型患者以智力落后为主要的临床表现；IV 型患者腕关节是松弛的，胸廓向前突出，类似鸡胸；VI 型患者智力正常，角膜混浊明显；VII 型患者临床表现差异非常大，严重的表现为胎儿水肿，轻型的患者仅身材矮小。

辅助检查

甲苯胺蓝斑点实验法和酸白蛋白浊度实验从 20 世纪 60 年代开始就作为 MPS 的筛查实验，应用十分广泛，但这两种实验假阳性率和假阴性率都很高。

1. 尿液黏多糖定量和电泳：标本最好用晨尿，可以发现黏多糖量增加，每一型都有不同类型的黏多糖，如 I 型和 II 型发现硫酸皮肤素和硫酸类肝素条带，III 型患者发现硫酸类肝素条带，Ⅳ型患者发现硫酸角质素条带。Ⅲ型和Ⅳ型患者的尿液黏多糖电泳容易出现假阴性现象。

2. X线片：正位胸片可发现肋骨似"飘带样"；侧位脊柱片显示胸腰椎椎体发育不良，有"鸟嘴样"突起；左手正位片显示掌骨近端变尖，各指骨似"子弹头"样。

3. 头颅 CT 或者 MRI：可发现高压性交通性脑积水导致的脑室增大。

4. 外周血溶酶体酶活性测定：可选取的标本有外周血白细胞、皮肤成纤维细胞和血浆。黏多糖贮积症 I 型患者该酶活性明显降低。

5. 酶学诊断：酶学诊断分为酶活性的测定和酶蛋白浓度的测定。酶活性测定根据所使用的底物不同可分为荧光底物法、同位素标记法、成色底物法。荧光底物法最方便、敏感、常用，所使用的底物是 4- 甲基伞形酮底物。

6. 基因诊断：基因诊断包括直接诊断和间接诊断。MPS 患者的基因型和表型之间有一定联系，但是由于 MPS 的临床症状非常多样，要从中找出一定规律较为困难。

7. 产前诊断：20 世纪 70 年代后开始利用酶学技术进行 MPS 的产前诊断，检测样本可为羊水、羊水细胞及绒毛膜绒毛细胞甚至胎儿血。

8. 胚胎遗传学检查（preimplantation genetic diagnosis，PGD）：是在胚胎着床之前即对其遗传物质进行分析，诊断胚胎是否有遗传物质异常的诊断方法。

诊断

根据本病特殊的临床表现，结合家族病史、X 线检查及有关实验室检查即可确诊。

预防

高危家庭需要遗传咨询、产前诊断来预防同一家庭再次出生该病患儿。

第六节　自毁容貌综合征

自毁容貌综合征（Lesch–Nyhan syndrome）患者源于次黄嘌呤 – 鸟嘌呤磷酸核糖基转移酶（HGPRT）缺失，缺乏该酶使得次黄嘌呤和鸟嘌呤不能转换为 IMP 和 GMP，而是降解为尿酸，高尿酸盐血症引起早期肾脏结石，逐渐出现痛风症状。

临床表现

1. 患者严重智力低下，表现为尿酸增高及神经异常。

2. 本病是 X 连锁隐性遗传。有特征性的强迫性自身毁伤行为，1 岁后可出现手足徐动，继而发展为肌肉强迫性痉挛，四肢麻木，发生自残行为，常咬烂并吃掉自己的指尖和嘴唇以及颊部黏膜。

3. 自毁容貌综合征患者大多死于儿童时代，很少活到 20 岁。

辅助检查

1. 体液中的尿酸含量明显增高，尿酸 / 肌酐（UA/Cr）的比值上升。

2. 尿中常可发现橘红色的尿酸结晶或尿路结石。

3. 血液中嗜酸粒细胞常增多，并常有大细胞贫血。

4. CT 或 MRI 影像可见脑皮质萎缩和脑室增大。

诊断

根据典型的神经症状和高尿酸血症，一般诊断并不困难。但不典型的病例或血尿酸不高

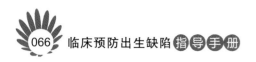

者，需要用白细胞或皮肤成纤维细胞培养并检测 HGPRT 活力。也可应用分子探针法直接检测 X 染色体长臂上的点突变来确诊。

预防

1. 羊水细胞 HGPRT 活性测定。

2. 产前咨询、对杂合子妇女所孕胎儿进行基因诊断，避免患儿出生。

第七节　白化病

白化病（albinism）是由于酪氨酸酶缺乏或功能减退引起的一种皮肤及附属器官黑色素缺乏或合成障碍而致的遗传性白斑病。患者视网膜无色素，虹膜和瞳孔呈现淡粉色，怕光，皮肤、眉毛、头发及其他体毛都呈白色或黄白色。发病率为 1/20000 ~ 1/10000。

临床表现

1. 全身性白化病（隐性遗传）和局部白化病（显性遗传）。

2. 白化病是一种先天性皮肤毛发色素缺乏的疾病。

3. 全身白化病患者全身黑色素细胞均缺乏酪氨酸酶，不能使酪氨酸变成黑色素。

4. 不含有黑色素的皮肤呈白色或粉红色，毛发为银白或淡黄色，虹膜和脉络膜不含色素，因而虹膜及瞳孔呈浅红色并且畏光。部分患者有屈光不正、斜视及眼球震颤等。少数白化病患者智力低下、体格发育不良。

5. 局部白化病的患者在皮肤上有大小不等的白斑，白斑部分的皮肤黑色素细胞不含酪氨酸酶及黑色素，白斑可以发生在身体的任何部位，在幼年时期即已发生，附近皮肤色素不增多，损害永不改变。

辅助检查

1. 基因检查、肿瘤标记物检查。

2. 组织病理检查。

诊断

根据先天性发病和临床表现可诊断。出生即有纯白或粉红色斑，日晒后易发生皮炎，毛发变白或淡黄；虹膜粉红色，瞳孔发红、畏光。组织病理为基底层有透明细胞，数量及外观正常。银染色证明表皮内黑色素缺乏。

预防

1. 通过遗传咨询禁止近亲结婚。

2. 产前基因诊断也可预防此病患儿出生。

3. 胎儿镜产前诊断可避免患儿出生。

第十一章
泌尿系统遗传病

第一节　婴儿型多囊肾

婴儿型多囊肾（Infantile Polycystic kidney）即常染色体隐性遗传多囊肾病（autosomal recessive polycystic kidney disease，ARPKD），又称肾小管扩张、海绵肾等。本病基因定位在6p21.1—p12。活婴发病率为1/6000 ~ 1/40000。

临床表现

1. 根据发病年龄、肾集合管扩张比例以及胆管增生程度分为4型，分别为围产期型、新生儿型、婴儿型以及少年型。

2. 婴儿型多囊肾因90%以上的肾组织受累且合并肺发育不全，常于出生时或出生后不久死亡，即使存活也因肾脏肿大伴进行性肾衰竭，多于6个月内死于尿毒症，预后差。

3. 患儿出生后出现显著气促、发绀、呼吸困难等呼吸窘迫的表现，可并发气胸、纵隔气肿等。

4. 腹部膨隆明显、可触及巨大肾脏是婴儿型多囊肾主要临床表现，同时出现水肿、无尿、少尿、血尿、蛋白尿及血肌酐、尿素氮、氮质血症、高血压、胱抑素C升高等肾功能损害的表现。

5. 在围产期或新生儿期无明显肝损伤或门脉高压等临床表现，依靠影像学和肝脏病理学检查可发现患儿肝脏受累。

6. 部分患儿可呈现典型的potter面容，如外耳扁平低位、鼻短扁塌、内眦赘皮、下颚短小。

诊断

目前婴儿型多囊肾的诊断主要依赖于临床特点及影像学检查，可以在胎儿期、新生儿期或生后数月内被明确诊断，但也有部分到成年后才被发现。

1. 影像学检查。

（1）超声：婴儿型多囊肾在孕20 ~ 24周即可通过孕期超声诊断，典型的产前超声表现为羊水少、双肾对称性肿大以及强回声改变，但无明显可见的囊腔改变，或并存胸廓狭小、膀胱空虚或小膀胱等。随孕周增长，复查超声可提高诊断的阳性率。出生后超声可发现大小为1 ~ 1.5cm的囊肿，超声可显示双肾增大，肾弥漫性回声增强或强光点，可描述为盐样或胡椒粉样改变。

（2）CT：存活的患儿肾脏CT能发现大小为0.5cm的囊肿。CT平扫可见双肾增大光滑、密度减低的肾影；增强扫描可见以肾盂为中心的放射状条纹增强影。

（3）MRI：出生后MRI提示双肾对称性增大，T1W1呈等信号、T2W1呈高信号改变，进一步水成像可显示双肾实质内小囊肿改变；增强后可见双肾乳头至皮质呈放射或车轮状排列的条状高信号影。MRI是检测肾脏不同区域的囊肿、小囊肿、正常肾组织或纤维化组织的最好的影像学检查方法。

2. 组织病理学检查。组织病理学检查显示肾脏仍保持豆状外形和小叶结构，但切面呈海绵状，大量的微小囊肿呈扩张和长管状结构，扩张的小管从髓质延伸至外层皮质，囊肿间可见正常肾实质，扫描电子显微镜示扩张的囊肿是扩张和增生的集合管，直径通常在3mm以内。

预防

1. 婴儿型多囊肾属于常染色体隐性遗传多囊肾病，在父母双方都是携带者的情况下，子女患病风险为25%。而健康子女的基因携带风险为2/3。

2. 超声波检查是较好的诊断方法，围产期患者的诊断准确性高。

3. 应对患者的父母作相应检查，排除基因携带。

第二节　成人型多囊肾

成人型多囊肾（adult polycystic kidney）即常染色体显性多囊肾病（ADPKD），是最常见的遗传性肾病之一，本病有关基因定位于16p13.1和4q21-q23。发病率为1/1000，是晚期肾衰竭病例的第三位。

临床表现

1. 患者出现症状的平均年龄有很大变化，30～60岁为发病高峰年龄，一般在35～45岁出现症状，也有迟至70～80岁才表现。当出现症状后，病情可以发展很快。

2. 本病通常分三期：第一期无症状，第二期出现症状，第三期出现尿毒症。

3. 最早出现的症状为腰背及上腹痛、高血压、血尿、腹部包块、尿路感染、肾绞痛、并发尿路结石，可出现血尿、脓尿、发热、肾区叩击痛等相应症状。约1/3患者有多囊肝，但肝功能无变化。多囊肾患者最终发展为慢性肾衰竭，出现尿毒症及相关症状。一旦出现尿毒症，预后极差。

诊断

出现上述临床症状，常提示囊肿已对肾实质造成严重损害，所以早期诊断常依赖于患者家族史及影像学检查，如超声和CT等。

1. 影像学诊断。

2. 超声和静脉尿路造影。超声和静脉尿路造影显示双肾布满囊肿、肾影增大、肾盂受压等。KUB加IVU可见肾影增大，表面不光滑，肾盂、肾盏拉长、移位和变形。

3. CT和MRI。CT表现边界清楚的圆形或类圆形低密度区，其CT值为0～12Hu，位于肾实质内或肾窦，可见单发或多发，增强扫描无增强效应。同时可了解有无多囊肝、多囊脾等。MRI也是诊断成人型多囊肾的重要手段。

4. 基因诊断。目前可以通过PCR技术扩增相邻位置的微卫星SM7进行家系连锁分析，即在基因水平做出早期诊断，让计划生育控制成为可能，避免继续遗传。

预防

1. 超声波检查和DNA连锁分析产前或症状前诊断的可能性。

2. 在遗传诊断中应注意基因突变的异质性。

3. 当高风险对象被发现肿大性多发性囊肿肾脏时，应高度怀疑本病的发生。

4. 多囊肾可以在中孕期以后任何阶段发生，最早得到诊断的病例是14孕周。

5. 已成功地应用超声检查和 RFLPs 进行产前诊断。但由于 PKD1 基因突变异质性的存在，目前直接基因诊断方法仍然有困难。可对此连锁部位进行连锁分析，进行产前诊断。

6. 由于是常染色体显性遗传，外显率接近 100%，故不能简单将单个散发性病例看作是新基因突变，除非患者父母还生存并经过检查证实是健康的；患者子女的再发风险为 50%。

第三节　范科尼综合征

范科尼综合征（Fanconi syndrome）是指遗传性或获得性近端肾小管的功能异常引起的一组症候群，也称 Fanconi-de Toni 综合征、骨软化 - 肾性糖尿 - 氨基酸尿 - 高磷酸尿综合征、多种肾小管功能障碍性疾病。本病较罕见，发病率不详。

临床表现

1. 成年型：又称范科尼综合征 Ⅱ 型，起病缓慢，多于青壮年出现症状，主要表现为多组氨基酸尿、肾性糖尿、高碳酸盐尿、肾小管性蛋白尿、代谢性酸中毒、低钾血症、低钙血症，伴有多饮、烦渴、多尿、低比重尿，严重者可发生肾性骨病，表现为骨痛、骨畸形，本病晚期可发展为肾衰竭。

2. 婴儿及儿童型：又称 Fanconi 肾小管综合征 Ⅰ 型、Lignac-Fanconi 综合征、胱氨酸贮积症。多伴有胱氨酸在体内各脏器细胞贮积，病情较重，预后不良。临床可分急性型和慢性型。

急性型一般于出生后 6 个月起病，表现为呕吐、拒食、多饮、多尿、便秘、消瘦、发热、失水、生长停滞、抗维生素 D 佝偻病等，部分患儿早期可出现畏光。患儿多死于水、电解质失调、酸中毒和 / 或继发感染。

慢性型多于 2 岁后发病，表现为侏儒、抗维生素 D 佝偻病，多于 10 岁前死于肾衰。此型患儿血及尿的生化改变与成年型相同。

诊断

根据患者有引起近端肾小管损害的病因，同时具备以近端肾小管损害为主的实验室证据，特别是有氨基酸尿、磷酸盐尿及葡萄糖尿，结合各疾病的特点确诊。

预防

1. 避免滥用药物和接触毒素，预防继发性遗传性范科尼综合征的发生；平时注意锻炼，增强免疫力。

2. 对遗传性范科尼综合征者，避免应用诱发和加重疾病的物质，对继发性或已确诊患者应积极对症治疗，以预防并发症的发生和延缓肾衰竭。

3. 对于遗传性范科尼综合征，尽可能产前诊断，优生优育。

第四节　膀胱外翻

膀胱外翻（exstrophy of bladder）是由于胚胎期泄殖腔膜的发育异常，阻碍间充质移行和下腹壁的正常发育，导致先天性的下腹壁和膀胱前壁缺损、膀胱后壁外翻、黏膜暴露的膀胱畸形。临床上比较少见，研究发现 9 号或 8 号染色体上的基因改变可能是其病因。发病率为 1/30000 ~ 1/50000，男性为女性的 1.7 ~ 2.3 倍。

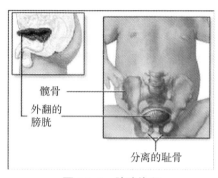

髋骨
外翻的膀胱
分离的耻骨

图 11-1　膀胱外翻

临床表现

膀胱外翻根据有无尿道上裂，可分为完全性与不完全性膀胱外翻。

1. 完全性膀胱外翻合并尿道上裂：在临床上较多见，常由泌尿系统畸形、骨骼肌肉畸形、肛门畸形构成。

2. 不完全性膀胱外翻无尿道上裂：不合并骨骼、肛门畸形，临床上较少见。

3. 主要临床表现有：①下腹壁部分缺损，膀胱黏膜外翻呈鲜红色，外翻膀胱的周缘和腹壁相连接；②严重者两侧输尿管口外露，可见有尿液自两侧输尿管口呈阵发性喷出，更严重者则耻骨联合缺损，严重的尿道上裂及阴茎畸形，由于尿液经常浸湿衣裤，腹下部、会阴和大腿内侧皮肤受尿浸渍而潮红、糜烂，尿臊味很浓，极易并发上泌尿系统感染；③男性伴完全性尿道上裂；④女性伴阴蒂分离、阴唇远离。

4. 几乎均合并尿道上裂和耻骨联合分离，或伴有髋关节脱位，还可并发腹股沟疝、隐睾、脐膨出、脊柱裂等多种先天畸形。

辅助检查

1. 超声或 CT 检查，可提供尿路及内生殖器情况。

2. 同位素肾扫描，了解肾血流、肾功能及引流情况。

3. 骨盆平片、腹部平片及静脉肾盂造影，了解耻骨联合分离及骨盆发育情况，了解肾、输尿管发育情况。

诊断

膀胱外翻有其特征性的临床表现，多数医师可以通过视诊确诊。确诊后应检查是否有其他畸形，通常做排泄性肾盂静脉造影，观察有无肾、输尿管畸形。骨盆片观察耻骨间距离。仔细查体观察是否有腹股沟疝或腹壁疝同时存在。

预防

1. 针对膀胱外翻，目前无明确预防的方法及药物。

2. 孕妇应在围产期进行科学的围产保健和规律的产前检查，将有助于该病的早期诊断和治疗。

3. 如在新生儿期能够确诊并手术矫正，修复效果往往令人满意。

第五节　尿道下裂

尿道下裂（hypospadias）是因前尿道发育不全而导致尿道外口位置异常。尿道下裂是小儿泌尿系统常见的先天畸形，发病率约为 1/300。

临床表现

尿道下裂依据尿道口的位置不同可分为以下 5 型：

1. 龟头型或冠状沟型：尿道开口在冠状沟腹侧中央，此型除尿道开口较窄外，一般不影响排尿和性交功能，可不手术治疗。

2. 阴茎型：尿道外口开自于阴茎腹侧，需手术矫正。

3. 阴茎阴囊型：尿道开口于阴囊阴茎交界处，阴茎严重弯曲。

4. 阴囊型：尿道外口位于阴囊，除具有尿道下裂一般特征外，且阴囊发育差，可有不同程度对裂，其内有时无睾丸。

5. 会阴型：尿道外口位于会阴，外生殖器发育极差，阴茎短小且严重下屈，阴囊对裂，形如女性外阴，有时误作女孩抚养。

尿道下裂在解剖上有 5 个基本特征：

1. 无包皮系带：阴茎头腹侧包皮未能在中线融合，故呈V 形缺损，包皮系带缺如，全部包皮转移至阴茎头背侧呈帽状堆积。

2. 包皮集中在阴茎头背侧呈"头巾状"。

3. 阴茎头扁平如铲状。

4. 阴茎向下屈曲，勃起时尤为明显，导致阴茎下弯的主要原因为尿道板纤维组织增生、阴茎体尿道腹侧皮下组织各层缺乏、阴茎海绵体背腹两侧不对称。

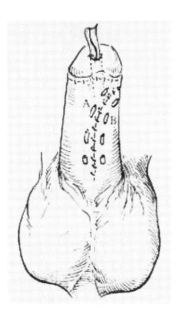

图 11-2　尿道下裂

5. 尿道外口位置异常：尿道口可出现在正常尿道口近端到会阴尿道部的任何部分，部分尿道口有狭窄，其远端为尿道板。并可同时合并隐睾、腹股沟斜疝、阴茎阴囊转位、两性畸形、前列腺囊等，有少部分重度尿道下裂患者有输尿管逆流或肾脏异常。

诊断

1. 尿道下裂是一种体表性畸形，一般在出生时即可发现尿道开口异位，可明确诊断。但对阴囊型和会阴型，需要与假两性畸形疾病相鉴别。

2. 男性阴囊、会阴型尿道下裂伴双侧隐睾者很难与男性假两性畸形相鉴别。

3. 女性假两性畸形是由于先天性肾上腺羟化酶缺乏致皮质增生导致阴蒂肥大似小阴唇，尿道口位于肥大的阴蒂根部酷似尿道下裂。阴道狭小，有时不易发现，但其性染色体为 XX。

4. 尿道下裂诊断时，应了解有无合并隐睾、腹股沟斜疝、阴茎阴囊转位、两性畸形、前列腺囊等。

5. 需注意有时尿道下裂可能被包皮掩盖而漏诊，行包茎或者隐匿性阴茎手术时才被发现。

预防

针对尿道下裂，目前无明确预防的方法及药物。孕妇应在围产期进行科学的围产保健和规律的产前检查，有助于该病的早期发现。选择合适的手术时机和手术方式，有助于患者的顺利康复。

第六节　隐睾

隐睾（cryptorchidism）是睾丸未能按正常发育过程、自腰部腹膜后下降至阴囊，包括睾丸缺如、睾丸异位及睾丸未降或睾丸下降不全，是常见的小儿先天性泌尿生殖系畸形。发病率为

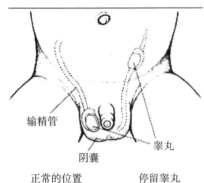

输精管

阴囊

睾丸

正常的位置   停留睾丸

图 11-3　隐睾

0.7% ~ 0.8%，其中单侧隐睾较双侧多见，约为 5 : 1。

根据隐睾发生的原因又可分为：

1. 末端器官发育不良，睾丸小于正常并有少量生殖细胞，常伴有异常管道结构；异位睾丸，睾丸下降通过腹股沟管但是降入阴囊以外的位置。

2. 异常促性腺激素刺激，起因包括内分泌异常综合征和机械因素（如腹股沟管闭锁）。

3. 腹内压力异常（如 Prune Belly 综合征），睾丸不下降。

临床表现

隐睾主要表现为患侧阴囊空虚，单侧者阴囊发育不对称，患侧阴囊发育差，空虚；双侧者表现为阴囊发育差，甚至无明显阴囊，阴囊内触不到睾丸。中低位的隐睾常并鞘状突未闭，甚至腹股沟斜疝，突出至阴囊内的疝囊往往让人误以为是睾丸，在体检时对于嵌顿疝尤其需仔细询问病史，检查阴囊内是否有睾丸。约 80% 的隐睾可在体表触及，多位于腹股沟区。触压睾丸时多有不适。

睾丸长期停留在不正常的位置可引起下列不良后果：

1. 睾丸萎缩：睾丸未下降至阴囊内，出生后 2 年内只有轻度的组织改变，在 2 ~ 5 岁以后引起睾丸发育不全或萎缩。

2. 两侧隐睾可使 90% 的患者不育。

3. 恶性变：隐睾患者恶性变的危险较正常阴囊内睾丸大 20 ~ 50 倍，而腹腔内睾丸恶性变的危险较腹股沟睾丸大 5 倍。睾丸先天性缺陷以及睾丸处于不正常的位置、周围温度较高是隐睾发生恶性变的原因。

4. 易外伤：睾丸位于阴囊内，活动度较大，外伤的机会较小。位于腹股沟的睾丸，当腹肌收缩时腹股沟管也收缩，其中的睾丸即受到挤压，腹腔内睾丸也经常受腹压改变的挤压。

5. 睾丸扭转：隐睾之睾丸可能有睾丸引带、提睾肌附着异常或睾丸鞘膜的附着异常，易发生睾丸扭转。

6. 其他：隐睾患者大约 65% 有疝气。空虚的阴囊易引起自卑、精神苦闷、性情孤僻。

辅助检查

1. 超声检查：超声检查是诊断隐睾的首选辅助检查方法，表现为腹股沟管或内外环口处可探及椭圆形均匀低回声结节，边缘清晰光滑，彩色多普勒超声检查示血流较正常少，患侧阴囊内空虚。

2. CT 检查：CT 检查较超声检查更容易，敏感度可达 90%，扫描速度快、分辨率高，但因有 X 射线损害，一般不提倡使用。CT 平扫沿睾丸下降的途经部位见椭圆形软组织密度影，隐睾较正常睾丸小，有时位于上骨盆及下腹部，易与淋巴结等混淆。

3. MRI 检查：MRI 无放射线之忧，其准确度和敏感度不如 CT、超声，影像学表现与淋巴结相似，特别是存在于腹股沟区的炎性增大的淋巴结，易误诊为隐睾。

4. 激素刺激试验：对双侧未触及睾丸的患儿可用 HCG 刺激试验，即根据使用后血中睾酮浓度是否升高和 FSH、FH 的浓度来判断有无睾丸，提供是否有手术探查的必要，但也有一定误差。

5. 手术探查：手术探查为确诊方法，腹腔镜检查对难触及、无法触及的高位隐睾诊断的准确率可达 97% 以上，也是准确率最高的方法。

诊断

睾丸位于腹腔内，睾丸异位、发育不良或缺如导致睾丸不能触及，对未触及睾丸的隐睾诊断首先依赖于仔细的体检，后借助辅助检查。如为双侧隐睾，还需选择激素刺激试验以确定是否存在睾丸。最后仍不能确定者，再行手术探查确诊。

体格检查。环境气温应保持室温状态，检查者的手也必须温暖，以免寒冷刺激引起睾丸回缩。可采取平卧位检查，还可让小儿取坐位，两大腿外展外旋，即所谓 cross legs 位，或采取蹲踞位进行检查。检查者用双手触及阴囊，若在阴囊内触及不到睾丸，则仔细检查内环口及腹股沟区，多数隐睾可在体表触及。

预防

隐睾目前发病机制尚不清楚，对其发病无特效预防办法，早期诊断早期治疗。少数未手术隐睾发生睾丸萎缩、坏死。成功行睾丸下降固定者，9% ~ 15% 单侧和 46% 双侧隐睾可发生无精子症。手术不能减少肿瘤的危险，但可以使睾丸更易被检查。

第十二章
骨骼结缔组织系统遗传病

第一节 软骨发育不全

软骨发育不全（achondroplasia，ACH）又称软骨营养障碍，遗传方式为常染色体显性遗传，患者多为杂合子，外显完全且 80% 为新生突变所致。致病基因（ACH）已定位于 4p16.3。

临床表现

1. 患者躯体矮小，为四肢短小的侏儒。

2. 特征性面容：头大、额突出、面中部发育不良。

3. 躯干长，腰椎明显突出。

4. 四肢管状骨短粗，骨皮质增厚，骨骺出现延迟，膝内翻，肘伸展受限，手指呈车轮状张开。

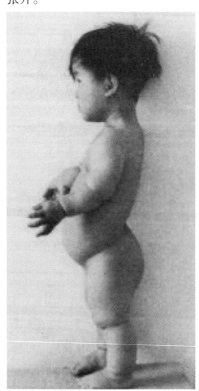

图 12-1 软骨发育不全患儿

诊断

根据患者的典型身材、面貌、肢体缩小以及手指呈三叉戟状，不难做出诊断。

1. X 线检查：颅盖大，前额突出，顶骨及枕骨亦较隆突，但颅底短小，枕骨大孔变小而呈漏斗形，其直径可能为正常人的 1/2，如伴发脑积水侧脑室扩张；长骨变短，骨干厚，髓腔变小，骨骺可呈碎裂或不齐整。在膝关节部位，常见骨端呈"V"形分开，而骨骺的骨化中心正好嵌入这 V 形切迹之中，由于骨化中心靠近骨干，使关节间隙有增宽的感觉。下肢弓形，腓骨长于胫骨，上肢尺骨长于桡骨；椎体厚度减少，但脊柱全长的减少要比四肢长度的减少相对少很多。自第 1 腰椎至第 5 腰椎，椎弓间距离逐渐变小，脊髓造影可见椎管狭小，有多处椎间盘后突；骨盆狭窄，髂骨扁而圆，各个径均小，髋臼向后移，接近坐骨切迹，有髋内翻，髋臼与股骨头大小不对称。肋骨短，胸骨宽而厚，肩胛角不锐利，肩胛盂浅而小。

2. 磁共振检查：对于判断脊髓受压程度有较明确的价值。

3. 超声检查，产前筛查：但产前超声对妊娠中晚期出现的骨骼异常表现难以确诊。

4. 基因检测。

预防

1. 软骨发育不全是显性遗传病，父母一方是杂合型突变，后代患病风险为 50%。

2. 子代中 1/2 个体是该病患者，1/2 是正常人。

3. 孕前进行遗传咨询、产前超声及基因检测是预防软骨发育不全的重要手段。

第二节　成骨不全

成骨不全（osteogenesis imperfecta）是一种少见的先天性骨骼发育障碍性疾病，又称脆骨病或脆骨 – 蓝巩膜 – 耳聋综合征。发病率约 1/15000，男、女发病相等。其特征为骨质脆弱、蓝巩膜、耳聋、关节松弛，是一种由于间充质组织发育不全、胶原形成障碍造成的先天性遗传性疼痛。本病呈常染色体显性或隐性遗传，或散发病例，散发病例多因新突变引起，常与父母高龄有关。 成骨不全病的发生主要是由于组成 I 型胶原的 α_1 或 α_2 前胶原（Pro-α_1 或 Pro-α_2）链的基因（即 COL1A1 和 COL1A2）突变，导致 I 型胶原合成障碍，结缔组织中胶原量尤其是 I 型胶原含量下降。I 型胶原是骨骼、皮肤、巩膜及牙本质等组织的主要胶原成分，因而这些部位的病变更明显。先天性成骨不全常因颅内出血而成死胎，迟发型成骨不全可反复引起骨折，常成角畸形、形成假关节等。可发生外翻足、扁平足。习惯性关节脱位也较常见，可有成牙不全、进行性耳聋等。

临床表现

成骨不全可分为先天型及迟发型两种。先天型指在子宫内起病，可再细分为胎儿型及婴儿型，病情严重，大多死亡或产后短期内死亡，属常染色体隐性遗传。迟发型患者病情较轻，又可细分为儿童型及成人型，大多数患者可长期存活，为常染色体显性遗传。

成骨不全根据病情轻重可分为 3 型，即胎儿型：病情严重，常见颅骨骨化不全，胎儿期已有多次骨折，大多是死胎或生后短期夭折；婴儿型：较少见，出生后可有骨折，较轻微的外伤甚至无外伤均可造成多发性骨折，女性多于男性，蓝色巩膜及韧带松弛多见；少年型（迟发型）：病情最轻，出生时可以没有骨折，儿童期容易发生骨折，到青春期后有自动改善的趋势，20 岁前后可因耳硬化造成耳聋。

成骨不全根据遗传方式及临床表现可分为 4 型，即 I 型：常染色体显性遗传，临床特点是骨质脆弱、生后骨折、蓝巩膜，其中又以牙齿正常为 A 型，成牙不全为 B 型；Ⅱ 型：常染色体隐性遗传，可在围产期死亡，存活者表现为深蓝色巩膜、股骨畸形和串珠肋；Ⅲ 型：常染色体隐性遗传，出生时有骨折，因多次骨折骨骼畸形进行性加重，巩膜和听力正常；Ⅳ 型：常染色体显性遗传，巩膜和听力正常，仅表现为骨质脆弱。4 岁左右时，70% 的 I 型成骨不全患儿可以独立步行，1/3 的 Ⅳ 型患儿可以走或爬，而 Ⅲ 型患儿此时还不能独立坐稳。10 岁时，80% 的 Ⅲ 型患儿可独立坐稳，20% 的患儿可扶拐短距离行走。50% 的 I 型与 Ⅳ 型患儿牙齿形成缺陷，80% 以上的 Ⅲ 型患儿牙齿形成不全。

主要临床表现：

1. **骨脆性增加**：轻微损伤即可引起骨折，严重者表现为自发性骨折。先天型者在出生时即有多处骨折，骨折大多为青枝型、移位少、疼痛轻、愈合快，依靠骨膜下成骨完成，因而常

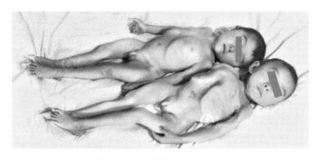

图12-2　成骨不全患儿

不被注意而造成畸形连接，长骨及肋骨为好发部位，多次骨折所造成的畸形又进一步减少了骨的长度，青春期过后，骨折趋势逐渐减少。

2. 蓝巩膜：由于患者的巩膜变为半透明，可以看到其下方的脉络膜颜色，厚度及结构并无异常，其半透明是由于胶原纤维组织的性质发生改变所致。

3. 耳聋：常到11～40岁出现，可能因耳道硬化、附着于前庭窗的镫骨足板因骨性强直而固定所致，但亦有人认为是听神经出颅底时受压所致。

4. 关节过度松弛：尤其是腕及踝关节，这是由于肌腱及韧带的胶原组织发育障碍，还可有膝外翻、平足，有时有习惯性肩脱位及桡骨头脱位等。肌肉薄弱。

5. 头面部畸形：严重的颅骨发育不良者在出生时头颅有皮囊感，以后头颅宽阔，顶骨及枕骨突出，两颞球状膨出，额骨前突，双耳被推向下方，脸成倒三角形。有部分患者伴脑积水、牙齿发育不良，牙质不能很好发育，乳齿及恒齿均可受累，齿呈黄色或蓝灰色，易龋齿及早期脱落。

6. 侏儒：由于发育较正常稍短，加上脊柱及下肢多发性骨折畸形愈合所致。皮肤瘢痕宽度增加。

实验室检查

患者血钙、磷和ALP一般正常，少数患者ALP也可增高，尿羟脯氨酸增高，部分伴氨基酸尿和黏多糖尿。有2/3的患者血清T_4升高。由于甲状腺素增高，白细胞氧化代谢亢进，可有血小板聚集障碍。

1. X线：关节主要有以下四种改变：部分患者因骨软化可引起髋臼和股骨头向骨盆内凹陷；骨干的膜内成骨发生障碍可致骨干变细，但由于软骨钙化和软骨内成骨依然正常，而使组成关节的骨端相对粗大；部分患者骨骺内有多数钙化点，可能由于软骨内成骨过程中软骨内钙质未吸收所致；假关节形成，由于多发骨折，骨折处形成软骨痂，X线片看上去很像假关节形成。骨骼X线片表现有：骨干过细或过粗，骨呈囊状或蜂窝样改变；长骨皮质缺损毛糙；肋骨变细、下缘不规则或弯曲粗细不一；手指呈花生样改变；牙槽板吸收；脊椎侧凸，椎体变扁，或椎体上、下径增高，也可表现为小椎体、椎弓根增长；颅骨菲薄，缝间骨存在，前后凸出，枕部下垂；四肢长骨的干骺端有多数横行致密线；干骺端近骺软骨盘处密度增高而不均匀。此外，早发型与晚发型成骨不全的骨损害表现有所不同。早发型者多表现为全身长骨的多发性骨折，伴骨痂形成和骨骼变形；晚发型者有多发性骨折、长骨弯曲或股骨短而粗呈手风琴样改变等。

2. 超声检查：超声检查胎儿的骨骼系统可早期发现先天性骨发育障碍性疾病。三维超声较二维超声更易发现头、面部和肋骨的畸形。

3. 骨组织的钙/磷比值测量：测量本病患者骨组织的钙/磷比值并用电子探针（electron probe）和透射电镜X线微分析（X-ray microanalysis），可发现骨组织中的钙/磷比值下降（下降程度可反映病情的严重性）。

4. 牙组织检查：用光镜、偏振光镜、微放射照片和扫描电镜等检查患者的牙组织有助于本病的诊断及分型。

诊断

根据患者临床特征结合 X 线检查，不难做出诊断。产前诊断则依靠超声学检查、放射学检查、羊水及绒毛的基因分析。

成骨不全的主要诊断标准是：骨质疏松和骨的脆性增加；蓝巩膜；牙质形成不全（dentinogenesis imperfecta）；早熟性耳硬化（premature otosclerosis）。上述 4 项中出现 2 项特别是前 2 项，即可诊断。结合影像学检查有助于诊断。

预防

如夫妻一方有此病家族史，即使未表现出相关症状，生育时也应到医院做咨询，进行产前超声及羊水或绒毛的基因检测，早发现，早处理，避免生出有病后代。先天性成骨发育不全无特效治疗，目前许多遗传学中心建议用超声来做胎儿成骨发育不全的诊断。因此对于患成骨发育不全的胎儿，如果能在产前做出诊断，就可及早终止妊娠，做到优生优育。

第三节　致死性发育不全综合征

致死性发育不全综合征（Thanatophoric dysplasia）是一种常染色体显性遗传疾病，因 FGFR3 基因突变复制引发。发病率为 1/20000 ~ 1/50000，I 型致死性发育不全比 II 型多见。

临床表现

婴儿致死性发育不全通常是死产或在出生后不久因呼吸衰竭死亡，但是，有少数受累者幸存。致死性发育不全可分为 I 型和 II 型两种主要形式，I 型致死性发育不全的特征是弯曲的股骨头和扁平脊椎（扁平椎），II 型致死性发育不全的特点是直的股骨和中度至重度的颅骨异常或称为蝶式头骨。

诊断

致死性发育不全综合征具备典型的临床表现，孕期超声检查即可发现，诊断明确。孕期超声检查可发现短肢体、扁椎、大头及低鼻梁等畸形以及羊水过多、孕期胎动较弱等异常表现。

预防

致死性发育不全综合征属于常染色体遗传病，故没有好的预防措施，孕早期定期超声检查是非常必要的，及早发现，及早引产，因该综合征可因为胎头大或臀位而造成难产。

第四节　Holt-Oram 综合征

Holt-Oram 综合征（Holt-Oram syndrome）又称霍尔特 - 奥拉姆综合征，是一种常染色体显性遗传病，特点是手和上肢骨骼畸形及心脏系统畸形。发生率约为 1/100000。

临床表现

本征具有心脏和上肢畸形者属完全型，仅具两者之一者为不完全型。发病方式可分为家族型（上代致病基因遗传）和散发型（基因突变）。患者上肢异常畸形，至少一块手腕（腕骨）骨畸形存在于受累者。通过 X 线检查可发现这些手腕骨畸形。

1. 心血管畸形：以房间隔缺损最常见，其次为室间隔缺损，两者占该病心脏畸形的

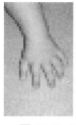
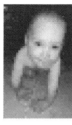
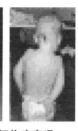

图 12-3　Holt-Oram 综合征临床表现

70%。其他尚有动脉导管未闭、大血管转位、冠状动脉异常、主动脉瓣狭窄、肺动脉狭窄、三尖瓣闭锁等，但均少见。心律失常有一度房室传导阻滞、不完全右束支阻滞、房性或室性期前收缩等。在同一家族中，心脏畸形改变可各不相同。

2. 骨骼畸形：上肢有多指畸形和并指。桡侧骨骼常受累，桡骨短、桡尺骨结合。拇指变异具有特征性意义，拇指与其他 4 指处于同一水平，呈"指化"现象，对掌功能消失，一侧拇指缺失，对侧为多节拇指；腕骨和掌骨可有发育不良。可伴有上肢以外的畸形，如两侧锁骨和肩胛骨不对称、鸡胸、漏斗胸、脊椎侧弯、驼背、脊椎裂、唇腭裂、弓形腭等。其他尚可有消化系统和泌尿系统畸形。骨骼畸形可能只影响一个上肢或双上肢兼受影响。如果双上肢均受到影响，两边的骨畸形可能是相同的或不同的。若两上肢骨骼畸形不同，通常左侧比右侧严重。

诊断

凡兼有房间隔缺损或室间隔缺损等先天性心血管畸形和上肢畸形，尤其是拇指发育不全或缺失，并有家族性发病的特点者，诊断一般无困难。辅助检查包括心电图、超声心动图和放射线检查等。因本征可有周围血管发育不良，故心导管检查和心血管造影宜慎重。

桡骨部分或完全缺如，超声诊断并不困难，但如果没有连续检查肢体直至肢体最末端，就容易漏诊。另外轻度桡骨发育不全不伴其他畸形时，产前超声诊断相对困难。当发现前臂骨回声（包括尺骨和桡骨）或手异常时，应对胎儿全身骨骼及其他器官进行详细观察，确定有无合并其他结构畸形，这对鉴别诊断也很重要。

预防

产前进行超声检查，排除骨骼系统畸形，胎儿超声心动图可以发现心血管系统的畸形。治疗原则主要是根据心脏畸形的严重程度决定手术时机，除传统外科手术外，有适应证的病例可选择介入治疗。对于心律失常、感染性心内膜炎及心力衰竭等并发症，可根据其骨骼异常的类型、程度及功能障碍情况，进行矫形外科治疗。如无复杂或致命的心血管畸形，预后一般良好，但严重患儿可在 1 岁内死亡。

第五节　马方综合征

马方综合征（Marfan Syndrome）亦称为先天性中胚层发育不良，是一种常染色体显性遗传结缔组织病，也是典型的家族遗传性疾病。发病率为 1/5000。主要表现为周围结缔组织营养不良、骨骼异常、眼疾病和心血管异常。目前已发现两个与马方综合征相关的致病基因，分别为原纤维蛋白 -1 基因（Fibrillin-l，FBN1）和 TGFBR2 基因。大约 90% 以上的马方综合征是由15 号染色体长臂上 FBN1 的突变所致，FBN1 定位于 15q21.1。第二种类型的马方综合征由转化生长因子 -B II 型受体（transforming growth factor-B receptor type II，TGFBR2）突变所致，定位于染色体 3p24.2-p25。其发病率低，预后差，死亡率高。

临床表现

1. 骨骼改变：四肢奇长且细，尤以指（趾）为著。躯干可因侧弯后突而短缩，使四肢显得更为伸长，宛如蜘蛛足，故名蜘蛛指。肌肉张力降低，关节活动增加，可有超常的运动范围。头长，额部圆凸，胸骨畸形多由肋骨过长所致。漏斗胸或鸡胸更常见，肩胛隆起呈翼状。全身性结缔组织异常可累及关节囊、韧带、肌腱、肌膜，可导致关节反复脱位，扁平足或高弓足，腭弓高，牙齿不整齐。

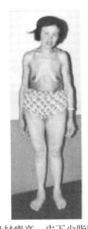

身材瘦高，皮下少脂肪，指（趾）细长，肌张力低

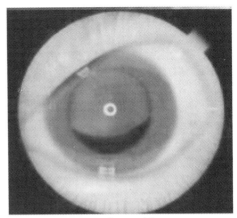

晶状体向上脱位

图 12-4　马方综合征

2. 皮肤改变：皮纹增宽或有萎缩性皮纹，可见于身体的多个部位，尤以胸部、肩部三角肌区和大腿部为著。

3. 心血管异常：30% ~ 40% 的患者有心血管系统并发症，最常见的心血管异常为主动脉特发性扩张、主动脉夹层动脉瘤和二尖瓣异常等，可伴发主动脉病变和二尖瓣病变，伴有收缩晚期的喀喇音。主动脉瘤破裂和心力衰竭是其主要死亡原因。

4. 眼部改变：最特征性表现是晶体脱位或半脱位，约 3/4 的患者为双侧性。此外还可出现高度近视、青光眼、视网膜剥离、虹膜炎等眼部异常。这些眼部病变较晶体脱位对眼的影响更为严重。巩膜异常表现为蓝色巩膜。有时也可发生角膜过大、色素性视网膜炎、脉络膜硬化、斜视、眼球震颤、睑震颤和前房变浅。

5. 神经系统病变：脑血管畸形造成的蛛网膜下腔出血和颈内动脉瘤压迫引起的癫痫大发作。肌张力低下伴有肌萎缩是本病最常见的神经肌肉症状。少数患者可有智力落后或痴呆。

辅助检查

血尿常规、生化检查及免疫学检查，均无异常发现。其他辅助检查有：

1. X 线：表现为管状骨异常伸长，其伸长比例愈向远端愈明显，所以指掌骨和趾跖骨特别增长。骨骼长度和宽度极不相称，骨长而细。骨皮质变薄，骨小梁纤细骨成熟过程正常或加速。常见漏斗胸，可有脊柱侧弯后突畸形，下颌骨增大，髋内翻及髋臼向盆腔内突出等表现。

2. 心电图检查：可显示左室肥大、心脏传导阻滞和心肌缺血等表现。

3. 超声心动图：主动脉根部明显增宽，成人主动脉根部内径男性 > 35mm，女性 > 34mm，左房 / 主动脉比率 ≤ 0.7，可同时有二尖瓣脱垂，以后叶多见，若有主动脉或二尖瓣反流，可出现左室和（或）左房增大。

诊断

以下 4 项中有 3 项者即可确诊，在前 3 项中仅出现 2 项改变即可诊断为不完全型马方综合征：①特殊骨骼变化，即管状骨细长，尤以指、掌骨为著，骨皮质变薄、纤细，呈蜘蛛指样改变；②先天性心血管异常；③眼部症状；④家族史。其中，骨骼改变的检查方法有：

1. 掌骨指数：在双手 X 线后前位片上，食指、中指、无名指和小指 4 个掌骨平均长度除以该 4 掌骨中部的平均宽度所得数值。正常人掌骨指数小于 8，该病患者掌骨指数男性大于

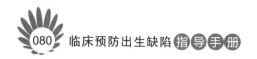

8.4，女性大于 9.2。

2. 拇指征：嘱患者拇指内收，横置于掌心伸直并握拳。如果伸展的拇指明显超出该手尺侧缘，则为阳性。

3. 腕征：患者以一手在对侧桡骨茎头近端处握住对侧手腕，以拇指和小指围绕 1 周，如果拇指与小指不加压力时可相互重叠则为阳性。

预防

1. 一级预防：遗传病的预防除了从整个人群的角度做好流行病学调查、携带者检出、进行人群遗传监护和环境监护、开展婚姻和生育指导、努力降低人群中遗传病发生率之外，针对个体必须采取有效的预防措施，避免遗传病后代的出生和遗传变异的发生。通常采取的措施包括婚前检查遗传咨询、产前检查和遗传病早期治疗。

2. 二三级预防：从遗传病预防学角度看，遗传病的治疗属于二级和三级预防的范畴。遗传病的治疗关键是尽早发现、尽快治疗。

第六节　多指

多指（Polydactylism）以手有一个或者多个额外的指样赘生物为特征，是可以单发或多发的畸形疾病。发病率为 1.5/1000 ~ 1.9/1000，男性多于女性，发病率呈上升趋势。为我国最多见的手部先天畸形，常为 6 指畸形，以长在大拇指旁边最为多见，有时可见分叉状的多指畸形，多指以单侧发生者居多，右侧多于左侧，双侧发生者少见。单发多指符合常染色体显性遗传病模式，存在外显不全的情况，患者常有家族史。有人认为多指和 GLI3 基因突变有关。多指也是许多遗传性畸形综合征的特征畸形之一，如 Greig 综合征、Meckel 综合征等。普遍认为多指受遗传因素影响较大，也有研究表明孕期吸烟、接触化学物质或者妊娠合并糖尿病情况下，出生多指婴儿的危险性增大。单发多指（趾）的围产期病死率（2.72%）小于多发畸形（49.38%），可见多指患儿围产期死亡主要由于伴发其他畸形引起，需要加强多指患儿的产前诊断和围产期管理。

临床表现

多指畸形中，多生的手指可以是单个或多个，或双侧多指；多指畸形分为桡侧多指、中央多指及尺侧多指 3 类，以桡侧多指最为多见，其次是尺侧多指，而中央多指很少见。多生的手指可发生在手指末节、近节指骨、与正常指骨或掌骨相连，也可发生在掌指关节、指间关节的一侧。有的多指可以是某个手指重复发育的结果。多指的外形和结构差异很大，可以仅是皮蒂相连的皮赘直到一个完全的手指，甚至难于分辨正常指与多指，以致造成手术决定留舍方面困难。多指生长的角度也各不相同，有的多指与手的桡侧或尺侧缘呈直角。多指畸形可单独存在，或与并指等畸形同时存在。尺侧多指可伴有多种其他畸形，如并指、三节指骨拇指、脊柱畸形、指甲发育不良等。中央多指多伴有并指畸形，双侧性多见，命名为多指并指，中央多指并指常属于分裂手畸形的一种。

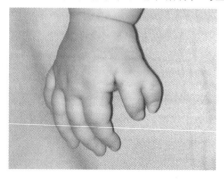

图 12-5　多指

诊断

多指的诊断并不困难，通过典型的临床表现即可确诊。X 线检查可协助确诊。

预防

产前超声发现并指的概率并不高，一般出生后即可发现并指。如出现并指需进行其他检查排除其他畸形，如合并其他畸形建议行染色体检查。

多指仅为软组织相连者，可于出生后采用线结扎法切除或手术切除；如多指与正常指有骨、关节、肌腱相连者，应在 6～7 岁时做手术，行骨关节矩形手术者手术可于 12 岁后进行。治疗以切除副指、保留正指为原则。除 X 线检查外，还应临床观察手指功能，确定正指与副指。

第七节　并指

并指（ankylodactyly）也称并趾，是 2 个或 2 个以上手指及其有关组织成分先天性病理相连，是手部畸形中的常见类型之一。发生率为 1/2000～1/2500，男性发病率高于女性，占 56%～84%，白种人发病率是黑种人的 10 倍。从分子水平来讲，胚胎发育过程中手指指蹼间的分开是成纤维细胞生长因子家族（fibroblast growth family，FGFs）的结果，发育中的肢芽有一个小的山脊状结构，被称为"顶端外胚层山脊"（AER），它能产生控制肢体沿近 - 远端轴线（从上肢到指尖）发育的信号。已知成纤维细胞生长因子（FGFs）是关键的 AER 信号，而 AER 对这些因子的功能起着调控作用，AER 对于指蹼的形成和分化起决定性作用。

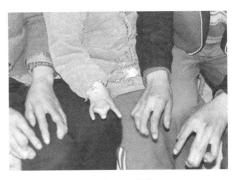

图 12-6　并指

临床表现

并指主要的临床表现为相邻两个或两个以上的手指生长在一起。

诊断

依靠临床表现及 X 线检查。

预防

产前超声发现并指的概率并不高，一般出生后即可发现并指。如出现并指需进行其他检查，排除其他畸形，如合并其他畸形建议行染色体检查。

手术时机根据儿童的生理发育及手术的安全性，发育等长的并指以 4～5 岁完成手术为好。多指并指、骨性并指以及发育不等长影响功能的并指，为防止发育过程中出现屈曲挛缩，应早期手术，可提前到 2～4 岁，且应分期手术，整个手术应在学龄前完成。

第八节　先天性马蹄足内翻

先天性马蹄足内翻（congenital talipes equinovarus，CTEV；congenital clubfoot，CCF）是一种常见的严重危害儿童健康的先天性畸形疾病。发病率为 0.1%～0.8%，男女之比约（2～2.5）∶1。不同人种发病率不同。其畸形主要表现为足前内收、跟骨内翻、踝关节马蹄、伴有或不伴有

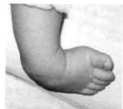
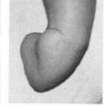
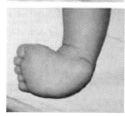
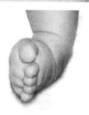

图 12-7 先天性马蹄足内翻

胫骨内旋。病变主要发生在跗骨，以距骨的变化最为明显。随着研究的不断深入，越来越多的资料显示，CTEV 是有多种未知基因和环境因素相互作用产生的一种多基因的复杂疾病。先天性马蹄足内翻是常见的先天性足畸形，由足下垂、内翻、内收三个主要畸形综合而成。可为单侧发病，也可双侧。畸形明显，出生后即能发现，多能及早治疗，效果也较好，但畸形也易复发，应定期随访至 14 岁以后骨骼成熟。

临床表现

先天性马蹄足内翻一般可分为僵硬型和松软型。

1. 僵硬型（内因型）：畸形严重。踝与距下关节跖屈畸形明显，距骨跖屈，可从足背侧皮下摸到突出的距骨头。因跟骨后端上翘藏于胫骨下端后侧，足跟似乎变小，看似无足跟而呈棒形，故又称棒形足。跟腱挛缩严重。从后方看，跟骨内翻。前足也有内收内翻，舟骨位于足内侧深处，靠近距骨头，骰骨突向足外侧，足内侧凹下，踝内侧和足跟内侧皮纹增多，而足外侧及背侧皮肤拉紧变薄。当被动背伸外翻时呈僵硬固定，此种畸形不易矫正。患儿站立困难，走路推迟，跛行，扶持站立时可见足外侧或足背着地负重。年龄稍长，跛行明显，软组织与关节僵硬，足小，小腿细，肌萎缩明显，但感觉正常。长期负重后足背外侧可出现增厚的滑囊和胼胝，少数发生溃疡。患者常同时伴有其他畸形。

2. 松软型（外因型）：畸形较轻，足跟大小接近正常，踝及足背外侧有轻度皮肤皱褶，小腿肌肉萎缩变细不明显。最大的特点是在被动背伸外翻时可以矫正其马蹄内翻畸形，能使患足达到或接近中立位，容易矫正，疗效易巩固，不易复发，预后好。该型多属于宫内位置异常所致。

诊断

先天性马蹄足内翻的典型临床表现为婴儿出生后即有一侧或双侧足部跖屈内翻畸形；足前部内收内翻，距骨跖屈，跟骨内翻跖屈，跟腱、跖筋膜挛缩。前足变宽，足跟变窄小，足弓高。外踝偏前凸出，内踝偏后且不明显。站立行走时跖外缘负重，严重时足背外缘负重，负重区产生滑囊炎和胼胝。单侧畸形，走路跛行，双侧畸形，走路摇摆。

X 线检查示距骨与第一跖骨纵轴线交叉成角大于 15°，跟骨跖面和距骨纵轴线夹角小于 30°。正位片示正常的足距骨纵轴与跟骨纵轴之间有 30° 左右的夹角，若小于 20°，示足后部内翻。正常足第 1 跖骨与距骨纵轴、第 5 跖骨与跟骨纵轴平行或交叉角小于 20°，大于 20° 时，提示足前部内收。侧位片示正常足距骨纵轴与第 1 跖骨平行，马蹄足内翻的患者则二者相交成角。

预防

定期产前检查，观察胎儿宫内情况，避免胎儿在子宫内受压，同时孕妇应进行适当活动，避免长期保持某种体位，以减少其发生概率。先天性马蹄足内翻的治疗主要有保守治疗和手术治疗两种类型，1 岁以内均可保守治疗，1 岁以上以手术治疗为主。手术前对患者进行综合评估，根据儿童的年龄、畸形的严重性及受累足的病理改变，选择合适的术式和多种手术方法的联合治疗。

第九节 先天性马蹄足外翻

先天性马蹄足外翻也称先天性畸形足（congenitaltalipes），是一种比较常见的先天性足部畸形，大多为单侧足部畸形，但也可以是双侧的。畸形明显时，出生后即能发现，外观与马蹄相似。由于足外侧组织不紧张，前半足能内收，足可以背伸触及胫骨前面。该病多由于胎儿宫内受压或孕妇长期保持某种体位或脐带绕足致患儿一侧足受压、活动受限导致足外侧组织发育不良。新生儿足外翻是新生儿科常见的畸形，严重影响患儿足部形态及功能。

临床表现

出生后即一侧或双侧足出现不同程度的畸形，多为单侧，主要是一侧肌肉发育不良导致肌力不平衡，并引起局部肌腱挛缩。程度不等的前足外展、跟骨外翻、踝关节马蹄位、胫骨无内旋，病情较轻的只表现为脚前部下垂、向外侧偏斜、外侧面出现皮肤皱褶。开始行走时，畸形变得明显，表现为走路时只有脚的外侧缘着地，同时步态不稳、跛行。随着时间延长，畸形进一步加重，脚部和小腿肌肉之间不协调，出现肌肉痉挛，再加上体重增加，足外翻下垂加重，严重者足背着地行走，脚着地处出现滑囊和胼胝，小腿骨也跟着变形。

诊断

临床诊断并不困难。足外翻畸形明显时，出生后即可以根据外形确诊。但如刚出生时足外翻、下垂并不明显，需要仔细检查，最简单的检查方法是用手握住脚前部，将脚向各个方向活动，当脚活动至向外侧翻时，如感觉有阻力，可能存在畸形，需要进一步检查。X 光片检查可发现脚部骨骼已经出现排列异常。

预防

定期产前检查，观察胎儿宫内情况，避免胎儿在子宫内受压迫，孕妇应该进行适当活动，避免长期保持某种体位，以减少其发生概率。治疗以矫正畸形为主，治疗方法根据年龄和畸形程度而异。应该从出生后立即开始治疗，因为越早治疗，效果越好。如早期及时治疗，脚部功能可以恢复，但治疗后可能复发，所以要定期随访到约 14 岁以后骨骼成熟为止。

早期康复治疗主要是利用年龄越小、病理改变越轻、软组织挛缩越轻，通过多次轻柔手法逐渐改善软组织挛缩状态，达到矫正畸形的目的。但需要注意的是，在矫正的过程中要注意手法轻柔、用力适度，不要损伤患儿的皮肤和肌肉。在矫正踝关节内外翻的时候，不能损伤骨骺和周围组织，对于一次不能矫正到位的要分步、循序渐进地进行，避免一次用力过大导致过度损伤。同时康复中要注意观察足趾的血运和患肢是否有肿胀。

第十三章
神经系统遗传病

第一节 肝豆状核变性

肝豆状核变性（Wilson病）是一种主要累及肝脏和神经系统的铜代谢紊乱性疾病。WD的发生是由于WD蛋白（由ATP7B基因所编码）的功能缺陷所引起。其致病机理尚未完全阐明。已分离鉴定的WD基因所编码的蛋白属于P型ATP酶阳离子转运蛋白，被认为参与铜离子的转运。因WD基因的突变导致铜在组织内进行性积聚，引起相应器官的损害。一般认为，神经系统的受损继发于肝脏铜的溢出，肝移植后的WD患者神经症状也得到一定改善。发病率约为1:50000。WD的全球发病率约为3/100000，基因频率为0.56%，地中海地区发病率较高。

临床表现

本病是由铜代谢障碍引起，主要病变部位基底节与肝硬化。儿童期即可发病，一般发病在10～25岁。8岁以下以肝损害症状为主，有恶心、呕吐、黄疸、腹水等，严重者有昏迷、谵妄。神经症状发生较晚，常因手震颤、说话口齿不清而引起注意。以后随意运动减少而缓慢，出现摇头、发音与吞咽困难，可有癫痫发作。

WD中最具诊断价值的体征是出现KF环（Kayser–Fleisher ring），即角膜周围出现呈铜蓝色环。虹膜缘有肉眼可见金棕色颗粒状，常需在裂隙灯下观察。

尿内铜量及氨基酸排出增加，而血清铜量减少。

病程进行缓慢，约有50%患者死于发病后4～5年，但慢性者可生活数十年。

实验室检查

1. 血清铜蓝蛋白（ceruloplasmin）明显减少和非铜蓝蛋白铜升高，血清总铜含量中度降低。

2. 尿铜排泄增加，口服青霉胺后增加更明显。

3. 血清铜蓝蛋白也被认为是一种急性相反应蛋白，在一些疾病发作时表现为非特异性升高。

4. 神经系统的检查一般结合脑电图、CT和MRI的检查结果，MRI常显示基底节密度降低。

诊断

1. 主要根据临床症状、铜测定和KF环的出现进行诊断。

2. 连锁分析和基因突变检查是杂合子诊断和产前诊断较可靠的方法。

3. 特别注意与 Menkes 病相鉴别，因两者实验室检查类似，但治疗原则不同，一般通过临床表现即可鉴别。

预防

本病属常染色体隐性遗传病。杂合子无症状，其中约 10% 表现为血清铜和铜蓝蛋白降低，目前对杂合子的生化诊断尚有困难。

第二节　假肥大性肌营养不良

假肥大性肌营养不良也称 Duchenne 型肌营养不良症（DMD）（OMIM 310200），是最常见的一类进行性肌营养不良症。

患病率为 3.3/100000，占出生男婴的 2/10000 ～ 3/10000，为 X- 连锁隐性遗传。主要是男孩发病，女性为致病基因的携带者。通常 5 岁左右发病。主要特点为肌萎缩是进行性的且预后差。本病的发生是由于编码 dystrophin 的 DMD 基因的突变所引起，有约 1/3 病例为散发，由基因新突变造成，没有家族史。Becker 肌营养不良（Becker muscular dystrophy，BMD）的产生也是由于 DMD 基因突变所引起，通常突变后产生的异常 DMD 蛋白仍具有一定功能，因而临床症状较 DMD 轻得多。

临床表现

1. 患儿出生时的活动如抬头、坐姿等均正常，自 1 岁以后开始逐渐出现站立和行走困难，首先影响骨盆带肌肉，以后累及肩胛带肌肉。

2. 患儿动作笨拙，易跌倒，走路摇摇晃晃，登楼梯或由坐、卧位起立困难。随着病变的进展，臀中肌无力导致行走时呈特殊的鸭步，患儿从仰卧位起立时需先翻转为俯卧，再以双手支持地面和下肢缓慢站立，称为 Gower 征。

3. 患儿双侧腓肠肌逐渐呈假性肥大，腱反射减弱或消失，部分患者表现为行为异常。病变呈进行性加重，常到 10 岁时不能行走，大多数患儿最终卧床不起，并发痉挛、褥疮、肺炎而在 20 岁前死亡。

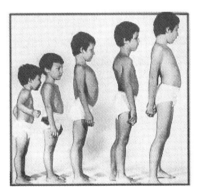

图 13-1　假肥大性营养不良患者

诊断

1. 根据患者特有的症状和体征，结合血 CPK 酶学检查和肌电图检查结果，一般不难做出诊断。

2. 确诊可根据多重 PCR 技术、Southern 杂交、点突变检查等方法。对于突变未明确的家系，可用 STR 位点进行连锁分析，用于携带者的检出或产前诊断。

3. 目前对于 DMD 尚无有效疗法，唯一有效的预防途径是对高风险胎儿进行产前诊断，确诊后流产。

预防

遗传咨询。本病属 X 连锁隐性遗传病。致死性散发性

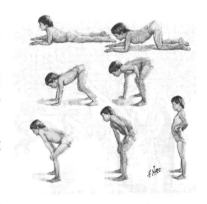

图 13-2　Gower 征

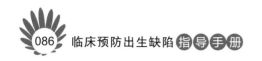

X 连锁隐性遗传的 1/3 病例都是由新发生的基因突变引起（又称 Haldane 规律），这在家系分析时应特别注意。

第三节　强直性肌营养不良

强直性肌营养不良（myotonic dystrophy，MD）又称 Steinert 病，患病率为 1/8000，我国已报告近 200 例。

临床表现

1. 本病可发生于任何年龄，但多见于青春期后。平均起病年龄约 25 岁。

2. 主要症状为肌强直、肌萎缩和无力。

3. 肌萎缩先在肢体远端出现，逐渐发展至舌肌、嚼肌、眼睑肌、乳头肌及颈肌等。

4. 腱反射减弱或消失，肌强直常限于上肢肌肉和舌肌，其分布不如先天性肌强直那样广泛和严重。

5. 肌无力和萎缩较肌强直更为明显，全身所有骨骼肌均可受累。

6. 多数患者有心电图改变、前额秃发、多汗、基础代谢率下降、消瘦、阳痿或月经不调、不孕、内分泌改变、心脏异常、先天性缺陷和白内障等，有时伴有智力发育不全甚至痴呆。患者常因心脏猝死而死亡。

本病进展缓慢，病程可达 20 ～ 25 年，多数患者于 45 ～ 50 岁死亡。需与先天性肌强直和进行性肌营养不良症鉴别。先天性肌强直疾病分布较广泛，起病年龄较早、无肌萎缩；而进行性肌营养不良症发病年龄亦较早，无肌强直，肌萎缩分布于肢体近端。

诊断及检查

1. 头颅照片可发现颅骨增厚，尚可有脑电图异常及脑室扩大等。

2. MD 的发病是由于 MD 基因 3′ 非编码区的 CTG 三核苷酸重复序列（CTG）n 的动态突变所致。正常等位基因 CTG 重复数为 5 ～ 37；轻症患者重复数为 50 ～ 100。随重复数目增多，症状越严重。

3. 利用 AFLP 法检测 MD 基因的 CTG 重复数目，可对本病进行基因诊断和产前诊断。对于产前诊断已确诊的胎患儿，建议及早采取治疗措施。

预防

本病为常染色体显性遗传，外显率高，常表现为延迟显性和遗传早现。偶尔可见 CTG 重复数目在卵子的形成过程中扩增。1984 年 Glanz 报道，如果患病妇女把致病基因传递给后代，可使婴儿发生严重的新生儿型强直性营养不良，而不是迟发的强直性肌营养不良。在新生儿型先证者的同胞中，发生本病的风险超过 37%。

第四节　Huntington 舞蹈病

Huntington 舞蹈病（huntington chorea）是一种成年期发作的严重神经变性疾病。人群患病率为 4/100000 ～ 7/100000，我国已报道超过 200 例。

临床表现

初期为轻度的认知障碍，随后出现进行性加重的舞蹈样动作，也可出现一些精神症状。

病理解剖学发现中枢基底神经节的尾状核变性。

诊断与辅助检查

1. 本病常于 30 ~ 40 岁发病，但也有 10 岁前发病或 60 岁以后发病。

2. 本病的致病基因如果是从父亲传来，患者的发病年龄低，可在 20 岁前发病且病情严重；如果是从母亲传来致病基因，则患者发病晚，多在 40 岁以后发病且病情较轻。这种由于基因来自父方或母方而产生不同的表型现象称为遗传印迹。本病基因已定位于

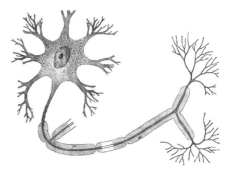

图 13-3　大脑基底神经节变性

4p16.3。患者致病基因外显子内有 CAG 三核苷酸重复。

正常人重复 9 ~ 34 次，平均 20 次；患者重复 37 ~ 100 次，平均 46 次。

3. 患者 CT 检查可见有大脑基底神经节变性，主要损害在尾状核、壳核和额叶。

4. 患者有进行性不自主的舞蹈样运动，舞蹈动作快，常累及躯干和四肢肌肉，可合并肌强直。

5. 随着病情加重，可出现精神症状，如抑郁症，并有智能衰退，最终成为痴呆。

6. 关键在于出现症状前诊断，一般通过扩增片段长度多态性（AFLP）方法可进行准确诊断。

预防

1. 本病为常染色体显性遗传病，表现为明显的延迟显性和遗传早现现象。CAG 重复数目越多，发作年龄越早，症状越严重。

2. 基因诊断可用于遗传病患者、症状前患者、携带者及产前诊断。

第五节　脊髓小脑性共济失调 I 型

脊髓小脑性共济失调 I 型（spinocerebellar ataxia type I）多在 30 ~ 40 岁发病，但也有 14 岁或 73 岁发病的。

临床表现

1. 患者步态不稳、行走困难，上肢动作笨拙，语言不清，吞咽困难，摇头和舞蹈样动作。

2. 可有眼外肌麻痹、眼震颤、腱反射亢进、伸性跖反射。

3. 病理见小脑萎缩、Purkinje 细胞脱失、脑桥和橄榄体变性、脊髓小脑束和背柱萎缩。

4. 本病基因定位于 6p23，其基本缺陷在于外显子中的三核苷酸（CAG）重复扩展，正常人中 CAG 重复 25 ~ 39 次，患者的 CAG 重复 51 ~ 58 次。像 Huntington 舞蹈病那样，本病也存在遗传印迹，由父亲传来致病基因者发病早而且病情严重，CAG 重复扩展量大而且是连续重复，也存在经男方几代传递后的早现；由母亲传来致病基因者，CAG 重复是中断的而且重复量小。致病基因的产物称为共济失调蛋白。

辅助检查

1. CT 或 MRI 显示小脑萎缩很明显，有时可见脑干萎缩；脑干诱发电位可出现异常，肌电图显示周围神经损害；脑脊液检查正常。

2. 确诊SCA及区分亚型可行PCR分析，用外周血白细胞检测相应基因CAG扩增，证明SCA的基因缺陷。

3. 鉴别诊断：不典型病例需与多发硬化、CJD等引起的共济失调鉴别。

诊断

根据共济失调、构音障碍、锥体束征等典型共同症状以及伴眼肌麻痹、锥体外系症状及视网膜色素变性等表现，结合MRI检查发现小脑、脑干萎缩，排除其他累及小脑和脑干变性病可临床确诊。然而，临床仅根据各亚型特征性症状、体征确诊仍不准确（SCA7除外），可用PCR法准确判定亚型及CAG扩增次数，进行基因诊断。

预防

遗传咨询及基因诊断。

第六节　精神分裂症

精神分裂症（schizophrenia，SP）是以基本个性改变思维、情感、行为的分裂精神活动与环境的不协调为主要特征的一类最常见的精神病。SP是精神病中最常见的一组精神病，美国6个区的调查资料显示其年发病率为0.43‰~0.69‰，15岁以上为0.3‰~1.2‰（Babigian，1975）。我国部分地区发病率为0.09‰。根据国际精神分裂症调查资料，一般人群中精神分裂症年发病率为0.2‰~0.6‰，平均为0.3‰。

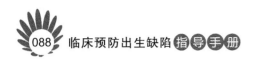

图13-4　精神分裂症

临床表现

1. SP没有特有的躯体症状，除急性期发作者意识可呈短暂性混乱外，患者一般意识清醒。

2. 联想障碍：最突出的表现是思维散漫，即思维缺乏逻辑性和连贯性。

3. 情感障碍：情感淡漠、情感不协调也是精神分裂症的特征。情感淡漠表现为对周围事物和人物不关心，反应迟钝，对生活和学习的兴趣减少。

4. 意志和行为障碍：受幻觉妄想支配，可表现兴奋、出走、伤人毁物行为。

5. 自知力一般受损害，由于缺乏自知力，患者往往不愿意接受治疗。

辅助检查

1. 患者的一般体格检查及神经系统检查均无阳性体征，血、尿、便常规化验均无特异性发现。

2. 脑CT检查：精神分裂症患者脑CT检查表现包括7个方面，即侧脑室扩大、第三脑室扩大、皮层沟增宽、小脑萎缩、脑叶不对称倒转、脑放射密度改变和局部灶性脑损害。

诊断

1. 具有特征性的思维和知觉障碍、情感不协调以及意志活动缺乏等症状。

2. 病程有缓慢发展迁延的趋势。

3. 无特殊阳性体征，绝大多数患者没有意识智能障碍。

4. 约半数以上患者的脑CT有异常发现，表现为脑室扩大、脑萎缩、脑叶不对称倒转等。

预防

1. SP的预防重点是早期发现、早期治疗和预防复发上，因此建立社区精神病防治组织和机构、使 SP 患者能及早发现和及时得到治疗机会以及康复措施，非常重要。

2. 遗传因素是 SP 发生的因素之一，处于生育年龄的患者，在精神症状明显时，不宜生育子女。

3. 遗传咨询中，如双方均患过 SP，则更要避免生育。调查资料表明，父母双方均为 SP 患者，其子女罹患此病的概率为 39.2%，较父母一方为此病患者的子女患病概率（16.2%）高出一倍多。

第七节　躁狂抑郁性精神病

躁狂抑郁性精神病（manic-depressive psychosis）是严重精神紊乱的一种形式，其特征是一阵阵疯狂和抑郁交替发作。

临床表现

一、躁狂症状

1. 情感方面的症状：患者情绪不稳定、易激惹。

2. 思维方面的症状：患者思维联想明显加速，内容丰富多变，言语明显增多。

3. 行为异常的症状：患者对行为缺少控制力，言语速度加快，声音高亢。

4. 躯体症状：患者睡眠时间减少，食欲和性欲亢进，但患者多自觉不到。

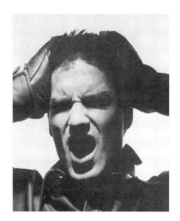

图 13-5　躁狂症状

二、抑郁症状

1. 情感方面的症状：患者出现情绪低落、抑郁悲观，终日忧心忡忡、唉声叹气，甚至产生自杀企图。

2. 思维方面的症状：患者思维联想受抑制，自觉注意力减退、脑子迟钝、思路闭塞等。

3. 行为异常的症状：患者出现周身无力，对什么事情都不感兴趣，而且言语速度慢，声音低沉。

4. 躯体症状：患者可以出现早醒、深睡眠等睡眠障碍，常常出现食欲减退、体重下降。

5. 身体状态不佳：经常出现头痛、肩硬、胸部及腹部不适感等。一般情况下性欲也减退。

诊断

1. 精神症状特点：以情感高涨或低落为主，伴有思维奔逸或迟缓，意志行为增多或减少。情感、思维、行为三者不协调，与现实环境保持密切联系。

2. 青壮年起病，可反复发作。间歇期精神活动正常，躯体、神经系统和化验检查一般无阳性征发现。

3. 有躁郁症家族史可作诊断参考。

预防

同精神分裂症。

第八节　精神发育迟缓

精神发育迟缓（mental retardation，MR）又名精神发育不全或精神幼稚症。它不是一个独立的疾病，是指 18 岁以前发育阶段由于遗传因素、环境因素和社会心理因素等各种原因所引起的、临床表现以智力明显低下和社会适应能力缺陷为主要特征的一组疾病。据国际文献资料报道，此病发病率大多为 1‰ ~ 10‰。世界卫生组织报告严重的精神发育迟缓患病率为 4‰，轻度精神发育迟缓患病率则高达 30‰。

临床表现

1. 轻度 MR：智商为 50 ~ 70，最为多见（80%）。因其程度轻，往往不易被识别。语言发育迟缓。

2. 中度 MR：智商为 35 ~ 49，占 MR 者的 1/10 ~ 2/10。这类患者能部分自理日常简单生活，能做简单的家务劳动。

3. 重度 MR：智商为 20 ~ 34，这一类患者很少，占本病的 1/10 以内。

4. 极重度 MR：智商为 20 以下，极少见，占本病的 1/100 以下。

5. 躯体特征：产前受害和严重智力缺陷者常有先天性异常体征，如小头、面部畸形、耳位低、唇裂、腭裂、四肢和生殖器官畸形等。视觉、听觉障碍和先天性心脏损害等较为常见。

诊断

1. 起病于 18 岁以前。

2. 智商低于 70。

3. 有不同程度的社会适应困难。

轻度 MR 诊断标准：①智商 50 ~ 70；②无明显言语障碍；③学习能力较低，不能顺利完成小学教育，能学会一定的谋生技能。

中度 MR 诊断标准：①智商 35 ~ 49；②能掌握日常生活用语，但词汇贫乏；③不能适应普通学校学习，但可以学会生活自理与简单劳动。

重度 MR 诊断标准：①智商 20 ~ 34；②言语功能严重受损，不能进行有效的语言交流；③生活不能自理。

极重度 MR 诊断标准：①智商低于 20；②言语功能缺乏；③生活完全不能自理。

预防

1. 除明确为胚胎期因素、围产期损伤或出生后各种原因引起的 MR 外，大多数 MR 与遗传因素有关。染色体畸变和基因突变所致的代谢缺陷均可导致 MR。

2. MR 大多无特殊治疗。长期系统的特殊教育对改善患者的社会适应能力和生活能力有重要价值。

3. 及时检查，及时诊断：在遗传咨询时指导生育和作好产前诊断，对降低缺陷儿发病率具有重要作用。

第九节　先天性肌强直症

先天性肌强直症（congenital myotonia）又称 Thomsen 病。目前认为本病是一种骨骼肌离子通道病，系因位于染色体 7q32 部位编码该离子通道的基因突变所致。先天性肌强直症发病率为 0.3/100000 ~ 0.6/100000，即全中国有 3000 ~ 6000 名患者。常见有 Thomsen 病常染色体显性遗传、Becker 病常染色体隐性遗传 2 种遗传类型。

临床表现

1. 主要表现为普遍性的肌强直与肌肥大，多数出生时即存在，少数可到青春期出现。

2. 肢体僵硬，动作笨拙，静止不动后、寒冷或受凉后症状加重，温暖可使肌强直减轻，往往在起动活动时困难，反复运动后症状减轻，用力握手后较长时间才能放松。

辅助检查

1. 叩诊：锤叩击肌肉时出现肩部凹陷或肌球状，称为叩击性肌强直。

2. 肌电图检查出现肌强直电位，插入电位延长，扬声器出现轰炸机俯冲般或蛙鸣样的声响。

诊断

1. 肌电图示肌强直样电位，插入电位延长，扬声器出现轰炸机俯冲般或蛙鸣样特征性声响。

2. 婴儿期或儿童期开始出现肌收缩后强直性痉挛，全身骨骼肌均受累，反复运动后症状可减轻。伴肌肥大，但肌萎缩、肌无力可不明显，动作笨拙，起动困难，寒冷不加重肌强直。

3. 叩击肌腹出现叩击性肌强直等。

预防

本病产前诊断可行羊水或绒毛膜、绒毛组织活检，检测 CTG 重复序列，但不能预见伴扩增突变的胎儿是先天型或其他类型的强直性肌营养不良。

第十节　原发性癫痫

癫痫（epilepsy）是一组由大脑神经元异常放电所引起的以短暂中枢神经系统功能失常为特征的慢性脑部疾病，具有突然发生、反复发作的特点。癫痫的人群/年发病率为 50～70/年，患病率约 5‰。

临床表现

1. 原发性癫痫：主要由遗传因素所致，可为单基因或多基因遗传。可以表现为部分性发作，也可表现为全面性发作，药物治疗效果较好。

2. 继发性癫痫：病因比较复杂，主要由各种原因的脑损伤所致，遗传也可能起一定的作用，药物治疗效果较差。

诊断

1. 临床诊断：主要根据癫痫患者发作的病史，特别是可靠目击者提供的详细发作过程和表现，辅以脑电图痫性放电即可确诊。

2. 脑电图：是癫痫诊断最常用的一种辅助检查方法。40%～50% 癫痫患者在发作间歇期的首次 EEGG 检查可见尖波、棘波、尖-慢波或棘-慢波等痫阳放电。癫痫发作患者出现局限性痫阳放电，提示局限性癫痫；普遍性痫阳放电则提示全身性癫痫。

3. 神经影像学检查：可确定脑结构性异常或损害，MRI 较 CT 更为敏感。

预防

1. 常染色体显性遗传；常染色体隐性遗传；多基因遗传，有遗传异质性。

2. 禁止近亲结婚。

3. 双方均患有原发性癫痫，应劝阻结婚，一方或双方有癫痫家族史者，慎重生育。

4. 癫痫患者的父母一方或双方有癫痫者，且患者的第一个孩子已有癫痫发作，慎重再生育。

5. 癫痫患者无明确家族史和脑电图异常，治愈一年后可以考虑生育。

第十四章
皮肤病

第一节　鱼鳞病

鱼鳞病是一组遗传性角化障碍性皮肤疾病，主要表现为皮肤干燥、伴有鱼鳞状脱屑。遗传性鱼鳞病是一组由遗传缺陷而引起的，以全身性皮肤干燥、粗糙、鱼鳞状鳞屑为主要特征的角化障碍性皮肤病。不同类型的鱼鳞病其遗传病因不同，有常染色体遗传及性联隐性遗传等方式。

临床表现

1. 轻者皮肤干燥、粗糙、少量鳞屑。

2. 重者皮肤伴有糠秕状鳞屑，厚 3 ~ 8mm，呈菱形或多角形，淡褐色或深褐色，状如鱼鳞，病情轻重不一。

3. 可伴发四肢躯干仰面及腰部两伸侧，可覆盖大部分或全身，脱落后露出充血性潮湿面，很快又有新的鳞屑出现。

4. 夏季减轻，冬天加重。

辅助检查

1. 组织病理改变：显性遗传性鱼鳞病表皮中度角化过度，伴颗粒层变薄或消失；性联隐性鱼鳞病。

2. 寻常型鱼鳞病：角化过度，颗粒层正常或稍厚。

3. 表皮松解角化过度鱼鳞病：表皮松解性角化过度或颗粒变性。

防治措施

1. 外用保湿剂保持皮肤滋润。

2. 服维生素 A 或维 A 酸类药物。

3. 外用糖皮质激素软膏或维 A 酸软膏。

第二节　寻常鱼鳞病

寻常鱼鳞病是遗传性鱼鳞病中最常见的一种，以表皮中度角化过度、伴颗粒层变薄或消失为病理表现。一般于出生后 3 个月 ~ 5 岁发病。目前认为，寻常鱼鳞病的遗传方式为 AD 和 XR。

临床表现

1. 出生数月发病，两岁开始病情加重，皮肤干燥，出现淡褐至棕褐色菱形或多角形鱼鳞状鳞屑，四肢伸侧病变明显。

2. 部分患儿面部皮肤受累，但随后自然消退。

3. 病情冬重夏轻，青春期后病情常减轻。

辅助检查

1. 病理检查可见皮肤轻度角化和颗粒细胞层稀疏。

2. 真皮血管周及附件周围有淋巴组织细胞性浸润。

防治措施

1. 一般用角质溶解剂或亲水性软膏，如外用 2% ~ 5% 尿囊素霜、10% ~ 20% 尿素霜、5%X 羟基酸亲水性软膏。

2. 症状较重者可服维生素 A，每日 10 万 ~ 30 万单位或维 A 酸及其衍生物，每日 1mg/kg。胎盘组织液 2 毫升，肌注每日 1 次，有效。

3. 少用或不用肥皂、洗涤剂。

第三节　X 连锁遗传鱼鳞病

X 连锁遗传鱼鳞病又称类固醇硫酸酯酶缺乏症，是一种鳞屑性皮肤病，可伴皮肤外病变及围生期并发症。遗传方式为 XR。该病仅见于男性，女性为致病基因携带者，不发病。男性患者的女儿都是致病基因携带者，不发病。

临床表现

1. 出生时或出生后不久发病，仅见于男性，女性为致病基因携带者，不发病。

2. 病变皮肤特征是在前胸、背部、脖子后及大腿、小腿前侧以及胳膊外侧可见明显的深褐色鳞屑，鳞屑比较黏着牢固，因此感觉患儿面部常有"污垢"。

3. 随年龄增长，病变皮肤不会有所好转。

辅助检查

1. 病理检查可见角化过度，颗粒层正常或稍增厚，汗腺减少。

2. 真皮内有以淋巴细胞为主的围管性炎性细胞浸润。

防治措施

1. 注意日常护理，使用润肤剂等保湿。

2. 减少鳞屑形成的外用药包括乳酸、羟基乙酸、丙酮酸、卡泊三醇、维 A 酸等，水杨酸可用于鳞屑较厚部位。

3. 避免近亲结婚，该病患者在孕期进行产前诊断。

第四节　表皮松解性角化过度

表皮松解性角化过度又称大疱性鱼鳞病样红皮病，为一种出生时即有、皮肤增厚如角质样、有铠甲状鳞屑覆盖于整个身体的常染色体显性遗传病。

临床表现

1. 出生时即有皮肤增厚如角质样，伴铠甲状鳞屑覆盖。出生后鳞屑即脱落，留下粗糙的潮湿面，可有松弛性大疱，其上可再度形成鳞屑。

2. 在四肢屈侧和皱襞部（如腹股沟、腕、腋和肘部）较重。

3. 可以断断续续出现大疱，或呈局限性线状疣状损害（豪猪状鱼鳞病）等其他异型的损害。

辅助检查

1. 病理检查显示具有特征性表皮内颗粒变性，表现为致密的角化过度，颗粒层及棘层上部有环绕周边的透亮空隙。

2. 模糊的细胞边界及一条宽的颗粒带，颗粒层细胞内含有许多不规则、粗大的透明角质颗粒。

防治措施

外用保湿剂、维 A 酸类药物及角质剥脱剂，使用一定抗生素防感染，对严重患者可给予大剂量维生素 A。

第五节　掌跖角化病

掌跖角化病是一组以掌跖皮肤增厚、角化过度为特征的慢性皮肤病，又称掌跖角皮症。本病包括遗传性和获得性两种类型，遗传性疾病占大多数。该病以常染色体显性遗传为主，也可表现为常染色体隐性遗传，已报道一些患者是由于 KRT9 基因的突变所引起。

临床表现

1. 出生后不久发病，持续终生。

2. 开始掌跖皮肤稍厚，约半岁后掌跖有明显弥漫性角化过度，境界清楚，周围有红晕，淡黄，表面光滑干燥、发硬，冬季可有皲裂。对称分布。指（趾）甲可增厚，可伴有掌跖多汗。

辅助检查

1. 实验室检查：手足癣患者皮肤真菌试验阳性，可排除本病；皮肤斑贴试验阴性可排除变态反应性皮肤病。

2. 组织病理学检查：病理明显掌跖角化过度，颗粒层棘层均增厚，轻度炎症浸润或呈表皮松解性角化过度组织相。

防治措施

1. 局部对症治疗可外用 30% 尿素溶液或霜、10% 氯化钠亲水性软膏、0.1% ～ 0.3% 维 A 酸软膏或 5% ～ 10% 水杨酸软膏。可试用维生素 A、维 A 酸和雌激素。

2. 多磺酸黏多糖乳膏局部封包治疗。

第六节　红角皮病

红角皮病为常染色体显性遗传，以皮损多见于四肢伸侧、臀部及颜面，有的患者伴掌跖角化为临床特征。大多在出生后不久发病，随年龄增长而改善，绝经后可消退，但妊娠时病情加重，冷、热、风的刺激和情绪激动可为加剧诱因。变异性红角皮病又名可变性图形红斑角化性皮病或 Mendes dacosta 型红斑角化性皮病，为常染色体显性遗传，发病机制为编码 α-4 gap junction 蛋白突变，其变异基因位于染色体 1p34—p35。

临床表现

有多种亚型。以综合征为例，起病于婴儿期，红斑加上角化过度是皮损的主要特征，这种皮疹常见于前臂、手、足、臀部和面部；呈圆形、环形或其他形状，界线清楚。皮疹可融合成片，但其大小、位置和持续出现时间往往受环境和情绪的影响而变。单纯的红斑常为暂时性，持续几小时至数日即可消退。

辅助检查

1. 组织病理：组织学检查可见皮损处呈现过度角化和不同程度的棘皮形成，表皮呈锯齿状，真皮乳头层血管变直、突出，周围有炎症浸润。

2. 超微结构检查：乳头层无髓鞘神经数目增多，上皮的角蛋白体明显减少。

防治措施

1. 口服维 A 酸反应良好。

2. 外用类固醇皮质激素。

3. 做婚前遗传咨询。

第七节　毛囊角化病

毛囊角化病又称假性毛囊角化不良病、达里埃病，是一种少见的以表皮细胞角化不良为基本病理变化的慢性角化性皮肤病。本病为常染色体显性遗传，偶为 X 连锁隐性遗传。

临床表现

1. 常开始于 20～30 岁，夏季加重。

2. 面部、前额头皮和胸背等出现细小、坚实、正常肤色的小丘疹，逐渐有油腻性、灰棕色、黑色的痂覆盖在丘疹顶端凹面，丘疹逐渐增大成疣状融合形成不规则斑块。

3. 屈侧腋下、臀沟及阴股部等多汗、摩擦出的损害增殖尤为显著，形成有恶臭的乳头瘤样和增殖性损害，其上有皲裂、浸渍及脓性渗出物覆盖。

4. 可有掌跖角化，指甲发生甲下角化过度，甲脆弱、碎裂等。此外，还可累及口咽、食管、喉和肛门直肠黏膜。

辅助检查

1. 组织病理检查可见特殊形态的角化不良，形成圆体和谷粒；基底层上棘层松解，形成基底层上裂隙和隐窝。

2. 被覆有单层基底细胞的乳头向上不规则增生，进入隐窝和裂隙内；可有乳头瘤样增生、棘层肥厚和角化过度，真皮呈慢性炎症性浸润。

防治措施

1. 避免烈日暴晒。

2. 轻症患者无须治疗，也可局部使用润滑剂、维 A 酸制剂。

3. 严重者可系统应用维 A 酸治疗。

4. 禁止近亲结婚。

第八节　银屑病

银屑病俗称牛皮癣，是一种以红斑、鳞屑为主，全身均可发病的慢性炎症性皮肤病。病程较长，有易复发倾向，有的病例几乎终生不愈。本病自然人群的患病率为 1% ~ 2%，其发生机制是多基因遗传背景下的自身免疫紊乱性疾病。许多家系研究和人口学调查也提供了银屑病发病的遗传学证据，包括单基因隐性遗传、双基因隐性遗传、外显不全的常染色体显性遗传以及多基因与环境因素多因素模型等。

临床表现

1. 红斑，周围有炎性红晕，表面覆盖多层银白色鳞屑，鳞屑易于刮脱，刮净后可见淡红发亮的半透明薄膜，刮破薄膜可见小出血点。

2. 脓疱型银屑病是在红斑上出现群集性浅表的无菌性脓疱，部分可融合成脓湖。

3. 红皮病型银屑病表现为全身皮肤弥漫性潮红、肿胀和脱屑，伴有发热、畏寒、不适等全身症状，浅表淋巴结肿大，白细胞计数增高。

4. 关节病型银屑病是同时发生类风湿性关节炎样的关节损害，可累及全身大小关节，但以末端指（趾）节间关节病变最具特征性。受累关节红肿疼痛，关节周围皮肤也常红肿。

辅助检查

1. 临床表现可诊断，必要时行病理检查。

2. 关节型银屑病可见血沉增快，类风湿因子阴性。

3. 脓疱型银屑病可见白细胞增多、血沉增快，部分患者可有低蛋白血症及低钙血症。

防治措施

1. 药物治疗：口服药物如维 A 酸类、甲氨蝶呤、环孢素、复方甘草酸苷、雷公藤总苷；外用药物如类固醇激素、维 A 酸霜剂、他克莫司、维生素 D3 衍生物。

2. 物理治疗：窄谱中波紫外线照射治疗、补骨脂素联合长波紫外线疗法、浴疗法。

3. 免疫生物学治疗：依那西普、阿法赛特、依法利珠单抗、英利昔单抗。

4. 中医中药治疗：辨证分型治疗。

第九节　大疱性表皮松解症

大疱性表皮松解症指以皮肤出现水疱或大水疱为特点的一组皮肤病。

遗传病因

大疱性表皮松解症是一类严重的遗传性皮肤病，可简单分为 4 种亚型，均为遗传性，包括常染色体显性和隐性两种遗传方式。已证明 KRT5、KRT14、PLEC1 等 10 个以上的基因与该病的发生有密切关系。

单纯型系常染色体显性遗传，营养障碍型系常染色体显性遗传或常染色体隐性遗传。

临床表现

1. 各型大疱性表皮松解症的共同特点是皮肤在受到轻微摩擦或碰撞后出现水疱及血疱，好发于肢端及四肢关节伸侧，严重者可累及机体任何部位。

2. 多发于老年人，皮损愈合后可形成瘢痕或粟丘疹，肢端反复发作的皮损可使指趾甲脱落。

辅助检查

1. 组织病理表现为表皮下水疱，疱液内浸润细胞中中性粒细胞数目较嗜酸性粒细胞多。

2. 直接免疫荧光示基底膜带线状 IgG 沉积，可见 C3 沉积。

3. 部分患者血清中可检出抗基底膜带（Ⅶ型胶原）抗体。

4. 盐裂皮肤免疫荧光检查显示荧光沉积位于真皮侧。

5. 透射电镜显示水疱发生在致密板下方。

防治措施

1. 目前尚无特效疗法。

2. 应保护皮肤，防止摩擦和压迫，可用非粘连性合成敷料、无菌纱布或广谱抗生素软膏防治感染，同时应加强支持疗法。

3. 中医药辨证治疗。

第十节　家族性良性慢性天疱疮

家族性良性慢性天疱疮又称为 Hailey-Hailey 病，是一种以皮损周缘有松弛性水疱为特征的显性遗传性皮肤病。本病可由摩擦、阳光照射、损伤及细菌感染而激发，于 1939 年首次报道，是一种常染色体显性遗传皮肤病，亦可见无家族史病例。

临床表现

1. 大部分患者 20 ~ 40 岁在颈、腋窝、腹股沟窝及肛周等易摩擦的部位发生成群的小水疱或大疱。

2. 少数患者伴有黏膜损害，主要累及口腔、喉、食管、外阴及阴道。

3. 夏重冬轻，病程长。

辅助检查

1. 组织病理检查有明显的棘刺松解，基底层上形成裂隙、绒毛或大疱，在钉突部位表皮组织的不规则组合形成所谓塌墙样的外观。

2. 基底细胞之间亦可见棘刺松解现象，在颗粒层最为明显。未见白细胞脱颗粒现象。水疱内亦未见嗜酸性粒细胞。有时病理改变与寻常性天疱疮极难鉴别，但是后者棘刺松解范围小，不见角化不良细胞。

3. 易与毛囊角化病区分，后者基底层裂隙小、不形成水疱，棘刺松解不显著，角化不良细胞明显；而家族性良性慢性天疱疮。细胞涂片可见不全棘刺松解细胞和角化不良细胞。

防治措施

1. 药物治疗包括糖皮质激素、抗生素、他克莫司、维 A 酸类、维生素 D 类药物、肉毒毒素 A（BTXA）、平常护理用药和生物制剂等。

2. 外科治疗和激光治疗包括手术切除后植皮、磨削术、CO_2 激光和脉冲染料激光等被用于药物治疗无效或不能耐受的患者。

第十一节 白癜风

白癜风是一种常见的后天性局限性或泛发性皮肤色素脱失病。遗传方式为常染色体显性遗传。

临床表现

1. 可起病于任何年龄，但通常在 10 ~ 30 岁。

2. 发病部位有明显色素减退斑，常呈乳白色，边界清楚，其边缘常有色素加深带。好发于手背、前臂、面及颈部，有时首先累及日晒部位、腹股沟及腋窝。

3. 病变为局限性或全身性，常呈对称分布，亦有呈节段性或单侧分布者，色素减退斑上的毛发常为白色。日光照射后，色素减退斑上可出现红斑并伴痒或痛感。

辅助检查

病理检查：早期可显示表皮及真皮炎性反应，基底层黑色素细胞逐渐变为稀少、异常或完全消失。

防治措施

1. 口服皮质类固醇激素、免疫调节剂、维生素 D3 类药物、光敏剂、中药等。

2. 物理治疗：窄谱中波紫外线、308nm 准分子激光、中波高能紫外线、光化学疗法、低能量氦氖激光（632.8nm He-Ne）。

3. 手术治疗：自体表皮移植、单株毛发移植、黑素细胞悬液移植、自体表皮细胞悬液移植、自体黑素细胞培养移植。

4. 其他：均衡适量补充 Cu、Zn、Se、Fe 等微量元素和维生素 B_1、维生素 B_6、维生素 B_{12}、维生素 E、泛酸及叶酸等，作为促进黑素合成的辅助复色治疗。

第十二节 雀斑

雀斑是发生于面部皮肤上的黄褐色点状色素沉着斑，为常染色体显性遗传，常为家族性发病。日晒可诱发和加重皮损。

临床表现

1. 通常起病于 6 ~ 7 岁或青春期。

2. 皮损为浅褐色或暗褐色斑点，呈圆形或卵圆形或不规则形状，由针尖到高粱粒大小，类似麻雀卵壳上的斑点。

3. 好发于面、颈、手背及前臂伸侧。

4. 夏季皮损颜色变深及数目增多，冬季则相反。

5. 无自觉症状。患者色素痣发病率增高。

辅助检查

病理检查：基底层细胞中黑色素增多，棘细胞层中偶含黑色素，真皮浅部可有少数噬黑素细胞。

防治措施

1. 药物治疗：外用 2% ~ 5% 氢醌霜或 20% 氢醌苄醚霜，或 0.1% 维 A 酸酒精。

2. 手术治疗：冷冻、药物、化学剥脱和各种类型的激光治疗等。

3. 减少日晒，外出前外搽遮光剂，如 5% 二氧化钛霜。

第十三节　多发性雀斑样痣综合征

多发性雀斑样痣综合征（multiple lentigines syndrome）又称 LEOPARD 综合征（LEOPARD syndrome），系常染色体显性遗传性疾病。

临床表现

1. 皮损在出生时或儿童时出现，遍及全身。

2. 为雀斑样痣，但有的皮损可大至直径 5mm 或更大。在儿童期斑疹缓慢增多，到青春期后则迅速增多，再往后则变慢。

3. 多发于颈部及躯干上部，还可见于全身，包括头皮、颊黏膜、外生殖器及掌跖部。

4. 常伴心脏异常、骨骼畸形、两眼距增宽、生殖器畸形和官能不足以及感觉神经性耳聋、发育缓慢，身材矮小，颗粒细胞性神经鞘瘤，皮肤弹力过度，指蹼、甲营养不良，异常皮纹。

辅助检查

1. 病理检查：表皮突是杵状延长，基底细胞层黑色素细胞及黑色素均增加，黑色素细胞中常可见到束状黑色素小体。

2. 心电图异常。

防治措施

1. 可选用液氮喷雾冷冻、纯石炭酸涂布或磨皮术。

2. 对症治疗。

第十四节　异位性皮炎症

异位性皮炎症是具有遗传倾向的一种过敏反应性皮肤病，是一种具有慢性、复发性、瘙痒性、炎症性特点的皮肤病。遗传方式为常染色体显性遗传或常染色体隐性遗传。

临床表现

1. 多于出生后 2 ~ 6 个月发病，但也有不足 2 个月或 50 岁以后才发病者。

2. 症状随年龄而异，但奇痒则是共同的突出表现。

辅助检查

1. 皮损为非特异性急性或亚急性湿疹样皮炎（婴儿期）和慢性湿疹样皮炎（儿童期和成年期）。

2. 组织和外周血中的嗜酸粒细胞增多。

3. 血中免疫球蛋白 E 浓度升高，细胞免疫功能下降。

4. 被动转移试验阳性，乙酰胆碱迟发型反应阳性。

防治措施

1. 局部治疗：糖皮质激素、局部免疫调节剂。

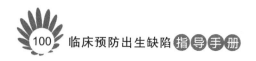

2．系统性治疗：糖皮质激素、免疫抑制剂、抗组胺药物、抗生素、中药。

3．光疗。

第十五节　疣状肢端角化病

疣状肢端角化病是一种常染色体显性遗传性疾病，此病较为罕见，常同时伴有毛囊角化病。皮损为多发性角化过度性扁平疣状丘疹，质地坚实，直径 1 毫米至数毫米，暗红褐色或正常肤色类似扁平疣，且对称发生于肢端的皮损手足背部，皮损摩擦可引起水疱，一般无自觉症状。

临床表现

1．皮损为多发性角化过度性扁平疣状丘疹，质地坚实，直径 1 毫米至数毫米，暗红褐色或正常肤色，常密集成群。

2．对称发生于肢端的皮损手足背部，颜面部及躯干部一般不被累及。

3．掌跖部损害表现为散在的半透明角化丘疹。患者可有掌跖皮肤弥漫性增厚及甲板增厚、混浊。

辅助检查

组织病理：明显的角化过度，乳头瘤样增生，粒层和棘层增厚，但角化不全不明显，表皮呈轻度乳头瘤样增生，乳头顶部隆起如塔尖，表皮峭轻度下凹、多在同一水平。

防治措施

1．尚无满意疗法。

2．应避免日光暴晒，以免皮损加重或诱发恶变。

3．皮损可试用冷冻、激光等治疗。

第十六节　皮肤松弛症

皮肤松弛症特指因皮肤弹性纤维先天发育缺陷而引起的以皮肤松弛下垂为特征的疾病，为常染色体隐性遗传、常染色体显性遗传或 X 性联遗传。

临床表现

1．患者以男性为主，出生时或出生后不久可见皮肤及皮下组织过分松弛，尤以面、颈及皮肤皱褶部位明显，使患儿呈现老人面容。

2．全身皮肤松垂者病变常波及内脏，如肺气肿、疝、直肠脱垂、胃肠道及泌尿道憩室、髋关节脱臼等。

3．部分患者伴有侏儒症。

辅助检查

组织病理：真皮弹力纤维减少，且伴颗粒变性以致纤维溶解。

防治措施

1．外科整形手术治疗。

2．该病预后取决于遗传类型：显性遗传型主要为皮肤损害，预后较好；隐性遗传型伴多脏器损害，受累者常于年轻时死亡。

第十七节　有汗型外胚层发育不良症

有汗型外胚层发育不良症是一类相对常见的遗传性综合性疾病。此类患者汗腺缺少、皮肤干燥少汗，具有体温调节障碍，不能耐受高温，机体易发热。遗传方式为高度外显率的一种常染色体显性遗传；如伴感觉神经性耳聋及第五指挛缩，其遗传方式为常染色体隐性遗传。

临床表现

主要表现为甲发育不良、毛发缺陷、掌跖角化（或牙齿发育不良）等三联症。

辅助检查

无特异检查。

防治措施

对症治疗。

第十八节　无汗型外胚层发育不良症

无汗型外胚层发育不良症是一种遗传性综合性疾病，多以 X 染色体连锁隐性方式遗传，偶为常染色体隐性遗传，是一种较为罕见和严重的基因病。

临床表现

1. 少汗或无汗，毛发稀少，体温失调，少牙或无牙，指甲营养不良。

2. 特征性面容：皮肤光滑、柔软和干燥，前额明显突出，厚唇，大耳，鞍鼻，眉毛稀少等。

3. 口腔和上呼吸道黏液可缺失，皮脂腺、乳腺也可缺如。

4. 指甲缺损，偶见先天性白内障。

辅助检查

1. 出汗试验。

2. 皮肤活检阳性。

3. 病理检查：表皮常萎缩，小汗腺缺如、极少或发育不良，其他附属器可缺如、极少或正常。

4. 部分病例的蛋白结合血清甲状腺素增高。

防治措施

1. 对症治疗。

2. 尽量限制体力劳动和剧烈运动，避免处于炎热环境。

第十九节　遗传性全身性多毛症

遗传性全身性多毛症是一种返祖现象，以出生后不久全身长满乌黑而坚硬的毛为特异性表现。本病为常染色体显性遗传。

临床表现

1. 出生时，婴儿全身布满黄褐色长毛。部分患者随年龄增长，分布于胸、背、腹、会阴等处的长毛变粗，某些部位形成毛旋。临床上可出现女性毛发生长过盛，分布呈男性化倾向，可见长胡子的女性。

2. 患者一般发育较差，常伴有齿的发育异常、智力低下。

3. 男性多毛症表现较重，女性较轻。

辅助检查

临床诊断。

防治措施

1. 对症治疗。

2. 产前胎儿镜可诊断。

第二十节　遗传性秃发症

遗传性秃发或少毛症是一组表现为毛发持续性部分或完全缺失的遗传性疾病，该组疾病具有临床和遗传上的异质性，遗传方式可表现为常染色体显性遗传、常染色体隐性遗传和 X 连锁显性或隐性遗传。

临床表现

1. 遗传性全秃症：患者出生时即已秃发，或出生时多正常，6 个月内头发逐渐脱落变稀，而后不再生长，终生如此。有的患者毛发发育不良，除有稀疏的腋毛和阴毛外，其他体毛缺如，或缺少正常毛所具有的长度、强度和色泽。

2. 遗传性斑秃：患者出生时头发大都正常；在 5 ~ 40 岁时，70% 患者以头顶为中心开始出现斑秃，并逐渐向周围扩展，同时也可在斑秃处再生新发，最后仍大部分变秃。

辅助检查

病理检查：毛发呈毛发生长初期。毛囊大小不一，但往往过小且不成熟。

防治措施

对症治疗。

第二十一节　疣状肢端角化症

疣状肢端角化症是一种类似扁平疣或疣状表皮不良的常染色体显性遗传的角化性皮肤病。好发于肢端的疣状角化损害。本病是一种少见的常染色体显性遗传性疾病，1931 年首先由 HoPf 描述。常同时伴发毛囊角化病，但亦可与后者无关。

临床表现

1. 多在幼年时发病，皮损为多发性角化过度性扁平丘疹，质地坚实，直径1毫米至数毫米，暗红褐色或正常肤色，颇似扁平疣，但对称发生于肢端手足背，亦可蔓延到手指屈侧、腕、前臂、肘、膝、掌肠等部位。

2. 甲板可增厚变白。

3. 一般无自觉症状，皮疹可逐渐增多，终生不消退。

辅助检查

病理检查：明显的角化过度，颗粒层及棘层增厚，但角化不全不明显，表皮呈轻度乳头瘤样增生，乳头顶部隆起如塔尖，表皮突轻度下延、多在同一水平。

防治措施

尚无满意疗法，可试用激光、冷冻或外用维 A 酸软膏。

第二十二节　弹力性皮肤

弹力性皮肤又称 Ehlers-Danlos 综合征，是一种有遗传倾向、影响结缔组织的疾病，与胶原代谢缺陷相关。Ⅰ、Ⅱ、Ⅲ型为常染色体显性遗传，Ⅳ、Ⅵ、Ⅶ型为常染色体隐性遗传，Ⅴ型为 X 连锁隐性遗传。

临床表现

1. 皮肤及血管脆嫩易碎，皮肤弹力过度及关节伸展过度，通常在患儿能自由活动时被注意到。

2. 本病分为七型。Ⅰ型或重型：严重的皮肤伸展过度，脆弱及青紫性瘀斑，关节活动过度；Ⅱ型或轻型：临床表现轻微；Ⅲ型或良性过度活动型：全身关节严重受累，皮肤表现轻微；Ⅳ型或瘀斑型：主要是皮肤菲薄、破裂，有色素沉着性疤痕，明显静脉网，皮肤青紫性瘀斑，皮肤伸展过度症状轻微或不表现，关节活动过度限于指（趾），手术时易脆裂；Ⅴ型：皮肤明显伸展过度，中度破裂，有时有软疣样皮损或假性肿瘤，中度皮肤青紫性瘀斑；Ⅵ型（原胶原赖氨酸羟化酶缺乏型）：有皮肤和关节变化及眼并发症；Ⅶ型（原胶原蛋白酶缺乏型）：皮肤轻度伸展过度，有青紫性瘀斑，关节严重松弛。

辅助检查

1. 真皮较正常薄。

2. 依据弹性过度、皮肤和血管脆嫩易破及关节伸展过度等临床症状诊断。

防治措施

1. 对症治疗。

2. 做手术时动作应轻柔细致，以免缝线脱落及缝合困难。

3. 避免皮肤外伤。

第二十三节　先天性鳞皮病

先天性鳞皮病是一种较罕见的遗传性疾病。已知的遗传方式包括常染色体显性遗传、常染色体隐性遗传以及 X- 连锁隐性遗传，其中以常染色体显性遗传最常见。

临床表现

1. 本病是鱼鳞病样红皮病的最严重型，患儿常是早产儿。

2. 全身覆以厚的及角化的胄甲样皮肤，刚出生时皮肤为白色，几小时内变为灰黄色，这种胄甲样皮肤具有深皲裂，并裂成多角形板片，裂缝中有血性渗液，可伴继发感染及败血症。

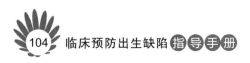

3. 患儿常在出生后数日内死亡。

辅助检查

1. 病理检查：表现为中度角化过度，真皮上部的血管周围轻度单核细胞浸润，超微结构显示角蛋白小体增多，颗粒层上部持续存在带核的细胞，而线粒体、桥粒及张力不正常。

2. 主要根据临床症状诊断。

防治措施

局部应用润滑剂及角质离解剂有效，口服维 A 酸或皮质类固醇激素有效。

第二十四节　着色性干皮病

着色性干皮病是一种皮肤细胞被阳光中的紫外线破坏之后不能自行修复的遗传性疾病，于儿童期易诱发癌变。本病为常染色体隐性遗传。

临床表现

1. 皮肤对日光过度敏感，暴露部位的皮肤易发生色素沉着、萎缩、角化过度和癌变等。

2. 约有 40% 的患者伴发眼部病变，可累及眼睑、结膜和角膜，不同程度地影响视力甚至失明。

3. 约 20% 的患者有神经症状，可表现为深反射缺失、进展性的感觉神经性耳聋及身体和智力发育迟滞等。

辅助检查

特殊染色体脆位点检查。

防治措施

1. 一经确诊，严格遮光。

2. 药物治疗：皮肤遮光剂和抗氧化剂、化学治疗药物、5% 咪喹莫特乳膏。

3. 手术治疗：皮肤磨削术、光动力疗法。

4. 病因治疗：酶学治疗、基因治疗。

第二十五节　基底细胞痣综合征

基底细胞痣综合征又称多发性囊性肿瘤病、Ward 综合征、Gorlin-Goltz 综合征、Hermans-Horzberg 综合征等，临床以基底细胞癌、颌骨囊肿、手掌或足底角化不良和骨骼异常最多见。本病于 1964 年由 Clendenning 等首先报道，是一种常染色体显性遗传病，基因外显率 97%，表现度不一，男女发病相等。

一般认为是遗传因素和外界环境互相作用的结果。目前，在环境因素中最受注意的是日光照射（特别是紫外线照射）和各种电离辐射（特别是 X 线照射）。

临床表现

1. 出生时或出生后任何时间均可出现，以 30 岁左右为最常见。

2. 皮损为多发性，好发部位为头面部，如眼睑、眶周区、鼻、上唇和面颊部。

3. 起初损害为黄豆大蜡样结节，暗红色，严重者形成溃疡。中央有棕色结痂。颌骨囊肿疼痛、发热，闭口困难，颌骨肿胀。

4. 伴有不同程度智力低下。

辅助检查

1. X 线检查可发现下颌骨和上颌骨囊肿性阴影，单房性或多房性；肋骨分叉、融合和部分缺失，脊柱侧凸；头部显示大脑镰、小脑镰、硬脑膜或基底神经节的钙化。

2. 病理组织类似表皮基底细胞的组成，边缘部分癌细胞呈栅状排列。

防治措施

1. 对症治疗，如手术、刮除术，早期用液氮冷冻治疗较为满意。

2. 药物治疗：维 A 酸等。

第二十六节 多发性外生骨疣

多发性外生骨疣也称遗传性多发性骨软骨瘤、骨干端连续症、遗传性畸形性软骨发育异常症。典型发病部位是股骨、胫骨、腓骨的远近侧端及肱骨近侧端，最大特点在于有骨形成的缺陷和骨骼畸形。本病属常染色体显性遗传，几乎完全外显，男性尤其如此。

迄今在染色体上发现了 3 个与之相关的致病基因位点。其中，EXT1、EXT2 基因已被克隆，并报道了许多致病突变。最近，又发现了 3 个与已知 EXT1、EXT2 基因具有相同羧基端编码产物的 EXT 基因家族成员。

临床表现

1. 多发于儿童期，上肢以肱骨上端和桡骨下端多见，下肢以膝多见，特别是膝关节区附近最多。

2. 约 10% 的患者由骨疣恶变为恶性肿瘤。

辅助检查

X 线检查等。

防治措施

对症治疗，较大的骨疣可手术切除。

第二十七节 遗传性对称性色素异常症

遗传性对称性色素异常症是一种临床表现为手背、足背及四肢部出现雀斑样色素沉着及色素减退斑的常染色体显性遗传性皮肤病，有高度外显率。最先由日本学者 Toyama 于 1910 年描述，并于 1929 年正式命名。该病可见于各种族，目前以日本和中国等东亚国家报道居多，欧美国家也陆续有报道。

临床表现

1. 婴儿期或儿童期发病，在亚洲人中较常见。

2. 典型表现为肢端有色素沉着和色素减退形成的网状斑，病损呈对称性分布，无自觉症状。严重影响美观，给患者造成沉重的思想负担。

辅助检查

1. 激光扫描共聚焦显微镜检查与正常皮肤对比，色素减退斑处色素环缺失，基底层色素重度减少。

2. 色素沉着斑处基底层色素增加。

防治措施

1. 遮光防护。

2. 无其他特殊疗法。

第二十八节　Kyrle 病

Kyrle 病又称毛囊角化过度病、克尔里病、贯穿性角化过度病、真皮穿通性毛囊与毛囊旁角化过度症，是一种角质化异常的疾病，最常发生于手臂和腿部之正面或外侧。该病比较罕见，1916 年由 Kyrle 首先描述。本病具有遗传倾向，是一种常染色体隐性遗传性皮肤病。

临床表现

1. 本病无性别或种族差异，多发生于成人，一般在 30 ~ 60 岁发病。

2. 典型损害为中央有锥形角质栓的角化过度性丘疹，位于毛囊或毛囊外，可逐渐增大形成棕红色或棕褐色丘疹、结节或斑块。

3. 皮损可见于任何部位，但好发于下肢、上肢，头部和颈部也常受累，偶有掌跖部点状角化，一般不侵犯黏膜部。

4. 本病无自觉症状，约90% 的病例伴有糖尿病，部分患者伴有肝病、肾病或充血性心力衰竭。此外，在慢性肾衰竭作透析治疗的患者中，有 4% ~ 10% 可发展成本病，作肾移植和停止透析后皮损可迅速痊愈。

辅助检查

组织病理学检查可见表皮下陷形成由高度角化过度和部分角化不全细胞组成的角栓角，栓的角化物至少在一个区域侵犯表皮全层而使角质形成细胞与真皮接触。真皮弹性纤维无显著变化。

防治措施

1. 可用激光、冷冻等物理疗法。

2. 口服维酸类药物。

3. 局部可试用角质剥脱剂。

第二十九节　致死性大疱性表皮松解症

致死性大疱性表皮松解症患儿在出生时即有严重广泛性分布的大疱和大面积的剥脱，可于数日至数月内死亡。1934 年，Heil 比氏首次发现新的一类致死型表皮松解症，患儿多在出生后 3 个月内死亡，很少能活到 8 个月，称为致死性先天性大疱性表皮松解症，本病为常染色体隐性遗传。

临床表现

1. 致死性大疱性表皮松解症患儿常于出生后 3 个月左右死亡。

2. 大疱很少愈合，愈合后不留疤痕，常有口腔损害及指甲营养障碍性病史。

辅助检查

病理检查：在基底层之间有表皮、真皮分离现象。

防治措施

无特效疗法，主要是保护受累组织、预防感染，必要时予输血和补充铁剂治疗。

第十五章
眼部遗传病

第一节　Leber 遗传性视神经病

Leber 遗传性视神经病（LHON）是一种急性或亚急性发作的母系遗传病。为线粒体 DNA（mtDNA）的变异，呈母系遗传。

临床表现

1. 多在青春期及其前后发病，少数幼年发病，个别老年发病，男性多于女性。
2. 发病初期常表现为一只眼睛视力模糊，感觉似雾中视物，有的患者轻度视觉减退。
3. 约在数日或数周后，另眼也发生同样症状。
4. 随视力减退，眼底可见视盘周围毛细血管扩张，呈假性视盘水肿，视野有中心性或旁中心暗点。
5. 青春期前后发病者视盘多苍白，视网膜可有出血、渗出及水肿。
6. 少数患者在视力障碍前可伴有头痛或眩晕，多数患者除视力障碍外，一般无其他不适。

辅助检查

视觉诱发电位（VEP）检查较为敏感，早期可见波幅低、波型乱、潜伏期延长等变化。

诊断

1. 男性患者于青春期发病，两眼次第视力下降，两个月内视力明显减退。
2. 眼底出现中心暗点或旁中心暗点及上述视盘变化。
3. 至少有连续两代同病史。
4. VEP 明显异常。

预防

1. 尽早检出已婚的女性患者和亚临床病例，厉行节育。
2. 对有家族史的未婚女性进行节育教育。
3. 本病无特效治疗。

第二节　Waardenburg 综合征

Waardenburg 综合征简称瓦登伯革综合征，又称内眦皱裂耳聋综合征或耳聋白发眼病综合征。1951 年，荷兰眼科及遗传学医师瓦登伯革首先在文献中提出一种新的症候群病患通常会呈现蓝色眼珠，但是不影响视力。WS 人群中发病率为 1/40000，占先天性耳聋的 2%，发病无性别差异。

临床表现

1. 蓝眼珠或两眼一蓝一正常，称为虹膜异色症。不过也有部分患者眼珠颜色正常。

2. 单耳或双耳听力障碍，发生率为 9% ~ 38%。

3. 额前一撮白发或易有少年白。

4. 两眼眼距较宽，但瞳孔间距离正常，又称为内眦外移。

5. 鼻根宽阔且鼻翼发育不良。

6. 并眉。

7. 下巴较大、较宽。

8. 长期便秘或同时罹患先天性巨结肠症。

9. 少数有皮肤脱色斑、唇腭裂、先天性心脏病或肌肉、骨骼异常。

辅助检查

依靠基因诊断手段，包括直接对 WS Ⅰ型和Ⅱ型等致病基因 PAX3\MITF 进行突变分析可达到直接诊断。

诊断

WS 的最基本特征是双侧神经性耳聋、局部白化病、虹膜异彩等，而区分 WS Ⅰ ~ Ⅳ的最根本标准是眼距是否增宽。

预防

1. 现阶段瓦登伯革综合征患者及家庭最需要注意的事项是，当家族中有蓝眼珠的成员，则所有同血源的亲属均应接受遗传专科医师的检查，以查出可能的病者（瓦登伯革综合征患者不一定都有蓝眼珠）。进一步接受听力筛检，必要时须查验有无巨结肠症或心脏血管系统、肌肉骨骼系统的病变，以便及早给予适当治疗及复健。

2. 基因诊断：对其相应的基因所在位点 2q35 和 3p12.3 ~ p14.4 选择多态性标志基因进行连锁分析，就可以在先证者家系进行产前诊断，以选择性流产的方式预防 WS 发病。

第三节　先天性上眼睑下垂

先天性上眼睑下垂是指眼睑不能正常提起或者提起功能不全，使上睑呈下垂状态，睁眼时上睑仍遮住角膜缘 2cm 以上而影响视野。上睑下垂可以是单侧，也可以是双侧。有先天性和后天性之分。其病因多种多样。先天性睑下垂可分为单纯性上睑下垂和伴有小睑裂、倒向内眦赘皮的以及伴有眼外肌麻痹的上睑下垂。

一、单纯性上睑下垂

这是最常见的一类，约占全部上睑下垂的 77%，可单侧或双侧发病。在国内报道的大组家系

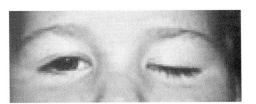
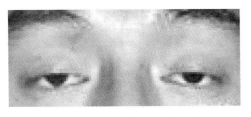

图 15-1　先天性上眼睑下垂

中，散发者占 67.1%，其次为常染色体显性遗传者占 28.4%，常染色体隐性遗传者占 14.0%。

临床表现

1. 上睑不能提起，覆盖角膜上半部肌，部分瞳孔、睑裂变窄，引起不同程度的视力障碍。

2. 代偿头位，由于提上睑肌功能不全或丧失，患者常使头部后仰，并努力使用额肌力量，企图抬高上睑，致使额部皮肤形成许多皱纹。借助于头后仰使视线不被上睑遮盖。

二、先天性上睑下垂伴有小睑裂、倒向内眦赘皮

临床表现有双侧性上睑下垂，小睑裂、倒向内眦赘皮和内眦距离变宽，因此又称为 Komoto 综合征。多数家系表现连续几代传递，外显率为 100%，呈常染色体显性遗传。

三、上睑下垂伴眼外肌麻痹

患者上睑下垂同时存在眼外肌麻痹为本病的特点。主要由中枢神经系统病损所致，常为核性发育不良。多数家系为常染色体显性遗传，也有病例为线粒体遗传。

临床表现

本病较常见，单侧性者较多，有上睑下垂与眼球运动障碍。最常见的是累及上直肌和下斜肌，形成眼球上转障碍；累及内直肌时，表现外斜视。严重者可使全眼外肌麻痹、眼球固定。先天性上睑下垂的病例中，约 12% 伴有外直肌麻痹。

第四节　高度近视

高度近视又称变性近视，是指屈光数高，大于 600 度，眼轴明显延长，同时伴有眼底萎缩变性，易发生各种并发症。国内外多数报道本病为常染色体隐性遗传，也有报道称为常染色体显性遗传。表现为隐性遗传家系者，如夫妇均患病，其子女发病率约 100%；如夫妇之一发病、另一为正常基因纯合子时，子代均为携带者，但另一方为杂合子时，则子代发病率约 50%；如夫妇双方均为杂合子时，其子代发病率为 25%。

临床表现

1. 视力下降。

2. 近视发展速度快，不同于单纯性近视眼，有的高度近视眼即使到了成年后，近视还是继续发展，故也称为变性近视。

3. 眼球突出，高度近视眼多为轴性，眼球明显变长，前房较深，睫状肌萎缩，部分人眼球向外突出。

4. 暗适应功能差，视网膜的色素上皮细胞发生病变，影响视细胞的光化学反应过程。

5. 眼前黑影。高度近视眼会引起玻璃体变性、液化、玻璃体后脱离等。

第五节　先天性白内障

先天性白内障多在出生前即已存在，发生率在我国为 0.05%。白内障能导致婴幼儿失明或

弱视，失明儿童中有 22% ~ 30% 为白内障所致，已成为儿童失明的第二位原因。可为单纯性白内障，或伴发眼部或额面部的发育异常。

临床表现

根据白内障的不同形态，先天性白内障在临床上的常见类型及诊断如下：

1. 前极性白内障：由于胚胎期晶状体泡沫从表面外胚叶完全脱落所致。混浊在前极囊下，为小圆形白点。其遗传方式为常染色体显性遗传。

2. 后极性白内障：为胚胎期玻璃体血管未完全消失所致。混浊在后囊中央，因其位于结点附近，故对视力有一定影响。一般对称双侧性、静止性。通常为常染色体显性遗传，也有常染色体隐性遗传的报道。

3. 绕核性白内障：为乳白色薄层混浊，包绕在透明晶状体核之外，有时在此板层混浊之外，又套一层或数层板层混浊，各层之间仍有透明皮质间隔。对视力有一定影响，绝大多数为双眼静止性的。其遗传方式通常为常染色体显性遗传，偶有常染色体隐性遗传和 X 连锁隐性遗传的报道。

4. 核性白内障：核部混浊，皮质完全透明；瞳孔缩小时视力明显下降，瞳孔散大时视力明显增加。通常为常染色体显性遗传，也有常染色体隐性遗传的报道。

5. 全白内障：出生时晶状体全部混浊，由于晶状体上皮及基质在胎儿期已被破坏，出生后不会有新的纤维生长，有时晶状体内容全部液化，以后可被吸收形成膜性白内障。其遗传方式通常为常染色体显性遗传，偶有常染色体隐性遗传和 X 连锁隐性遗传的报道。

预防

先天性白内障约 1/3 的患者有遗传因素，最常见的为常染色体显性遗传，有的表现为不规律的隔代遗传；隐性遗传多与近亲婚配有关，婚前、孕前应进行遗传咨询。

第六节 视网膜色素变性

视网膜色素变性（retinitis pigmentosa，RP）是一组遗传性眼底病变，是最常见的视网膜变性疾病。RP 可分为典型 RP 和非典型 RP 两大类。典型 RP 发病率有很大的地区差异及种族差异。美国为 1/3700，瑞士为 1/7000，以色列为 1/4500，北美 Navaho 印第安族裔的发病率高达 1/1800，中国发病率为 1/3467。根据遗传方式的不同可分为常染色体显性遗传（autosomal dominant RP，ADRP）、常染色体隐性遗传（autosom alrecessive RP，ARRP）、X 连锁遗传（X-lined RP，XLRP），少数表现为双基因突变遗传及线粒体。

临床表现

1. 本病绝大多数为双侧性，通常在 10 ~ 30 岁起病，症状夜盲，进行性加重，视野缩小。

2. 视野改变开始为环形盲点，以后扩大成向心性缩小，再发展成管状视野，至中年或老年时完全失明。

3. 眼底镜检查可见眼底出现视网膜萎缩呈污秽色。典型的有软骨细胞状的色素堆积，开始于赤道部，以后可向周边和后极扩展，可累及大部或全部眼底。

4. 有些病例的色素呈圆形或不规则。晚期色素上皮萎缩，暴露脉络膜，并有脉络膜硬化的表现。视网膜血管明显变细，特别是动脉。

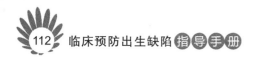

诊断

1. 视网膜电流图（ERG）为无波型，少数为过低或低波型。

2. 眼电图（EOG）常消失或严重下降。

3. 基因诊断。

4. 该病的主要临床特征是早期出现夜盲，进行性视野缩小，视网膜骨细胞状色素沉着，视盘呈蜡黄色萎缩和 ERG 呈熄灭型等。

5. 该病常起于儿童或少年早期，至青春期加重，视力逐渐下降，严重至失明。通常为双眼发病，单眼发病罕见。

预防

本病尚无特效疗法和预防方法。也有应用电子助视装置扩大视野或改善暗视力的报道。显性遗传者发病风险高，不宜生育；隐性者子女一般不发病；X 连锁隐性者，其外孙及弟弟约有 50% 发病。应进行遗传咨询，建立起较为完善的 RP 诊断和治疗体系，为 RP 患者解除痛苦。

第七节　先天性无虹膜

先天性无虹膜（aniridia）是较少见的一种畸形。发病率约为 1/100000，男女两性发病相同。约有 2/3 的无虹膜患者有家族史，为常染色体显性遗传；1/3 的患者呈散发性，多为隐性遗传。散发性患者中又有 1/3 患 Wilm 瘤，多为隐性遗传且常伴有小脑运动失调、智力迟钝或生殖器异常等。已将引起无虹膜的基因定位于 11 号染色体短臂 1 区 3 带（11p13）。

临床表现

1. 本病通常为双侧性，肉眼检查几乎看不到虹膜组织缺损，但实际上并非完全没有虹膜。

2. 临床上有些患眼用手电筒或在裂隙灯检查时就可看见残存的周边虹膜，而有些只能在房角镜下才能见到残余的虹膜根部组织。

3. 由于虹膜缺如，因此可直接看到晶状体边缘与悬韧带。

4. 本病常伴有黄斑发育不良，所以视力通常很差，并有眼球震颤和畏光症状。

5. 偶有小角膜、角膜混浊、晶状体发育异常以及先天性局限性晶状体混浊，亦可有晶状体异位或先天性缺损，发生进行性的白内障则可使视力明显减退。

6. 无虹膜亦可伴有脉络膜缺损、瞳孔残膜、小视神经乳头、斜视及上睑下垂等，如伴黄斑中心的发育不良可导致眼球震颤。

辅助检查

1. 遗传学检查可检测无虹膜症患者属何种遗传类型。

2. 家族史调查：了解任何眼部的异常和（或）低视力，牙异常，脐突出，泌尿生殖系统异常，包括 Wilms 瘤或智力迟滞。

3. 全面检查：包括牙列、脐、泌尿生殖系统（包括 MRI 检查）及中枢神经系统（包括 MRI 检查）。

4. 眼部检查：眼部检查必须包括眼前节和眼后节的荧光血管造影，以检出虹膜和黄斑外观正常、但有虹膜睫状区异常和中央凹无血管区异常的病变。

诊断

根据轻重与伴发疾病，无虹膜可分为四型：

1. Ⅰ型即典型病例，最多见，视功能较差。

2. Ⅱ型视功能较好，最少见。

3. Ⅲ型伴智力低下。

4. Ⅳ型伴肾胚胎瘤（Wilms 瘤）。

预防

1. 避免近亲结婚。

2. 提高产前诊断技术，预防遗传患儿的出生，提高出生人口素质。

第十六章
耳 部 疾 病

第一节　先天性外耳道闭锁

本病占门诊耳疾患者总数的 1/2090。

临床表现

1. 常与小耳同时发生，男性多见。

2. 常发生在右侧，单侧受累时语言学习不受影响。

3. 双侧者占 16%，双侧受累时听觉丧失严重，语言学习受影响，吐字不清，影响日常生活。

4. 常伴其他畸形，如小骨畸形和鼓膜缺如等。

辅助检查及诊断

1. 重度耳道骨部闭锁，常伴鼓膜缺如、听骨粘连。

2. 常发生在右侧。

3. 双侧受累时听觉丧失严重，语言学习受影响。

预防

1. 本病遗传方式为显性遗传，外显不全。

2. 群体发病率：出生婴儿的发病率为 0.27%。

3. 进行遗传咨询。

第二节　先天性耳前瘘管

先天性耳前瘘管（congenital preauricular fistula，CPF）的发病率高达 1.2%，分为单纯型、感染型、分泌型三型，发病率分别为 13.55%、82.58% 和 3.87%，是一种常见的外耳畸形。

临床表现及诊断

1. 位于耳轮脚前或耳屏之间的窦道管，多为盲管。单侧或双侧，深浅长短不一，深者可伸入外耳道深部或达到乳突表面，深部发生感染，可在乳突部形成囊肿。

2. 挤压时有脂样分泌物从瘘口溢出。

3. 本病常伴有其他先天畸形。

预防

群体患病率为 12%。遗传方式为常染色体显性遗传，不完全外显。开展遗传咨询，避免近亲结婚。

第三节　先天性聋哑

先天性聋哑（congenital deafness）是指因遗传性缺陷所致的蜗管细胞发育不良、蜗神经发育不良以及内耳螺旋器发育不全引起的聋哑。胎儿出生前因耳部病变致出生后即有听力障碍；我国每年新增的听力及语言障碍患者将近 8 万人，其中新增聋儿近 3 万人，先天性耳聋在新生儿中的发病率高达 1/1800 ～ 1/2000，其中 50% 以上的新生儿是由于遗传基因缺陷导致的先天性耳聋。其他如母亲妊娠期患有病毒感染或药物中毒，也可影响胎儿内耳发育导致本病。

临床表现

1. 本病患者在婴幼儿时期听力已严重损害，失去学习语言的机会。

2. 即使曾经学会一点语言，后因耳聋，听不到他人语言，长期不用，使已建立的听 – 说系统得不到巩固和加强。

3. 由于听觉器官发育缺陷，听力严重损害，不能学习讲话，成为既听不见、又不会说话的聋哑人。

4. 智力发育正常，故遇事善于观察。

辅助检查

1. 新生儿听力筛查。

2. 基因筛查。

诊断

根据病因、临床表现及实验室检查即可做出诊断。

预防

1. 本病存在明显的遗传异质性，其主要遗传方式为常染色体隐性遗传，约占 70%。每一种基因纯合时，都可导致本病。

2. 有 8% ～ 12% 的病例属于常染色体显性遗传。

3. X 连锁隐性遗传病例约占 1.5%。

4. 约有 20% 病例是受环境条件的影响发病，如妊娠前 3 个月中，母亲感染风疹病毒，便可能生出先天性聋儿。

5. 致病基因携带者的早期发现及有效的遗传咨询，有利于保护患者仅存的部分听力，不至于使患者完全丧失听力能力、造成生活上的不便以及心理上的负面影响。

6. 婚前孕前可进行遗传咨询及耳聋致病基因筛查，胎儿基因筛查可预防患儿出生。

第四节　药物性耳聋

药物性耳聋是指因使用某些药物治病或人体接触某些化学制剂所引起的耳聋。多年来，由于大量化学药物和抗生素的广泛应用，已发现近百种耳毒性药物。如今药物致聋已成为中国聋儿的主要发病原因，应引起全社会的高度重视。

临床表现

1. 部分患者常常伴有头痛、头晕、耳聋等症状，一般情况下是在服用了一些有耳毒性的药物之后，往往都是双侧发生的。如果及时治疗可以康复，否则会加重。

2. 部分患者出现听力下降、耳聋等症状，这些症状一般出现在头疼、头晕和耳鸣等症状后，刚开始的时候患者只是对高频率声音的听力下降，渐渐地对低频率的声音也会出现听力下降。

3. 眩晕：在一般情况下，耳聋患者的眩晕要比一般人的头晕更加严重，发病时患者会有天旋地转的感觉。

预防

1. 严格掌握各种致聋药物适应证，除非绝对必需。需要时，使用剂量必须个体化，并采取一定的保护措施。

2. 对婴儿、孕妇、老人、肝肾功能不全患者及感音神经性聋患者，致聋药物应慎用或适当减小剂量，对有感音神经性聋家族史者应慎用或不用。

3. 已发现线粒体 DNA（12SrRNA）基因中的 1555-G 的点突变胸腺嘧啶核苷缺失插入若干个胞嘧啶核苷等多个位点可能与氨基糖苷类抗菌药物耳聋性的敏感性有关。婚前孕前应进行遗传咨询、耳聋基因检测，避免应用耳聋毒性药物。

第五节　耳硬化症

耳硬化症（osteopetrosis）又称 Albers-Schonberg 病，因骨质呈灰白色、骨髓腔无脂肪、骨小梁致密、骨质硬化而得名。本症的发病率以欧美较高，日本和我国较低，在我国以 20~30 岁男性青年较多见。

临床表现

1. 常染色体显性遗传，又称良性型。

2. 颅骨小孔闭塞可累及相应的颅神经致视神经萎缩、三叉神经痛、面瘫等颅神经麻痹。

3. 隐性遗传又称恶性型，常见视力减退、眼震、斜视、瞳孔不等大、视盘水肿、视神经萎缩、垂睑、耳聋、面瘫、三叉神经痛麻痹等多项颅神经损害，还可有脑积水、颅内高压、智力低下、垂体功能不足、抽搐、偏瘫等其他神经或内分泌症状。

4. 患者多为矮胖身材、方头，可有鸡胸、弓形腿、膝内翻等骨发育畸形及齿发育障碍。

诊断及辅助检查

1. 有家族遗传史及上述临床特征。

2. 特征性 X 线改变和／或 CT、MRI 等影像学检查：可确诊包括全身性骨质硬化、骨密度增高、骨髓腔狭窄或闭锁等。颅腔狭窄、骨孔变小、颅底骨密度高、椎骨大、长骨骨端增大，并常多处骨折。

3. B 超：可见肝脾肿大、血液黄疸指数增高、血清酸性磷酸酶增高等改变，均具有诊断意义。

4. 骨髓穿刺：显示骨髓组织萎缩、贫血或骨髓炎。

早期气导曲线以低频听力下降为主，晚期则高频损失较显著。

预防

本病为常染色体显性遗传或隐性遗传，孕前进行遗传咨询。

罕见病大多数是遗传性疾病，发病率很低，因种类繁多且表型复杂多样，导致临床上难以进行及时和准确的诊断。罕见病大多由特异性的基因突变引起，其中由遗传缺陷引起的罕见病约占80%，将会伴随着人类的繁衍而一直存在。目前，国际确认的罕见病有7000多种，约占人类疾病的10%。约有50%的罕见病在出生时或者儿童期即可发病，约30%的罕见病儿童寿命不超过15岁。罕见病病情常进展迅速，死亡率很高，多数尚无有效的治疗方法，给患者家庭造成了巨大的经济和精神负担。目前，全球约有3.5亿人受其影响。中国至少有1680万人罹患罕见病（2018年数据）。

根据世界卫生组织（WHO）的定义，罕见病是患者数占总人口0.65‰~1‰的疾病。世界各国根据自己国家的具体情况，对罕见病的认定标准存在一定的差异。因罕见病患者数少、缺医少药且往往病情严重，所以也被称为"孤儿病"，治疗罕见病的药物也被称为"孤儿药"。2018年5月，卫健委和科技部、工信部、国家药监局和国家中医局五部委联合印发了第一批罕见病目录，共收录了121种罕见病。2019年发布了《罕见病诊疗指南》，详细阐述了定义、病因和流行病学、临床表现、辅助检查、诊断、鉴别诊断和治疗，并为每一种罕见病提出了诊疗流程，以清晰的流程图形式向读者展现诊断流程和治疗原则，对于开展医务人员培训、指导医务人员识别诊断罕见病、提升我国罕见病规范化诊疗能力具有重要意义。

第一节　国内外罕见病的相关法规

近年来，我国在罕见病研究、治疗与立法方面都取得了长足的进步。1999年，我国《药品注册管理办法》就已提及罕见病和孤儿药。2009年1月9日，《新药注册特殊审批管理规定》正式颁布实施，并将罕见病用药审批列入特殊审批范围。2010年5月17日，中华医学会遗传学分会对中国罕见病定义达成共识。2016年，中国罕见病发展中心（CORD）出台了《中国罕见病参考名录》，共收录147个病种，并启动了国内罕见病患者登记项目。2017年10月，中共中央办公厅及国务院办公厅发布了《关于深化审评审批制度改革鼓励药品医疗器械创新的意见》，提出境外已批准上市的罕见病治疗药品在国内可批准上市。2018年5月，国家卫生健康委员会等五部委联合制定的《第一批罕见病目录》正式发布，共包含121罕见病种。同年发布的《关于优化药品注册中审评审批有关事宜的公告》提出国外已上市的防治严重危及生命且尚无有效治疗手段的疾病以及罕见病药品可经注册申请。《新药注册特殊审批管理规定》、国家食品药品监督管理总局刊发的《关于深化药品审评审批改革进一步鼓励药物创新的意见》、国务院《药品安全感"十二五"规划》中也有鼓励研发罕见病用药和儿童适宜剂型的表述。我国还于 2015 年 12 月成立了"国家级罕见病诊疗和保障专家委员会"。

目前，世界各国对罕见病的定义不尽相同。1983 年，美国颁布了《孤儿药法案》（ODA），成为世界上第一个出台罕见病相关法规的国家，并于 2002 年对《孤儿药法案》的相关内容进行了修订和补充，将罕见病定义为"在美国患病人数低于 20 万人的疾病（或发病人口比例小于 1/1500 的疾病）"。此外，美国还制定了罕见疾病保障法，以保障罕见疾病患者的健康权益。日本对罕见病的定义为"在日本患病人数低于 5 万人，或发病人口比例为 1/2500 的疾病"。欧盟对罕见病的定义是"危及生命或慢性渐进性疾病等患病率低于 1/2000，需要特殊手段干预的疾病"。韩国将患病人口低于 2 万人的疾病定义为罕见病。澳大利亚将罕见病定义为"患病人数少于 2000 例的疾病"。新西兰将罕见病定义为"患病率低于 1/2000 的疾病"。加拿大将患病率低于 1/2000 的疾病定义为罕见病。

第二节　罕见病的特征

1. 疾病种类较多，每种疾病的患病率低，但患病群体人数较大。
2. 单一病种的发生率低，患者人数所占比例小。
3. 病情通常较为严重，呈慢性进展，常伴有衰退性病变，严重影响患者的生命质量，约 30% 的患者寿命不到 5 年。
4. 遗传为主，约 80% 的罕见病是由遗传缺陷引起，60% 为儿童发病。
5. 病情严重，约 90% 的罕见病为严重疾病，30% 的患者寿命不到 5 年。致残率高，患者承受巨大的痛苦。大多数罕见病疾病伴随身体和精神的巨大痛苦，患者生活不能自理、生命质量低，为个人及家庭带来巨大负担。
6. 诊断困难，确诊周期可长达 5 ~ 30 年。
7. 误诊率高，可达 44%，规范治疗率仅为 25%。
8. 可治性低，仅有 5% 的罕见病具有切实有效的治疗措施，不到 1% 的罕见病有药可治。

第三节　罕见病的预防

由于罕见病的临床复杂性和多样性，孤儿药开发面临诸多挑战。当前，我国的药品创新处于起步阶段，对罕见病诊断和治疗的手段有限，因此，预防罕见病需从源头抓起，完善三级预防体系，同时要加强罕见病的研究及科研医疗人才的培养，提高相应的临床诊断和治疗水平。

国家卫健委针对罕见病的防治管理提出了以下五方面措施：

一是做好我国罕见病的基础调查工作，以便有的放矢地开展相关工作。2018 年 5 月，卫健委和科技部、工信部、国家药监局和国家中医局五部委联合印发了第一批罕见病目录，共收录了 121 种罕见病，并制定了纳入目录的工作程序，对目录进行动态调整。未来随着罕见病诊断和治疗手段的提高，我们还要再扩充罕见病的目录。

二是制定了罕见病的诊疗规范和指南。由于罕见病病种繁多、单一病种患病人数少，我国很多医院一般很少遇到罕见病，诊断的能力和水平相对欠缺，部分罕见病很难在第一时间被诊断出来。所以，国家成立了国家卫生健康委罕见病诊疗和保障专家委员会，制定了相关规范、指南和路径，开展了医务人员的培训。同时，组建了罕见病诊疗网络，由国家级牵头医院、省级牵头医院和协作网成员医院组成，全国有300多家医院纳入罕见病诊疗网络。通过集中诊疗和双向转诊为罕见病患者提供较为高效的诊疗服务，延缓其疾病进展、减轻其痛苦。

三是做好新生儿筛查。优生优育是减少罕见病发生率的一项重要措施。要构建全国新生儿疾病筛查网络，不断健全孕前产前检查和疾病筛查制度，努力降低包括罕见病在内的新生儿出生缺陷的发生率，这是有效减少罕见病的一个手段。

四是开展补助和救助项目。与民政部、慈善组织和社会组建罕见病联盟，为罕见病家庭和患者提供救助，减轻他们的经济和精神负担。

五是会同有关部门（如科技部门）加强罕见病相关科技研发，通过新药专项、公益性行业科研专项、国家重点研发计划、精准医学重点专项等，加大罕见病科研的推进力度。

第四节　血小板无力症

血小板无力症是一种先天性凝血异常疾病（ICD-10-D），因糖蛋白Ⅱb/Ⅲa血小板表面纤维蛋白原受体复合物发生功能缺失，使血小板无法聚集，进而造成血液不易凝固。此病属常染色体隐性遗传病，其致病基团位于17号染色体上的GPⅡb或GPⅢa基因，其中一个基因发生异常就会致病。

临床表现

1. 患者于出生后即发生黏膜及皮下出血，皮下出血大多不会造成疼痛或具有危险性，而黏膜出血则较难控制。

2. 经常发生不明原因的鼻出血。

3. 女性患者最危险之处在于月经来潮、经血过多。

4. 患者受伤时，因血液无法正常凝结而有血流不止的危险。

诊断

1. 因血小板无力症不易与其他血液疾病的症状体征相区别，必须依赖各种血液及生化检验进行诊断。

2. 患者的血小板数目及形态并无异常，凝血酶原时间、活化部分凝血酶时间皆正常，但出血时间比正常人长，血小板无法正常聚集。

治疗及预防

1. 患者应避免服用阿司匹林类等影响凝血功能的药物，避免各种外伤。

2. 治疗血小板无力症最重要的是在第一时间控制血流不止。

3. 药物治疗：如氨基乙酸或氨甲环酸等，女性患者可口服避孕药以减轻经血过多。

4. 严重出血时需输液，白细胞过滤后、ABO及HLA相配的单采血小板。

5. 患者必须接种乙肝疫苗，以避免多次输血造成的感染。

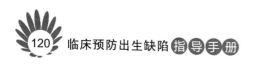

第五节　重型地中海贫血

重型地中海贫血是一种严重的溶血性贫血疾病（ICD-10-D），主要由于红细胞中血红蛋白的珠蛋白肽链（主要为α或β链）基因缺陷使一种或几种珠蛋白数量不足或完全缺乏，进而导致红细胞变小、容易受到破坏而产生贫血症状。地中海贫血依受累基因不同，分为α地贫及β重型地中海贫血，均属于常染色体隐性遗传疾病。在我国多见于南方沿海地区——广东、广西、云南、贵州、湖南、湖北、四川、福建和台湾地区。

临床表现

1. α重型地中海贫血：主要由位于第 16 号染色体的α–珠蛋白肽链基因缺陷所致。依据缺失的α珠蛋白基因的数目，α重型地中海贫血分水肿胎儿综合征和血红蛋白 H 病。前者在胎儿时期即有症状，约于子宫内 20 周出现严重的溶血、贫血、组织缺氧、胎儿水肿、肝脾肿大、胸腔积水、腹水以及全身皮肤水肿等现象，大部分胎儿出生后不久即死亡，少数会胎死腹中；后者表现为严重贫血，血红蛋白电泳分析可检测血红蛋白 H。

2. β重型地中海贫血：主要由位于第 11 号染色体的β–珠蛋白肽链基因缺陷所致。此型在胚胎及胎儿时期无显著异常，出生 3 ~ 6 个月后开始出现贫血、发育不良、生长迟缓等症状，同时有肝脾肿大、额头或双颊骨突出、牙齿咬合不正、鼻梁凹陷等库理氏脸型，且骨骼变薄易发生骨折等。

诊断

1. 此病的诊断依靠症状体征及辅助检查。

2. 地中海贫血呈小细胞低色素性贫血，红细胞大小不均，可见异形、靶形红细胞，网织红细胞增多，红细胞渗透压降低，血红蛋白电泳谱异常。应用这些临床血液学指示，可以进行临床诊断和杂合子筛查。

3. X 线显示掌骨、指骨骨骼腔增宽，长骨皮质变薄，以后可见颅骨骨板变薄、颅板间有放射状骨刺。

4. 基因检测可有珠蛋白链基因部分缺失或突变。

治疗

α重型地中海贫血无特效治疗方法。血红蛋白 H 病和β重型地中海贫血的治疗方法包括：

1. 长期输血，以输入浓缩红细胞。

2. 注射或口服排铁剂（去铁胺，deferoxamine），以移除长期输血及贫血造成的铁质沉积。

3. 脾脏切除，用于脾脏肿大或功能过度活跃至脾脏功能亢进时。

4. 骨骼或脐带造血干细胞移植是唯一可能治愈的方法。

5. 日常生活中应避免富含铁质的食物，如牛、羊、猪等红肉，肝脏，猪血以及海鲜等；摄取钙质高的食物；避免喝酒。

6. 运动可增加新陈代谢率，也可加强血管弹性，有利于输血。

第六节　湿疹血小板减少和免疫功能低下综合征

湿疹血小板减少和免疫功能低下综合征又称 Wiskott–Aldrich 氏综合征，是由于位于 X 染色体（Xp11.22–11.23）的 WAS 基因突变导致血小板和免疫细胞的功能异常（ICD-10-D）。男婴的患病率为 1/250000，属 X 连锁隐性遗传。

临床表现

患儿出生约 1 个月开始出现以下症状：

1. 血小板数目低或血小板形状小：血便、黏膜出血（如流鼻血）、不易凝血、皮肤瘀斑。
2. 免疫功能异常：反复性细菌、病毒感染，如中耳炎、肺炎、脑膜炎、败血症等。
3. 湿疹：约 75% 以上的患者会出现湿疹，较易发生过敏性哮喘。
4. 自身免疫反应：约 40% 的患者会有自体免疫反应，进而导致自身溶血性贫血、血管炎、肾脏疾病、关节炎、过敏性紫癜等症状。

诊断

1. 患儿出生后 1 个月陆续出现上述出血、反复感染、湿疹等症状，血小板数目降低或形态较小。
2. 血清免疫球蛋白异常（IgM 下降，IgG 正常，IgA、IgE 上升）。
3. 淋巴细胞功能异常等，则需考虑是否有此疾病。
4. WAS 蛋白测定或 WAS 基因突变分析可以确认。

治疗

1. 主要为对症治疗。对于血小板低或严重出血，可给予输血小板或输血。
2. 若血小板数目仍持续偏低，则可进行脾脏切除手术，但需考虑感染概率会因此提高。
3. 患者免疫缺陷，可以接种灭活疫苗来预防感染，但不可接种活疫苗，可使用预防性抗生素或免疫球蛋白定期治疗以减少感染机会。
4. 若有感染现象（如发烧），需考虑立即给予抗生素或免疫球蛋白（IVIG）治疗。
5. 湿疹，可使用局部类固醇缓解症状；如有伤口感染，亦须合并使用含抗生素的药膏治疗。
6. 此病的根本治疗方式为干细胞移植，如骨髓移植或脐带血移植。
7. 由于病患一直处于感染的危险中，如能及早期进行干细胞移植，则可避免身体因反复感染而造成的伤害，提高移植成功概率。在 5 岁前施行干细胞移植的成功率可达 85%。

第七节　糖原贮积症

糖原贮积症（GSD）是一组遗传性糖原代谢病（ICD-10-E），由于参与糖原合成或分解的多种酶中的任何一种酶的缺乏所致，以异常量或异常类型的糖原在组织中沉积为特征。除部分 GSD Ⅸ型为性连锁遗传外，其余类型均为常染色体隐性遗传。

临床表现

目前已知的糖原贮积症有十多种，主要影响肝脏，以肝脏增大为主要表现的有 GSD Ⅰ、

Ⅲ、Ⅳ、Ⅸ型；影响肌肉、以肌无力为主要表现的有 GSD Ⅴ和Ⅶ型。

1. 以肌肉受累为主要表现的 GSD Ⅱ型又称庞贝病，是一种溶酶体病，详见庞贝病介绍。

2. 糖原贮积症的主要临床表现为：①由于肝脏糖原代谢障碍（GSD Ⅰ、Ⅲ、Ⅸ型），出现肝脏明显肿大、空腹低血糖和生长发育滞后等；②由于肌肉糖原代谢障碍，出现运动后肌肉无力、肌肉痉挛和血红蛋白尿等。

诊断

1. 以肝脏受累为主的患者，血液生化检查可见空腹低血糖、肝酶增高、高乳酸血症、高脂血症、高尿酸血症等，确诊可行肝脏活检相关酶活性测定或外周血基因突变分析。

2. 以肌肉受累为主的患者，由于没有特征性血生化改变，必须通过相关酶活性测定或基因突变分析确诊。

治疗

1. 目前没有根治方法。

2. 对于以肝脏受累为主、有空腹低血糖的患者，可给予生玉米淀粉治疗，通过控制血糖水平而改善体内其他代谢异常和延缓并发症。

3. 对于高乳酸血症、高脂血症和高尿酸血症等患者，可以给予饮食控制，必要时配合药物治疗。

4. 对于肾脏并发症（血尿、蛋白尿、结石等）患者，可以通过药物治疗控制。

5. 晚期出现肾功能衰竭的患者，可行肾脏移植治疗。

6. 以肌肉受累为主的患者，主要通过避免剧烈或长期运动来减少严重肌无力和肌肉溶解的发生。

7. 高蛋白饮食对某些患者有帮助。

第八节　庞贝病

庞贝病为一种溶酶体贮积症，又称酸性α-葡糖苷酶缺乏症或Ⅱ型糖原贮积症（ICD-10-E），以常染色体隐性方式遗传。由于位于第 17 号染色体上编码酸性α-葡糖苷酶（acid alpha-glucosidase）的基因突变，造成体内酸性α-葡糖苷酶缺乏，糖原不能正常代谢而贮积在肌肉细胞的溶酶体中，导致严重的神经肌肉病变。人群患病率为 1/40000 ~ 1/300000。

临床表现

1. 根据临床症状出现的时间，该病可分为婴儿型和晚发型。

2. 婴儿型患者在出生后不久即发病，表现为严重肌张力低下、无力、肝脏肿大、心脏扩大。

3. 发育在出生后几周或几个月内正常，但随疾病进展发育减慢，患儿逐渐出现吞咽困难、舌体突出增大，多数患儿因呼吸或心脏并发症在 2 岁前死亡。

4. 晚发型庞贝病在婴儿期后（儿童、少年或成年）发病，表现为进行性肌无力，运动不耐受，逐渐出现呼吸肌受累并致呼吸功能衰竭。

5. 患者心脏很少受累及。

诊断

1. 主要根据家族史、临床表现进行初步诊断，通过周围血白细胞或皮肤成纤维细胞培养检测酸性 α- 葡糖苷酶活性或基因检测可确诊。

2. 可通过孕妇羊水细胞的基因检测进行产前诊断。

3. 可通过酶学或基因检测进行新生儿筛查。

治疗

1. 庞贝病的治疗可分为对症治疗、物理疗法及酶替代治疗。

2. 对症治疗用于改善心肺并发症，物理疗法可辅助改善部分患者症状。

3. 酶替代疗法可补充患者体内缺乏的酶，使糖原代谢保持正常，并改善患者症状、阻止疾病进展。

第九节　法布雷病

法布雷病是一种溶酶体贮积症（ICD-10-E）。由于编码 α- 半乳糖苷酶（α-galactosidase，α-GAL）基因突变，患者体内缺乏 α- 半乳糖苷酶，使得一些脂质特别是三己糖基神经酰胺（GL3）无法被代谢，进而堆积在溶酶体内，导致各种临床症状。该病以 X 连锁显性方式遗传。患者多为男性且症状重，携带一个致病基因的女性症状通常较男性轻。

临床表现

临床症状大多在儿童或青少年期开始出现，男性症状较重。该病的主要临床表现包括：

1. 手、脚发生间歇性的疼痛或感觉异常，其疼痛程度如同烧灼般的感觉，严重时无法正常生活与工作。疼痛可持续数分钟至数天，有时反复出现。疼痛通常在温度较高或季节变化时出现，可在运动后加剧。

2. 下腹、大腿、阴囊、外生殖器常出现红色或紫黑色的血管角质瘤，病变程度常随年龄加重。患者的耳朵、口腔黏膜、结膜、指甲也可能出现病变。眼部涡状角膜混浊为该病的特有表现。

3. GL3 堆积在组织中会造成血管阻塞。堆积在中枢神经系统可引起中风；堆积在心脏会造成心律不齐或心肌缺血；堆积在肾脏会造成肾功能不全，严重时需要血液透析。脑、心、肾的血管病变是威胁生命的主要原因。

诊断

1. 本病早期常被误诊为风湿病、关节炎、生长疼痛或是心因性疼痛，甚至被认为是患者装病。

2. 临床诊断需以四肢疼痛、皮肤病变、涡状角膜混浊、在尿液或组织检体中发现充满脂质的细胞为基础。

3. α- 半乳糖苷酶检测可以确诊。

4. 对有家族史的个体进行酶学和基因检测可早期筛查出患者及携带者。

治疗

1. 法布雷病的治疗可分为对症治疗及酶替代治疗。

2. 酶替代疗法可补充患者体内缺乏的酶，使脂质代谢保持正常，改善患者症状、阻止疾病进展。

第十节　异染性脑白质营养不良

异染性脑白质营养不良是一种严重的神经退化性代谢病，为常染色体隐性遗传。因硫酸脑苷脂及其他含硫酸的糖脂不能脱硫酸而沉积在全身组织的溶酶体中，主要在中枢及周围神经系统中，其次有肝、胆囊、肾及睾丸等。硫酸脑苷脂的脱硫酸需要有溶酶体水解酶的芳基硫酸酯酶 A 及神经鞘脂激活蛋白 B 共同作用，两者中的任何一种缺乏均可导致硫酸脑苷脂等贮积而发生 MLD。ASA 的编码基因 ARSA 定位 12q13.3-qter。

临床表现

按发病年龄，临床可分为婴儿晚期型、少年型及成人型。其中，婴儿晚期型占 50% ~ 60%，少年型占 20% ~ 30%，成人型占 15% ~ 20%。

1. 婴儿晚期型发病年龄 1 ~ 2 岁。出生后有一段正常的生长发育过程，已能走路及说简单语言；继之出现智力及运动能力的倒退，最早表现为走路不稳、易跌跤、足尖着地、动作笨拙、语言不清，常在有感染、发热或麻醉后发生而引起家长注意。

2. 少年型病情比婴儿晚期型进展慢。病程为 10 ~ 20 年，每个患儿表现变异大，分为以下 2 个亚型：

（1）少年早期型：发病年龄 4 ~ 6 岁，最早表现为肌肉神经病变，如步态姿势不正常、继之行为异常。出现视神经萎缩、进行性痉挛性四肢瘫痪。

（2）少年晚期型：发病年龄 6 ~ 16 岁，最早表现为行为异常。在学校学习成绩下降，继之语言不清、步态不稳，并有进行性痉挛性四肢瘫痪。进展慢。

3. 成人型：16 岁以后发病，也有 40 岁或 50 岁后发病的，病程 20 ~ 30 年。患者之间表现变异大，早期症状为在学校或工作岗位上出现性格行为改变，常误诊为精神分裂症等；也有患者的神经症状最早表现为无力、痉挛、共济失调、智力倒退。晚期有失语、不能自制、癫痫发作、失明。周围神经病也是常见表现。

诊断

芳基硫酸酯酶 A（E.C.3.1.6.8）活性测定。

治疗及预防

对症治疗。患儿母亲再次妊娠时需进行遗传咨询及产前诊断。

第十一节　肾上腺脑白质营养不良

肾上腺脑白质营养不良又称 X- 连锁隐性遗传的 Schilder 病，亦称嗜苏丹性脑白质营养不良伴肾上腺皮质萎缩，属遗传代谢病（ICD-10-E），是由于 X 染色体长臂上的 ABCD1 基因缺陷导致患者细胞中的过氧化物酶小体异常，无法代谢极长链脂肪酸，使其堆积在大脑白质和肾上腺皮质中，侵害脑神经系统的保护层——髓鞘质，妨碍神经传导作用。

临床表现

患者多以中枢神经发育迟滞退化最明显，临床表现多样，主要表现为以下三型：

1. 儿童脑型：发生率约占所有类型的 35%，发病年龄通常于 4 ~ 8 岁。最初通常表现为学习或行为异常，伴随阅读困难、方向感下降、视觉及听力障碍，有时会出现复视及癫痫。通常于发病后 6 个月到 2 年内迅速退化，逐渐丧失神经自主及运动能力。大多数患儿在出现神经症状的同时还会伴随肾上腺功能障碍。

2. 肾上腺脊髓神经病型（AMN）：此型约占所有类型的 40% ~ 45%，发生于 20 岁至中年，主要症状为渐进式腿部僵硬与无力、控制括约肌障碍，伴随性功能障碍，10% ~ 20% 的患者会因脑部退化而出现严重的认知和行为障碍，逐渐恶化直至完全失能及死亡。

3. 艾迪生病型：此类型较为少见，症状也较为轻微，在 2 岁到成年期间可发现肾上腺皮质功能不全，其症状为不明原因的呕吐及无力或昏迷。

第十二节　高血氨症—尿素循环代谢异常

高血氨症是由血氨代谢通路——尿素循环系统中的任意一种酶缺陷所致的遗传性疾病（ICD-10-E）。氨基酸降解产生的大量氨分子不能通过尿素循环系统代谢，而是迅速在脑细胞中与谷氨酸形成谷氨酰胺并累积在脑细胞中，使其渗透压增高，导致脑细胞水肿。脑水肿不仅使供血不足，还使神经元、轴突、树状突和突触的功能受损，引致一系列脑代谢和神经化学异常，产生了相应的临床症候——高血氨性脑病。

临床表现

1. 患者出生时并无明显异常，喂奶后出现呕吐、喂奶困难、吸吮力变差，接着呼吸变得急促、显得倦怠，有时会哭闹不安、体温不稳、肌肉张力增强或减弱，意识状况逐渐恶化而至昏迷，常会出现惊厥。

2. 若不及时控制血氨，会导致循环衰竭、呼吸窘迫、肾脏衰竭甚至死亡，幸存者往往会有神经系统障碍。

诊断

1. 除临床症状外，患儿血氨明显增高，血尿素氮常为正常或偏低。

2. 血气分析显示呼吸性碱中毒。

3. 血中谷氨酰胺、丙氨酸浓度升高。根据所缺乏的酶不同，可有其他血清氨基酸水平的改变。

4. 可采集肝、肠黏膜和培养的皮肤成纤维细胞或红细胞等标本进行尿素循环中各种酶的活力检测。

治疗及预防

1. 高血氨的治疗须食物与药物双管齐下。

2. 饮食上要严格限制摄取蛋白质类食物，同时需服用降血氨药，以避免血氨急剧上升。

3. 需按时口服肉毒硷。

4. 一旦患者血氨超过 300 单位，需注射排氨药物并进行肾透析，否则会导致脑部神经受损。

5. 患者的预后与年龄以及诊断时的病况有关。

6. 需要长期与医师及营养师配合，持续门诊追踪，定期进行生化检查，并记录身高、体重的发展，以掌握患者情况。

第十三节　脊髓性肌肉萎缩症

脊髓性肌肉萎缩症（SMA）是因脊髓前角细胞和脑干运动核退变致使神经根和肌肉萎缩，是发生在婴幼儿的一组较为常见的神经源性肌肉疾病（ICD-10-G），为常染色体隐性遗传，由5号染色体长臂（5q13.1）上的运动神经元存活基因（survival motor neuron，SMN1）突变所致。90%以上的SMA患者存在SMN1基因外显子7的纯和缺失，在整个区域还存在与SMN1同源性非常高的假基因SMN2。发病率为4/100000～10/100000，人群携带者的频率为1/40～1/60。

临床表现

SMA主要临床特征为躯干及肢体肌肉无力和肌张力降低，受累肌肉逐渐发生萎缩。肌无力成对称性，下肢明显重，平滑肌极少累及。随着病情进展，延髓性麻痹越来越明显，舌肌萎缩和震颤也突出，腱反射减弱到消失。面部肌肉不受累，婴儿表情正常，浅感觉正常，无智能和括约肌障碍。

临床上SMA分5种类型：SMA 0为先天型，有严重的关节挛缩、面瘫和呼吸衰竭；SMA型Ⅰ于6个月前发病；SMA Ⅱ型于6～12个月发病；SMA Ⅲ型于12个月后儿童期发病；SMA Ⅳ型为成人型。SMA Ⅰ型在出生后2～3个月出现症状，婴儿会突然丧失肢体运动能力，发病急、进展快，常见表现为双腿关节弯曲、两腿外展、膝关节屈曲如蛙腿状；重者哭声小，吞咽困难，因肋间肌麻痹而呈腹式呼吸，一般在出生时就表现为严重的肌张力低的婴儿，极少生存超过一年。而6个月后出现肌无力的婴儿，病情进展较为缓慢，有些甚至可以有暂时性的好转。本病预后不佳，56%的患者在起病后一年内死亡，80%在4岁内死亡，多数死于肺部感染。发病年龄愈小、病情发展越快者，其预后越差。

诊断

1. 根据患者典型的临床症状和肌电图神经源性损害，可以进行临床诊断。

2. 基因检测可以确诊。

3. 有SMA患者生育史的夫妇，再次生育时有25%的生育患儿的风险，应通过SMN1基因缺失检测进行产前诊断。

治疗

1. 给予神经营养因子、神经保护剂，有规则的锻炼可以提高患者运动神经的生存能力。有文献报道，酪氨酸钠、丙戊酸、丁酸苯酯、羟基脲和SAHA可以改善SMA的临床症状。

2. 酪氨酸钠、丙戊酸、丁酸苯酯、羟基脲4种药物在国外已进入Ⅰ期临床试验，有望对SMA患者进行治疗。

第十四节　Lowe综合征

Lowe综合征是一种X连锁隐性遗传的先天性代谢性疾病（ICD-10-E），主要影响眼睛、脑部与肾脏，故又称为眼脑肾综合征。由于位于X染色体（Xq25-q26.1）上的OCRL1基因缺陷，使机体不能生成细胞内高尔基体内代谢所必需的酶，导致高尔基体调节功能异常，出现眼、神经系统、肾脏等组织器官的病变。此患者群患病率为1/100000～1/500000。

临床表现

本病的临床症状主要以眼睛、中枢神经系统和肾脏为主。

1. 眼睛：约半数患者出生时有先天性白内障，需进行外科手术予以清除。50% 的男性患者在婴儿期即有青光眼，通常较为严重且会逐渐影响视力，需要进行手术来维持正常眼压；其他症状有视网膜发育不良、斜视、眼球震颤等。95% 的女性携带者在青春期后，眼晶体会呈现不规则、小点、平滑、混浊状。

2. 中枢神经系统：出生时肌张力低，颈部无力，吸吮及吞咽困难，惊厥。

3. 肾脏：约一岁时发生肾小管功能异常，包括钠、钾、氨基酸、有机酸、白蛋白及其他小分子蛋白质、钙、磷 L 型肉毒碱会从尿液中流失。

4. 其他症状：身体矮小，易有佝偻病、骨折、脊椎侧弯、关节畸形、智力障碍、易发怒、顽固、异常的重复性动作、注意力不集中等症状。

诊断

1. 除临床表现外，可检测皮肤切片的 OCRL1 为酶缺陷或直接进行 OCLR1 基因分析。

2. 在产前诊断方面，可于怀孕 10 ~ 12 周同时进行绒毛膜取样，或在怀孕 14 ~ 18 周进行羊膜穿刺，以获取胎儿细胞进行酶检验或基因检测。

治疗

1. 目前采取对症治疗。

2. 慢性肾功能衰竭的患者需维持水、电解质及酸碱平衡，预防与控制感染。

3. 患者需早期治疗，除药物治疗、手术治疗、物理治疗、功能锻炼外，还需在眼、肾脏、内分泌、神经及康复等专科定期追踪治疗。

第十五节　线粒体病

线粒体是身体内细胞产生能量（ATP）的地方，可将其比喻为"细胞的热电厂"，当它出了故障，就无法释放出足够的能量。线粒体 DNA 是杂质性的，一个细胞含有上千个线粒体，每个线粒体又有 2 ~ 10 个线粒体 DNA，每个 DNA 分子都有可能发生缺陷。此病由母亲遗传给下一代。卵子内存有数以万计的线粒体，在精卵结合时，精子的线粒体被留在卵子外，所以受精卵的线粒体 DNA 全部来自母亲。

临床表现

线粒体 DNA 的突变量通常要达到一定阈值才会表现症状，发生突变的线粒体 DNA 大约高于 70% 才会造成线粒体疾病，如肌阵癫痫 – 破碎红色肌纤维综合征（MERRF）、Kearns–Sayre 综合征（KSS）、Leigh 综合征、Leber 遗传性视神经病、原发性肉碱缺乏综合征、药物敏感性耳聋等。患有线粒体缺陷疾病的患者各器官视不同综合征的表现而有不等程度的病变，兹说明如表 17–1。

表 17-1　线粒体缺陷疾病的常见临床表现

脑部	头痛、抽搐、意识障碍、皮质性视盲、半身瘫痪、精神运动发育迟缓、脑干功能异常等
肌肉	各种不同程度的肌肉病变
心脏	心肌肥大、心房室传导异常
眼睛	眼睑下垂、外眼球肌麻痹、视神经萎缩、视网膜病变
耳朵	药物敏感性耳聋
肾脏	肾小管功能异常
肝脏	肝功能异常
肠胃	呕吐、腹泻、假性肠阻塞
胰脏	糖尿病
骨髓	功能异常
其他	身材矮小、周围神经病变、皮下脂肪瘤等

诊断

1. 主要依据临床症状进行诊断，可结合辅助检查，如测定血中乳酸值，眼底检查、脑部核磁共振、肌肉功能等。

2. 需做线粒体酶定量分析与基因突变检测确诊。

治疗

1. 目前无根治方法，但对线粒体病的认识日渐增多，且可针对个别情况观察和改善状况。

2. 线粒体病携带者在出生后不立即发病，部分患者虽携带致病基因，但在 20 ~ 30 岁前可无临床表现。

3. 对于有氨基甙类药物致聋的家族，应该进行线粒体突变筛查，阳性者非不得已应避免使用该类药物。

第十六节　爱伯特综合征

爱伯特综合征是颅面部及手足发育异常的先天性疾病（ICD-10-Q），由位于第 10 号染色体上（10q25-q26）的成纤维细胞生长因子受体 2（FGFR2）基因发生突变所致，呈常染色体显性遗传。多数患者无家族史，为新发突变所致，但致病基因可以遗传。患病率约 1/200000。

临床表现

1. 此综合征的特征为并指（趾），拇指（趾）较宽大，手指的指节间关节紧连，但掌指关节正常。

2. 宽头、凸眼。

3. 鼻子较短小且额鼻交界处较凹陷。

4. 脸部的凹陷使鼻喉空间减少，鼻呼吸道因而阻塞，导致患者常用口来呼吸，如此又加大口部附近的畸形。

5. 由于患者的大脑胼胝体与皮质边缘叶部位畸形,所以会伴随不同程度的智力障碍,但仍有患者智力正常。

诊断

根据典型的症状、体征可以进行临床诊断。

治疗

可在患儿出生后 3 个月到 2 岁间进行愈合颅缝的切开、眼眶上缘及额骨的前移。若突眼严重,可考虑做颅颜整片前移。因颅缝早期闭合限制头骨生长,促使脑压提高,早期进行颅腔扩大术对降低脑压会有帮助。

第十七节 遗传性表皮松解性水疱症

遗传性表皮松解性水疱症(ICD-10-Q)又称先天性水疱症,或称先天性大疱表皮松解症、先天性表皮松解性水疱症,俗称"泡泡龙"。主要因负责皮肤表皮与真皮间附着的蛋白基因缺陷所致,包括角蛋白(keratin 5 或 14)、层粘连蛋白(laminin-5)及第 7 型胶原蛋白,可为常染色体显性或隐性遗传。美国的患病率为 1/50000。

临床表现

1. 根据组织病理学观察到的水疱破裂位置(表皮内、表皮真皮接合处、真皮上层),此病可大致分为单纯型、接合型及营养不良型三大类,每一大类又可以细分成 20 多种亚型。其中有些类型症状轻微,仅在一些摩擦部位偶尔起水疱;有些类型症状极严重,在婴儿期即因伤口感染或营养不良致死。

2. 营养不良型为此疾病中最严重的型别,主要症状包括:①全身各部位皮肤都有可能起水疱、血疱,较严重者,口腔、食道、肠胃等黏膜部位也有水疱发生;②手指和脚趾粘连成块,指甲脱落;③久病患者有贫血、营养不良、肢体萎缩、关节挛缩,甚至发生皮肤癌,必须截肢。

诊断

1. 根据家族史、临床表现可进行初步诊断。

2. 确诊需进行皮肤切片电子显微镜检查或免疫荧光检查。

3. 怀孕早期,利用绒毛膜检查或羊膜穿刺取部分胎儿组织做检查,可以达到产前诊断及遗传咨询目的。

4. 凡亲属患有先天性水疱症的患者,在婚前都需接受遗传咨询。

治疗

目前尚无法治愈此病,仅能以减少新水疱的产生和避免破皮伤口感染为治疗原则。因患者全身皮肤都可能起水疱、血疱,因此,除皮肤科外,还须多科会诊。耳鼻喉科治疗喉咙中水疱导致的呼吸阻塞、食道狭窄;牙科治疗龋齿;眼科治疗角膜溃疡;康复科协助避免肢体变形、制作辅具。通过胎儿镜皮肤活检对致死型和营养不良型病例进行产前诊断。

第十八节　歌舞伎综合征

歌舞伎综合征为一种先天性多重异常合并智力发育迟缓的疾病（ICD-10-Q）。致病原因不明，有报道指出可能是内分泌造成的疾病，也有报道可能与第 8 号（8p22-23.1）、第 1、4、6、12、13、15、17、X 及 Y 染色体的异常有关，但上述发现仍待进一步确认。多为偶发病例，但有少数是常染色体显性遗传。

临床表现

1. 脸部特征：极似日本传统歌舞伎之脸谱——眉毛长而宽、眉型较弯成弧形、明显的长睫毛、下外侧眼睑外翻、斜视或眼前、较长的眼裂及低扁的鼻尖、招风耳，可合并唇腭裂、牙齿排列不齐。

2. 生长迟缓：发育迟滞，但患者会有性早熟现象。

3. 智力发育迟缓：轻度至中度智力障碍。

4. 神经系统：肌张力低下、喂食困难、癫痫、小头症。

5. 骨骼系统：小指短而内弯、关节松弛、胎儿指垫、肋骨、脊椎或髋关节异常，如脊柱侧弯等。

6. 心血管系统：约 50% 患者有先天性心脏病，较常见的有房（室）间隔缺损、动脉导管开放、法洛氏四联症、主动脉狭窄及大血管转位等，需针对患儿心脏进行进一步检查。

7. 其他：少数病例有溶血性贫血、泌尿系统异常、听力缺损及易感染中耳炎。

诊断

根据疾病的 5 个主要特征进行诊断：特殊的脸部特征、生长迟缓、智力障碍、骨骼发育异常及手掌发育异常。

治疗

1. 对症治疗。

2. 建议患者进行体能与智力评估，并尽早辅导。

3. 由于疾病涉及多重问题，所以应持续进行耳鼻喉、心脏、骨、泌尿各科的随访治疗。

第十九节　结节性硬化症

结节性硬化症（TSC）是一种遗传疾病（ICD-10-Q），为常染色体显性遗传，但多数为散发病例。目前已知病因有 TSC1（第 I 型，编码 hamartin 蛋白）和 TSC2（第 II 型，编码 tuberin）两种类型的基因突变，造成患者神经细胞和髓鞘形成不良，产生结节硬化。

临床表现

1. 由于人体神经组织遍布全身，导致患者在不同的器官出现瘤块，临床上表现出非常多样化的症状，大多在 10 岁前发生癫痫和智能减退，个别患者可无症状而仅在病理检查时证实。

2. 通常首发局限性或全身性的运动性癫痫而无脑局灶损害体征，有的以婴儿痉挛起病。智力进行性衰退，严重程度不一。

3. 最早出现的皮损为躯干和肢体的脱色斑，稍迟出现体征性的面痣。体特征性的面痣对称性分布于双颧和鼻部，呈黄色或橘红色，大小 1 ～ 10mm 不等，在发育期最明显。尚可有表面粗糙的鲨革皮斑、牛奶咖啡色斑和指（趾）甲下神经纤维瘤，提示本病与神经纤维瘤病在遗传学上相关。

4. 眼底检查可见视网膜晶体瘤，伴颅内肿瘤时可出现脑局造症状与颅内压增高。

5. 患者可有肾脏血管平滑肌脂肪瘤、肺脏多发性囊肿、心脏横纹肌瘤、视网膜星型错构瘤，并表现相应的临床症状。

诊断

1. 癫痫、智力减退和特殊面痣为具有诊断意义的 3 个症状。

2. 依据面痣，可与其他引起婴幼儿癫痫和智能障碍的疾病相鉴别。

3. 头颅拍片可见分布在脑室周围的钙化斑或 CT 显示脑室壁室管膜下小结节，均可确认。

治疗

1. 应积极控制癫痫发作。

2. 对伴发的颅内肿瘤治疗同脑瘤。

第二十节　遗传性长 QT 综合征

遗传性长 QT 综合征为一种常染色体遗传性心脏病，由编码离子通道的基因突变造成，包括编码钠离子通道的基因 SCN5A 和编码钾离子通道亚单位的基因 KCNQ1、KCNH2、KCNE1、KCNE2、KCNJ2。多数有家族史。

临床表现

1. 儿童或少年时期发病，表现为阵发性心悸、晕厥、抽搐甚至猝死。

2. 大多数患者在运动（如跑步、游泳等）、情绪激动（如恐惧、生气和惊吓）时发作。

3. 部分患者在睡眠时发作，常被误诊为癫痫。

4. 部分患者伴有耳聋。

5. 心电图表现为 QTc 间期延长、T 波异常、室性心律失常，特别是尖端扭转性室性心动过速。

诊断

一般根据临床症状和心电图改变即可诊断。

治疗

1. 减少体力活动，避免竞技运动，避免应用延长心脏复极的药物，可应用 β - 受体阻滞剂、行左侧心脏交感神经去除术等治疗。

2. 必要时，进行心脏起搏或安装植入式心脏复律除颤器（ICD）。

第二十一节　家族性支气管扩张

家族性支气管扩张又称 Kartagener 综合征，属于常染色体隐性遗传病，由呼吸道上皮细胞纤毛结构异常所致。患病率约为 1/40000。

临床表现

1. 反复呼吸道感染和肺炎：主要表现为自幼反复咳嗽、咳痰。

2. 气管扩张：反复呼吸道感染形成支气管扩张，出现杵状指（趾）。

3. 鼻窦炎和中耳炎：表现为流脓涕和耳部流脓。

4. 脏器转位：右位心或肝脾、胃转移等。常合并其他先天畸形，如先天性心脏病、脑积水、腭裂、尿道下裂等。

诊断

1. 根据典型表现即可诊断。

2. 可行鼻腔或支气管黏膜活检，取黏膜上皮细胞行电镜检查，观察纤毛数目和结构。

治疗

该病无特效治疗，主要是应用抗生素控制肺部、鼻窦炎和中耳炎症，防止疾病进一步发展。脏器转位无须治疗。

第二十二节　囊性肺纤维化

囊性肺纤维化是一种常染色体隐性遗传性疾病，在白种人中最常见，中国人发病率很低。该病为一种外分泌腺病变，常累及胃肠道和呼吸道。

临床表现

1. 反复肺部感染：表现为反复咳嗽、痰多，痰液黏稠。反复感染形成支气管扩张，出现发绀和杵状指趾。

2. 胰外分泌腺功能不足：表现为腹泻，有大量脂肪便。一些婴儿出生时即出现胰腺功能不足的表现，由于胎粪黏稠导致胎粪性肠梗阻。

诊断

1. 汗液测定氯化钠，如果浓度超出一定范围，即可诊断。

2. 目前可行 CF 基因测定，如果发现异常的 CF 基因也可诊断。

治疗

1. 应用抗生素控制肺部炎症，防止疾病进一步发展。

2. 其他治疗包括补充胰酶、多种维生素，尤其是维生素 C、E。

3. 因呼吸道有黏稠分泌物，可行体位引流及雾化吸入以及排痰药物。

4. 基因治疗正在探讨中。

第二十三节　矮妖精貌综合征

矮妖精貌综合征（Donohue's Syndrome）于 1948 年由 W.L.Donohue 医生首先报道，因此又称 Donohue 综合征，是由胰岛素受体（INSR）基因突变导致的严重胰岛素抵抗综合征。INSR 基因突变相关的胰岛素抵抗疾病包括 Donohue 综合征、Rabson-Mendenhall 综合征、A 型胰岛素抵抗，这三类病均属于遗传性胰岛素抵抗，是一类与胰岛素受体功能缺陷相关的疾病，临床上主要通过发病年龄、症状严重性及死亡年龄进行区分，Donohue 综合征为最严重的类型。此综合征属常染色体隐性遗传，人胰岛素受体基因的等位基因位于染色体 19p13.2–p13.3，全长超过 170kb，包括 22 个外显子、21 个内含子。在基因库中 IR 等位基因突变发生率约为

1/2000，是一种罕见疾病。该病的发病原因是极度缺乏胰岛素受体，这严重地影响了胎儿的生长发育以及预后。在一个案例（胰腺细胞培养）研究中发现：发生突变的胰腺细胞受体基因所表达出的胰腺受体只有不到 15% 是正常的，胰腺 B 细胞在行使释放和储存胰岛素时往往是根据机体基础多次或大量作用的。

矮妖精貌综合征的发病和很多问题相关，但可能取决于胰岛素受体结合了胰岛素生长因子类似物。胰岛素除了众所周知的调节血糖浓度，还对胚胎发育的血糖起调节作用。

临床表现

1. 显著的高胰岛素血症，有极度胰岛素抵抗，可高达正常水平的 100 倍。

2. 糖耐量可正常，有时出现空腹低血糖。

3. 可有其他多种异常，如宫内发育停滞（孕 7 个月时胎儿就停止生长，出生后多数在 4 个月内夭折），出生后面貌怪异、为精灵样畸形（低耳、眼球突出、鞍鼻、阔嘴、厚唇等），脂肪营养不良（BIM ≤ 15）和黑棘皮病。

4. 新生女婴可有多毛、阴蒂肥大和多囊卵巢。多早年夭折。某些存活下来的患者尤其是存活了 10 年以上的患儿，大多数骨骼都会发生改变。外观上可见患儿体毛过多，皮肤呈天鹅羽毛般改变。

5. 患儿身材矮小、容貌似妖精、外生殖器短小、下颌突出、脑积水样头颅。

实验室检查

1. 外周血染色体核型分析。

2. 基因检测。

诊断

1. 常有家族性发病，为常染色体隐性遗传，可伴有一种非常大的中着丝粒染色体。本病女性多见。

2. 奇形怪状的小精灵面容，鼻梁低平，鼻孔外张，厚唇，两眼距增宽，低位大耳，多毛症，头发多而密集，面部有胎毛样毛发分布。皮下脂肪稀少，皮肤松弛并有皱纹，有黑色素沉着。

3. 性早熟，乳头肥大及外生殖器肥大。

4. 甲发育不良。

5. 生长及智力障碍，肝功能紊乱。

6. 可出现两手 3、4、5 指屈曲，第 5 指末节指骨短，第 5 指及趾甲缺乏，大部分患儿在 6 个月内死亡。

治疗及预防

1. 对症处理。

2. 遗传咨询及产前诊断。

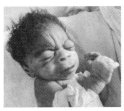 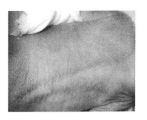

图 17-1　面部特征　　图 17-2　普遍多毛症

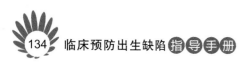

表 17-2　罕见病诊疗指南（2019 年版）

1. 21- 羟化酶缺乏症	43. 遗传性痉挛性截瘫	82. 尼曼匹克病
2. 白化病	44. 全羧化酶合成酶缺乏症	83. 非综合征型耳聋
3. 奥尔波特综合征	45. 高同型半胱氨酸血症	84. 努南综合征
4. 肌萎缩侧索硬化	46. 纯合子家族性高胆固醇血症	85. 鸟氨酸氨甲酰基转移酶缺乏症
5. 天使综合征	47. 亨廷顿病	86. 成骨不全症
6. 精氨酸酶缺乏症	48. HHH 综合征（高鸟氨酸血症 - 高氨血症 - 同型瓜氨酸尿症）	87. 帕金森病（青年型、早发型）
7. 窒息性胸腔失养症（热纳综合征）	49. 高苯丙氨酸血症	88. 阵发性睡眠性血红蛋白尿症
8. 非典型溶血性尿毒症综合征	50. 低磷酸酯酶症	89. 波伊茨 - 耶格综合征
9. 自身免疫性脑炎	51. 低血磷性佝偻病	90. 苯丙酮尿症
10. 自身免疫性垂体炎	52. 特发性心肌病	91.POEMS 综合征
11. 自身免疫性胰岛素受体病	53. 特发性低促性腺激素性性腺功能减退症	92. 卟啉病
12.β - 酮硫解酶缺乏症	54. 特发性肺动脉高压	93. 普拉德 - 威利综合征
13. 生物素酶缺乏症	55. 特发性肺纤维化	94. 原发性联合免疫缺陷病
14. 心脏离子通道病	56. IgG4 相关性疾病	95. 原发性遗传性肌张力不全
15. 原发性肉碱缺乏症	57. 先天性胆汁酸合成障碍	96. 原发性轻链型淀粉样变
16. Castleman 病	58. 异戊酸血症	97. 进行性家族性肝内胆汁淤积症
17. 腓骨肌萎缩症	59. 卡尔曼综合征	98. 进行性肌营养不良
18. 瓜氨酸血症	60. 朗格汉斯细胞组织细胞增生症	99. 丙酸血症
19. 先天性肾上腺发育不良	61. 莱伦综合征	100. 肺泡蛋白沉积症
20. 先天性高胰岛素性低血糖血症	62.Leber 遗传性视神经病变	101. 囊性纤维化
21. 先天性肌无力综合征	63. 长链 -3- 羟酰基辅酶 A 脱氢酶缺乏症	102. 视网膜色素变性
22. 先天性肌强直	64. 淋巴管肌瘤病	103. 视网膜母细胞瘤
23. 先天性脊柱侧凸	65. 赖氨酸尿蛋白不耐受症	104. 重症先天性粒细胞缺乏症
24. 冠状动脉扩张	66. 溶酶体酸性脂肪酶缺乏症	105. 婴儿严重肌阵挛性癫痫
25. 先天性纯红细胞再生障碍性贫血	67. 枫糖尿症	106. 镰刀型细胞贫血病
26. Erdheim-Chester 病	68. 马凡综合征	107. 拉塞尔 - 西尔弗综合征 Silver-Russell syndrome
27. 法布里病	69.McCune-Albright 综合征	108. 谷固醇血症
28. 家族性地中海热	70. 中链酰基辅酶 A 脱氢酶缺乏症	109. 脊髓延髓肌萎缩症（肯尼迪病）
29. 范科尼贫血	71. 甲基丙二酸血症	110. 脊髓性肌萎缩症
30. 半乳糖血症	72. 线粒体脑肌病	111. 脊髓小脑性共济失调
31. 戈谢病	73. 黏多糖贮积症	112. 系统性硬化症
32. 全身型重症肌无力	74. 多灶性运动神经病	113. 四氢生物蝶呤缺乏症
33. Gitelman 综合征	75. 多种酰基辅酶 A 脱氢酶缺乏症	114. 结节性硬化症
34. 戊二酸血症 I 型	76. 多发性硬化	115. 酪氨酸血症
35. 糖原累积病（I 型、II 型）	77. 多系统萎缩	116. 极长链酰基辅酶 A 脱氢酶缺乏症
36. 血友病	78. 强直性肌营养不良	117. 威廉姆斯综合征
37. 肝豆状核变性	79. N- 乙酰谷氨酸合成酶缺乏症	118. 湿疹 - 血小板减少 - 免疫缺陷综合征
38. 遗传性血管性水肿	80. 新生儿糖尿病	119. X 连锁肾上腺脑白质营养不良
39. 遗传性大疱性表皮松解症	81. 视神经脊髓炎	120. X 连锁无丙种球蛋白血症
40. 遗传性果糖不耐受症		121. X 连锁淋巴增生症
41. 遗传性低镁血症		
42. 遗传性多发脑梗死性痴呆		

第十八章

传染病

第一节 艾滋病

艾滋病是获得性免疫缺陷综合征（acquired immunodeficiency syndrome，AIDS）的简称，是由人免疫缺陷病毒（human immunodeficiency virus，HIV）引起的慢性传染病。本病主要经性接触、血液及母婴传播。感染 HIV 的孕妇可经胎盘将病毒传给胎儿，也可经产道及产后出血性分泌物、哺乳等传给婴儿。目前认为 HIV 阳性孕妇 11% ～ 60% 会发生母婴传播。

临床表现

潜伏期平均 9 年，可短至数月，也可长达 15 年。从初始感染 HIV 到终末期，是一个较为漫长的复杂过程，在全程的不同阶段，与 HIV 相关的临床表现呈多种多样。根据我国有关艾滋病的诊疗标准和指南，将艾滋病分为急性期、无症状期和艾滋病期。

1. 急性期：通常发生在初次感染 HIV 的 2 ～ 4 周，部分感染者出现 HIV 病毒血症和免疫系统急性损伤所产生的临床症状。大多数患者临床症状轻微，持续 1 ～ 3 周后缓解。临床表现以发热最为常见，可伴有全身不适、头痛、盗汗、恶心、呕吐、腹泻、咽痛、肌痛、关节痛、皮疹、淋巴结肿大以及神经系统症状等。此期血清可检出 HIV RNA 及 P24 抗原，而 HIV 抗体则在感染后数周才出现。CD_4+T 淋巴细胞计数一过性减少，同时 CD_4/CD_8 比例倒置，部分患者可有轻度白细胞和（或）血小板减少或肝功能异常。

2. 无症状期：可从急性期进入此期，或无明显的急性期症状而直接进入此期。此期持续时间一般为 6 ～ 8 年，其时间长短与感染病毒数量、病毒型别、感染途径、机体免疫状况的个体差异、营养及卫生条件、生活习惯等因素有关。此期由于 HIV 在感染者体内不断复制，CD_4+T 淋巴细胞计数逐渐下降，此期具有传染性。

3. 艾滋病期：为感染 HIV 后的最终阶段。患者 CD_4+T 淋巴细胞计数明显下降，常少于 $200/mm^3$，HIV 血浆病毒载量明显升高。此期主要的临床表现为 HIV 相关症状、各种机会性感染及肿瘤。

（1）HIV 相关症状：主要表现为持续一个月以上的发热、盗汗、腹泻；体重减轻 10% 以上。部分患者表现为神经精神症状，如记忆力减退、精神淡漠、性格改变、头痛、癫痫及痴呆等。另外还可出现持续性全身淋巴结肿大，其特点为除腹股沟以外有两个或两个以上部位的淋巴结肿大；淋巴结直径 ≥ 1cm，无压痛，无粘连；持续时间 3 个月以上。

（2）各种机会性感染及肿瘤：①呼吸系统：人肺孢子虫引起的肺孢子菌肺炎，CMV、MTB、鸟分枝杆菌、念珠菌及隐球菌等引起的肺部感染，卡波西肉瘤也常侵犯肺部；②中枢神经系统：隐球菌脑膜炎、结核性脑膜炎、弓形虫脑病、各种病毒性脑膜炎；③消化系统：白色念珠菌食道炎，巨细胞病毒性食道炎、肠炎，沙门氏菌、痢疾杆菌、空肠弯曲菌及隐孢子虫性肠炎；④口腔：鹅口疮、舌毛状白斑、复发性口腔溃疡、牙龈炎等；⑤皮肤：带状疱疹、传染性软疣、尖锐湿疣、真菌性皮炎和甲癣；⑥眼部：巨细胞病毒性和弓形虫性视网膜炎；⑦肿瘤：恶性肿瘤、卡波西肉瘤等。

实验室检查及诊断

ELISA 法测血清、尿液、唾液或脑脊液抗 HIV 可获阳性结果，主要查血清 gp24 及 gp120 抗体，其阳性率可达 99%。ELISA 抗体检测结果须经蛋白印迹检测确认。抗 HIVp24 抗原单克隆抗体制备试剂可用 ELISA 法测血清 p24 抗原。CD_4+T 淋巴细胞总数 < 200/mm³ 或 200 ～ 500/mm³；CD4/CD8 < 1；白细胞、血红蛋白、红细胞及血小板均可有不同程度减少，β2 微球蛋白可升高。

诊断原则：HIV/AIDS 的诊断需结合流行病学史（包括不安全性生活史、静脉注射毒品史、输入未经抗 HIV 抗体检测的血液或血液制品、HIV 抗体阳性者所生子女或职业暴露史等）、临床表现和实验室检查等进行综合分析，慎重做出诊断。诊断 HIV/AIDS 必须是经确认试验证实 HIV 抗体阳性，HIV RNA 和 p24 抗原的检测有助于早期诊断新生儿的 HIV 感染。

诊断标准：

1. 急性期：患者短期内有流行病学史和临床表现，结合实验室 HIV 抗体由阴性转为阳性即可诊断，或仅实验室检查 HIV 抗体由阴性转为阳性即可诊断。

2. 无症状期：有流行病学史，结合 HIV 抗体阳性即可诊断，或仅实验室检查 HIV 抗体阳性即可诊断。

3. 艾滋病期：有流行病学史，实验室检查 HIV 抗体阳性，外加以下各项中的任何一项，即可诊断为艾滋病。

（1）原因不明的持续不规则发热一个月以上，体温高于 38℃。

（2）慢性腹泻一个月以上，次数 > 3 次 / 日。

（3）6 个月内体重下降 10% 以上。

（4）反复发作的口腔白念珠菌感染。

（5）反复发作的单纯疱疹病毒感染或带状疱疹感染。

（6）肺孢子虫肺炎。

（7）反复发生的细菌性肺炎。

（8）活动性结核或非结核分枝杆菌病。

（9）深部真菌感染。

（10）中枢神经系统占位性病变。

（11）中青年人出现痴呆。

（12）活动性巨细胞病毒感染。

（13）弓形虫脑病。

（14）马尔尼菲青霉素感染。

（15）反复发生的败血症。

（16）皮肤黏膜或内脏的卡波西肉瘤、淋巴瘤。

（17）CD_4+T 淋巴细胞总数 < 200/mm³。

预防

艾滋病无治愈方法，重在预防。本病是《传染病防治法》管理的乙类传染病。高危人群普查 HIV 感染有助于发现传染源。加强国境检疫。加强艾滋病防治知识宣传教育。高危人群用安全套。严格筛查血液及血制品，用一次性注射器。严格消毒医疗器械。规范治疗性病。对 HIV 感染的孕妇可采用产科干预（如终止妊娠、择期剖宫产等措施）加之抗病毒药物干预以及人工喂养措施。抗病毒药物干预孕产妇可用 AZT 加 NVP 方案、AZT 加 3TC 方案或 NVP 方案，新生儿可采用一次性服用 NVP 方案以降低 HIV 母婴传播。注意个人卫生，不用公共牙具、剃须刀等。

第二节　淋病

淋病（gonorrhea）是由淋病奈瑟菌（简称淋菌）引起的以泌尿生殖系统化脓性感染为主要表现的性传播疾病。淋菌为革兰阴性双球菌，呈肾形，成双排列，离开人体不易生存，一般消毒剂易将其杀灭。淋菌对柱状上皮及移形上皮有亲和力，常隐匿于女性泌尿生殖道引起感染。绝大多数通过性交经黏膜感染，间接传播比例很小，主要通过接触含菌衣物、毛巾、床单、浴盆等物品及消毒不彻底的检查器械等感染。此外，母亲生产时淋病双球菌可经由产道使婴儿眼睛受到感染，导致失明。近年来，世界淋病有明显的增加趋势。我国自 1975 年以后，淋病患者逐年呈直线增多，其发病率居我国性传播疾病第二位。近几年随着梅毒病例的大幅上升，淋病病例呈逐年下降的趋势，但仍为我国常见的性传播疾病，也是《中华人民共和国传染病防治法》中规定的需重点防治的乙类传染病。

临床表现

1. 无并发症的淋病。

（1）男性淋病：①男性急性淋病：潜伏期一般为 2 ～ 10 天，平均 3 ～ 5 天。初始尿道口灼痒、红肿及外翻。排尿时灼痛，伴尿频，尿道口有少量黏液性分泌物。3 ～ 4 天后，尿道黏膜上皮发生多数局灶性坏死，产生大量脓性分泌物，排尿时刺痛，龟头及包皮红肿显著。尿道中可见淋丝或血液，晨起时尿道口可结脓痂。伴轻重不等的全身症状。②男性慢性淋病：一般多无明显症状，当机体抵抗力减低，如过度疲劳、饮酒、性交时，即出现尿道炎症状，但较急性期炎症轻，尿道分泌物少而稀薄，仅于晨间在尿道口有脓痂黏附，即"糊口"现象。由于尿道长期存在炎症，尿道壁纤维组织增生形成瘢痕，当前尿道形成多处瘢痕时，分泌物不能通畅排出，炎症易向后尿道、前列腺及精囊扩延，并发前列腺炎、精囊炎，甚至逆行向附睾蔓延，引起附睾炎。排尿终了时尿道中常混有来自后尿道的淋菌，因此，后尿道炎和前列腺炎又为前尿道炎的传染源。由于前列腺和精囊的分泌物排入后尿道，并不断刺激后尿道，使其不断增厚，反过来又影响腺管引流不畅。这样相互影响，促使淋病病程迁延、不易治愈，并成为重要的传染源。

（2）女性淋病：①女性急性淋病：初始症状轻微或无症状，一般经 3 ～ 5 天的潜伏期后相继出现尿道炎、宫颈炎、尿道旁腺炎、前庭大腺炎及直肠炎等，其中以宫颈炎最常见，多与尿道炎同时出现。70% 的女性淋病患者存在尿道感染。②女性慢性淋病：急性淋病如未充分治疗可转为慢性，表现为下腹坠胀、腰酸背痛、白带较多等。③妊娠合并淋病：多无临床症状。患淋病的孕妇分娩时，可经产道感染胎儿，特别是胎位呈臀先露时尤易被感染，可发生胎膜早破、羊膜腔感染、早产、产后败血症和子宫内膜炎等。④幼女淋菌性外阴阴道炎：外阴、会阴和肛周红肿，阴道脓性分泌物较多，可引起尿痛、局部刺激症状和溃烂。

2. 有并发症的淋病。

（1）男性淋病的并发症：①前列腺炎和精囊炎：如精囊受累，精液中可混有血液。并发前列腺炎时，会阴部疼痛，直肠指诊前列腺肿大、疼痛，精囊腺肿大。②附睾炎与尿道球腺炎：附睾疼痛、肿大及触痛。并发尿道球腺炎时，会阴部可触及肿大腺体，患者感不适或钝痛。并发急性附睾炎时，阴囊红肿、疼痛，附睾肿痛，精索增粗。③淋菌性包皮龟头炎：脓性分泌物的刺激可引起龟头和包皮炎症。④腺性尿道炎、潴留囊肿、淋巴管炎、淋巴结炎及包皮腺脓肿：前尿道的隐窝及腺体可受侵犯，称为腺性尿道炎。这些腺体如被堵塞，可形成潴留囊肿，囊肿破裂后可形成尿道周围囊肿。尿道旁腺或尿道周围炎症可向阴茎海绵体扩延，常并发淋巴管炎、单侧或双侧腹股沟淋巴结炎。阴茎系带两侧的包皮腺也可被累及而形成脓肿。

（2）女性淋病的并发症：①淋菌性前庭大腺炎：前庭大腺开口处红肿、向外突出，有明显压痛及脓性分泌物，严重者腺管口被脓性分泌物堵塞而不能排泄，形成前庭大腺脓肿，有明显疼痛，行动时感困难，可伴发热、全身不适等症状。②淋菌性尿道旁腺炎：挤压尿道旁腺处有脓性分泌物从尿道外口流出。③淋菌性肛周炎：阴道分泌物较多时可引流至肛周和会阴引起炎症。④淋菌性盆腔炎性疾病：包括急性输卵管炎、子宫内膜炎、继发性输卵管卵巢脓肿、盆腔腹膜炎和盆腔脓肿等。少数淋菌性子宫内膜炎可上行感染，发生淋菌性盆腔炎、输卵管炎、卵巢炎、附件炎及宫体炎，可引起输卵管阻塞、积水及不孕。如与卵巢粘连，可导致输卵管卵巢脓肿，一旦脓肿破裂可引起化脓性腹膜炎。多数盆腔炎发生于月经后，主要见于年轻育龄妇女。典型症状为双侧下腹剧痛，一侧较重，发热、全身不适，发热前可有寒战，常伴食欲不振、恶心和呕吐。患者多有月经延长或不规则阴道出血、脓性白带增多等。

3. 泌尿生殖器外的淋病。

（1）淋菌性结膜炎：此病少见。可发生于新生儿和成人，结膜充血、水肿，有脓性分泌物，严重者可致角膜溃疡和失明。新生儿在分娩通过产道时引起淋病性结膜炎，在出生后1～14天发生，表现为双眼睑明显红肿、有脓性分泌物溢出，如未及时治疗，可累及角膜，形成角膜溃疡和角膜白斑，导致失明。

（2）淋菌性咽炎：多无症状，有症状者可表现为咽喉部红肿、脓性分泌物。

（3）淋菌性直肠炎：多表现为肛门瘙痒和烧灼感，排便疼痛，排出黏液和脓性分泌物，直肠充血、水肿、脓性分泌物、糜烂、小溃疡及裂隙。

4. 播散性淋病。

即播散性淋球菌感染，罕见。出现低中度发热，体温多在39℃以下，可伴乏力、食欲下降等其他症状，可出现心血管、神经系统受累表现。

实验室检查

1. 分泌物涂片检查：取宫颈管或尿道口脓性分泌物涂片行革兰染色，急性期见中性粒细胞内有革兰阴性双球菌，可做出初步诊断。此法对非急性期患者检出率低，仅作为筛查手段。对男性急性淋菌性尿道炎涂片检查有诊断意义。

2. 分泌物淋菌培养：为诊断淋病的金标准方法。对临床表现可疑、涂片阴性或需做药物敏感试验者，取宫颈管分泌物送培养，操作应注意保暖、保湿，立即接种，其培养阳性率为80%～90.5%。对可疑淋菌盆腔炎并有盆腔积液者，可行后穹隆穿刺，取穿刺液做涂片检查及培养。对疑有播散性淋病者，应在高热时取血做淋菌培养。若需要可取菌落作涂片行革兰染色检查或行糖发酵试验及直接免疫荧光染色检查确诊。

3. 核酸检测：PCR技术检测淋菌DNA片段具有高灵敏性和高特异性，操作过程中应注意防止污染造成的假阳性。

诊断及辅助诊断

1. 接触史：患者有婚外性行为或嫖娼史，配偶有感染史，与淋病患者（尤其家中淋病患者）共用物品史，新生儿母亲有淋病史。

2. 临床表现：淋病的主要症状有尿频尿急、尿痛、尿道口流脓或宫颈口阴道口有脓性分泌物等。或有淋菌性结膜炎、直肠炎、咽炎等表现，或有播散性淋病症状。

预防

1. 进行健康教育，避免非婚性行为。

2. 提倡安全性行为，推广使用安全套。

3. 注意隔离消毒，防止交叉感染。

4. 认真做好患者性伴的随访工作，及时进行检查和治疗。

5. 执行对孕妇的性病检查和新生儿预防性滴眼制度，防止新生儿淋菌性眼炎。

6. 对高危人群定期检查，以发现感染者和患者，消除隐匿的传染源。

第三节　梅毒

梅毒（syphilis）是由苍白密螺旋体（TP）引起的慢性全身性传播疾病。早期主要表现为皮肤黏膜损害，晚期侵犯心血管、神经系统等重要器官，产生各种严重症状及体征，造成劳力丧失或死亡，是《中华人民共和国传染病防治法》中列为乙类防治管理的病种。显性和隐性梅毒患者是传染源，95%以上是通过危险的或无保护的性行为传播，少数通过接吻、输血、污染的衣物等传播。感染后的前2年最具传染性，4年后性传播的传染性大为下降。患梅毒孕妇即使病期超过4年，其螺旋体仍可通过妊娠期胎盘传给胎儿引起晚期流产、早产、死产或分娩先天梅毒儿。梅毒在全世界流行，据WHO估计，全球每年约有1200万新发病例，主要集中在南亚、东南亚和次撒哈拉非洲。自我国1979年12月报告首个性病病例，疫情逐年激增，全国先天梅毒发病率15年增长了207倍。2006年全国梅毒报告数首次超过淋病，而且一、二、三期梅毒，隐性梅毒和先天梅毒报告病例全面增长，其中隐性梅毒和先天梅毒较2005年增幅分别达到60.03%和47.54%。

临床表现

1. 获得性显性梅毒。

（1）一期梅毒：标志性临床特征是硬下疳。好发部位为阴茎、龟头、冠状沟、包皮、尿道口；大小阴唇、阴蒂、宫颈；肛门、肛管等，也可见于唇、舌、乳房等处。

①硬下疳：在感染TP后7～60天出现，大多数患者硬下疳为单发、无痛无痒、圆形或

椭圆形、边界清晰的溃疡，高出皮面，疮面较清洁，有继发感染者分泌物多，触之有软骨样硬度。持续时间为 4 ~ 6 周，可自愈。硬下疳可以和二期梅毒并存。

②近卫淋巴结肿大：出现在硬下疳后 1 ~ 2 周，部分患者出现腹股沟或近卫淋巴结肿大，可单个也可多个，肿大的淋巴结大小不等、质硬、不粘连、不破溃、无痛。

（2）二期梅毒：以二期梅毒疹为特征，有全身症状，一般在硬下疳消退后相隔一段无症状期再发生。TP 随血液循环播散，引发多部位损害和多样病灶，侵犯皮肤、黏膜、骨骼、内脏、心血管、神经系统。梅毒进入二期时，梅毒血清学试验几乎 100% 阳性。全身症状发生在皮疹出现前，有发热、头痛、骨关节酸痛、肝脾肿大、淋巴结肿大。男性发生率约 25%，女性约 50%。3 ~ 5 日好转，接着出现梅毒疹，并有反复发生的特点。

①皮肤梅毒疹：80% ~ 95% 患者发生。特点为疹型多样和反复发生、广泛而对称、不痛不痒、愈后多不留瘢痕、驱梅治疗迅速消退。主要疹型有斑疹样、丘疹样、脓疱性梅毒疹及扁平湿疣、掌跖梅毒疹等。

②复发性梅毒疹：初期的梅毒疹自行消退后，约 20% 的二期梅毒患者于一年内复发，以环状丘疹最为多见。

③黏膜损害：约 50% 的患者出现黏膜损害。发生在唇、口腔、扁桃体及咽喉，为黏膜斑或黏膜炎，有渗出物，或发生灰白膜，黏膜红肿。

④梅毒性脱发：约占患者的 10%。多为稀疏性、边界不清，如虫蚀样；少数为弥漫样。

⑤骨关节损害：骨膜炎、骨炎、骨髓炎及关节炎，伴疼痛。

⑥二期眼梅毒：梅毒性虹膜炎、虹膜睫状体炎、脉络膜炎、视网膜炎等，常为双侧。

⑦二期神经梅毒：多无明显症状，脑脊液异常，脑脊液 RPR 阳性，可有脑膜炎或脑膜血管症状。

⑧全身浅表淋巴结肿大。

（3）三期梅毒：1/3 未经治疗的显性 TP 感染发生三期梅毒。其中，15% 为良性晚期梅毒，15% ~ 20% 为严重的晚期梅毒。

①皮肤黏膜损害：结节性梅毒疹好发于头皮、肩胛、背部及四肢的伸侧。树胶样肿常发生在小腿部，为深溃疡形成，萎缩样瘢痕；发生在上额部时，组织坏死，穿孔；发生于鼻中隔者则骨质破坏，形成马鞍鼻；舌部者为穿凿性溃疡；阴道损害为出现溃疡，可形成膀胱阴道漏或直肠阴道漏等。

②近关节结节：是梅毒性纤维瘤缓慢生长的皮下纤维结节，对称性、大小不等、质硬、不活动、不破溃、表皮正常、无炎症、无痛、可自消。

③心血管梅毒：主要侵犯主动脉弓部位，可发生主动脉瓣闭锁不全，引起梅毒性心脏病。

④神经梅毒：发生率约 10%，可在感染早期或几年、十几年后发生。可无症状，也可发生梅毒性脑膜炎、脑血管梅毒、脑膜树胶样肿、麻痹性痴呆。脑膜树胶样肿为累及一侧大脑半球皮质下的病变，可发生颅内压增高、头痛及脑局部压迫症状。实质性神经梅毒系脑或脊髓的实质性病损，前者形成麻痹性痴呆，后者表现为脊髓后根及后索的退行性变，有感觉异常、共济失调等多种病征，即脊髓痨。

2. 获得性隐性梅毒。

后天感染 TP 后未形成显性梅毒而呈无症状表现，或显性梅毒经一定的活动期后症状暂时消退，梅毒血清试验阳性、脑脊液检查正常，称为隐性（潜伏）梅毒。感染后 2 年内的称为早期潜伏梅毒；感染后 2 年以上的称为晚期潜伏梅毒。

3. 妊娠梅毒。

妊娠梅毒是孕期发生的显性或隐性梅毒。妊娠梅毒时，TP 可通过胎盘或脐静脉传给胎儿，导致婴儿先天梅毒。孕妇因发生小动脉炎导致胎盘组织坏死，造成流产、早产、死胎，只有少数孕妇可生健康儿。

4. 先天性显性梅毒。

（1）早期先天梅毒：患儿出生时即瘦小，出生后 3 周出现症状，全身淋巴结肿大、无粘连、无痛、质硬。多有梅毒性鼻炎。出生后约 6 周出现皮肤损害，呈水疱－大疱型皮损或斑丘疹、丘疹鳞屑性损害。可发生骨软骨炎、骨膜炎，多有肝、脾肿大及血小板减少和贫血。可发生神经梅毒。不发生硬下疳。

（2）晚期先天梅毒：发生在 2 岁以后。一类是早期病变所致的骨、齿、眼、神经及皮肤的永久性损害，如马鞍鼻。另一类是仍具活动性损害所致的临床表现，如角膜炎、神经性耳聋、神经系统表现异常、脑脊液变化、肝脾肿大、鼻或颚树胶肿、关节积水、骨膜炎、指炎及皮肤黏膜损害等。

5. 先天潜伏梅毒。

患儿母亲为梅毒患者，未经治疗，无临床表现，但梅毒血清反应阳性，年龄小于 2 岁者为早期先天潜伏梅毒，大于 2 岁者为晚期先天潜伏梅毒。

实验室检查

1. 病原体检查：即暗视野镜检。一期梅毒在硬下疳部位取少许血清渗出液或淋巴穿刺液放于玻片上，滴加 0.9% 氯化钠液后置暗视野显微镜下观察，依据螺旋体强折光性和运动方式进行判断，可以确诊。

2. 梅毒血清学检查：①非密螺旋体抗原血清试验：是常规筛查梅毒方法，包括性病研究实验室试验（VDRL）、血清不加热反应素玻片试验（USR）、快速血浆反应素环状卡片试验（RPR）。此类检查主要是检查患者有无抗脂质抗体（反应素）存在，操作简便，滴度可反映疾病进展，用于普查、婚检，敏感性高、特异性低。若 VDRL、USR 及 RPR 阳性，应做密螺旋体抗原血清试验。②密螺旋体抗原血清试验：测定血清特异性抗体，常用方法有荧光密螺旋体抗体吸收试验（FTA-ABS）和苍白密螺旋体血凝试验（TPHA）。近年已开展用 PCR 技术取羊水检测螺旋体诊断先天梅毒。

3. 脑脊液检查：淋巴细胞 ≥ 10×10^6/L，蛋白 > 50mg/dl。VDRL 阳性为神经梅毒。

诊断及辅助诊断

根据流行病学病史，有不安全的性接触史、孕产妇梅毒感染史、输注血液史等。

预防

首先应加强健康教育和宣传，避免不安全的性行为，其次应采取以下预防措施。

1. 追踪患者的性伴，查找患者所有性接触者，进行预防检查，追踪观察并进行必要的治疗，未治愈前禁止性行为。

2. 对可疑患者进行预防检查，做梅毒血清试验，以便早期发现患者并及时治疗。

3. 对患梅毒的孕妇，应及时给予有效治疗，以防止将梅毒感染给胎儿。未婚的感染梅毒

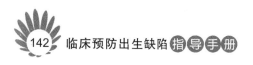
者，最好治愈后再结婚。

4. 如需献血，要去正规采血点，在献血前需做全面的血液检查，预防感染。如需输血，需要输血单位出示所输血液的检查证明，防止不必要的感染。

5. 梅毒患者应注意劳逸结合，进行必要的功能锻炼，保持良好的心态，以利康复。

6. 注意生活细节，防止传染他人：早期梅毒患者有较强的传染性，晚期梅毒虽然传染性逐渐减小，但也要小心防护。内裤、毛巾及时单独清洗，煮沸消毒，不与他人同盆而浴。发生硬下疳或外阴、肛周扁平湿疣时，可以使用清热解毒、除湿杀虫的中草药煎水熏洗坐浴。

7. 梅毒患者在未治愈前应禁止性行为，如有发生则必须使用安全套。

第四节　沙眼衣原体感染

沙眼衣原体（chlamydia trachomatis，CT）感染是常见的性传播疾病。在发达国家，沙眼衣原体感染占性传播疾病第一位。我国沙眼衣原体感染率也在增高。沙眼衣原体有 18 个血清型，其中 8 个血清型（D ~ K）与泌尿生殖道感染有关，尤其是 D、E、F 型最常见，主要感染柱状上皮及移行上皮而不向深层侵犯，可引起宫颈黏膜炎、子宫内膜炎、输卵管炎、盆腔炎，最后导致不孕或输卵管妊娠。成人主要经性交直接传播，间接传播少见。孕妇患病，胎儿或新生儿可通过宫内、产道及出生后感染，经产道感染是最主要的感染途径，出生后感染少见。

临床表现

新生儿沙眼衣原体感染主要表现为眼结膜炎与肺炎。结膜炎在产后 1 ~ 3 周出现症状。沙眼衣原体肺炎多在出生后 6 周 ~ 6 个月内发生。出生新生儿血清衣原体 IgM 阳性，表明为宫内感染。

孕妇宫颈感染衣原体的危险因素有：开始性生活年龄小、多个性伴侣、低文化程度、不用阻隔式避孕、患沙眼及重度宫颈糜烂等。若发现孕妇有上述某项危险时，应及时检测宫颈衣原体。孕妇患衣原体活动性感染有发生胎膜早破危险。若发生在妊娠早期，容易发生流产。

孕妇患生殖道衣原体感染时，有新近活动性感染和原有衣原体感染因妊娠诱发活跃两种形式。孕妇感染沙眼衣原体多无症状或症状轻微，以宫颈管炎、子宫内膜炎居多，严重者可有输卵管炎及盆腔炎性疾病。

诊断及辅助检查

生殖道衣原体感染无特征性临床表现，诊断较困难，常需实验室检查确诊。

1. 宫颈管分泌物涂片 Giemsa 染色行细胞学检查，显微镜下在上皮细胞内可找到包涵体，方法简便、价廉，但敏感性及特异性低。

2. 沙眼衣原体培养为诊断最敏感和特异的方法，但耗时、费用昂贵、需一定的实验设备。取材用棉拭子伸至宫颈管内转动或用小刮匙刮取细胞，放入试管中送检。

3. 应用沙眼衣原体外膜蛋白或脂多糖抗体检测沙眼衣原体抗原是目前临床最常用的方法，包括直接免疫荧光法，敏感性及特异性为 95% 左右；酶联免疫吸附试验，敏感性为 88%，特异性为 97% ~ 98%。

4. PCR 技术行沙眼衣原体核酸检测，敏感性高，应防止污染的假阳性。

5. 检测血清特异抗体 IgG、IgM。

预防

1. 杜绝性乱。无论是对沙眼衣原体感染，还是对其他性病，都是最主要的预防措施。

2. 注意个人卫生。个人的洗浴用品、毛巾独自使用；不穿借别人的内衣、泳衣；外出期间不洗盆塘等，这些做法可以减少接触感染的机会。

3. 配偶患沙眼衣原体感染期间要禁止性生活。治疗应在夫妻之间同时进行，妇女患病可能没有明显症状，但不要因为没有症状就拒绝治疗而成为隐性传染者。

4. 孕妇如果感染沙眼衣原体可以用阿奇霉素治疗。治疗后复查，确认痊愈后才能从阴道分娩。

第五节　生殖器疱疹

生殖器疱疹（genital herpes）是单纯疱疹病毒（herpes simplex virus，HSV）引起的性传播疾病。单纯疱疹病毒Ⅰ型（HSV-1）、Ⅱ型（HSV-2）均可致人类感染。HSV-1 称口型或上半身型，主要引起上半身皮肤、黏膜或器官疱疹，如唇疱疹、疱疹性脑炎等，极少感染胎儿，其中生殖道疱疹仅占 10% ~ 30%。HSV-2 称为生殖器型，主要引起生殖（阴唇、阴蒂、宫颈等）、肛门及腰以下的皮肤疱疹，性接触传播占 70% ~ 90%，以青年女性居多。HSV-2 是生殖器疱疹的主要病原体（90%），传染后引起初发生殖器疱疹。此外，患生殖器疱疹的孕妇在分娩过程中，经过产道可将病毒直接传染给新生儿，或怀孕过程中患病，病毒可通过胎盘传给胎儿。

妊娠 20 周前患生殖器疱疹可感染胎儿，流产率高达 34%。妊娠 20 周后患病感染胎儿，低体重儿居多，也可发生早产。宫内感染严重病例罕见，极少发生先天发育异常儿。产道感染常见，占 80% 以上，由于新生儿细胞免疫功能未成熟，病变常扩散全身，多于生后 4 ~ 7 日发病，表现为发热、出血倾向、吸吮能力差、黄疸、水疱疹、痉挛、肝大等，新生儿病死率高达 70% 以上。多在生后 10 ~ 14 日因全身状态恶化而死亡，幸存者多数遗留中枢神经系统后遗症。

临床表现

1. 初发生殖器疱疹：初发生殖器疱疹分为原发性生殖器疱疹和非原发的初发生殖器疱疹。前者为第一次感染 HSV 而出现症状者，病情相对严重；后者既往有过 HSV-1 感染（主要为口唇或颜面疱疹）又再次感染 HSV-2 而出现生殖器疱疹的初次发作，病情相对较轻。

（1）潜伏期 3 ~ 14 天。

（2）外生殖器或肛门周围有群簇或散在的小水疱，2 ~ 4 天后破溃形成糜烂或溃疡，自觉疼痛。

（3）腹股沟淋巴结常肿大，有压痛。

（4）患者可出现发热、头痛、乏力等全身症状。

（5）病程 2 ~ 3 周。

2. 复发性生殖器疱疹：原发皮损消退后皮疹反复发作，复发性生殖器疱疹较原发性全身症状及皮损轻，病程较短。

（1）起疹前局部有烧灼感、针刺感或感觉异常。

（2）外生殖器或肛门周围有群簇小水疱，很快破溃形成糜烂或浅溃疡，自觉症状较轻。

（3）病程 7 ~ 10 天。

诊断及辅助诊断

除根据典型病史和临床表现外，诊断单纯疱疹病毒感染的实验室检查依据有：①水疱液中分离出单纯疱疹病毒；②将水疱液、唾液接种在人胚成纤维细胞或兔肾细胞，培养后做出判断，并可用免疫荧光技术证实；③在水疱底部刮片行 Giemsa 染色后光镜下见棘突松解、有数个核的气球形细胞和嗜酸性核内包涵体；④借助 PCR 技术扩增 HSV DNA，诊断可靠；⑤酶免法检测孕妇血清及新生儿脐血清特异 IgG、IgM，脐血特异 IgM 阳性，提示宫内感染。

预防

生殖器疱疹的预防有其自身特点，要强调咨询和健康教育。

1. 咨询。

（1）解释本病的自然病程，强调其复发性和无症状带毒的可能性，无症状期间也可发生 HSV 性传播。

（2）告诉患者本病复发的常见诱因，避免心理紧张、抑郁或焦虑等不良情绪，通过避免复发诱因减少复发。

（3）告知育龄期患者（包括男性患者）有关胎儿和新生儿 HSV 感染的危险性。

（4）告诉初发患者抗病毒治疗可缩短病程，抗病毒抑制疗法可减少或预防复发。

（5）取得患者对治疗的积极配合，以减少疾病的继续传播。

2. 健康教育。

（1）强调患者将病情告知其性伴，取得性伴的谅解和合作，避免在复发前驱症状或皮损出现时发生性接触，或更好地采用屏障式避孕措施，以减少 HSV 传染给性伴的危险性。

（2）提倡安全套等屏障式避孕措施，安全套可减少生殖器疱疹传播的危险性，但皮损出现时性交，即使使用安全套也可能发生 HSV 性传播。

（3）改变性行为方式、避免非婚性行为、杜绝多性伴是预防生殖器疱疹的根本措施。

第六节　支原体感染

感染人类的支原体（mycoplasma）有 10 余种，以女性生殖道分离出的人型支原体（mycoplasma hominis，MH）及解脲支原体（ureaplasma urealyticum，UU）最常见。MH 感染多引起阴道炎、宫颈炎和输卵管炎，UU 多引起非淋菌性尿道炎（non-gonococcal urethritis，NGU）。支原体多与宿主共存，不表现感染症状，仅在某些条件下引起机会性感染，且常合并其他致病源共同致病。近年发现肺炎支原体（mycoplasma pneumonia，MP）、生殖道支原体（mycoplasma genitalium，MG）等也可引起母儿感染。支原体感染主要通过性接触传播，可存在于女性阴道、尿道口周围、宫颈外口及尿液中，亦可引起母儿垂直传播。孕妇感染 UU 及 MH 后，在妊娠 16 ~ 20 周侵袭羊膜损伤胎盘造成绒毛膜炎，导致晚期流产、早产或死产，存活胎儿可能发生先天畸形。新生儿特别是早产儿受 UU 感染后，可发生支原体肺炎。MH 可导致产妇产后盆腔炎及产后支原体血症及新生儿支原体血症。产后哺乳等接触或空气传播感染 MH 可引起新生儿肺炎。

临床表现

1. 泌尿生殖道感染症状：潜伏期为 1 ~ 3 周，典型的急性期症状与其他非淋病性生殖泌尿系统感染相似，表现为尿道刺痛和不同程度的尿急及尿频、排尿刺痛，特别是当尿液较为浓缩的时候明显。尿道口轻度红肿，分泌物稀薄、量少、为浆液性或脓性，多需用力挤压尿道才见分泌物溢出，常于晨起尿道口有少量其他性分泌物或仅有痂膜封口，或见污秽裤裆。

亚急性期常合并前列腺感染，患者常出现会阴部胀痛、腰酸、双股内侧不适感或在做提肛动作时有自会阴向股内侧发散的刺痛感。

女性患者多见以子宫颈为中心扩散的生殖系炎症，多数无明显自觉症状，少数重症患者有阴道坠感。当感染扩及尿道时，尿频、尿急是引起患者注意的主要症状。感染局限在子宫颈，表现为白带增多、混浊、子宫颈水肿、充血或表面糜烂；感染扩及尿道，表现为尿道口潮红、充血、挤压尿道可有少量分泌物外溢，但很少有压痛出现。

2. 男性感染支原体症状：容易发生前列腺炎、附睾炎等，影响精子的活力和动力，致使精子质量明显低下，死亡精子数目明显增加，形态异常，失去进入卵子并与其结合的能力，威胁生殖质量和繁育能力。

3. 女性感染支原体症状：女性感染的初期一般会侵犯阴道、宫颈。这些器官发生炎症反应，致使分泌物增多、白带有异常气味，有的感到生殖道有轻微不适。正是由于症状的隐藏，往往使患者在不知不觉中遭受人型支原体的侵犯。若得不到及时治疗便会继续感染，引起子宫内膜炎症、输卵管纤毛肿胀，并造成这些器官的生理功能受损，直接影响精子进入子宫、精卵结合及受精卵的正常运行，即使怀孕也很容易导致胚胎夭折、胎儿死亡、自然流产、低体重儿等。女性感染人型支原体还可以引起肾盂肾炎、盆腔炎、流产后发热、产后发热、非淋球菌尿道炎等疾病。

诊断及辅助诊断

支原体与其他病原体合并感染时，主要表现为非淋菌性尿道炎及生殖道其他炎症。实验室检测协助诊断：

1. 支原体培养：取阴道和尿道分泌物联合培养，可获较高阳性率。
2. 血清学检查：无症状妇女血清 MH 及 UU 特异抗体水平低，再次感染后血清抗体可显著增高。
3. PCR 技术较培养法更敏感、特异、快速，对临床诊断有价值。

预防

1. 讲究卫生：如厕之前洗手，不随意使用高危公共器具，如不洁手纸、公用坐便器等。
2. 提倡拒绝无保护性交，习惯使用安全套。
3. 家中如有感染患者，毛巾、脸盆、床单等可能是导致感染的物品，应该分开使用，性生活时用避孕套。

第七节　柯萨奇病毒感染

柯萨奇病毒是一种肠病毒，分为 A 和 B 两类，人类感染该病毒可引起疱疹性咽峡炎和非麻痹性类脊髓灰质炎改变。妊娠期感染可引起非麻痹性脊髓灰质炎性病变，并致胎儿宫内感染和致畸。传染源是患者或无症状带毒者，主要通过粪－口途径传播，也可通过呼吸道或眼部黏膜感染。

临床表现

柯萨奇病毒经口进入肠道，在咽和肠道淋巴组织中增值，潜伏期为 7 ~ 14 天，经过两次病毒血症而侵入靶器官（脊髓、脑、脑膜、心肌和皮肤等），产生溶解性感染，靶器官出现继发性炎症。柯萨奇病毒以隐性感染为主，出现症状者大多为轻型或顿挫型感染，严重感染者极为少见。

1. 无菌性脑膜炎和轻瘫：几乎所有柯萨奇病毒（B1 ~ B6、A7 和 A9 等）与脑膜炎有关。

2. 疱疹性咽峡炎：主要由柯萨奇 A 组病毒引起，临床表现为发热、咽痛，尤以吞咽疼痛、恶心呕吐等多见，典型症状是在软腭、悬雍垂周围出现小泡性溃疡，少数可致硬腭损伤。

3. 手足口病：主要由柯萨奇 A 组病毒 16 型引起，是造成暴发感染的重要病原，特点是口腔黏膜和舌上出现红疹与水疱，口腔内形成溃疡等损伤，继而出现手、足部位的水疱，病毒可在水疱液中检出。引起手足口病的病毒还可见于柯萨奇病毒 A4、A5、A9、A10 和 B5 型。

4. 流行性胸痛：常由柯萨奇 B 组病毒引起，症状为突发性发热和单侧胸痛，伴有头痛、全身不适等，有时扩展为双侧胸痛或腹痛。

5. 心肌炎和心包炎：柯萨奇病毒与心肌疾病有很高的相关性，已经证明柯萨奇 B 组病毒是原发性心肌疾病的主要原因。病毒可直接破坏感染的心肌细胞，也可通过宿主的自身免疫应答损伤心肌组织。

6. 眼病：少数感染者出现亚急性充血性结膜炎，1 ~ 2 周可恢复。

7. 新生儿疾病：新生儿常发生柯萨奇病毒感染，一方面系医院的院内感染，另一方面可能是由感染母亲的垂直传播所致。患儿出现嗜睡、喂养困难、发热、呕吐等症状，严重者出现心肌炎、心包炎、呼吸窘迫或胸膜炎、脑膜炎等表现，死亡率较高。

此外，柯萨奇 B 组病毒还与胰腺炎、胰岛素依赖型糖尿病相关。

诊断及辅助诊断

1. 病史、症状（疱疹性咽峡炎和传染性胸痛）、体征。

2. 病毒分离与鉴定：病程早期采集粪便、直肠拭子和咽拭子；引起无菌性脑膜炎患者采集脑脊液；少数患者根据症状可采集水疱液、尿液、结膜拭子等。用原代或传代猴肾细胞或人源培养细胞培养分离病毒，根据出现 CPE 情况收集病毒液。用中和试验、HI 试验、CF 试验等鉴定与分型。

3. 核酸检测：用 PCR 等分子生物学技术检测病毒核酸。

4. 抗体检测：用 ELISA 试验、免疫印迹试验检测患者血清中 IgG 和 IgM 抗体。特异性 IgM 抗体具有重要的临床诊断价值，提示近期感染。

预防

加强预防、隔离，尤其是夏季应加强病房空气消毒，积极治疗医护人员隐匿性感染。第一孕季感染的孕妇应作系统检查，排除胎儿畸形。

第八节　水痘 - 带状疱疹病毒感染

水痘和带状疱疹是由同一病毒即水痘 - 带状疱疹病毒（VZV）感染所引起的、临床表现不同的两种疾病。水痘为原发性感染，多见于儿童，临床特征是同时出现的全身性丘疹、水疱及结痂。带状疱疹是潜伏于感觉神经节的水痘－带状疱疹病毒再激活后发生的皮肤感染，以沿身体一侧周围神经出现呈带状分布的、成簇出现的疱疹为特征，多见于成人。患者是唯一的传染源。病毒存在于患者上呼吸道和疱疹液中，发病前 1～2 天至皮疹完全结痂为止均有传染性。易感儿童接触带状疱疹患者后，也可发生水痘。主要通过呼吸道飞沫和直接接触传播，亦可通过接触被污染的用具传播。病后可获持久免疫，二次感染发病者极少见，但以后可发生带状疱疹。本病一年四季均可发生，以冬春季为高。妊娠期感染水痘可致胎儿畸形、早产或死胎。产前数日内患水痘可发生新生儿水痘，病情常较危重。

临床表现

1. 典型水痘：潜伏期为 10～24 天，以 14～16 天多见。分为两期：

（1）前驱期：婴幼儿常无症状或症状轻微，在出现低热、全身不适的同时已有皮疹的出现。年长儿童和成人可有畏寒、低热、头痛、乏力、咽痛、咳嗽、恶心、食欲减退等症状，持续 1～2 天后才出现皮疹。

（2）出疹期：皮疹首先见于躯干和头部，以后延及面部及四肢。初为红色斑疹，数小时后变为丘疹并发展成疱疹。疱疹为单房性，椭圆形，直径 3～5mm，周围有红晕，壁薄易破，疹液透明、后变混浊，疱疹处常伴瘙痒。1～2 天后疱疹从中心开始干枯、结痂，红晕消失。1 周左右痂皮脱落愈合，一般不留瘢痕。如有继发感染，则成脓疱，结痂脱落时间将延长。水痘皮疹为向心性分布，主要位于躯干，其次为头面部，四肢相对较少，手掌、足底更少。部分患者可在口腔、咽喉、眼结膜和外阴等黏膜处发生疱疹，破裂后形成溃疡。水痘皮疹分批出现，故病程中在同一部位可见斑丘疹、水疱和结痂同时存在。后期出现的斑丘疹未发展成水疱即隐退。水痘多为自限性疾病，10 天左右自愈。儿童患者症状及皮疹均较轻，成人患者症状较重，易并发水痘肺炎。

2. 重症水痘：多发生在恶性疾病或免疫功能低下的人群中。持续高热和全身中毒症状明显，皮疹多且易融合成大疱性或呈出血性，可继发感染或伴血小板减少而发生暴发性紫癜。

3. 先天性水痘：母亲在妊娠早期感染水痘可致胎儿多发性先天畸形；若发生水痘数天后分娩可导致新生儿水痘，病死率 25%～30%。新生儿水痘的皮疹有时酷似带状疱疹的皮疹。

诊断

典型水痘临床诊断不难，对非典型病例可选用实验室检查帮助诊断。

1. 外周血白细胞计数：白细胞总数正常或稍低。

2. 疱疹刮片：刮取新鲜疱疹基底组织和疱疹液涂片，瑞士染色见多核巨细胞；苏木素－伊红染色可查到细胞核内包涵体；或疱疹液直接荧光抗体染色查病毒抗原，简捷有效。

3. 病毒分离：取水痘疱疹液、咽部分泌物或血液做病毒分离。

4. 血清学检查：血清水痘病毒特异性 IgM 抗体检测，可早期帮助诊断；双份血清特异性 IgG 抗体滴度 4 倍以上增高也有助诊断。

5. PCR 检测：检测患者呼吸道上皮细胞和外周血白细胞中的病毒 DNA，系敏感、快速的早期诊断方法。

预防

控制传染源，患者应予呼吸道隔离至皮疹全部结痂为止，其污染物、用具可通过煮沸或日晒等消毒。对于正在使用大剂量糖皮质激素、免疫功能受损、恶性病患者和接触过患者的孕妇以及患水痘母亲的新生儿，在接触水痘 72 小时内肌肉注射水痘 – 带状疱疹免疫球蛋白 125 ~ 625U/kg，可起到预防作用。水痘减毒活疫苗能有效预防易患小儿发生水痘，其保护率可达 85% ~ 95%，并可持续 10 年以上。

第九节　细小病毒 B19 感染

人类细小病毒 B19（简称 B19）与儿童镰状细胞贫血所致的造血障碍、传染性红斑病、先天感染所致自发性流产及胎儿畸形等有关，还可出现皮疹及关节炎等。传染性红斑主要发生于学龄期儿童、婴幼儿和老人。呈春夏季流行趋势，经呼吸道、消化道黏膜、血液和胎盘等感染与传播。潜伏期 4 ~ 20 天，感染后可形成病毒血症，并播散至骨髓，感染和破坏红细胞前体细胞，引起红细胞生成障碍，进而出现发热等类流感样症状（关节痛、肌痛）。随即形成以双颊部为主的斑丘疹，双颊潮红（也称苹果症，face slap），少数可出现四肢的斑丘疹，2 周后皮疹消退。受感染的个体可以是无症状的亚临床型（约 20%），或有轻微的呼吸道症状，部分成人患者有时出现对称性关节炎。受细小病毒 B19 感染的妇女大部分是正常的，但妊娠妇女可造成胎儿严重贫血、心衰、流产、畸形、死亡等。慢性症状有慢性贫血、神经病变及脉管炎等。

临床表现

1. 传染性红斑。

2. 关节病。

3. 暂时性再生障碍危象。

4. 在有免疫缺陷患者中的慢性贫血。

5. 胚胎及先天性感染。

6. 其他除上述较常见临床所见外，B19 病毒感染还可有下述临床表现：①呼吸道病变：急性呼吸道炎见于急性 B19 病毒感染初期，表现感冒样症状。B19 病毒感染与有些婴幼儿的急性哮喘发作和急性阻塞性毛细支气管炎有关。②急性心肌炎或心肌心包炎：婴儿和儿童 B19 病毒感染偶可发生严重心肌炎。③各种血管炎性综合征：B19 病毒感染也可能在毛细血管炎、白细胞碎裂性脉管炎和坏死性脉管炎等起着重要作用。④慢性疲劳综合征：发病机制与免疫调节功能异常、遗传因素、病毒感染等有关。有低热、全身无力、关节肌肉疼痛、咽痛等。

诊断及辅助诊断

B19 病毒病原学检查是 B19 病毒感染的确诊依据，目前应用于临床的诊断技术有：

1. B19 病毒抗体检测除可用 ELISA 测定外，尚有以细小病毒 B19 基因中第 2420 ~ 3091 位核苷酸（1.4kb）表达的融合蛋白为抗原，检测 IgG 及 IgM 抗体；也有用合成肽（N′–VP2）检测细小病毒 B19 抗体的方法。在病毒循环及排出结束后的数天，患者出现红疹及关节痛，此时是检测细小病毒 B19 IgM 抗体的最佳时间。

2. B19 病毒 DNA 检测，原位杂交、PCR 等。

3. B19 抗原检测。

4. 电镜检测：可直接在电镜下观察各种标本受染细胞核内的病毒包涵体和颗粒。

5. 其他：应做 X 线、B 超、心电图检查，必要时做脑 CT 检查。

预防

1. 采取呼吸道隔离措施：发现急性 B19 病毒感染患者，应及时采取呼吸道隔离措施，特别要注意控制在儿童集体机构、家庭和病房内的暴发流行。

2. 进行 B19 病毒抗体监测：育龄期妇女尽量进行 B19 病毒抗体监测，阴性者避免与 B19 病毒感染患者接触，妊娠期间要重点保护。

3. 免疫功能低下和贫血患者：①予以保护：对免疫功能低下者、慢性贫血患者应予以保护，减少传播。②用免疫球蛋白：对慢性溶血或有免疫缺陷的患者及妊娠妇女，可考虑用免疫球蛋白预防 B19 感染。暴露前或暴露后给予免疫球蛋白是否能防止感染，尚不清楚。③勤洗手：对于在一个已知有 B19 感染的社区，在餐前、接触呼吸道或其他分泌物后洗手，可减少发生 B19 感染的危险。

4. 有引起医源性传播危险的人：有暂时性再生障碍危象或慢性 B19 感染的患者（而不是传染性红斑或关节病的患者），有引起医源性传播的危险。应当安排其在单独的病室内住院治疗，并对他们进行呼吸道隔离。

第十节　麻风

麻风分枝杆菌（M.leprae）是麻风病的病原菌，由 1873 年挪威学者 Armauer Hansen 从麻风患者皮肤结节中发现本菌，故又名 Hansen 杆菌。本菌为抗酸杆菌，但较结核分枝杆菌短而粗，大小约 $1 \sim 8\mu m \times 0.3 \sim 0.5\mu m$，抗酸染色着色均匀，呈束状或团状排列。麻风分枝杆菌为典型的胞内寄生菌，有麻风分枝杆菌存在的细胞胞质呈泡沫状，称为麻风细胞。用药后细菌可断裂为颗粒状、链杆状等，着色不均匀，称为不完整菌。革兰染色阳性，无鞭毛、无荚膜、无芽孢。麻风是一种慢性传染病，主要表现为皮肤、黏膜和神经末梢的损害。晚期可侵犯深部组织和器官，形成肉芽肿。现有麻风病例主要集中在偏僻山区、草原牧区以及贫困落后地区。细菌随患者鼻分泌物、痰、汗液、乳汁、精液或阴道分泌物排出，通过直接接触或由飞沫传播，几乎都是不显性感染，只有部分人发病。潜伏期长，一般是 6 个月至 5 年，有时可达数十年。发病慢、病程长，但幼年时期最为敏感。病菌缓慢沿末梢神经、淋巴、血行扩散至全身，特别是皮肤和眼。麻风对胎儿影响严重，低出生体重儿、小胎盘可能是婴儿死亡率高的原因。麻风患者病情明显被控制时，可进行有计划的妊娠。

临床表现

根据临床表现、免疫病理变化和细菌检查结果等可将麻风分为 3 种病型：瘤型、结核样型和界限类综合征，3 种病型之间可以移行。

1. 瘤型麻风：为进行性和严重的临床类型，占麻风病例的 20% ~ 30%。如不治疗，往往致死。细菌侵犯皮肤、黏膜及各脏器，形成肉芽肿。用抗酸染色法检查可见有大量的麻风分枝杆菌集聚于细胞中，传染性强，为开放性麻风。此类患者的细胞免疫功能低下或免疫抑制，故麻风分枝杆菌能在体内繁殖。患者麻风菌素皮肤实验（lepromin skin test）阴性，血清中自身抗体含量高，有免疫复合物沉积，形成结节性红斑或疣状结节，面部结节融合可呈"狮面"状。

2. 结核样型：此型麻风常为自限性疾病，较稳定，损害可以自行消退，占麻风病例的

60% ～ 70%。病变主要在皮肤，侵犯真皮浅层。早期病变为小血管周围淋巴细胞浸润，以后出现上皮样细胞和多核巨细胞浸润，也可累及神经，使受累处皮肤丧失感觉。患者体内不易检出麻风分枝杆菌，故传染性小。麻风菌素反应阳性，细胞免疫功能损伤较轻。

3. 界限类综合征：患者表现出介于上述两型之间的症状。随着时间的推移，疾病可向两型之一发展。

诊断及实验室检验

诊断时必须掌握麻风病的皮损特点，皮损常伴有感觉障碍，周围神经干常粗大，瘤型麻风的损害中常检查出麻风菌。

1. 实验室检验。

（1）标本采集：通常自眶上、颧下、下颌、耳郭及鼻腔黏膜等数处采取标本。

（2）标本直接检查：①显微镜检查：消毒后切开表皮，深达真皮，用刀刮取组织液做涂片，火焰固定，抗酸染色、镜检，麻风分枝杆菌呈红色，细胞呈蓝色。金胺"O"染色、荧光显微镜检查，可提高阳性率。瘤型、界线类多为麻风杆菌阳性。在镜检时应注意与结核分枝杆菌形态相鉴别：麻风分枝杆菌多呈束状或成团聚集，结核分枝杆菌多散在，偶有聚集；麻风分枝杆菌菌体粗直、两端尖细，而结核分枝杆菌则细长略弯曲，且有分枝现象。在镜下可见大量的麻风细胞。②活组织切片：抗酸染色及病理学检查。

2. 麻风菌素试验：是一种简易的测定机体对麻风杆菌抵抗力的方法，它可部分反映机体对麻风杆菌细胞免疫反应的强弱和有无。试验方法为在前臂屈侧皮内注射粗制麻风菌素0.1mL，形成一个直径6 ～ 8mm 的白色隆起，以后观察反应结果。早期反应：注射后48 小时观察判断结果，注射处有浸润性红斑，直径大于20mm 者为强阳性（+++），15 ～ 20mm 者为中等阳性（++），10 ～ 15mm 者为弱阳性（+），5 ～ 10mm 者为可疑（±），5mm 以下或无反应者为阴性（－）；晚期反应：注射21 天观察判断结果，注射处发生红色浸润性结节并有破溃者为强阳性（+++），结节浸润直径大于5mm 者为中等阳性（++），结节浸润直径3 ～ 5mm 者为弱阳性（+），轻度结节浸润或在3mm 以下者为可疑（±），局部无反应者为阴性（－）。早期反应表示机体对麻风杆菌的敏感性。晚期反应阳性表示机体对麻风杆菌的特异性细胞免疫反应的能力强，具有免疫力；晚期反应阴性说明机体对麻风杆菌的细胞免疫反应受到抑制，缺乏免疫力。麻风菌素晚期反应的强度与机体对麻风菌抵抗力的强度成正比。因此，麻风菌素试验对麻风病的分型、判断预后或机体抵抗力具有实际应用价值。但因含有与其他分枝菌抗原交叉成分，在现场使用后显示缺乏特异性和敏感性，不能预测发病的危险性。

3. 用巢式聚合酶链式反应从全血扩增麻风菌特异片段提高麻风病确诊率。

4. 抗麻风菌IgM 抗体检测：以PGL（麻风菌特异性酚糖脂抗原）-1 衍生物抗原为基础的ELISA 检测抗麻风菌的IgM 抗体是目前最广泛应用的血清学实验。尽管它在大部分PB（少菌型）患者中呈阴性反应，尚不能单独用来诊断麻风，也不能作为人群筛检和区别现症和既往感染的工具，但目前公认的应用范围包括为治疗目的区别MB（多菌型）和PB、早期预测复发、在高危人群如家内接触者中识别发展为麻风的危险者、小范围的治疗随访观察。PGL-1 血清阳性率可反映人群对麻风菌的暴露强度及传播趋势。

预防

要控制和消灭麻风病，必须坚持"预防为主"的方针，贯彻"积极防治，控制传染"的原则，执行"边调查、边隔离、边治疗"的做法。积极发现和控制传染病源，切断传染途径，同时提高周围自然人群的免疫力，对流行地区的儿童、患者家属以及麻风菌素及结核菌素反应均为阴性的密切接触者给予卡介苗接种，或给予有效的化学药物进行预防性治疗。

第十一节 妊娠合并病毒性肝炎

病毒性肝炎是由多种肝炎病毒引起、以肝实质细胞变性坏死为主要病变的一组传染病，分为甲型（HAV）、乙型（HBV）、丙型（HCV）、丁型（HDV）、戊型（HEV）、庚型（HGV）及输血传播型（TTV）肝炎 7 个类型，其中以乙型肝炎最常见。文献报道孕妇病毒性肝炎发病率为 0.8% ~ 17.8%。母婴传播是 HBV 传播的主要途径之一，母婴传播引起的 HBV 感染在我国约占婴幼儿感染的 1/3，母婴传播有 3 种途径：宫内传播、产时传播、产后传播。妊娠早期病毒性肝炎可使妊娠反应加重，流产、胎儿畸形发生率约高 2 倍。妊娠晚期合并急性病毒性肝炎，早产、死胎、死产的发生率均明显增高，新生儿患病率及死亡率也增高。肝炎病毒的母婴垂直传播以 HBV 的垂直传播为主。甲型病毒性肝炎经粪 – 口途径传播，HAV 不能通过胎盘传给胎儿，但妊娠晚期患甲型肝炎，分娩过程中受粪便污染可使新生儿感染。HCV 存在母婴传播。丁型肝炎传播途径与 HBV 相同，经体液、血行或注射途径传播。与 HBV 相比，母婴传播较少见。

临床表现

妊娠期出现不能用早孕反应或其他原因解释的消化系统症状，如食欲减退、恶心、呕吐、腹胀、肝区痛、乏力、畏寒、发热等，部分患者有皮肤巩膜黄染、尿色深黄。妊娠早中期可触及肝大，并有肝区叩击痛。妊娠晚期受增大子宫影响，肝脏极少被触及，如能触及可感异常。妊娠合并肝炎的类型及临床特征有：

1. 急性肝炎：起病急，常有食欲缺乏、厌油、恶心、呕吐、乏力、腹胀和肝区不适等消化道症状。约一周后皮肤黏膜出现黄疸、瘙痒，大便颜色变浅，尿呈茶水样。肝大，有压痛和叩痛。经过 2 ~ 6 周症状与体征逐渐消失。无黄疸型肝炎起病相对较慢，因无黄疸，易被忽视。

2. 慢性活动性肝炎：病程常在半年以上，有乏力、厌食、腹胀、面色晦暗、"蜘蛛痣""肝掌"、肝脾大、肝功能持续异常等。

3. 急性重症肝炎：上述急性肝炎的症状明显加重，出现食欲极度减退、频繁呕吐、腹胀、腹水等，黄疸迅速加深，出现肝臭气味，肝脏进行性缩小。肝功能明显异常，如酶胆分离、白蛋白 / 球蛋白倒置、血清总胆红素值 > 171 μmol/L（10mg/dl）。DIC 是妊娠期重症肝炎的主要死因，特别在妊娠晚期极易出现全身出血倾向等凝血功能障碍，应进行凝血功能检查。

诊断及实验室诊断

妊娠期诊断病毒性肝炎与非孕期相同，但比非孕期困难。发生在妊娠早期的早孕反应所致的消化道症状较明显，妊娠剧吐常有转氨酶升高，此时患肝炎常被忽略。妊娠晚期可伴有其他因素引起的肝功能异常，诊断亦较非孕期困难。应根据流行病学详细询问病史，结合临床症状、体征及实验室检查进行综合判断。

1. 肝功能检查：血清 ALT 升高，如能排除其他原因，特别是数值很高（大于正常 10 倍以上）、持续时间较长，对病毒性肝炎有诊断价值。血清胆红素在 17 μmol/L（1mg/dl）以上、尿胆红素阳性、凝血酶原时间的测定等，均有助于肝炎的诊断。

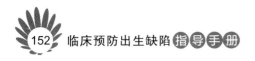

2. 血清病原学检测。

（1）乙型肝炎：① HBsAg 阳性是 HBV 感染的特异性标志，其滴度随病情的恢复而下降。慢性肝炎、无症状携带者可长期检出 HBsAg，但 HBsAg 滴度与病情无平行关系。其本身无传染性。②抗 –HBs 阳性提示有过 HBV 感染，是保护性抗体，表示机体有免疫力，不易再次患乙型肝炎。此外，乙型肝炎预防接种后，检测抗 –HBs 是评价疫苗效果的标志之一。③ HBeAg 是核心抗原的亚成分，其阳性和滴度反应 HBV 复制及传染性强弱。急性乙型肝炎时 HBeAg 短暂阳性，若持续阳性提示转为慢性。在慢性 HBV 感染时，HBeAg 阳性表示肝细胞内有 HBV 活动性复制。当 HBeAg 转阴伴抗 –HBe 出现时，表示 HBV 复制停止。抗 –HBe 出现于急性乙型肝炎恢复期，可持续较长时期。抗 –HBe 的出现表示血清中病毒颗粒减少或消失，传染性减低。④ HBcAg 为乙肝病毒的核心抗原，其相应抗体为抗 –HBc。一般血清中无游离的 HBcAg，仅在病毒颗粒中检测到，或应用电镜和酶免疫技术可检出肝细胞内的 HBcAg。HBcAg 阳性表示 HBV 在体内复制。抗 –HBc 包括抗 –HBc 总抗体、抗 –HBc IgM 和抗 –HBc IgG。抗 –HBc IgM 出现于乙型肝炎急性期，恢复后可持续数年或更长。慢性 HBV 感染者抗 –HBc 持续阳性。急性乙肝患者血清中可检测到高滴度抗 –HBc IgM，特别对 HBsAg 已转阴患者，抗 –HBc IgM 阳性可确诊为急性乙型肝炎。抗 –HBc IgG 主要见于恢复期和慢性感染。

应用 DNA 分子杂交和 PCR 技术检测 HBV–DNA 和 DNA 多聚酶，阳性为 HBV 存在且有病毒复制的直接标志。

（2）丙型肝炎：目前尚无检测 HCV 抗原的方法。血清中出现抗 –HCV 抗体可诊断为 HCV 感染。PCR 技术检测 HCV–RNA 阳性是病毒血症的直接证据。

预防

1. 加强围生期保健：重视孕期监护，加强营养，摄取高蛋白、高糖类和高维生素食物。将肝功及肝炎病毒血清标志物检测列为产前常规检测项目，并定期复查。

2. 甲型肝炎：有甲型肝炎密切接触史的孕妇，接触后 7 日内可肌肉注射丙种球蛋白 2 ~ 3mL。其新生儿出生时及出生后 1 周各注射一次丙种球蛋白可以预防感染。甲型肝炎急性期禁止哺乳。

3. 乙型肝炎：预防 HBV 母婴传播应从妊娠前开始。患急性肝炎妇女至少应于肝炎痊愈后半年、最好两年后再妊娠。夫妇一方患肝炎，应用避孕套以免交叉感染。对所有孕妇应筛查夫妇双方 HBsAg，进一步检查无症状携带者的血清标志物。HBsAg 及 HBeAg 阳性孕妇分娩时应注意隔离，防止产程延长、胎儿窘迫、羊水吸入、软产道裂伤。剖宫产可使胎儿接触大量母血，对预防胎儿感染的作用不大。

4. 丙型肝炎：尚无特异的免疫方法。减少医源性感染是预防丙型肝炎的重要环节。保护易感人群可用丙种球蛋白对人群进行被动免疫。对抗 –HCV 抗体阳性母亲的婴儿，在 1 岁前注射免疫球蛋白可对婴儿起保护作用。

第二部分

出生缺陷

第十九章
出生缺陷预防

出生缺陷（birth defects）是指一种婴儿在出生前，在母亲的子宫内便已发生的结构或功能发育异常。有些异常是很轻微的，对身体影响不大，而有些则是很严重的，可以导致死亡或造成终身残疾。有的出生缺陷在婴儿出生时便可发现，而有些则出生后经过一段时间才可能被发现（如智力低下）。有些出生缺陷很明显，用肉眼便可诊断，而有些则须依靠特殊技术才能诊断（如唐氏综合征及某些先天性代谢病）。最常见的出生缺陷通常只影响身体的某一部分，称为单发性缺陷，有些则累及身体的好几个部位，称为综合征。发生原因包括遗传、环境或二者共同作用。

第一节　出生缺陷重大公共卫生问题

近30年来，随着社会经济的快速发展和医疗服务水平的提高，我国婴儿死亡率和5岁以下儿童死亡率持续下降，危害儿童健康的传染性疾病逐步得到有效控制。与此同时，出生缺陷问题日益凸显，成为影响儿童健康和出生人口素质的重大公共卫生问题。我国每年新发出生缺陷例数高达90万，部分出生缺陷发生率呈上升态势。

据估算，我国每年新增先天性心脏病超过13万例、神经管缺陷约1.8万例、唇裂和腭裂约2.3万例、先天性听力障碍约3.5万例、唐氏综合征2.3万～2.5万例、先天性甲状腺功能低下症7600多例、苯丙酮尿症1200多例。从这些庞大的数字可知出生缺陷给国家、社会、家庭造成了巨大的经济负担，对国家人口素质及社会文明发展造成了极大的影响，严重阻碍社会发展的进步。出生缺陷已成为目前全世界共同关注的一个重大公共卫生问题。

我国政府高度重视出生缺陷防治工作，1994年10月全国人大常委会审议通过《母婴保健法》，将出生缺陷三级预防纳入了法制化管理轨道。2001年8月国务院颁布《母婴保健法实施办法》。20世纪90年代以来，我国政府分阶段颁发了《中国妇女发展纲要》和《中国儿童发展纲要》（以下简称纲要），把加强出生缺陷防治作为重要的任务目标。为实现纲要目标，卫生部先后印发了出生缺陷防治相关法规和技术规范，包括《母婴保健专项技术许可及人员资格管理办法》《母婴保健专项技术服务基本标准》《婚前保健工作规范》《孕前保健服务工作规范》《孕期保健管理办法》《产前诊断技术管理办法》《新生儿疾病筛查管理办法》等，使出生缺陷防治工作基本实现了有法可依。

第二节 出生缺陷的相关因素

出生缺陷的相关因素复杂，主要包括遗传因素、环境因素、药物因素、心理因素以及上述因素的综合作用。目前研究表明，大多数出生缺陷是由多种原因共同造成的。据文献报道，在出生缺陷的病因中遗传因素占25%、环境因素占10%、环境与遗传因素共同作用或不明原因占65%。

一、遗传因素

1. 遗传因素引起出生缺陷有染色体异常：染色体数目和结构异常，如缺失、重复、易位等。

2. 单基因遗传性疾病：包括常染色体显性遗传、常染色体隐性遗传、性连锁显性遗传、性连锁隐性遗传。

3. 多基因遗传性疾病：如先天性髋关节脱位、幽门狭窄和糖尿病等。

4. 线粒体病：为母系遗传。如Leber遗传性视神经病、MERRF综合征又称肌阵挛性癫痫和破碎红纤维病。

二、环境因素

1. 药物：能够引起胎儿畸形的药物较多，例如四环素、苯妥英钠、丙戊酸钠、双香豆素、三甲双酮、雄激素、华法林、氨甲蝶呤、抗甲状腺药物、抗病毒药物等。这些药物对处于器官形成阶段的胎儿具有致畸作用，药物影响在畸形活产儿中所占比例小于1%。

2. 化学因素：苯、醇类化学物质都能引起胎儿畸形。常提到的例子是乙醇，乙醇能损害胎儿发育中的中枢神经系统，如果孕妇每天饮酒超过180mL，分娩出异常儿的风险将显著增加。

3. 电离辐射：产前接受辐射可导致小头畸形；妊娠8周后，接受放射剂量超过25mrads也会造成胎儿全身损伤。

4. 病毒感染：宫内感染可导致胎儿器官和组织不可逆损伤，主要是TORCH感染。TORCH是由数种导致孕妇患病并能引起胎儿感染，甚至造成新生儿出生缺陷的病原微生物英文名称的首字母组合而成。其中T指弓形虫，R指风疹病毒，C指巨细胞病毒，H指单纯疱疹病毒，O指其他，主要是梅毒螺旋体等。最多见的是巨细胞病毒感染，另外风疹、梅毒、弓形虫和水痘等都可以造成宫内感染。

5. 母体疾病：正常孕妇娩出畸形儿的概率约为2%，糖尿病孕妇娩出畸形儿的概率增加至6%～9%。子宫形态异常时，胎儿生长受约束，增加变形的危险。子宫局部损伤时可使蜕膜和羊膜受损，出现羊膜索带可造成先天性截肢。

6. 原因不明的出生缺陷：出生缺陷中仍有60%～70%原因不明，随着医学的发展，出生缺陷的原因将会逐渐明了，其中部分可能是环境与遗传因素共同影响所致。另外母亲年龄超过35岁会增加胎儿患唐氏综合征的风险。近亲婚配也是出生缺陷的原因之一，正常人平均携带20余个异常基因，血缘关系越近，胎儿从双亲得到的相同异常基因的危险性越大，出现出生缺陷的概率越高。

第三节　出生缺陷的三级预防

为减少出生缺陷发生，世界卫生组织提出了出生缺陷"三级预防"策略。"三级预防"是对疾病发生的各环节全方位地采取措施并有效预防疾病的体系。因此，每级预防的区别在于发病阶段的特征不同、采取的措施不同。其中，出生缺陷的一级预防由于投入小、产出大，正在成为世界上大多数国家预防出生缺陷的主要方法。自 2007 年 9 月起，我国出生缺陷一级预防工作正式在全国启动。

一级预防是指通过健康教育、选择最佳生育年龄、遗传咨询、孕前保健、合理营养、避免接触放射线和有毒有害物质、预防感染、谨慎用药、戒烟戒酒等孕前阶段综合干预，减少出生缺陷的发生。具体内容包括：婚前基因筛查和咨询是预防的重要环节；对育龄妇女在孕前和孕期进行合理营养、预防感染、谨慎用药等方面知识的教育、宣传，并针对不同人群实施补充叶酸和食盐加碘等，以降低神经管畸形的发生和其他可能的出生缺陷；鼓励妇女在合适的年龄生育，以减少因染色体遗传导致的出生缺陷风险；避免怀孕期间接触能够诱导有机体突变的物质和致畸剂，如辐射、风疹、酒精、烟草、药物等；早期发现和治疗糖尿病等疾病。

二级预防是指通过孕期筛查和产前诊断识别胎儿的严重先天缺陷，早期发现，早期干预，减少缺陷儿的出生。同时对已确诊的畸形胎儿，动员孕妇及其家属做选择性终止妊娠手术。其产前筛查或产前诊断对象包括：夫妇双方或家族成员患有某些遗传性疾病或先天性畸形者；曾生育遗传病患儿、不明原因智力低下或先天畸形儿的夫妇；不明原因反复流产或有死胎死产等情况的夫妇；35 岁以上准备怀孕的妇女；长期接触高危环境因素的夫妇；产前筛查高风险孕妇。

在二级预防中常用的产前筛查和诊断技术有 B 超诊断、细胞遗传学检查（绒毛、羊水、胎儿脐血细胞染色体、基因分析）等方法。通过遗传咨询、产前筛查、产前诊断工作，可实施的项目有通过 B 超、母血生化检查、羊水穿刺、脐血染色体等检测，可发现 Down 综合征、神经管畸形、18 三体综合征及其他畸形。各种技术的应用对减少缺陷儿的出生起了很大作用。

三级预防是指对新生儿疾病的早期筛查、早期诊断、及时治疗，预防出生缺陷儿的严重致残和死亡，避免或减轻致残，提高患儿生活质量。开展新生儿先天性疾病筛查，对新生儿甲状腺功能低下、苯丙酮尿症、葡萄糖 –6– 磷酸脱氢酶缺乏症、先天性听力异常等疾病可以做到早期发现、早期干预、能够治愈或降低残疾严重程度，从而有效降低新生儿死亡。即做到早发现、早治疗、早康复，减少残疾儿的发生和死亡，最终提高出生人口素质。

第四节　23 种出生缺陷疾病诊断标准

出生缺陷的预防工作目前受到国家和每个家庭的高度重视。避免缺陷胎儿的出现和出生是保证家庭幸福的基础工作。在倡导优生优育的今天，我们应该对目前存在的出生缺陷病症有充分的了解和认识，才可以从根本上提高预防意识。这里就给大家盘点一下检测中的 23 种出生缺陷疾病的医学诊断标准。

一、无脑畸形

无脑畸形是以颅骨穹隆及其覆盖的皮肤和脑全部或部分缺如为特征的先天畸形。

临床表现

主要表现为颅骨穹隆（眶上嵴以上的额骨、顶骨和枕骨的扁平部）缺如，覆盖颅骨的皮肤缺如或存在，大脑半球或额叶缺如。脑干和小脑裸露，头顶平坦，常有部分脑组织存留，呈软、无定型的紫红色团块，被覆于颅底。颅面比例失调，由正常的 2:1 变为 1:2 或 1:3，患儿眼珠小而突出，低位耳，短颈，呈"蛙样"面容。

诊断

产前根据 B 超检查显示胎儿颅骨穹隆缺如，结合母血或羊水甲胎蛋白（AFP）测定有所增高做出诊断；B 超诊断可早到孕 12 ~ 13 周，晚期需同严重的小头畸形鉴别，出生后根据临床表现可诊断。

排除

1. 无头畸形。
2. 积水性无脑。

二、开放性脊柱裂

开放性脊柱裂以脊髓和 / 或脊膜通过未完全闭合的脊柱而疝除或暴露于外为特征的先天性畸形。

临床表现

绝大多数脊柱裂发生在脊柱背侧，极少数位于腹侧，其特征为脊柱椎体裂开和囊状物出现，常位于颈下段或胸上段。临床表现取决于脊柱裂类型、部位和范围。根据发生部位分为颈段、胸段和骶段部。根据膨出物内容不同又可分为脊膜膨出：囊内只有脑脊液；脊膜脊髓膨出：囊内有脑脊液和脊髓等神经成分；脊髓外翻：无囊肿，神经组织直接暴露于外。

诊断

产前根据 B 超检查，主要发现软组织和骨特征。软组织特征包括覆盖缺损上的皮肤缺如，并有突出分囊结构；骨特征显示椎弓或椎体各种异常。结合母血或羊水甲胎蛋白测定即可诊断。出生后根据临床特征以及囊性肿物与前囟有连通性冲动，查体时可以发现相应的神经症状，即可诊断，透光试验脊膜膨出为阴性、脊膜脊髓膨出为阳性。

排除

1. 隐性脊柱裂。
2. 骶尾部畸胎瘤。

三、脑膨出

脑膨出是以脑和 / 或脑膜通过颅骨裂膨出为特征的先天畸形。

临床表现

该畸形常位于颅骨中线，自鼻根部至枕部可有大小不一的囊性物突出，新生儿啼哭时肿物可增大。脑膨出可发生于鼻根部、额部、顶部、颞部和枕部等，以枕部最为常见。临床上根据膨出内容物可分为脑膜膨出：仅有脑膜膨出，内容是脑脊液；脑膜脑膨出：疝出物中有不同数量的脑组织存在。

诊断

产前 B 超检查可发现颅旁突出团块，应与囊性水囊瘤、软组织块、头皮血肿等鉴别。最有价值的诊断依据是辨认颅骨缺陷。但因缺陷通常较小以及目前 B 超分辨率低，准确诊断还有一定困难，是否伴有脑积水或小头畸形等指征均有助于诊断。出生后诊断根据临床检查，可见囊性肿物大小不等，可扪及矢状缝增宽，新生儿啼哭时肿物可增大甚至可扪及血管搏动。脑膜膨出在暗室用手电筒局部透射时呈一片红色，局部穿刺可抽出正常脑脊液；脑膜脑膨出透射时呈红色夹有暗色。

四、脑积水

脑积水是以颅腔内不正常聚积有大量脑脊液为特征的先天性畸形。

临床表现

脑积水患儿具有典型容貌：头颅巨大，颅面比例失调且与躯干比例不称；前囟增大、紧张或隆起，将患儿竖起时前囟不下凹，亦不见搏动；颅骨变薄，前额突出，头皮静脉扩张，眼球多转向下方，而上方巩膜外露（落日征）；头部叩诊时可听得"破壶声"。患儿出生后随脑积水发展，脑内压增高，出现呕吐、抽搐、惊厥、嗜睡、腱反射亢进、踝关节痉挛等症状。

诊断

脑积水主要根据临床表现、测量和多种仪器检查结果进行诊断。产前 B 超检查发现大脑侧脑室增大即可高度怀疑，借助侧脑室正中、侧壁的同时造影显示形态异常，均有助于诊断并评价其程度。有作者采用侧脑室宽度（LVW）与大脑半球宽度（HW）的比值（LVW/HW）作为诊断指标，正常胎儿该比值在孕 15 周为 70%，孕 20 周为 50%，孕 40 周为 35%，当比值超过上述值时则应高度怀疑，但在早期和轻度脑积水中有假阴性结果发现。此外，也有作者采用双顶径（BPD）作为诊断指标，但大多数患儿生前头颅增大不明显。总之，孕 16 ~ 20 周形态学和生物测定相结合有助于早期脑积水的诊断。出生后患儿头围增大超过 35cm、有颅内压增高的症状、B 超或 CT 检查发现脑室明显增大或伴脑部萎缩，同时检查其前囟、骨缝、颅骨等临床表现，并结合动态监测脑内压可做出诊断。

排除

1. 后天性脑积水。
2. 不伴有脑室系统扩大的巨头。

五、单发唇裂

单发唇裂是上唇线有正中线外侧裂开的先天性畸形。

临床表现

临床上分为单侧、双侧，以单侧多见。患儿可有吮吸和发音困难。临床按严重程度分为三度：Ⅰ度，红唇裂；Ⅱ度，红唇裂、皮肤部分裂未达鼻底；Ⅲ度，红唇裂、皮肤全裂直达鼻底。

诊断

肉眼即可诊断，注意有无隐裂。

排除

唇正中裂。

六、腭裂

腭裂是以切牙孔后的硬腭和软腭处有裂隙为特征的先天畸形，包括黏膜下腭裂，即隐性腭裂。

临床表现

以单侧多见，左侧多于右侧。患者由于鼻与口腔相通，可有呼吸、吞咽及发音障碍，易并发中耳炎和上呼吸道感染。临床根据程度不同可分为三度：Ⅰ度，悬雍垂裂或软腭裂；Ⅱ度，软腭全裂、硬腭部分裂开，未达牙槽突；Ⅲ度，软腭、硬腭全裂，直达牙槽突。

诊断

出生后肉眼即可诊断。

排除

1. 功能性短腭和高而窄的腭。
2. 悬雍垂裂。

七、唇裂合并腭裂

唇裂合并腭裂是以上唇裂并伴有牙槽嵴裂和腭裂为特征的先天畸形。

临床表现

参照唇裂和腭裂的临床特征。

诊断

肉眼即可诊断。

八、小耳

小耳是以耳郭部分或全部缺失（伴或不伴有外耳道闭锁）为特征的先天畸形。

临床表现

轻者仅耳郭较正常小，各部标志尚可辨认；重者局部为条状或块状突起，严重者可完全缺失（无耳）。小耳畸形多为单侧，右侧多于左侧，常伴有外耳道闭锁、中耳畸形和听力障碍。

诊断

肉眼即可诊断。

排除

1. 耳郭正常的外耳道闭锁。
2. 听力发育不良。

九、其他外耳畸形

除小耳、无耳以外的其他位置、形态异常等的耳郭畸形，如：

1. 巨耳畸形：耳郭过度发育呈部分肥大或整个均匀肥大。整个肥大较少，部分肥大较多。但该畸形甚少见。

2. 颊耳畸形：指耳郭移位，错位于颊上。

3. 猿耳畸形：耳轮外上部向外突起似猿耳。

4. 招风耳畸形：舟状窝和耳轮过于向前下方倾斜，使耳郭突起与头部所成角度较正常大。一般多双侧发生，具有家族性。

5. 副耳畸形：多发生在耳屏前方或耳轮脚或耳屏与口角之连线上。副耳结节大小不等，但通常较耳屏小，内涵软骨组织。可发生于单侧或双侧。当副耳过大或多数副耳聚合一起时称为多耳。此外，还有并耳、垂耳等。

6. 耳郭正常的外耳道闭锁。

十、先心病

先心病是因胚胎时期心血管发育异常所致的先天畸形。

临床表现

由于畸形的类型及程度的不同，临床表现差异较大。严重者可表现青紫、心衰、短期内死亡，轻者可因无临床表现而在常规体检和尸检中发现。严重患者大都表现为喂养困难、吸奶停顿、呼吸加快、进行性发绀、哭叫甚至昏迷死亡，常患肺炎为先天性心脏病的重要表现。体检发现心前区不对称隆起，提示心脏长大，胸骨左沿下部剑突处有强烈搏动为右心室肥厚表现，心尖冲动性搏动为左心室肥厚的特征，扪及震颤提示心脏杂音至少有Ⅳ／Ⅴ级。常见的先心病有房间隔缺损、室间隔缺损、动脉导管未闭、法乐氏四联症、肺动脉瓣狭窄、大血管错位等。

诊断

根据临床表现症状及心脏增大，杂音、震颤等可提示先心病的存在，进一步作 X 线、心电图、超声心动图、心导管检查确诊。

十一、食道闭锁或狭窄

食道闭锁或狭窄是以食道闭锁和狭窄、合并或不合并食管气管瘘为特征的先天畸形，包括单独发生食管气管瘘。

临床表现

出生后以反复发作进食后呛咳、发绀，并伴有唾液过多为特点。严重可致肺炎、呼吸困难甚至呼吸功能衰竭。吸出分泌物后，发绀缓解。但过一段时间后，分泌物可再堵塞气管导致发绀发生，如此反复。伴有先天性食管闭锁者，唾液过多，可从口、鼻溢出，而且发绀的发生往往较单独先天食管气管瘘者频繁、严重。

诊断

根据典型的临床症状即可诊断。通过鼻饲管插入受阻、食管碘油造影胸腹部 X 片可进一步诊断。

十二、直肠肛门闭锁或狭窄

直肠肛门闭锁或狭窄是以肛门缺如、直肠闭锁或直肠肛门闭锁、肛门狭窄与邻近气管有瘘或无瘘为特征的先天畸形。

临床表现

肛门直肠畸形的类型不同，临床症状出现的时间及轻重也不一。常见婴儿出生后呕吐、腹胀、脱水等低位肠梗阻症状。另一特征为多数患儿合并瘘管，粪便从瘘管排出。闭锁位置不同，瘘管开口的部位也不同。男性患者低位闭锁常合并直肠会阴瘘，高位闭锁者合并直肠膀胱或尿道瘘。女性患者低位闭锁常合并直肠前庭瘘，高位闭锁者合并直肠阴道瘘。体检发现肛门闭锁者肛门外观正常，牵开肛门时可见有薄膜遮盖肛门口，直肠闭锁者则肛门指检受阻。直肠肛门狭窄者排便困难，大便呈细条状，肛窝处有狭小的肛门，检查者小手指不能伸入。肛窝处无肛门则为无肛。

诊断

出生 12 ~ 24 小时后可采用倒立侧位平片、瘘管造影、钡灌肠等检查手段进行诊断。

十三、膀胱外翻

膀胱外翻是以下腹壁部分缺损、膀胱前壁裂开、后壁暴露于外为特征的先天畸形。

临床表现

膀胱外翻的婴儿，其膀胱前的腹壁、膀胱前壁及尿道背侧壁都缺如。因此，膀胱外翻分为完全性和不完全性两种，以完全性较为常见。婴儿膀胱前的腹壁、膀胱前壁及尿道背侧壁都缺如，从腹壁上可以直接看到外翻的膀胱黏膜呈樱红色，下方可见膀胱三角区及两侧的输尿管开口，有尿液自此口溢出。外露的黏膜极为敏感，易于出血，因浸润尿布的刺激，可使黏膜及附近的皮肤剧痛，患儿常哭闹。不完全性膀胱外翻时，腹壁缺损较少，膀胱黏膜突出不多，耻骨在正中正常联合，但因有尿道上裂及膀胱括约肌不全，常表现为尿失禁。

诊断

出生后肉眼即可诊断。

十四、尿道下裂

尿道下裂是指以尿道异常开口于阴茎、阴囊或会阴的腹侧面为特征的先天畸形。

临床表现

阴茎发育不良且有不同程度向腹侧弯曲，出现疼痛性阴茎勃起。尿道下裂按照尿道口的位置分为 4 种类型：

1. 阴茎头型：为常见的一种。尿道口位于阴茎冠状沟的腹侧，阴茎头扁平并向后腹侧弯曲，除少数比例伴有尿道口狭窄外，其他功能障碍不明显。

2. 阴茎体型：尿道口位于冠状沟至阴茎与阴囊交界处之间，常伴有尿道口狭窄。此类患者一般不能站立排尿，成年后性交困难。

3. 阴茎阴囊型：尿道口位于阴茎与阴囊交界处，阴茎弯曲严重、发育较差，不能站立排尿，成年后性交困难。

4. 会阴型：尿道口位于会阴，常伴有阴囊对裂与隐睾，对裂之阴囊状似阴唇，如阴茎发育不良，常被误认为女孩。

诊断

出生后望诊即可诊断。

排除

1. 尿道上裂。
2. 有正常尿道口的阴茎弯曲和包茎过长。
3. 假两性畸形。

十五、肢体短缩畸形

肢体短缩畸形是以一个或几个肢体骨骼完全缺失或部分缺失或严重发育不良为特征的先天畸形。

临床表现

该组畸形的严重程度根据其临床类型的不同而有很大差异，有的仅累及一个手指或足趾的指（趾）骨，有的则累及整个肢体。根据临床表现可分为以下类型：

1. 横向短缩（截肢畸形）：肢体近端基本正常而远端缺失。根据发生短缩的部位及严重程度又分为上臂（大腿）、前臂（小腿）、腕（跗）、掌（跖）、指（趾）完全或部分短缩畸形。

2. 纵向短缩：肢体的桡（胫）骨或尺（腓）骨缺失或严重发育不良。以桡骨发育不良最为常见。

3. 中断短缩：肢体远端和近端基本正常，但中间的长骨短缩或缺失。缺失者有时又称为"海豹畸形"。

4. 多发性短肢畸形：同时有上述几种短肢畸形。

诊断

产前严重肢体短缩畸形可通过 B 超诊断。出生后肉眼即可诊断，必要时可做 X 光检查。

十六、先天性马蹄足内翻

先天性马蹄足内翻是一种以足内缘向内上方翻转、前足内收、跗骨间关节跖屈为特征的先天畸形。由于该病患者足下垂呈棒状，故有时又称为"棒状足"。

临床表现

1. 前足内收：前足被牵拉向内，此畸形发生于距舟和跟骰两关节。

2. 足内翻：全足在足的纵轴上旋转向内，即两足内翻时，两侧足底相对。此畸形发生在跟距关节，距舟及跟骰两关节也参与形成此畸形。

3. 足下垂：可分为全足下垂及前足下垂。全足下垂指距被牵拉向上向后，前足下垂发生在跟骰及距舟两关节间，很少有疼痛及其他不适症状，能负重行走。

诊断

根据以上特征即可做出诊断，进一步足部 X 照片可确诊。

十七、先天性马蹄足外翻

先天性马蹄足外翻是一种以足下垂、足后部外翻和外展为特征的先天性畸形。

临床表现

先天性马蹄足外翻在临床上少见，仅占先天性畸形足的 7% 左右，且往往是先天性多发性关节挛缩症的一部分。典型表现为整个足下垂、足后部外翻和外展。

诊断

根据以上临床特征，出生后凭肉眼即可诊断。

十八、多指（趾）

多指（趾）是以手（或足）中多发生一个或一个以上的手指（或足趾）样物为特征的先天性畸形。

临床表现

多指（趾）常与并指（趾）同时发生，可发生于单侧或双侧肢体。可表现为：

1. 仅为一赘生圆球形的软组织，无骨骼、肌肉与肌腱，与正常指（趾）连接处常有凹陷的环形束带存在。

2. 外形较完整，但往往只有两节指（趾）骨，并与掌（跖）骨在构成关节处稍增大或呈分叉状，无功能活动。

3. 多余的指（趾）近乎正常，有三节指（趾）骨外尚有一个发育差的掌（跖）骨，这种类型多见于足上，手上少见。

诊断

患儿出生后，用肉眼观察即可做出诊断。X线检查可进一步明确掌（跖）骨有无多余与分叉，关节面、指（趾）骨是否完整，有几节存在。

排除

指甲裂开指端呈分叉状。

十九、并指（趾）

并指（趾）是以指（趾）与指（趾）之间有异常的皮肤、皮下组织或骨组织相连为特征的一种先天性畸形。

临床表现

是多见的一种畸形，往往为双侧性。患者可表现为：

1. 相邻二指（趾）间皮肤、皮下组织甚至骨组织相连，多发部位是第三、四指骨（足则为第二、三趾骨）。

2. 严重畸形中第二至第五指（趾）相互连成一片，但拇指（趾）很少累及。

3. 交叉性并指（趾）：即相间的指（趾）间发生并连。

4. 并连程度不等，有的仅指蹼稍长，有的则达全指（趾）；连接皮肤松紧不等，有的为末端指（趾）甲及指（趾）骨连在一起，有的则为二指（趾）共有一条肌腱或神经血管束。

诊断

出生后肉眼即可诊断，必要时应做 X 光检查。

二十、先天性膈疝

先天性膈疝是以膈肌发育不良、腹腔脏器从膈肌损伤或薄弱部进入胸腔、胸腹膜作为疝囊为特征的先天畸形。

临床表现

多有呼吸困难，表现为气急、烦躁，在喂奶后平卧时易发生。严重者可出现阵发性气急和发绀，可伴有呕吐和休克。患侧呈桶状，纵隔及心脏移位，患侧胸部呼吸降低，可听到肠鸣并有叩浊。

诊断

当患儿出现呼吸困难、发绀时，详细的体格检查和胸腹部 X 线检查有助于确诊。

排除

裂孔疝。

二十一、腹裂

腹裂是以内脏通过腹壁缺损暴露于脐的侧方为特征的先天性畸形。

临床表现

患儿出生后即可见胃肠等内容物突出在腹壁外，无疝囊覆盖。缺陷发生于脐旁，脐和脐带的位置正常。按腹裂的发生部位可分为上腹裂：主要内容物为肠管、胃和肝脏；下腹裂：常见为膀胱外翻；中腹裂和全腹裂。

诊断

患儿出生时凭肉眼即可确诊。

排除

脐膨出。

二十二、脐膨出

脐膨出是一种以先天性腹壁发育不全、在脐带周围发生缺损、腹腔内脏脱出体外为特征的先天畸形。

临床表现

腹腔脏器从脐根部腹壁缺损处脱出，长度一般在 3 ~ 15 cm。脐带位于其顶端，由腹膜和羊膜构成的囊膜完整并覆盖其上，通过此半透明的胶性囊膜可以看到所包含的脏器（多为小肠、结肠及肝脏），故俗称"玻璃腹"，有时囊膜可发生破裂而使脏器从破裂处突出。

诊断

根据临床望诊即可确诊。

排除

1. 脐疝。
2. 腹裂。
3. 腹壁肌肉发育不全。

二十三、连体双胎

连体双胎是指单卵孪生胎儿躯体之间的某一部分不能分离而相互连接在一起的一种先天畸形。

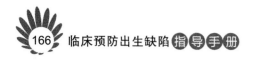

临床表现

连体双胎的临床表现是多种多样的。根据其连接形态的不同，可分为对称连接和不对称连接；依其连接部位不同，可有腹侧相连（胸部连体、脐部连体）、背侧相连（背部连体、臀部连体）、头部相连、尾部相连（耻骨连体）等；连接方式可为两胎儿躯体的一小部分重复，也可为共有部分器官组织，或为无定型的组织团块位于另一个正常大小胎儿的体内或附着在体表。常见的有以下几种类型：

1. 胸部连体：最常见，为胸骨或胸骨附近相连。两胎儿常面对面，胸腔相通，胸骨、横膈、心脏和大血管、肝胆系统常为共有，也可见部分消化道未完全分开。

2. 脐部连体：较常见，两胎儿面对面，常发生脐、前腹壁、肝胆系统、上下消化道以及泌尿系统等组织器官共有。

3. 臀部连体：两胎儿背对背相连，常为臀部、骶尾骨、下消化道、泌尿系统及神经系统的组织器官共有。

4. 坐骨连体：较少见，两胎儿的脊椎轴相对在一条直线上，可伴有骶尾骨、骨盆、下消化道、泌尿系统、神经系统、下肢等组织器官共有。有时可见三个下肢、共用一个肛门。

5. 头部连体：连接部位在头顶部、枕部或顶骨旁。头顶部相连时，两胎儿的纵轴相对成一直线；枕部相连时，两胎儿常背对背；顶骨旁相连时，两胎儿多为侧面相对。常见部分顶骨或枕骨共有，而脑组织多见是两个独立的整体，也有少数融合的。

6. 寄生胎：一个个体发育完整且正常大小，而另一个个体则仅为部分胎儿，常相连在正常儿的腹侧，也可寄生在背部、体腔内，常称为畸胎瘤。

诊断

诊断并不困难，应详细检查内脏器官的连接情况。体内寄生胎可借助 X 光片或超生检查确诊。

第二十章
出生缺陷综合征

第一节　先天性巨细胞病毒感染

　　人类巨细胞病毒（human cytomegatovires，HCMV）是导致宫内病毒感染最常见的病毒之一，胎儿 HCMV 感染可致死胎、胎儿畸形及 IUGR 等，也是导致先天性耳聋及智力低下的一个重要原因。我国上海报道孕妇 HCMV-IgG 检出率为 90%。

临床表现

　　先天性 HCMV 感染所致出生缺陷累及多个器官系统，尤其网状内皮系统和神经系统、听觉损害。最常见黄疸伴肝脾肿大、瘀血状皮疹、小头畸形、生长迟缓、运动障碍、脉络膜视网膜炎、脑积水、无脑儿、先天性心脏病、颅内钙化等。中枢神经系统、内耳及眼脉络膜被累及是先天性 CMV 感染的独特性表现。

　　大多数成年人的原发 HCMV 感染是无症状的。有时会有发热、乏力、肌肉痛、轻度咽炎、咳嗽、腹痛等表现。

诊断

　　1. HCMV 培养阳性：病毒培养分离是诊断重度 HCMV 感染的可靠方法，但技术复杂，需要时间长，临床用得较少。

　　2. 血清学检查：是目前 HCMV 感染的主要检查手段。母体和患儿体内的 IgG 抗体、IgM 抗体水平的测定，有助于先天性 HCMV 感染的确诊。HCMV 特异性 IgG 阳性表明有过 HCMV 感染，HCMV-IgG 由阴性转为阳性增加 4 倍，或有 IgM 抗体存在，提示有活动性 HCMV 感染。胎儿巨细胞病毒感染后，通常会产生自身特异性 IgM 抗体。

　　3. 聚合酶反应（PCR 方法）技术：用于先天性 HCMV 感染的诊断具有高灵敏性、高特异性的特点。但操作需注意避免污染而出现假阳性。

防治

　　1. 开展对孕妇的筛查，特别孕早期对高危人群进行监测，以预防为主。

　　2. 在孕妇孕早期做血清学检测，PCR 方法进行 HCMV-DNA 检测阳性表示活动性感染，应行产前诊断。

　　3. 确定孕妇有 HCMV 感染，应尽早向孕妇讲清利害，必要时终止妊娠。对先天性患儿如精神发育迟滞应给予特殊教育。

第二节　先天性风疹综合征

先天性风疹综合征（congenital rubella syndrome，CRS）由风疹病毒感染引起。它是一种症状较轻、预后良好的病毒传染病。1988年我国残疾人协会抽样调查显示，0～6岁耳聋者74万人，耳聋者中61.2%的母亲于怀孕期间有风疹史，风疹致畸问题已引起重视。大部分人群（75%～96%）对风疹病毒有免疫力，育龄妇女风疹病毒 IgG 阳性率英、美统计为70%～90%，我国为80%～90%。我国育龄妇女对风疹感染率平均为4.5%。

临床表现

1. 早孕感染风疹常致流产、死胎、先天畸形。

2. 分娩后的患儿各器官可发生暂时或永久性进行性损害，主要损害心、眼、神经等。

3. 心血管缺陷，主动脉导管未闭、室间隔缺损和肺动脉狭窄。

4. 耳缺陷，耳聋和外耳畸形。

5. 眼缺陷，先天性白内障、视网膜脉络膜炎、小眼和青光眼。

6. 中枢神经系统缺陷，精神性运动迟缓，小脑、脑膜炎和脑炎、智力低下等。

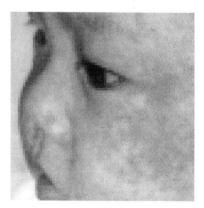

图 20-1　风疹感染

辅助检查

1. 病毒分离：标本可取鼻咽分泌物、尿、CSF 等。

2. 血清抗体测定：①抽取胎儿血风疹病毒 IgM 抗体测定；②胎儿或羊水、绒毛、DNA-RNA 杂交法测定病毒 RNA；③反转录 PCR 技术检测早孕绒毛、中孕羊水及胎血风疹病毒 RNA；④羊水及胎血风疹病毒分离；⑤免疫组化法及其他方法。

诊断

根据母亲有风疹感染史，新生儿有多发畸形，尤其是心脏、眼、耳三联症，应考虑本病。下面是美国关于 CRS 的诊断标准：

1. 确认 CRS 患儿：有畸形体征同时有下列两项中的一项至两项者：风疹病毒分离阳性，风疹 IgM 阳性。

2. 符合 CRS 病例：如实验室数据不充分，但有下列一项至两项体征者即可。①先天性白内障或青光眼，先天性心脏病，听力丧失，视网膜色素变性病；②紫斑，脾大，黄疸，小脑，智力迟钝，脑膜脑炎，骨质疏松。

3. 可疑 CRS 病例：有上述①、②中某些体征，但达不到符合 CRS 病例标准者。

4. 风疹先天性感染：缺乏 CRS 体征，但实验室证明有先天性风疹感染的证据。

5. 排除 CRS 诊断：凡有下面一项以上与实验室结果不符者，不能诊断为 CRS。

预防

1. 风疹疫苗预防接种可降低先天风疹综合征。

2. 我国推广的风疹疫苗预防接种制度是目前预防和控制风疹流行和先天风疹综合征发生的最有效措施。

第三节　先天性单纯性疱疹感染

先天性单纯性疱疹病毒（herpes simplex virus，HSV）是通过母儿传播常见的先天性病毒感染。5% ~ 8% 的产前患者有 HSV-2 感染的阳性病史，人群筛查显示 15% ~ 35% 的产前患者有 HSV-2 抗体，提示感染但多数无症状。活婴发病率为 1/3000 ~ 1/20000。

临床表现

1. 孕期原发感染：孕期获得的原发生殖器疱疹感染似乎与 IUGR 和早产的危险性增加有关。

2. 孕期复发性感染：复发阶段似乎不受妊娠影响，复发性感染不易导致宫内感染，对妊娠期的长短或新生儿体重没有影响。

3. 新生儿疱疹感染：新生儿疱疹病毒感染是一种严重疾病，死亡率为 30% ~ 50%，出生时或出生后不久出现疱疹。有小头、脑膜炎、脑积水颅内钙化、脑发育不良等表征。存活的新生儿有后遗症。

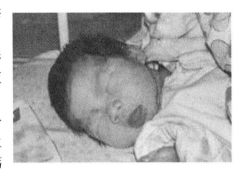

图 20-2　面部疱疹感染

诊断与产前诊断

1. 病毒培养分离，诊断产前还可做 B 型检查。

2. 用 PCR 技术检查单纯疱疹。

3. 抗原检测（Elisa）法测出。

4. X 线检查。

预防

目前尚无疫苗预防局部感染，早期治疗能预防发生眼或神经疾病。如孕妇或其配偶有生殖道 HSV 史或妇女在怀孕时有原发感染，应在 36 周后每周进行临床检查及宫颈咽喉病毒抗体检查，如分娩前的标本检出 HSV，应做剖宫产，产后新生儿密切观察。如有活动性感染应建议将母亲隔离。

第四节　先天性弓形体感染

先天性弓形体感染（toxoplasmosis）是由母亲在妊娠期间感染弓形虫而引起，经胎盘传播导致胎儿弓形虫感染。活产婴儿先天性感染的发生率为 0.1% ~ 0.6%。据相关报道，孕妇弓形体感染率在东京为 0.26%，巴黎为 0.8%，纽约为 0.36%，其胎儿的感染率可达 34% ~ 40%。据此推测我国孕妇及胎儿的感染率不会低于这个数字。母亲在妊娠期受到弓形体感染后，不论是显性或隐性感染，均可通过胎盘感染胎儿，直接影响胎儿发育，致畸严重。先天性弓形体病现已成为人类先天性感染中最严重的疾病。

临床表现

先天性弓形体感染以中枢神经系统和眼的症状最常见，约85%的患儿出生时无症状，直至数月、数年后才逐步出现中枢神经系统和眼的渐进性损害。仅有10%～15%病例在新生儿损害明显。主要表现有：

1. 全身症状：有发热、呕吐、贫血、黄疸、肝脾大、皮肤紫癜、斑丘疹、水肿、心肌炎、淋巴结肿大等症状，往往可迅速死亡。

2. 中枢神经系统：有脑膜炎或脑炎的症状体征。头部CT可见脑积水、脑皮层钙化和各种畸形。

3. 眼部表现：脉络膜视网膜炎、小眼球、无眼球，一般为双侧眼球受累。

由于弓形虫感染的时期不同，不同胎龄对弓形虫的反应不同。临床大体可分为3种病型：①发生在妊娠第4～28周，早期胎儿在子宫内感染，新生儿有宫内残余感染的病变及脑膜脑炎等，大脑的分化形成受阻、受抑制甚至停顿；②大脑损害发生在第29周以后到分娩，即后期宫内感染的胎儿，此期感染的胎儿可观察到脑膜炎等病变；③感染发生在出生前不久或出生时，新生儿呈现一般传染病表现，类似成人急性全身性弓形虫病。

弓形虫感染对胎儿危害的严重程度与母亲的感染时期、感染虫株的毒力、母亲抗体的形成以及抗体向胎儿移行等因素有关。孕妇在妊娠早期感染，可发生早产、先天性缺陷或畸形；在妊娠中期感染，可发生早产、死胎或分娩有脑积水和小眼等严重畸形的婴儿；在妊娠晚期感染时，可娩出有急性弓形虫病表现的婴儿，或分娩出弓形虫病处于静止期病变已愈的活婴儿，或分娩出正常婴儿但出生后数周数年后出现感染征象，亦可有死胎或畸形儿。

诊断及产前诊断

1. 脑脊液、脑室液或活组织中分离出弓形体。

2. 先天性弓形体病，其特异IgM抗体效价持续升高。

3. 羊水、脐血特异性检测。

4. 聚合酶链反应检测弓形体。

5. 胎儿超声波检查。

近年有应用分子生物学的方法检测弓形体强毒株RH的RNA作产前诊断。标本可用母体血、脐血、羊水、绒毛等。

预防

1. 妊娠早期、中期产前诊断患病应及早治疗。

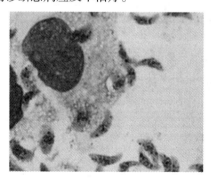

图20-3 弓形体感染

2. 妊娠晚期急性感染应选用螺旋霉素。受感染婴儿用磺胺嘧啶治疗。

3. 预防：①接触生肉或泥土后应注意洗手，饭前必须洗手；②肉食要煮沸再吃；③不要接触猫或猫仔，如有接触应洗手；④孕期孕妇常规做血清抗体及 PCR 检查。

第五节　胎儿酒精综合征

胎儿酒精综合征是因母亲在妊娠期滥用酒精饮料对胎儿所造成的永久出生缺陷，程度受母亲饮酒量、频率及时间影响。据美国统计数字，因母亲怀孕期间饮酒而造成婴儿畸形的每年大约有 5 万人。在美国所有的智力迟钝者当中，胎儿酒精综合征占 20％。国内尚无相关统计学资料。

临床表现

1. 宫内生长和发育迟缓，体重、身高、头围明显低于正常标准。

2. 颜面部：轻度、中度的小头畸形，鼻梁宽，眼裂短，眼睑下垂，斜视，尖耳畸形，部分患儿唇裂或腭裂。

3. 中枢神经系统损伤，表现为生理抑郁、肌张力减退、易怒、精神发育迟缓、协调能力差等。

4. 骨骼：关节异常，包括位置和功能异常；掌纹改变，远端指（趾）骨小，第五手指甲短。先天性髋关节脱位及掌指（趾）关节不能伸展。

5. 先天性心脏病心脏杂音，通常于 1 岁时消失；室间隔缺损最常见，其次为房间隔缺损。

6. 出生后生长迟缓和脂肪组织变薄，这些经常表现为"生长障碍"。

辅助检查

B 超检查，X 线检查。

诊断

前 3 项为鉴别胎儿酒精综合征的主要标准，如缺少其中的某些特征可视为部分胎儿酒精中毒综合征。精神运动性障碍和智力发育迟缓是出生后胎儿酒精综合征的最突出特征，主要特点是酒精持续作用于中枢神经系统。

防治

1. 酒精是致畸物，孕期饮酒与胚胎和新生儿的危害有关。妊娠期间避免喝酒。

2. 有些研究指少量酒精不会对胎儿造成风险，当然完全没有吸入酒精能保证绝对安全。

3. 最安全预防措施是妇女在怀孕前和孕期戒酒。

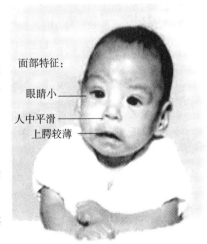

面部特征：

眼睛小

人中平滑

上腭较薄

图 20-4　胎儿酒精综合征患儿

第六节　胎儿缺碘综合征（地方性克汀病）

地方性克汀病（endemic cretinism）是在较严重的地方性缺碘性甲状腺肿病区出现的一种世界性地方病。地方性克汀病广泛见于世界各地，在我国本病亦可多见，本病多见于女性。资

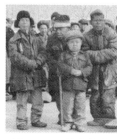

图20-5 地方性克
汀病患者

料报道有常染色体隐性遗传或显性遗传、多基因遗传等遗传方式。

临床表现

1. 呆小病是由甲状腺机能不足、分泌的甲状腺素减少所致。

2. 部分由饮水中缺碘所致地方性克汀病。

3. 部分由于先天原因，如因甲状腺缺如或甲状腺素合成障碍所致散发性呆小病。甲状腺素合成障碍引起的为遗传型。

4. 主要症状有体态呆笨，头发粗稀，皮肤干燥，舌大腹大，声音粗哑，表情呆板；生长发育迟缓，如四肢短小、出牙慢、前囟闭合晚、精神发育迟缓；生理机能低下，如体温低、脉搏和呼吸慢、血压低、进食少、常便秘、血胆固醇高、基础代谢低。

预防

孕前用碘油或其他碘素源治疗，多吃含碘食物如海带等可达预防此病的目的。

第七节 巨脑综合征

小儿巨脑畸形综合征又称儿童巨脑综合征（macrencephaly syndrome）、Sotos综合征，是在婴幼儿及学龄儿童时期表现出骨骼发育生长过快、头颅巨大、智力发育迟滞的一种综合征。报道称该病为常染色体显性遗传性疾病，男性发病率高于女性，比例为4∶1～3∶1。

临床表现

1. 本病征表现特殊，呈长头、巨颅、眼距过远、先天愚型样斜眼裂，特殊面容如下颌突出、腭弓高耸、精神发育迟滞、有动作笨拙或共济失调。

2. 有时可伴肥胖、抽搐、异常手皮纹。

3. 新生儿期即身体发育显著增长，并有长头巨脑、精神发育迟缓、特异面容和四肢形态异常等特征。

4. 患儿出生体重与身长大于正常儿，生后4～5年内生长迅速，然后生长似渐接近正常和稳定，然而测量值仍在同年龄平均值两个标准差以上。

5. 根据临床表现特点和实验室、辅助检查确诊，阳性家族史有利于本症诊断。

辅助检查

1. 染色体检查正常。

2. 气脑造影有不同程度脑室扩张，主要为侧脑室及第三脑室和脑实质萎缩。X线检查显示骨龄大于年龄。

3. 脑电图有异常。

4. 空腹血清生长激素浓度正常，分泌刺激试验正常；有些病例口服葡萄糖耐量试验异常。血17-酮类固醇增高，17-羟基皮质类固醇正常。

预防

1. 预防措施参照出生缺陷性疾病，预防应从孕前贯穿至产前。

2. 婚前体检在预防出生缺陷中可起到积极作用。

3. 在妊娠期产前保健的过程中需要进行系统的出生缺陷筛查，包括定期的超声检查、血

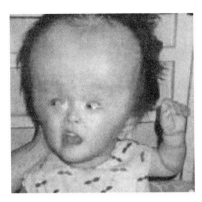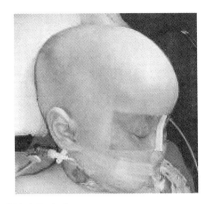

图 20-6 巨脑综合征患儿

清学筛查等，必要时还要进行染色体检查。

4. 孕妇尽可能避免危害因素，包括远离烟雾、酒精、药物、辐射、农药、噪声、挥发性有害气体、有毒有害重金属。

第三部分

产前诊断技术

第二十一章
遗传咨询

遗传病是人类常见病、多发病。病情严重者可导致终身残疾，给患者和家庭带来痛苦。实践证明，遗传咨询在遗传病的发生、再发风险和防治方面起到了重要作用。2006年美国遗传咨询协会（NSGC）给遗传咨询下了一个新的定义，即遗传咨询是一个帮助人们去认识、理解和适应遗传因素对疾病所起作用及其对医学、心理及家庭等方面所产生影响的过程。这个过程包括：通过解释家族史和病史来评估疾病发生或再发风险率；针对疾病的遗传、实验室检查、治疗处理、预防、资源和研究进行教育；在咨询者有发病风险时，促进其知情选择和知情适应。

遗传咨询和产前诊断是在医学遗传学、基因组学和分子生物学技术迅速发展的基础上，与临床医学紧密结合而产生和发展起来的。其目的是通过遗传咨询和产前诊断，发现高危家庭和高危孕妇；确定遗传性疾病的患者和携带者，并对其生育患病后代进行预测和胎儿宫内诊断，商讨预防措施，并指导婚姻和生育。这对减少遗传病患儿的出生、降低遗传性疾病的发生率、降低有害基因的频率、减少有害基因向子代传递的机会、提高人群遗传素质和人口质量具有重要意义。

第一节　遗传咨询对象

遗传咨询的对象包括主动遗传咨询者和被动咨询者。

前者往往意识到自己或家系中存在患某种或某些遗传病的可能性，或具有优生优育的愿望，他们能主动地进行遗传咨询。

后者往往需要在医师指导下，通过教育或宣传后被动地进行遗传咨询。从广义上来讲，所有具有优生优育的愿望的人都应该进行遗传咨询。从狭义上来讲，应该进行遗传咨询人群包括不孕不育者；有不良孕史及不良生育史；本人患遗传病或家族中有遗传病患者的夫妇；遗传检查异常，包括染色体异常、生化检查异常及基因检测异常等；超声波异常；近亲婚配者；有毒物及射线接触史者；孕期有病源感染史、用药史；女方年龄35岁以上、男方年龄45岁以上；肿瘤及与遗传因素明显的常见疾病。

表 21-1　遗传性疾病患者及其家属患病的风险

遗 传 方 式	一 级 亲 属	
	成　　员	患 者 风 险
常染色体显性	同胞（男、女）、子女 / 父母	50%
常染色体隐性	同胞（男、女）	25%
X 连锁隐性	母为携带者时：兄弟 姐妹（携带者） 父亲患病时：兄弟 姐妹	50% 50% 0 全是携带者
X 连锁显性	母为杂合体患病时：兄弟 姐妹（杂合体） 父亲患病时：兄弟 姐妹（杂合体）	50% 50% 0 100%
多基因（畸胎、 高血压、糖尿病）	同胞、儿女 同胞、儿女	3% ~ 5% 5% ~ 15%

第二节　遗传咨询步骤

遗传咨询是一个严肃而复杂的过程，应包括明确诊断、估计再发风险、与咨询者商讨对策、随访和扩大咨询等步骤。

1. 做出正确诊断：首先应通过家系调查、系谱分析、临床症状分析、体格检查、实验室检查和医学网络诊断等明确诊断。

（1）家系调查和系谱分析：遗传病的家系调查和系谱分析是诊断遗传病的基础。从先证者开始，调查和分析先证者及其亲属的患病情况，从而判断疾病是染色体病还是基因病；如果是基因病，可进一步判断是单基因还是多基因遗传；如果是单基因病，可进一步判断是常染色体还是性染色体遗传，是显性还是隐性遗传。

（2）临床症状及体格检查：患者的临床症状及体征将为我们提供非常有用的诊断信息。例如患者表现为智力低下、心慌、气促、发绀、眼间距宽、耳低位和生长发育迟缓，这些可能提示唐氏综合征。

（3）实验室检查。

2. 对再发风险做出估计。

3. 与咨询者商讨对策：包括结婚、避孕、生育、绝育、人工流产、人工授精、植入前诊断、产前诊断、积极治疗、改善症状等措施。在此，咨询医师应该充分尊重咨询者的选择。

4. 随访和扩大咨询：为了确证咨询者提供信息的可靠性、观察遗传咨询的效果和总结经验教训，需要对咨询者进行随访，以便改进工作。如果从群体或本地区减低遗传病发病率的目标出发，咨询医师还应主动追溯家属中其他成员是否患有该遗传病以及群体中该种遗传病的发病率。查明家族及群体中的携带者可以增强预防效果。

第三节 遗传咨询应注意的问题

1. 注意鉴别遗传病与先天性疾病及家族性疾病：要确认患者的疾病是否为遗传疾病，必须正确认识遗传性疾病与先天性疾病及家族性疾病的区别和关系。遗传病是指因个体的生殖细胞、受精卵或体细胞的遗传物质发生致病性改变（基因突变或染色体畸变）所引起的疾病，具有垂直传递且多数具有终生性特征；先天性疾病或称先天缺陷是指个体出生后即表现出来的疾病，如胎儿宫内窒息引起的智力低下是先天性疾病而不是遗传性疾病；家族性疾病是指表现出家族聚集现象的疾病，即在一个家族中有两个以上成员患相同疾病，如缺碘所引起的家族性甲状腺肿就是家族性疾病而不是遗传性疾病。

2. 要注意病史资料的可靠性：病史资料的可靠性对帮助遗传病的诊断具有重要作用。尽可能完整地收集家族史，至少要了解夫妇双方三代直系血亲相关疾病的状况。

（1）咨询目的是帮助咨询者弄清疾病的性质，提出可供选择的各种对策，以供咨询者做出决定。

（2）咨询中提供的大量信息可能是咨询者难于理解的，因此一般需进行多次咨询会谈。

（3）每次咨询都应做详细的文字记录，整理复制后寄给咨询者以使其深入理解这些资料。

（4）在咨询中，咨询医师要用简短的、通俗的、非专业性语言与咨询者进行讨论，以便咨询者准确接收信息。

3. 阐明疾病的性质：一般家庭对其成员所患的遗传病只部分地了解或完全不了解。因此，首先要使咨询者了解这种病的性质。解说的范围、深度应根据咨询夫妇的文化程度等条件而有所不同。

例1：一对夫妇生了一个苯丙酮尿症患儿，他们会问，为什么双亲及家庭成员中全无这种病的患者？怎么能是遗传病呢？怎么遗传的呢？这是谁的问题呢？当听说他们双方都是携带者时，他们更关心以后再生孩子的问题。这时，我们应就常染色体隐性遗传病传递的一般规律、携带者、再发风险等进行解释。同时，还应说明这种病的胎儿可以进行产前基因诊断，早期发现及早采取干预措施。

例2：一位女性有蓝色巩膜并有几次骨折病史，婚后担心生育病患儿。经过仔细询问，家族史阴性，但这位女性出生时其父亲已52岁。这时，我们应就常染色体显性遗传病传递的一般规律、突变的概念、表现度不一致等进行解释，说明她孩子的患病风险为50%，当然病情轻重可能与她的病并不完全相同。

例3：一位女性的弟弟患假肥大型肌营养不良，她已知这是遗传病，担心自己婚后所生孩子患同样的病。这时，咨询医师应就X连锁隐性遗传病的一般规律、女性携带者的儿子有1/2发病风险等进行解释。同时，可检测她的磷酸肌酸激酶（CPK）、丙酮酸激酶（PK）、乳酸脱氢酶（LDH）等进行综合分析。如果酶活性高，她就是肯定携带者，她的孩子有50%的患病风险；如果不高，她可能不是携带者，她的孩子患病风险较小。病孩有时是新发突变。

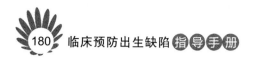

第四节　各种可供选择的对策

这时咨询者面临的问题是有关婚姻、生育的选择和决定。咨询医师应该把所有对策，当然包括有利和不利的方面讲给咨询者，供他们选择。对策包括以下各项：

1. 遗传咨询及产前诊断：对一些能做产前诊断的遗传病，包括染色体病、先天畸形或一些遗传性分子病，经过这种检测措施，可能生出正常子代。但也有可能面临选择性流产，此时要有思想准备，免得再次引起情绪波动。

2. 如果有生遗传病患儿的高风险（＞10%）的选择是不考虑再生育，这种选择要慎重。

3. 常染色体隐性遗传病、丈夫有常染色体显性遗传病或是染色体易位携带者，可采用人工授精、植入前诊断治疗措施。但必须夫妇双方同意对策。

第二十二章
产 前 筛 查

第一节　中孕期母血清学产前筛查

产前筛查是通过简便、经济和减少创伤的检测方法，从孕妇群体中发现某些有先天性缺陷和遗传性疾病胎儿的高风险孕妇，以便进一步明确诊断。

中孕期母血清学产前筛查是通过中孕期母体血清甲胎蛋白、血清人绒毛膜促性腺激素、血清人绒毛膜促性腺激素游离 p 亚基、抑制素 A 和非结合雌三醇指标，结合孕妇的年龄、体重、孕周、病史等进行综合风险评估，得出胎儿罹患唐氏综合征、18 三体综合征和开放性神经管缺陷的风险度。

适应证

对分娩时年龄在 35 岁以下的中孕期孕妇进行胎儿常见染色体异常（唐氏综合征与 18- 三体）和开放性神经管缺陷的血清学产前筛查。

产前筛查工作程序

中孕期产前筛查应在孕 15 ~ 20^{+6} 周进行。在确定筛查对象后，对自愿产前筛查的孕妇收集病史、签署知情同意书、确定孕周、采集外周血，测定血清学指标并计算出风险，解释筛查报告；对高风险人群进行遗传咨询，对同意介入性产前诊断者进行产前诊断；随访妊娠结局。

知情同意书

1. 产前筛查应按照知情选择、孕妇自愿的原则，医务人员应事先告知孕妇或其家属产前筛查的性质。

2. 提供产前筛查服务的医疗保健机构应在知情同意书中标明本单位所采用的产前筛查技术能够达到的检出率以及产前筛查技术具有出现假阴性的可能性。各机构所使用的产前筛查知情同意书应报所在机构医学伦理委员会审议通过并报医务处备案。

3. 医疗机构只对已签署知情同意书、同意参加产前筛查的孕妇做产前筛查。

资料和标本的采集

1. 产前筛查资料的收集。

（1）医师应详细询问病史、确认孕周，记录超声测定的头臀长（早孕期）或双顶径（中孕期）以及超声检查时间、孕妇提供的对确定孕周有重要价值的其他信息资料。

（2）医师应在产前筛查申请单上准确填写下列资料：孕妇的姓名、出生日期（公历）、采血日期、孕龄、体重、民族 / 种族、末次月经日期（公历）、月经周期、孕妇是否吸烟、本次妊娠是否为双胎或多胎、孕妇是否患有胰岛素依赖型糖尿病、既往是否有染色体异常或者神经管畸形等异常妊娠史、家族史、孕妇的通信地址和联系电话。

（3）孕妇在申请单上签署知情同意书。

2．标本采集。

（1）按照无菌操作常规，用静脉穿刺术采取孕妇静脉血 2～3mL，收集于真空干燥采血管中。

（2）在采血管标签上写明患者姓名、标本编号、采血日期。标本编号应采用唯一编号，也可使用条形码作为唯一编号，应与产前筛查申请单及采血工作登记册上的编号一致。

（3）产前筛查实验室应当对该实验室所接收的血液标本类型做出规定，如空腹血标本、全血标本、血清分离管标本、离心分离的血清标本。

3．标本的贮存和运输。

（1）将盛有血液标本的采血管静置于室温下（18～28℃）0.5～2h，待其凝集后迅速离心分离得到血清。若室温低于18℃，则可将盛有血液的采血管静置于37℃恒温水浴箱内0.5h使其凝集。

（2）产前筛查实验室与采血点不在同一医疗机构者，应在采血点离心分离得到血清，以血清形式运送标本。血清标本运输过程中应保持4～8℃冷藏条件。

（3）血清标本在4～8℃温度下保存不应超过7D；在 –20℃以下保存不应超过3个月；长期保存应在 –70℃；保存过程中避免反复冻融。

4．实验室检测。

（1）标本的接收：标本采用唯一编号，实验开始前应再次核对标本编号与患者姓名、检查产前筛查申请单的相关信息及知情同意书。

（2）实验室规范：产前筛查实验室应符合 ws/t250 要求，应用定量检测系统而非半定量或定性检测系统检测。应选择获得国家食品药品监督管理总局批准上市使用的产前筛查设备、试剂盒和风险计算软件。AFP 检测按 WS/T247 执行。

（3）实验室检测：实验室检测的母体血清标记物方案可选择下列任意一种：①二联法：血清甲胎蛋白（AFP）+ 血清人绒毛膜促性腺激素游离 β 亚基（HCG，β–HCG）或者 AFP + 血清人绒毛膜促性腺激素（HCG）。②三联法：AFP+Freep–HCG + 血清游离雌三醇（uE3）或者 AFP+HCG+uE3，或者 AFP+Freep–HCG + 抑制素 A（inh–A）。③四联法：AFP–4–Freep–HCG+uE3+inh–A 或者 AFP+HCG+uE3+inh–A。

（4）实验室检测结果的计算和转换：产前筛查实验室应将检测到的标本标记物浓度转化为相应孕周的中位数倍数（MOM），计算风险时应结合孕妇的年龄、孕周、体重等资料，使用专门的风险计算软件分别计算胎儿罹患唐氏综合征、18 三体综合征和开放性神经管缺陷（ONTD）的风险。

（5）结果的风险率表达方法：唐氏综合征、18 三体综合征的风险率以 1/n 的方式来表示，意味着出生某一患儿存在 1/n 的可能性。开放性神经管缺陷筛查结果可以风险率（1/n）的方式来表示，也可以高风险或低风险表示。

（6）筛查结果分为高风险和低风险：①唐氏综合征筛查结果可采用 1/270 为阳性切割值（临界值），即筛查结果风险率≥ 1/270 者为高风险妊娠；② 18 三体综合征筛查结果可采用 1/350 为阳性切割值，即筛查结果风险率≥ 1/350 者为高风险妊娠；③开放性神经管缺陷宜以母血清 AFP ≥ 2.0 ～ 2.5MOM 为阳性切割值，筛查结果 AFP ≥ 2.0 ～ 2.5MOM 者为高风险妊娠。

（7）结果的审核与签发：产前筛查报告需两个以上相关技术人员核对后方可签发。其中，审核人应具备副高级以上检验或相关专业的技术职称/职务。

（8）资料与标本的保存：有关筛查结果的原始资料，包括产前筛查申请单、知情同意书、实验数据记录，均应保存 5 年以上，另有规定的除外。血清标本应保存至产后 1 年以上，血清标本应保存于 -70℃，以备复查。

（9）实验室质量控制：每次实验应根据相应试剂盒的要求做标准曲线或校准标准曲线、质控品测定，以评估该批次实验测定结果的可靠性。实验室每年应参加 1 ～ 2 次卫计委指定机构的室间质评计划，并取得合格证书。连续 3 年不参加或者未取得室间质评合格证书的产前筛查视为质量控制不合格。

5．结果的告知。

（1）筛查结果以书面形式告知被筛查者，应通知孕妇和（或）家属获取筛查结果报告单的时间与地点，便于其及时获悉筛查结果。

（2）报告应包括以下信息：孕妇的年龄与预产期分娩的年龄；标本编号；筛查时的孕周及其推算方法；各筛查指标的检测值和 MOM 值；经校正后的筛查目标疾病的风险度；相关的提示与建议。

（3）报告发放应在收到标本的 7 个工作日以内。对于筛查结果为高风险的应尽快通知孕妇，建议该孕妇进行产前诊断，并有记录可查。筛查结果为低风险的，应向孕妇说明此结果并不能完成排除可能性。

6．高风险孕妇的处理。

（1）对于筛查结果为高风险的孕妇，应由产前咨询和/或遗传咨询人员解释筛查结果，并向其介绍进一步检查或诊断的方法，由孕妇知情选择。

（2）对筛查高风险的孕妇建议行产前诊断，产前诊断率宜 ≥ 80%。

（3）对筛查出的高风险病例，在未进行产前诊断之前，不应为孕妇做终止妊娠的处理。

（4）产前筛查机构应负责产前筛查高风险病例的转诊，产前诊断机构应在孕 22 周内进行筛查高风险病例的后续诊断。

7．追踪随访。

（1）强调对所有筛查对象进行随访，随访率应 ≥ 90%。随访时限为产后 1 ～ 6 个月。

（2）随访内容包括：妊娠结局、孕期是否顺利、胎儿或新生儿是否正常。

（3）对筛查高风险的孕妇，应随访产前诊断结果、妊娠结局，对流产或终止妊娠者应尽量争取获取组织标本行遗传学诊断，并了解引产胎儿发育情况。

（4）随访信息登记产前筛查机构应如实登记随访结果，总结统计分析、评估筛查效果。

第二节　无创伤胎儿染色体非整倍体检测技术

1997 年，Lo 等在孕妇的血浆和血清中检出了游离的胎儿 DNA，2000 年 Poon 等在孕有男胎的孕妇血浆中首次发现 Y 染色体特异的 RNA，这些发现为无创性产前诊断胎儿染色体异常开创了一个新的研究领域。胎儿游离 DNA 来源于胎盘滋养层细胞，穿过胎盘屏障进入母血。胎儿游离 DNA 浓度随孕周增加而增加，在孕 9 ~ 11 周胎儿游离 DNA 浓度平均占母体血浆中总游离 DNA 的 10%。母体外周血中胎儿游离 DNA 的发现使得无须通过侵入性方法进而准确检测胎儿染色体异常成为可能。

无创产前基因诊断目前主要集中在染色体非整倍体异常的产前诊断，是采用新一代高通量测序技术，结合生物信息分析，得出胎儿发生染色体非整倍体的风险率。

适应证

1. 产前筛查高危的孕妇。

2. 孕妇年龄 ≥ 35 岁。

3. 放弃或错过唐氏筛查的孕妇。

4. 放弃介入性产前诊断的孕妇。

5. RH 阴性血型。

6. 患有传染性疾病。

不适应该检测

1. 胎儿为嵌合体、易位型、微缺失、微重复等染色体结构异常者。

2. 怀有多胞胎的孕妇。

3. 孕妇本人为染色体非整倍体。

4. 孕妇前期接受过异体输血、移植手术、干细胞治疗等，会引入外源 DNA，影响检测结果。

操作步骤

1. 采集标本时间：12 周以上均可检测，最佳时间为 12 ~ 24 周。

2. 采集标本：5mL 静脉血，后送实验室检测。

3. 检测过程包括：母体血浆中的游离 RNA 分离；RT-PCR 反应扩增样本 RNA，产生包括不均一 PLAC4 等位基因 SNP 的 cDNA；扩增产物用等位基因特异引物延伸，用双脱氧三磷酸核苷酸混合物终止；延伸产物的质谱分析；根据不同等位基因产物的相对峰面积计算值，判断胎儿是否为 21 三体。即可得出检测结果。

4. 遗传咨询解释报告结果并建议。国际上，美国已经有此项技术的开展和服务，提供此技术的公司包括 Sequenom、Natera 和 Ariosa 等。并且部分地区（州）此检测费用可由商业保险部分覆盖，因此颇受孕妇欢迎，特别是高龄孕妇。在欧洲，提供此项服务的有 LifeCodexx，其建立在 Sequenom 的技术授权基础上。不过由于欧洲在产科技术上和宗教信仰上的相对保守，该技术的开展相对美国落后。我国已有少数具有较强技术实力的公司拥有了此检测能力，并在市场上提供此项服务。在香港特别行政区，香港中文大学附属医院也向公众提供此项服务。通过与公立医院合作，该项技术在我国已经逐渐铺开，惠及广大孕妇。

第二十三章
细胞遗传学诊断技术

细胞遗传学技术是细胞学和遗传学相结合的一门学科，是遗传学的一个分支。它把遗传学检验与细胞学方法结合起来，从细胞的角度来研究染色体结构、行为和病理变化之间的关系。细胞遗传学检测已成为染色体病、血液病及肿瘤等诊断、预后、治疗和预防的重要技术手段组成。

第一节　外周血染色体检查技术

细胞分裂处于中期时，染色体长短和大小恰到好处，是研究检查染色体的最好阶段。显示染色体首先要获得多量的中期分裂象。人类染色体有 46 条，密集在细胞中，必须把它们分散开才能看清楚。为了满足分析要求，可以采取以下措施：

适应证

1. 明显的发育异常，畸形，智力低下者。

2. 两次或两次以上流产和不育夫妇。

3. 性腺及外生殖器发育异常者。

4. 无精子症或严重少精子症患者。

5. 已经生育过染色体异常患儿的夫妇。

6. 原发性闭经的妇女。

7. 长期接触 X 线、电离辐射、有毒化学物质的人员，孕期接触射线（需要说明的是电脑也有射线）、抗肿瘤药物等人员。

8. 恶性血液病患者。

9. 35 岁以上的高龄孕妇。

临床资料及样本采集

病例一般情况，包括患者姓名、年龄、性别、种族及指征，如是否有智力低下、畸形、不孕不育、原发闭经、流产、不良妊娠史等。

标本采集操作程序

1. 标本采集及接种：实验室一般要求标本采集应严格无菌操作，常规无菌采血，唯一编号，标本送实验室。接种应在超净工作台内进行。

2. 培养与收获：每份标本至少两个独立的培养系统。

3. 90% 以上的常规外周血染色体分析应在收到标本之日起 21 个工作日内发出最终报告。特殊染色和分析可以酌情延迟发放报告时间。有特殊情况时要及时与被检人和送检单位取得联系。

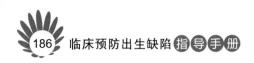

4. 每年的诊断失败率不超过 2%。

G 显带染色体标本及分析

1. 带条应达到 320 条带以上分辨率。

2. 至少计数 20 个细胞，记录任何观察到的染色体数目或结构异常。对可能有性染色体异常病例的标本，至少计数 30 个细胞。

3. 分析 5 个细胞，所分析细胞的染色体分辨率应达到 320 条带水平。

核型描述

按人类细胞遗传学命名的国际体制（An International System for Human Cytogenetic Nomenclature，ISCN）。

46，XX 正常女性核型，有两条 X 染色体。

46，XY 正常男性核型，有一条 X 染色体和一条 Y 染色体。

第二节　羊水细胞染色体技术

本内容适用于已取得产前诊断技术服务资质的医疗保健机构，采用细胞遗传学方法等国家认可的相关技术对孕妇实施胎儿染色体检查，从而对胎儿是否罹患目前细胞遗传学技术可诊断的染色体病做出产前诊断。

介入性产前诊断技术及取材时限

1. 绒毛取材时间应在 10 ～ 13^{+6} 周。

2. 羊膜腔穿刺术取材时间应在 10 ～ 13^{+6} 周。

3. 经皮脐血管穿刺术取材时间应在 10 ～ 13^{+6} 周。

产前诊断实验室的要求

1. 至少应建立两个独立的培养系统并分别置于不同培养箱中。

2. 除了经皮脐血管穿刺获取的脐血标本外，其他标本应备份培养以备进一步研究所需。

3. 如果需要对父母的染色体进行分析以助于鉴别胎儿染色体异常或异态性，应由同一个实验室进行上述分析。

4. 诊断失败率不应超过 2%。尽可能明确所有诊断失败的原因，诊断失败的记录以及相应整改措施的记录至少保存一年。

5. 除了经皮脐血管穿刺获取的脐血染色体分析，90% 以上的最终结果应在从接收到标本之日起 28 个工作日内完成并发出正式报告，除非需要进行进一步的研究。

6. 不能达到上述标准的实验室应将标本转送到其他实验室，直至达到上述要求为止。

7. 对异常诊断结果应尽可能进行细胞学随访，以对产前诊断结果进行确认。

操作程序

1. 羊膜腔穿刺指征。

（1）孕妇预产期年龄大于等于 35 岁。

（2）孕妇曾生育过染色体异常患儿。

（3）夫妇一方为染色体异常携带者。

（4）产前筛查出来的胎儿染色体异常高风险的孕妇。

（5）其他需要抽取羊水标本检查的情况。

2. 羊膜腔穿刺禁忌证。

（1）先兆流产。

（2）术前两次体温（腋下）在 37.2℃以上者，穿刺暂缓。

（3）有出血倾向（血小板 ≤ $70 \times 10^9/L$、凝血功能检查有异常）。

（4）盆腔或宫腔感染征象。

（5）无医疗指征的胎儿性别鉴定。

3. 羊膜腔穿刺术术前准备。

（1）穿刺前认真核对适应证、妊娠周数、子宫大小、有无穿刺禁忌证。

（2）与孕妇或其家属谈话，签署知情同意书。

（3）术前测血常规，正常者方可手术。

（4）术前测量体温，腋下低于 37.2℃者方可手术。

4. 羊膜腔穿刺术操作步骤。

（1）孕妇排空膀胱，取仰卧位，常规消毒铺巾。

（2）B 超确定穿刺部位。

（3）穿刺针垂直方向刺入宫腔，拔出针芯，见有淡黄色清亮羊水溢出，接注射器抽取 2mL 后，更换注射器抽取羊水，取羊水量不宜多于 30mL。插入针芯，拔出穿刺针。术毕超声观察胎心及胎盘情况。

（4）抽出羊水注入无菌试管，送实验室接种。

（5）如两次穿刺未获羊水时应终止手术，1 ~ 2 周后再次手术。

术后注意事项

1. 向孕妇说明可能发生的并发症。

2. 若有腹痛、阴道出血、阴道流液等不适随诊。

3. 禁止性生活 2 周。

4. 预约 2 周后随诊。

取材手术的质量控制

1. 羊膜腔穿刺一次成功率 99% 以上，术后一周内的胎儿丢失率小于 0.5%。

2. 绒毛取材术一次成功率 98% 以上，术后一周内的胎儿丢失率小于 1.5%。

3. 经皮脐血管穿刺一次成功率 90% 以上，术后一周内的胎儿丢失率小于 2%。

标本的标识

标本采集后应立即置入有清晰标注孕妇姓名和唯一编号的无菌试管中，及时送往细胞遗传产前诊断实验室。

标本接受登记

细胞遗传实验室收到标本后，应立即核对标本标识的孕妇姓名与产前诊断申请单和产前诊断病历、知情同意书是否一致。若同一批标本中有同名孕妇，应按出生日期区分。每份标本有一个唯一编号，应在产前诊断标本接受登记本上登记。

羊水细胞培养

应在超净工作台进行。

培养箱应定期清洗并检查，每个工作日检查指示培养箱内温度和二氧化碳浓度；应注明最高与最低温度控制，制定并张贴仪器运行的合理范围，当读数超过合理范围时应有合理处理方案。同时每周检查贮气瓶气体和实验室空气湿度。

对于羊水细胞染色体分析，如果细胞培养不满意，实验室应在羊膜腔穿刺之日起 14 天内通知临床医生。

培养法

1. 培养瓶法。

（1）计数：至少计数在 2 个以上独立培养的培养瓶中平均分布的 20 个细胞，记录任何观察到的染色体数目或结构异常。

（2）分析：至少分析在 2 个以上独立培养的培养瓶中的 5 个细胞，所分析的细胞的染色体分辨率应达到 320 条带水平。

（3）核型分析：分析 2 个细胞，每个独立的培养瓶各分析一个细胞。

2. 原位法。

（1）计数：至少计数在 2 个以上独立培养的培养器皿中平均分布的 15 个细胞集落中的 15 个细胞，一个集落计数一个细胞；如果没有 15 个集落，则至少计数 10 个集落中的 15 个细胞，记录任何观察到的染色体数目或结构异常。

（2）分析：至少分析在 2 个以上独立培养的培养器皿中的 5 个细胞，所分析的细胞染色体分辨率应达到 320 条带水平。

（3）核型分析：分析 2 个细胞，如果发现有一个以上的细胞克隆，则每个克隆核型分析一个细胞。

第三节　绒毛细胞染色体分析技术

培养法培养瓶或原位法

1. 计数：至少计数在 2 个以上独立培养的培养瓶中平均分布的 20 个细胞，记录任何观察到的染色体数目或结构异常。

2. 分析：至少分析在 2 个以上独立培养的培养瓶中的 5 个细胞，所分析的细胞染色体分辨率应达到 320 条带水平。

3. 核型分析：分析 2 个细胞，使用原位法如果发现有一个以上的细胞克隆，则每个克隆核型分析一个细胞。使用培养瓶法，则每个独立的培养瓶各分析一个细胞。

第四节　脐带血染色体分析技术

一般要求

1. 至少应建立两个独立的培养系统。

2. 建议分别培养 48 小时和 72 小时。

3. 最终结果应在穿刺之日起 7 个工作日内获得。

脐血细胞染色体分析

1．计数：至少计数在 2 个以上独立培养的培养瓶中平均分布的 20 个细胞，记录任何观察到的染色体数目或结构异常。

2．分析：至少分析在 2 个以上独立培养的培养皿中的 5 个细胞，所分析的细胞染色体分辨率应达到 320 条带水平。

3．核型分析：分析 2 个细胞，如果发现有一个以上的细胞克隆，则每个克隆核型分析一个细胞。

细胞遗传学检查报告

细胞核型分析记录及染色体异常的命名法，采用 ISCN 1995 或者 ISCN 2005 均可。最终书面报告应包括如下信息：

1．一般信息：患者姓名、年龄、标本采集日期、实验室收到标本日期、实验室编号、标本的唯一编号、送检医师的姓名。

2．检查内容的报告应包括：产前诊断指征；细胞培养的方法；显带方法、染色体分辨率；对所分析细胞的现行 ISCN 命名；除非有明确胎儿性别的医疗指征，不得报告胎儿性别。应标注实验室结果报告的局限性。

3．至少应由两个有资质的人员对细胞进行分析和评估。

4．对结果的解释应包括：和临床信息之间的关系；对结果意义的讨论；应建议进行进一步的遗传咨询。

5．实验室信息应包括：实验室名称、技术员姓名、签发报告的实验室负责人姓名和签名。

6．对正常核型的报告：G 显带染色体 320 条带水平未见异常。

7．对异常核型的报告：应建议遗传咨询。

产前诊断病历资料存档及标本保存

1．产前诊断病历含术前相关检查登记，知情同意书、细胞遗传学分析实验记录合并入病历中，存入产前诊断档案保存，保存期限 20 年以上。

2．细胞培养及染色体标本制备的实验记录按实验室工作日志保存档案，保存期限 5 年以上。

3．用于诊断性实验的玻片保存期限有限，如果是永久性的显带方法（G-，C-，R- 带），玻片宜保存 2 年。荧光染色体的染色体玻片保存时间由实验室自定。

4．各个实验室应制订相应的方案以确保在获得足够的能够完成所要求的分析所需的中期分裂象细胞之前，保存有部分原始标本、细胞培养物或细胞沉渣物。

5．每个产前诊断病例至少有 2 个细胞的核型图像照相记录并永久保存电子版或相片。

产前诊断病例的追踪和随访

对产前诊断核型异常的病例应进行随访，尽可能了解胎儿发育情况和妊娠结局，并将随访结果记录在产前诊断病历中，尽可能明确染色体核型和临床表现之间的关系。

第五节　植入前遗传学诊断技术

遗传性疾病是威胁人类健康的主要疾病之一。在没有找到有效的治疗方法之前，用产前诊断技术预防遗传病患儿的出生，是预防遗传病发生的主要途径。随着分子生物学技术的快速发展，人们不再满足于对已做出产前诊断的患先天性疾病的胎儿畸形选择性流产这一被动方式，于是植入前遗传学诊断（preimplantation genetic diagnosis，PGD）这一主动选择生殖方式的诊断技术应运而生。它是在辅助生育技术与分子生物学技术和遗传学基础上形成的一种全新的诊断技术，其有效应用既减少了携带遗传疾病的胚胎移植，同时又减少了孕妇反复流产或引产的痛苦，使产前诊断进入了一个新的时代。

PGD 的适应证

1. 主要对象是那些有遗传异常或高风险遗传因素的、需要进行产前诊断的病例，包括高风险生育单基因相关遗传病和已有染色体病后代的夫妇。

2. 年龄大于 35 岁的高龄孕妇。

3. 既往非整倍体妊娠反复 IVF 失败的。

4. 反复流产严重的男性不育。

禁忌证

1. 有如下情况之一者，不得实施体外受精 – 胚胎移植及其衍生技术。

（1）任何一方患有严重的精神疾患、泌尿生殖系统急性感染、性传播疾病。

（2）患有《母婴保健法》规定的不宜生育的、目前无法进行胚胎植入前遗传学诊断的遗传性疾病。

（3）任何一方具有吸毒等严重不良嗜好。

（4）任何一方接触致畸量的射线、毒物、药品并处于作用期。

2. 女方子宫不具备妊娠功能或严重躯体疾病不能承受妊娠者。

标本获取

1. 促排卵：采用常规的短效促性腺激素，当超声监测成熟卵泡（≥ 18mm）数量达到 3 枚时，经阴道超声引导穿刺取卵。

2. 受精、培养、活检和冷冻复苏：取出的卵子置于体外受精（IVF）培养液，选择 M Ⅱ 期卵子通过胞质内单精子注射（ICSD）受精，选择第三天具有 ≥ 6 个细胞进行活检。

3. 采取卵裂球：利用激光破膜仪在胚胎透明带上打孔，直径约 30μm，用直径 35μm 活检针抽吸卵裂球。

分子诊断技术

1. 单细胞 PCR 技术：主要实验步骤包括模板制备、单细胞基因扩增及产物分析。

2. 荧光原位杂交（FISH）技术：是一种非放射性原位杂交方法，主要应用于高龄妇女及反复 IVF 失败、习惯性流产、男性不育或以前 IVF 反应很差的患者。可进行染色体结构和数目异常的分析，提高 IVF 的植入率和妊娠率。

3. 目前多色 FISH（同时检测多个染色体）和多轮 FISH（经洗脱后，检测不同的染色体）均已应用于临床，可满足胚胎常见染色体数目异常综合征的筛查、结构异常和性染色体异常

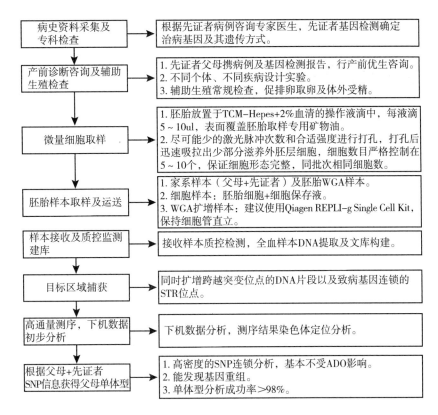

图 23-1　PGD 检测流程图

夫妇的胚胎染色体组成分析，同时通过性别检测可防止无法进行基因诊断的性连锁疾病妊娠的发生。

4. 近年 FISH 结合一些其他实验方法不断被应用于 PGD，包括间期染色体转换、比较基因组杂交、PCR 与杂交相结合的基因芯片技术等，主要应用范围包括胚胎性别鉴定、非整倍体检测以及染色体易位检测等，在临床遗传学诊断中均有较好的应用前景。

其他 PGD 技术

1. 植入前遗传学单倍型分析技术（PGH）。

2. 非整倍体筛选（PGS）。

第二十四章
分子生物学检查

分子生物学是生命科学中发展最快的学科之一。尤其是自 DNA 重组技术、聚合酶链式反应技术以及人类基因组计划实施以来，各种基因克隆技术的发展和在医学研究中的应用使人类能在基因水平揭示疾病发生的机理并探讨其预防和治疗的新方法。多年来，人们从分子水平对生物体的生长、发育、遗传、生殖及衰老等最基本的生命现象作了深入的探讨并取得了引人注目的进展。

第一节　聚合酶链式反应技术

目前，临床上常用的诊断方法为聚合酶链式反应（polymerase chain reaction，PCR），又称体外酶促基因扩增，其优点为敏感性高（ng 至 fg）、特异性强、操作简便快捷。此项技术已广泛应用于分子克隆、遗传病的基因诊断、法医学、考古学等诸多方面，是分子生物学技术的一项重要突破。PCR 成为分子生物学核心技术以来，解决了只要有已知的部分 DNA 或 RNA 序列及感染组织或体液标本，运用 PCR 技术即可检测任何基因异常疾病，这是已知的其他方法无法取代的；特别是各国科学家参与的破译人类全部染色体上基因组的宏伟计划，将排出人类 30 亿核苷酸序列，使人类自身从分子水平有一个新的飞跃，而这一计划依靠的主要技术就是 PCR。可以说，这一技术是 20 世纪末最有价值的医学发明之一。

一、PCR 技术的基本原理

PCR 是一种模拟天然 DNA 复制的体外扩增法。通过试管反应，使极少量的基因组 DNA 或 RNA 样品中的特定基因片段在几小时内扩增上百万倍。反应要求如下几个条件：①引物；② dNTPs；③适当 pH 值的缓冲液，尤其是 Mg^{2+} 浓度十分重要；④ DNA 聚合酶。扩增 DNA 片段的长度和特异性由引物决定。引物是两个人工合成与待测片段两翼互补的单链寡核苷酸。

整个 PCR 反应分三步：①变性：通过加热使 DNA 双链间的氢键断裂，形成单链 DNA。②退火（复性）：将反应混合液突然冷却至某一温度，使引物与模板 DNA 按碱基配对原理互补结合。由于模板分子结构较引物要复杂得多，且反应体系中引物 DNA 量多于模板 DNA，使引物与其互补的模板在局部形成杂交链，而模板 DNA 双链之间互补的机会很少。③延伸：在 DNA 聚合酶和四种脱氧核糖核苷酸底物及 Mg^{2+} 的存在下，引物沿 $5' \rightarrow 3'$ 方向得以延伸，形成与模板互补的新的 DNA 链。以上每三步为一个循环，由于上一轮扩增的产物又充当下一轮扩增的模板，所以每完成一个循环，目的 DNA 扩增一倍。理论上讲，扩增 DNA 产量是以 2^n

指数上升的，30 个循环后的扩增产量为 2^{30} 拷贝。但实际上扩增产物的指数形式增加不是无限制进行的，在反应初期，目的 DNA 片段增加呈 2^n 指数形式；随着目的产物的积累引物及 dNTPs 被消耗、酶活力不足等，扩增产物的增加由指数形式变成线性形式。即使如此，合成目的基因片段的数量可满足实验需要，进行 30 个循环，扩增倍数可达 10^6 倍。如需继续扩增，可将扩增产物 DNA 样品稀释 1000 ～ 10000 倍后作为模板进行新的 PCR，这样经过 60 个循环的扩增倍数可达 10^9 ～ 10^{10} 倍，可检测到 1pg ～ 100ugDNA。

二、PCR 反应的组成

（一）DNA 聚合酶

初期用于 PCR 反应的聚合酶是 Klenow 酶。由于该酶对高温耐热性差，每次高温变性会使绝大部分酶失去活性。为此，目前应用的是 Taq DNA 聚合酶，该酶是从嗜热性细菌分离出的 DNA 聚合酶，具有类似 Klenow 酶的活性。该酶最适温度为 70 ～ 75℃，但在 37℃仍有较高活性，可耐受高达 95℃的高温而活性不受影响，适合于反复加热变性模板，而且可以减少引物与模板的非特异性结合，提高了反应的特异性。Taq DNA 聚合酶在反应体系中一般浓度为 0.5 ～ 5u/100μl，如果 Taq DNA 聚合酶浓度过高，可引起非靶序列扩增；如果浓度过低，则合成产物量减少。一般经 25 ～ 30 次循环后，酶含量便成为制约反应进行的因素。

（二）引物

引物是两条具有 3′端羟基的人工合成的脱氧寡核苷酸片段，其作用在于从 PCR 系统内所有模板双链 DNA 全部序列中寻找与其互补的区段，并在一定条件下与这样的区段结合，以便启动后继的 DNA 酶沿 5′→3′方向延伸。引物的长度一般大于 20bp，太短，与模板结合不牢，易出现错配；太长，则易形成稳定的集合体。引物浓度一般为 0.1 ～ 1.0μmol/L，一般认为 0.5μmol/L 已足够。引物浓度偏高，会引起错配和非靶序列的扩增，所以在一条引物内或一对引物间不应有 5 个以上的互补核苷酸。PCR 扩增产物的量由特异引物限定，所以引物质量纯化是 PCR 结果的关键。

（三）DNA 模板

PCR 在延伸时，新链从寡核苷酸引物的 3′端向前延伸，并与旧链上按特定顺序排列的碱基逐个互补配对，此种旧链称为模板。大多数的 PCR 反应对 DNA 模板的要求并不严格，模板可以是各种标本 DNA 或 cDNA，从检验角度看，模板就是实验中的待测物。因为引物的高度特异性决定了 PCR 扩增的高度特异性，不受反应体系中其他无关 DNA 和 RNA 的影响，所以 PCR 模板 DNA 的制备可以不必像克隆、酶切、连接、标记等反应所用 DNA 制备那样严格。通常情况下，模板 DNA 不必经过特别的纯化处理，可以采用快速简便的方法，如高温低渗液体（如水煮沸）溶解细胞制备 PCR，DNA 模板即可满足实验的要求；而且模板 DNA 用量很低（模板浓度高者循环次数少，低者循环次数可增加），理论上 102 ～ 104 拷贝的模板即可满足各种 PCR 的要求。另外，PCR 能以单链 DNA 作为模板，合成双股 DNA 进行扩增，所以单股 DNA 模板可以直接进入 PCR 反应，这对进行 PCR 片段的 cDNA 扩增更为方便。

（四）底物（三磷酸脱氧核糖核苷，dNTP）

dNTP 在 PCR 反应中起着重要作用。pH 应为 7.0 ～ 7.5，反应中每种 dNTP（dATP、dGTP、dTTP、dCTP）的浓度应在 20 ～ 200μmol/L 为宜，浓度过高，虽然可以加快反应的速度，但同时也增加了碱基的错误掺入和实验成本；反之，浓度过低会使反应速度下降、延长反应时间。此外，4 种 dNTP 应以等量浓度配制，以减少错误配对率、提高使用效率。

（五）缓冲液和 Mg^{2+} 离子

缓冲液在 PCR 反应中起着重要作用，Mg^{2+} 离子影响反应的特异性和扩增量。最实用的缓冲液是 Tris-HCl 缓冲液，其主要作用是调节 pH 为偏碱，使 Taq DNA 聚合酶更好地发挥作用。加入适量（10%）的 DMSO（二甲基亚砜），可以提高 PCR 反应的特异性，减少非特异性吸附。

（六）PCR 的反应条件

PCR 反应条件的优化对反应的发生和进行都极为重要。

PCR 反应过程中需要足够的底物、引物及 Taq DNA 聚合酶量，合适的缓冲液，恒定的 pH 和离子强度以及合适的反应温度和时间。反应温度若不适当，将影响扩增的效率和新链的长度，一般选用变性温度 90 ~ 95℃、复性温度 54 ~ 55℃，以保证较多的模板与引物结合。

（七）PCR 扩增

目前普遍采用自动循环扩增仪进行。常采用三温循环法，即 95℃预变性 5min，95℃（变性）→ 50℃（复性）→ 70℃（延伸），反复循环 30 ~ 35 次，最后 70℃保温 5min。PCR 的循环数决定扩增的程度，最适循环次数取决于靶序列的初始浓度，过多会增加非特异扩增产量，过少会影响正常 PCR 产量，所以 PCR 扩增效率也是影响扩增程度的重要因素。

三、PCR 的检测程序

（一）目的 DNA 的选择

PCR 扩增技术需要知道目的 DNA 的序列，以便正确选择靶片段和合成特异性引物。临床诊断中通常根据病原性选择相关的基因，如毒素基因、侵袭基因或特定抗原基因。

（二）引物的设计原则

引物是 PCR 技术的关键，引物的设计有以下几项原则：

1. 引物长度以 15 ~ 30 核苷酸为宜，太短易出现错配，太长易形成稳定的集合体。（G + C）含量约为 50%，引物中碱基的分布应是随机的，应避免连续几个嘌呤或嘧啶一起排列，防止引物本身形成二级结构。

2. 注意避免引物内或两个引物间存在间接重复序列和直接重复序列，以免形成二聚体或引物自身折叠。由于 DNA 的延伸是从 5′ 端开始，因此，引物 3′ 端不纯有形成二级结构的可能。

3. 引物浓度应适宜，0.1 ~ 1.0μmol/L 就可完成 30 ~ 35 个循环扩增，一般认为 0.5μmol/L 已足够。引物浓度过高，一是可以形成引物二聚体；二是容易产生非特异性扩增，出现非靶序列扩增。

4. 人工合成的引物最好经 PAGE、离子交换柱或 HPLC 进行纯化。

（三）PCR 试剂的准备

1. Taq DNA 聚合酶。该酶是利用基因生物工程技术从适合于 70℃ ~ 75℃生长的嗜热性细菌中提取的耐热 DNA 聚合酶，当高温 92.5℃时，半衰期为 130min。在 PCR 反应中，加酶过量可能导致非靶序列扩增，酶量太低会影响 PCR 产量。此酶聚合量为 35 ~ 100 碱基/秒，一般 PCR 扩增 Taq 酶浓度 1 U/25μl 即可。

2. 10×缓冲液：500mmol/L KCl，100mmol/L Tris-HCl（pH 8.3室温），15mmol/L MgCl₂, 0.1% 明胶。

3. dNTPS（dATP、dGTP、dCTP、dTTP）加入量为50～200μmol/L。过高时促进错误掺入，过低则影响产量，一般认为50～200μmol/L 的dNTPS 前体足够生成5μg 的DNA。由于dNTP 的量还受其他因素影响，所以不同反应体系中的dNTP 最佳浓度不尽相同，一般认为以200μmol/L 为最佳。

4. 10×TBE（TAE）。

5. BSA（牛血清白蛋白）。

6. 10mg/L 溴乙啶。

7. 3% 琼脂糖。

（四）DNA 样本的制备

不同来源的标本的处理及模板制备是PCR 反应中的关键。由于PCR 检测的标本核酸DNA 或RNA 大多属微量，若不及时处理或妥当保存，就有可能造成标本中的被检物的消失或降解，影响结果的准确性。因此，取样来源要准确、标本处理要及时。通常情况下，标本最好在2h 内处理。

标本处理是PCR 检测的重要环节，虽然临床标本的来源各异，标本的检测方法也不尽相同，但其目的完全相同。标本处理就是除去标本中的杂质，同时部分纯化标本中的DNA。近年来已先后建立了许多常规标本处理的方法，以求达到准确、快速简便、特异性高的目的。

1. 人体组织DNA 的提取。

（1）用剪碎、研磨的方法或匀浆器将新鲜的或从液氮中取出的组织1～2g 迅速研磨，直至不见块状物为止。

（2）加入10% SDS 125μl，充分混匀。

（3）加入蛋白酶K 50μg/mL，混匀，50℃过夜。

（4）加入等体积的饱和酚抽提，用混合器或人工反复翻转试管充分混匀，4000 r/min 离心20min。

（5）吸取上层DNA 清夜，重复（3）～（4）操作一次。

（6）吸取上层DNA 清夜，加入等量氯仿抽提1～2次，离心5～10min，吸取上层DNA。

（7）加入2倍体积的冰乙醇，上下慢慢翻转混匀到DNA 析出。

（8）挑出DNA 后，用TE 缓冲液（10mmol/L Tris-HCl 1mmol/L EDTA pH 7.4）冲洗3次，然后自然干燥到透明状，加入300μl TE 缓冲液慢慢摇动，待完全溶解后储存在4℃冰箱，可存放6个月。

2. 全血DNA 提取。

（1）试剂：①蛋白酶K（20μg/mL）用pH7.5 的10 mmol/L Tris-HCl 缓冲液配制；②TE 缓冲液 10mmol/L Tris-HCl（pH 8.0），1mmol/L EDTA（pH 8.0）；③钾缓冲液10～20mmol/L Tris-HCl，50mmol/L KCl，5mmol/L MgCl₂（pH8.3），1% Laureth 12，5% Tween-20，100μg/mL 蛋白酶K；④2mol/L KCl；⑤裂解缓冲液 0.32mol/L 蔗糖，10mmol/L Tris-HCl（pH7.6），5mmol/L MgCl₂，1% Triton-X-100。

（2）操作方法Ⅰ：①取50μl 全血混合于0.5mL TE 溶液中；②12000r/min 离心30秒，去

上清，沉淀用 0.5mL TE 再悬浮，12000r/min 离心 30 秒，该步骤重复 2 次以上；③弃上清，用 100mL 钾缓冲液悬浮沉淀，56℃保温消化 45min；④95℃灭活蛋白酶 K 10min，上清液可直接进行 PCR 扩增。

（3）操作方法Ⅱ：① 0.7mL 全血与等量的裂解缓冲液混合；② 12000 转离心 30 秒；③弃上清，沉淀用 1.4mL 裂解缓冲液悬起；④重复（2）~（3）两次；⑤用含 1%SDS 的 10mmol/L Tris–HCl（pH8.0）缓冲液 117μl 溶解粉红色沉淀，70℃保温 5min；⑥取出，当温度降至 55℃时加入 4μl 蛋白酶 K，消化 5min；⑦95℃ 10min，灭活蛋白酶 K；⑧加入 2mol/L KCl 30μl，冰溶 5min；⑨ 15000r/min 离心 5min，上清分装后，–70℃储存备用。

3. 临床拭子标本 DNA 的提取。

（1）用无菌棉拭子蘸取口腔、鼻腔、生殖道等分泌物或疑为感染物体的表面作为标本，将采有标本的棉拭子置于 1.5mL 的生理盐水离心管中，如 4h 内处理，可以放置室温；否则 4℃冰箱保存。

（2）15000 r/min 10min，弃上清。

（3）在沉淀中加入 50μl 裂解液，悬浮沉淀，55℃作用 30 ~ 60min 或 100℃保温 15min。取出后 15000 r/min 离心 10min，上清为 DNA 提取液，可立即扩增，也可放置 4℃冰箱保存。

4. 从尿标本中制备 DNA。

尿液标本中由于含有抑制物，影响 PCR 的扩增，因此在制备尿标本时要先除去抑制物，常用的方法有：

（1）PEG 沉淀法：①取 50μl 尿上清，加入 25μl NaCl 溶液，再加 50μl PEG6000 溶液混匀，水浴 6h，15000r/min 离心 30min，弃去上清液；②用 50μl 裂解液（2%TritonX–100，0.5% NP40）悬浮沉淀，95℃保温 40min，10000r/min 离心 5min，取上清液作模板。

（2）乙醇沉淀法：①取患者尿液 400μl，1500r/min 离心 5min，取上清液加入 4μl 10%SDS，39℃保温 30min；②加入等体积饱和酚和氯仿 – 异戊醇混合液（25：24：1），再抽提一次，取上层水相 400μl；③加入糖原液（10mg/mL）5μl、NaAc 溶液 40μl 和 1mL 无水乙醇，–20℃过夜；④ 14000r/min 离心 10min，弃去上清，沉淀用 75% 乙醇洗 2 次，挥干；⑤加 0.4mLTE 缓冲液溶解沉淀，即为制备好的 DNA 模板。

5. 血清中 DNA 提取。

主要用于病毒（乙肝病毒、巨细胞病毒、微小病毒、引起菌血症的细菌均能进入血液而存在于血清或血浆中）。

（1）25μl 血清加 75μl TE（pH8.0）。

（2）加蛋白酶 K（200μg/mL）和 1% SDS。

（3）37℃保温 2h。

（4）用等体积的饱和酚氯仿（1：1）抽取 1 次。

（5）用预冷的无水乙醇沉淀。

（6）70% 乙醇洗一次，12000 r/min 离心 10min，弃上清。

（7）待 DNA 烘干后，溶于 20μl TE 缓冲液中（pH 8.0），溶解沉淀，即为制备好的 DNA。

6. 细胞直接变性提取 DNA。

因用于 PCR 扩增的 DNA 的量很少，除传统的 DNA 提取方法外，还可以用细胞变性提取液直接进行扩增。通常 DNA 的用量为 0.1 ~ 1μl/ 反应管，且降解的 DNA 也能进行扩增，但要注意，严重降解的 DNA 常有非特异性产物产生。

7. 精液模板 DNA 制备。

（1）将精液置于 37℃，静置 30 min 使其液化，用 5×PBS 洗 3 次。

（2）精液悬浮于 25% Peroil 液中，500rpm 离心后悬浮于 1×PBS 中。

（3）将精液悬浮于 1×PCR 缓冲液中。

（4）37℃温育过夜或 55℃温育 3h。

（5）85℃灭活蛋白酶 K，取适量进行 PCR 扩增。

8. 羊水 DNA 提取。

（1）抽羊水 30μl。

（2）1000 rpm 离心 10 分钟，留底部细胞。

（3）在底部细胞中分别加核裂解液 500μl、20 mg/mL 蛋白酶 K 2μl、10% SDS 20μl，混匀，37℃过夜或 55℃温育 4 ~ 5h。

（4）加等体积的饱和酚颠倒混匀，8000rpm/min 离心 15 min。

（5）将上清吸入一新管中，加等体积氯仿，8000 rpm/min 离心 10 min。

（6）将上清吸入一新管中，加两倍体积的冰无水乙醇沉淀 DNA。

（7）离心，弃上清。

（8）70% 乙醇洗 2 遍。

（9）加 30μl TE 溶解。

9. 绒毛 DNA 提取。

（1）抽取的绒毛用生理盐水洗 2 遍。

（2）分别加入核裂解液 500μl、20mg/mL 蛋白酶 K 2μl、10% SDS 20μl，混匀，37℃过夜或 55℃温育 4 ~ 5h。

（3）加等体积饱和酚颠倒混匀，8000 rpm/min 离心 15 min。

（4）吸上清液于一新管中，加等体积氯仿混匀，8000 rpm/min 离心 10 min。

（5）吸上清液于一新管中，加两倍体积的冰无水乙醇沉淀 DNA。

（6）离心，弃上清。

（7）70% 乙醇洗 2 遍。

（8）加 30μl TE 溶解。

（五）PCR 扩增的基本操作步骤

1. 试剂。

（1）10×PCR 缓冲液：500 mmol/L KCl。

（2）100 mmol/L Tris-HCl，pH 8.3。

（3）dNTP 溶液各 1.25 mmol/L。

（4）引物（各 5μmol/L）。

（5）TaqDNA 聚合酶。

（6）液体石蜡。

（7）模板 DNA。

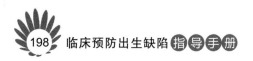
2．操作。

（1）在 0.5 mL 的离心管中分别加入无菌双蒸水 23μl、10×PCR 缓冲液 5μl、dNTP 混合液 8μl、引物各 2μl、模板 DNA 3 ~ 5μl、Taq DNA 聚合酶 2μl、液体石蜡约 20μl。同时做阴、阳性对照。

（2）盖好盖子，5000r/min 离心约 2 秒钟，取出后放到扩增仪中，先 94℃预变性 5min；然后进行 3 个不同温度的循环，即 94℃ 30 秒→ 55℃ 30 秒→ 72℃ 60 秒，一般进行 30 ~ 35 个循环，当循环完毕后再 72℃延伸 5min；取出后，可以立即进行 DNA 扩增产物检测，也可冷却后置于 4℃冰箱保存。

四、PCR 扩增产物的检测分析

根据研究的目的不同，选择不同的分析方法分析 PCR 扩增后的 DNA 片段，常见的分析方法有琼脂糖凝胶电泳、聚丙烯酰胺凝胶电泳、点杂交、微孔板杂交及 PCR-ELISA 法等。

（一）琼脂糖凝胶电泳

大小不同的 DNA 分子通过琼脂糖凝胶电泳时，因带电荷不同而泳动速度不同而分离，经溴化乙啶（EB）染色，在紫外光照射下发荧光进行判定。与其他方法相比，具有操作简单、快速的特点，适用于一般临床检测。

【试剂】 琼脂糖

表 24-1　琼脂糖分辨 DNA 片段的有效范围

琼脂糖含量 / %	分离线状 DNA 的有效范围 / kb
2	0.1 ~ 2
1.5	0.2 ~ 3
1.2	0.4 ~ 6
0.9	0.5 ~ 7
0.7	0.8 ~ 10
0.6	1.2 ~ 20
0.3	5.0 ~ 60

1．1×TBE 电泳缓冲液。

2．10 mg/mL EB（溴化乙啶）。

3．0.25% 溴酚蓝（上样缓冲液），50% 蔗糖。

【操作】

1．将凝胶拖架两端用胶带封好，平放于操作台上。

2．用 1×TBE 缓冲液配制 2% 琼脂糖，加热溶解至透明；取出后室温冷却至 60℃左右时，加入 EB 8 ~ 10μl，充分混匀后倒入凝胶拖架槽内，厚度为 4 ~ 5mm；插入梳子，待完全凝固后去掉两端胶带，放入有 1×TBE 缓冲液的电泳槽中，拔取梳子。

3．将 PCR 扩增产物 8μl 与 2μl 载样缓冲液混合，用微量加样器将混合好的产物加入凝胶孔中，同时加阴、阳性对照。

4. 电泳：样品端接负极，电压为5V/cm，一般微型电泳槽80～100V电压即可，时间一般30 min，电泳移动距离为2～3cm。

5. 结果观察：将电泳过的凝胶放在紫外检测仪上，观察各泳道上是否有黄色荧光带出现，与扩增时同时做的阴、阳性对照相比较。其荧光带与阳性对照带平行，判断为阳性；反之，为阴性。

【注意事项】

1. 凝胶的选择：可选择单一的凝胶，也可选择混合低熔点琼脂糖和正常琼脂糖凝胶更佳，因为这种混合凝胶的熔点低，而强度增加，易于操作。而凝胶的浓度和琼脂糖的组合比例要根据DNA片段大小而定。

2. 加样量的多少要考虑样品中DNA的浓度及DNA片段的大小。

3. 由于在凝胶中加入了EB，可降低DNA的迁移率（因为EB向阴极泳动，DNA向阳极泳动），为此有人认为凝胶中不加EB电泳后获得的DNA带条更清楚。待电泳结束后，将凝胶浸放到EB溶液中30～40min即可。

（二）聚丙烯酰胺凝胶电泳

此方法与琼脂糖凝胶电泳相比，具有灵敏度高、分辨力强、回收DNA纯度高等优点，常用于PCR扩增指纹图、多重PCR扩增、PCR扩增产物的酶切分析，但操作较复杂。

【试剂】

1. 30%聚丙烯酰胺溶液：称取聚丙烯酰胺29g、双丙烯酰胺1g，加水100mL，4℃保存。

2. 1×TBE电泳缓冲液。

3. 10%过硫酸铵：新鲜配制，4℃保存数周。

4. N.N.N.N-四甲基乙二胺（TEMED）4℃保存。

5. 载样缓冲液：0.2%溴酚蓝、50%蔗糖。

6. 硝酸银溶液：0.75mol/L NaOH、0.1mol/L甲醛。

7. 银染固定液：10%乙醇、0.5%乙酸。

【操作】

1. 凝胶制备：

（1）将两块干净的玻璃板并在一起，三个边的中间放上隔条，隔条上涂少量油脂，然后用制胶架夹紧。

（2）取5.0%凝胶50mL、30%聚丙烯酰胺溶液8.4mL、去离子水31.1mL、5×TBE缓冲液10mL、10%过硫酸铵0.3mL、TEMED 0.2mL混匀。

（3）立即用无针头注射器将其注入已备好的玻璃板空腔内，注意要避免气泡产生，灌满混合胶后，在上端立即插入梳子。

（4）静置约45min～1h，待胶完全聚合后，取下制胶架，将玻璃板放入电泳槽中，使缓冲液没过胶的上端，取下梳子。

2. 加样：将扩增DNA与载样缓冲液混合（5∶1），用微量加样器把样品放到样品孔的底部。

3. 电泳：电压2～10V/cm，时间大约2～4h，在5%胶中溴酚蓝与60bp的片段一起泳动。

4. 染色：将两块玻璃片分开，把凝胶平放于银染固定液中，避光振摇30min；取出，放入硝酸银溶液中浸泡20min，然后用蒸馏水反复漂洗几次，除去游离的银离子；加入银染还原

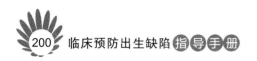

液中，静置 15 ~ 30min，待 DNA 条带显示清楚时倾去还原液，加入 5% 乙酸终止反应；用蓝绿滤光片照相或真空干燥保存。

【注意事项】

1. 聚丙烯酰胺为有毒物质，损害神经系统，要戴橡胶手套操作，避免与皮肤接触。

2. 在注入胶之前，要检查两块玻璃板是否密封，否则注胶后漏出，前功尽弃。

3. 染色过程中要把游离的银离子漂洗干净，否则本底太深，影响条带的清晰度。

（三）点杂交

将 PCR 扩增产物固定到硝酸纤维膜或尼龙膜上，然后用与产物部分或全部序列互补的探针进行杂交。用放射性同位素 32P 标记的寡核苷酸探针检测是一种灵敏度高、特异性强的可靠方法，但是，同位素的不稳定和放射污染也限制了临床的常规应用。相比之下，近年来发展起来的非放射性标记（生物素、地高辛和荧光素）寡核苷酸探针分析 PCR 产物的技术是一种稳定、快速、安全、简便可靠的方法，适用于 PCR 产物是多条带时的分析，也有助于检测突变DNA 的突变类型，常用于人类遗传病的诊断和某些基因的分型。

（四）微孔板杂交法

方法一：通过固定在微孔板上的捕获探针与 PCR 产物的某一区域特异杂交，使产物间接地固定于微孔板上，然后再用生物素等非放射性标记的检测探针与产物的另一区域杂交，漂洗后显色即可判断结果。此法的敏感性和特异性与 32P 的 Southern 杂交法相当。但微孔板杂交法操作简便、快速，同时避免了同位素污染，适用于临床实验室常规应用。

方法二：直接将特异性探针固定在微孔板上，然后用生物素标记的 PCR 产物杂交。

（五）PCR-ELISA 法

将一个 PCR 引物的 5′ 端通过掺入标记基团（如生物素）加以修饰，以便携带 PCR 扩增产物固定的功能基团在包被板上与亲和素结合，通过修饰另一引物 5′ 端标记显色基团（如另一引物标记 FITC 用 HRP 标记的抗 FITC 结合显色）。这样，通过包被于微孔板中的活性基团使产物固定、然后显色而便于检测。本法避免了电泳与杂交的步骤，适合于常规 ELISA 检测。

五、不同类型的 PCR

自 1985 年 Mμllis 发明 PCR 后，已产生了 20 多种相关技术，而且还在不断衍生扩大，接下来主要介绍以下几种。

（一）多重 PCR（multiplex PCR）

通常 PCR 扩增多采用一对引物扩增一个 DNA 片段，在检测某些多基因缺失性疾病时检测效率太低、结果不够理想。因此，Gibbs 等人建立了多重 PCR 技术，即在同一检测试管中加入多对引物、在同一模板上同时扩增几个区域。如果基因的某一区段缺失，则相应电泳图谱上的某一区带就会缺如。多重 PCR 技术简便、快速、可靠，尤其对某些遗传性疾病的诊断和流行病学的调查更为方便，主要用于检测某基因 DNA 片段有无缺失。

（二）不对称 PCR（asymmetric PCR）

一般将在扩增体系中加入（50 ~ 100）：1 不同浓度不等量的一对引物进行扩增称为不对称 PCR。在最初的 10 ~ 15 个循环中产生的主要是双链 DNA，当低浓度的引物耗尽后，只剩下高浓度的引物进行扩增，就会产生大量的单链 DNA，这些单链 DNA 可以用电泳的方法与双链 DNA 分开。不对称 PCR 主要用于测序、制备单链 DNA 或制备探针。

（三）反向 PCR（inverse PCR）

此项技术是通过改变模板使其扩增已知序列（核心区序列）以外的两侧区域的 DNA。其原理是选择合适的限制酶，将核心区以外的 DNA 消化并产生适合于 PCR 扩增的大小片段，然后将片段两端连接形成环状 DNA，使侧边的 DNA 进入到已知序列区的"内部"，此时选择与已知序列两末端互补的引物，引物的 3′ 端朝向未知区域，就可将未知区域的 DNA 扩增，得到未知序列的 DNA 片段。反向 PCR 可用于研究反转录病毒、转移因子和其他所有能在基因组中整合、转位的序列，也可用此方法建立基因组步移文库。

（四）彩色互补 PCR

彩色互补 PCR 又称着色互补分析技术（color complementation assay，CCA）、荧光 PCR 技术。其原理是选用不同的荧光燃料（如红色的罗丹明、绿色的荧光素）标记寡核苷酸引物，用 PCR 技术同时扩增多个目的 DNA 区段，然后用分子筛除去多余的引物、用紫外线照射扩增产物，从而显示某一种或几种荧光染料颜色的组合。如果某一 DNA 区带缺失，也就缺乏相应的颜色；反之，可以根据颜色的缺如诊断出某一种基因的缺失。荧光 PCR 可以用于点突变、基因缺失、染色体转位及病毒等检测，并可同时区别到 5 个 PCR 产物，为 PCR 技术进入自动化检测打下了基础。

（五）固相 PCR（A-PCR）

PCR 扩增时通常需要知道待扩增片段的两端序列，以便合成两个特异性引物。但在某些情况下，仅知道待扩增片段一端序列，这无疑限制了 PCR 技术的广泛应用。而固相 PCR 是一种用于分析和克隆具有不同末端序列的方法，即先根据已知序列先合成第一个引物，然后在待扩增的未知序列末端加上同聚物尾 poly（dG），最后使用与同聚物尾碱基互补配对的 3′- 引物和一种锚定引物作为第二引物进行 PCR 扩增，以得到大量未知序列的 DNA 片段，这就是锚定固相 PCR 技术。LOH 等人应用这一技术检出了 T 细胞受体链可变区中的 20 多种独特序列。此外，在已知某蛋白质 NH2—或 COOH—端氨基酸序列时，A-PCR 还可用于从基因组 DNA 中克隆该蛋白质基因。A-PCR 技术的研究成功不仅克服了 PCR 的限制，也为 PCR 技术更广泛的应用拓宽了前景。

（六）原位 PCR

原位 PCR 是 PCR 与原位杂交相结合的一种新型技术，即通过 PCR 技术对靶序列在染色体上或组织细胞内进行原位扩增，使其拷贝数大增，然后通过原位杂交方法检测，从而对靶序列进行定性定位分析。原位 PCR 可分为直接原位 PCR 和间接原位 PCR 两种。主要用于致病微生物的原位检测、染色体基因定位和组织细胞基因表达，还可以用于基因重排和突变的检测分析。

1. 直接原位 PCR：在细胞（爬片、甩片或涂片）或组织（石蜡、冰冻切片）上标记直接对靶 DNA 片段进行扩增，通过掺入标记基团直接显色或结合原位杂交进行检测的方法。此方法不仅提高了杂交的灵敏度，而且可直接显微观察病变部位，不改变病灶、细菌及其与周围组织原有的位置关系，对形态学的研究意义更大。

2. 间接原位 PCR：应用和靶 DNA 互补的两条引物，按直接原位 PCR 的方法，但不进行标记基因的掺入，而是在扩增结束后应用一段和扩增片段互补的标记探针进行原位杂交。

在原位 PCR 过程中如能用扩增片段相互重叠或巢式的多对 PCR 引物同时进行扩增，则更能增加检测的准确度。与提取 DNA 进行扩增相比，具有可定位的优点，如检测动物组织中的病毒与细菌感染等；与原位杂交相比，由于靶 DNA 的大量扩增，可大大增强检测的灵敏度。

（七）逆转录 PCR（reverse transcription PCR，RT-PCR）

逆转录反应可以在 PCR 缓冲液中进行。在逆转录酶的作用下，由 mRNA 逆转录反应产生 cDNA，再以 cDNA 作为模板进行 PCR 扩增，即为逆转录 PCR，主要用于检测特定基因的表达、逆转录病毒的检测。

（八）巢式 PCR（nested PCR，nPCR）

巢式 PCR 也称套式 PCR，对于极微量的靶序列，如进行一次扩增难以得到理想效果时，则可以应用巢式 PCR 技术进行扩增。巢式 PCR 是用内、外两对引物分别对测定样本中的模板 DNA 进行扩增——先利用外引物进行第一次扩增，其扩增产物作为模板再用内引物进行第二次扩增。巢式 PCR 不仅增强了反应的特异性，而且使检测的灵敏度提高。但巢式 PCR 需进行两轮扩增，首轮扩增产物的稀释增加了污染的机会，导致假阳性结果出现。为此，可采用巢式 PCR 单管法以减少污染。

（九）定量 PCR

定量 PCR 的目的是以 PCR 终产物量推测样品中待测靶分子的起始量和相对起始量，即检测标本中靶基因的拷贝数。这对研究基因的扩增和表达及疾病的预后有重要意义。定量 PCR 的方法有几种，目前常用荧光定量 PCR 方法。与普通 PCR 不同的地方在于，荧光定量 PCR 除具有两条普通引物外，还有一条荧光标记的基因探针。该探针 5′ 端标记荧光指示基团（R），3′ 端为荧光淬灭基团（Q）。当这条探针保持完整时，Q 基团抑制 R 基团，无荧光信号；PCR 过程中 Taq 酶不仅有延伸 DNA 引物的活性，还有 5′→3′ 端外切核酸酶活性，一旦探针被切断，抑制作用消失，R 基团荧光信号就可被测到。由于被释放的游离 R 基团的数目和 PCR 产物的数量是一对一的关系，通过检测荧光信号就可推算出 PCR 产物的量。定量 PCR 在微生物诊断、遗传病及肿瘤诊断中应用广泛。

第二节　核酸分子杂交技术

核酸分子杂交是分子生物学领域应用最广的技术之一，具有灵敏度高、速度快、简便易行和专一性强的特点。利用两条互补顺序的核酸单链通过碱基配对能形成双链的原理，用标记的单链 DNA 或 RNA 形成双链，经标记物测定，可检测出样品中的核苷酸片段。如果样品中的核酸与探针核酸的来源不一致，则形成的双链分子成为杂交分子。这种杂交分子可以是 DNA-DNA 或 DNA-RNA，但由于 RNA 作探针不稳定，故一般用 DNA 作探针。

核酸分子杂交按反应体系可分为两大类：待检测的核酸样品与标记的核酸探针同时溶解于杂交液中的反应为液相杂交；将待测样品先结合到某种支持物上，再与溶解于杂交液中的探针进行反应为固相杂交。前者主要适用于检测杂交反应的动力学、特定 DNA 序列片段的频率分析等理论性研究；后者可对待测核酸标本中的靶序列进行定性或定量，故在核酸的结构和功能研究及基因工程研究中比液相杂交的应用更为广泛。

核酸分子杂交技术有着广泛的用途，主要应用于：①对特定 DNA 或 RNA 顺序进行定性或定量检测；②测定特定 DNA 区域的限制性内切酶图谱，以判断是否存在 DNA 顺序的缺失、插入等重排现象；③ RNA 结构的粗略分析；④特定基因克隆的筛选；⑤用末端标记的人工合成寡核苷酸探针检查基因的特定点突变。

一、核酸杂交的结构基础

一个双螺旋 DNA 分子内互补的碱基之间以氢键维系，虽然氢键使碱基联系在一起的力很弱，但每个 DNA 分子有许多碱基对（bp），以致在生理条件下这些互补的碱基对不会自然分开，只有在剧烈条件（如加热接近水的沸点、pH < 3 或 pH > 10 等情况）下，氢键被破坏，DNA 的双链才会分开。此时，螺旋结构破坏，分子松散，这个过程称为变性。变性 DNA 在适当条件下（如热变性的 DNA 使其逐渐冷却），两条互补的单链又可重新结合，恢复原来的双螺旋结构，这个过程称为复性或退火。

二、核酸分子杂交的重要材料

（一）样品核酸

进行分子杂交的核酸需要从生物材料中提取，如遗传性疾病的诊断须从人体细胞中提取 DNA，而鉴定病毒感染须从被感染的生物材料中提取病毒 DNA 或 RNA。DNA 和 RNA 各有不同的提取方法。

（二）限制性核酸内切酶

限制性核酸内切酶（简称"内切酶"）大多来自细菌，并以细菌种属名称的第一个及第二个字母组成缩写命名，如 EcoRI 来自大肠杆菌 E.coliRY13，Hind Ⅲ 来自嗜血流感杆菌 Haemophilus influenzae RD 等。已知内切酶有 200 余种，其中 50 余种比较常用。各种内切酶能各自识别 DNA 双链上特定的核苷酸顺序，并在识别点切断双链中每条链的磷酸二酯键。大多数内切酶能识别 4 ~ 6 个连续的核苷酸顺序，这种识别顺序常有双重对称性，即酶能切断两条互补链中对应的识别位点。酶切后的 5′ – 末端带磷酸根（P）、3′ – 末端的羟基游离，这些酶解产生的不同片段称为限制性片段。

（三）探针

所谓核酸分子探针是指特定的已知核酸片段，能与互补核酸序列退火杂交，因此可以用于待测核酸样品中特定基因顺序的探测。要实现对核酸探针分子的有效探测，必须将探针分子用一定的示踪物（即标记物）进行标记。该探针用同位素或非同位素（如生物素）标记，然后用相应的仪器及方法检测其杂交分子。

三、影响杂交的因素

核酸分子杂交实际上就是两条互补单链核苷酸分子通过复性重新组合形成双链的过程。单链核酸间的复性速度受许多因素的影响。

1. 核酸分子的浓度和长度。杂交时，如果使用单链核酸探针，随着溶液中探针浓度的增加，杂交效率也增加。探针长度控制在 50 ~ 300bp 为宜。但使用双链核酸探针时，探针浓度过高则会影响杂交效率，一般探针浓度在 0.1 ~ 0.5 μg 为适宜。

2. 温度。温度过高不利于核酸的复性；而温度过低，少数碱基配对形成的局部双链不易

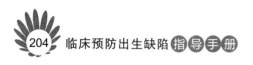

解离，适宜的复性温度是较 Tm 值低 25℃。

当杂交温度为 0℃时，进行速度非常缓慢；随着温度升高，杂交率明显增加；当温度比 Tm 值低 20 ~ 25℃时，DNA–DNA 杂交达到最高杂交率。但当温度更高时，双链分子逐渐趋向解链，当温度达到 Tm–5℃时，杂交率非常低。

3. 离子强度。在低离子强度下，核酸杂交非常缓慢；随着离子强度的增加，杂交反应率增加。例如，在低盐浓度（低于 0.1mol/L Na$^+$）时，杂交率较低；当盐浓度每增加 2 倍，杂交率增加 5 ~ 10 倍。盐浓度超过 0.1 mol/L Na$^+$ 时，对杂交率的影响降低。

4. 杂交液中的甲酰胺。甲酰胺能降低核酸的 Tm 值，含 30% ~ 50% 甲酰胺的杂交液温度能降低到 30 ~ 42℃。使用甲酰胺具有如下优点：①在低温下探针更稳定；②能更好地保留非共价结合的核酸。

5. 核酸分子的复杂性。核酸的复杂性是指存在于反应体系中的不同顺序的总长度，两个不同基因组 DNA 变性后的相对杂交速率取决于样品浓度绝对一致时的相对复杂性（即 DNA 中的碱基数）。

6. 非特异性杂交反应。为减少非特异性杂交反应，在杂交前将非特异性杂交位点进行封闭，减少其对探针的非特异性吸附作用。常用的封闭物有鲑鱼精子 DNA、小牛胸腺 DNA、聚蔗糖 400、聚乙烯吡咯烷酮和牛血清白蛋白等。

四、几种常用的核酸分子杂交技术

核酸分子杂交技术有几种基本类型：鉴别 DNA 靶分子的杂交称为 Southern 印迹杂交（Southern blot），待测核酸是 DNA 片段；鉴别 RNA 靶分子的杂交称为 Northern 印迹杂交（Northern blot），待测核酸是 RNA 片段；除此之外，还有斑点印迹杂交和荧光原位杂交。

（一）Southern 印迹杂交

由 Southern 于 1975 年提出，先用凝胶电泳分离经内切酶水解过的 DNA 大小片段，然后用碱处理凝胶，使 DNA 的片段变性；将凝胶上分离成单链的 DNA 片段吸印到硝酸纤维薄膜上，经烘干、固定，再用标有放射性同位素的 DNA 探针进行杂交，洗去未杂交的剩余探针；最后用放射自显影方法将杂交带记录在 X 线片上。这种凝胶电泳印迹杂交技术称 Southern 印迹法。其详细过程如下。

1. 内切酶消化。一般样品 DNA 分子量很大，不利于吸印及杂交，故常在分子杂交前用内切酶切割成大小不同的片段，再经凝胶电泳将它们按分子量大小分开，以便杂交。

2. 凝胶电泳。凝胶电泳是核酸分离、纯化和鉴定的常用技术，主要有琼脂糖和聚丙烯酰胺凝胶电泳两类。

（1）琼脂糖凝胶电泳：通过调节琼脂糖的浓度，可以分离不同分子量的 DNA 片段。DNA 的电泳速度主要决定于四个因素：① DNA 分子大小：迁移率和分子量的对数成正比；②琼脂糖的浓度：浓度越低，可分离的片段越大；③电压和电流的大小；④ DNA 的分子构象，如在 Tris– 醋酸缓冲液中，双螺旋 DNA 迁移最快，线状 DNA 次之，环状 DNA 迁移最慢。

（2）聚丙烯酰胺凝胶电泳：适宜于分离较小的 DNA 片段，如丙烯酰胺的百分浓度从 3.5% ~ 20%，可分离 1000 ~ 10 碱基对的片段。

3. 碱变性及中和。不同长度的 DNA 片段经凝胶电泳分离后，用碱液（NaOH）使 DNA 变性成为单链，后者可以和硝酸纤维薄膜结合。碱作用一定时间后，弃去碱液，用缓冲液中和以停止变性。

4. 转移。这是 Southern 印迹法最主要的一步，将凝胶上已分离的 DNA 片段印迹转移到硝酸纤维薄膜上。凝胶中和后，由底部向上逐层堆积起来，顶部压以 500g 的重物，最底部的槽中盛缓冲液。由于凝胶下面的滤纸的毛细管吸液作用，使底部缓冲液被缓慢地吸引上来。经过凝胶及其紧贴覆盖的硝酸纤维薄膜，又被上层吸水软纸吸收。与此同时，凝胶上的单链 DNA 片段原位的被吸印并结合到硝酸纤维薄膜上，各片段在薄膜上的位置及浓度几乎是凝胶的复制品，转移速度取决于 DNA 片段的大小及凝胶孔径。大片段从小孔径凝胶转移常需较长的时间，如在转移前将凝胶上的核酸预先用溴乙啶染色，可检查是否完全转移。

5. 固定。DNA 片段全部转移后，薄膜在室温下晾干，再经 80℃真空干燥处理，使 DNA 固定在薄膜上。

6. 预杂交。将已固定的薄膜用 SSC 液（含氯化钠及柠檬酸钠）湿润，放入塑料袋内，加入预杂交液。此步的目的是为下一步的杂交做准备，因为杂交时所用的单链探针也可能非特异性地吸附在薄膜上，使以后放射自显影的本底升高，而预杂交液中含有变性的单链鱼精 DNA 以及多种大分子的 Denhardt 溶液（包括聚蔗糖、聚乙烯吡咯烷酮和牛血清蛋白等），可将非特异吸附点封闭起来以降低本底，同时加入甲酰胺也能减少本底及加强核酸的分子杂交。

7. 杂交。在预杂交的基础上进行。同位素标记的探针在 50% 甲酰胺的溶液中加热变性后，配在一定量的杂交液（其成分和预杂交液基本相同，可再加入硫酸葡聚糖以增高杂交率）中置换上述预杂交液，与封袋内的薄膜放在约 42℃恒温中 24h 以上充分杂交。影响杂交的因素约有下列四方面：① DNA 片段的大小，片段大则扩散慢，杂交也慢；② 核酸浓度：浓度大，杂交较快；③ 温度：温度太低，杂交较慢，一般比此核酸的熔点（Tm）低 25℃左右为宜；④ 离子强度：调节盐浓度可改变 DNA 分子的电荷状态，从而改变杂交速度。如在较高盐浓度中，单链 DNA 较易杂交，对互补碱基的要求不太严格；而低离子强度的溶液对互补碱基的要求比较严格，只要数个碱基对不相互补，就不能杂交。

杂交后，薄膜在由浓至淡的 SSC 溶液中洗涤数次，用同位素检测仪检查薄膜的本底，如本底太高，需继续洗涤。

8. 放射自显影。将滤膜晾干，用含同位素的墨水或铅笔在电泳的原点做记号，用塑料纸包好，上放 X 线底片，置 -70℃放射自显影。显影时间视放射强度确定，一般为 1 ~ 7 天。X 线片经冲洗后即可观察到哪一条或一些 DNA 片段与探针杂交。用 λ - 噬菌体 DNA 的 Hind Ⅲ 酶切片段（各片段的碱基对数目均已确定）作为标准品与样品一起电泳及染色，可测知样品中 DNA 片段的碱基对数。

（二）Northern 印迹杂交

Northern 印迹杂交是最常用的一种杂交方法，是指 RNA 从电泳凝胶转移到薄膜的技术。其原理和操作过程基本上与 Southern 印迹法相同，差别在于电泳样品是 RNA 的混合片段。为了使电泳速度只取决于核苷酸数而与分子的构象无关（这样可用已知核苷酸数的 DNA 为标准品，大致计算 RNA 各区带的分子量数，且使 RNA 便于转移），也须将 RNA 变性。但 RNA 遇碱分解，不能采用碱变性方法，因此常用浓度约 2.2mol/L 的甲醛与琼脂糖制成变性电泳胶。RNA 在此浓度的甲醛中完全变性。电泳后的染色与转移和 DNA 相同，但探针一般采用标记的单链 DNA。因破坏 RNA 的 RNA 酶几乎到处存在，耐热且不易失活，故 Northern 印迹技术的一切试剂及容器均需避免 RNA 酶的污染。

（三）斑点印迹杂交

斑点印迹杂交（dot hybridization）是最简单、最实用的滤膜杂交方法之一。该方法是将待测的核酸样品（变性、中和后的单链 DNA 或 RNA）用点状加样方法滴在硝酸纤维薄膜上，晾干烘烤，使 DNA 固定，放入塑料袋中进行预杂交、杂交及其他步骤（同上面所述）。斑点印迹杂交技术常用于体液中病毒感染的定性或定量检测（以单链 DNA 为探针）及细胞中某些 mRNA 的定量检测（以相应的 cDNA 为探针），具有方法简便、快速省材料等优点；也可用于多种样品的筛选，样品 DNA 不必预先用内切酶消化或电泳分离，但此法不能测知杂交片段大小，而且特意性不高，有一定比例的假阳性。

（四）荧光原位杂交

荧光原位杂交（fluorescence in situ hybridization，FISH）是近几年由细胞遗传学、分子生物学及免疫学技术相结合而产生的一种新技术，在基因定位、肿瘤、细胞遗传学和临床遗传病检测中具有重要的应用价值。该技术取材形式多样，可将培养细胞、血细胞、石蜡包埋的组织切片、活检组织的冰冻切片等固定在载玻片上，用标记 DNA 探针与固定组织中的核酸（可用甲酰胺使其变性）进行杂交，然后用放射自显影进行定位，具有准确、快速、灵敏等优点。

第三节　DNA 序列测定

DNA 是遗传物质已经被广泛证实，对核酸序列进行分析研究是破解生命天书的重要手段。测序技术作为核酸分析的重要方法，在最近的 40 年得到了迅猛发展。早在 20 世纪 50 年代，人们就建立了以片段重叠和逐个确定氨基酸残基为基础的蛋白质序列测定方法，其基本原理是：先将蛋白质水解成若干小片段，通过逐个水解经修饰的末端氨基酸残基，确定每一个片段的氨基酸序列，然后将顺序相同的肽链片段排列在一起，按重叠片段排序的办法确定整条肽链的氨基酸排列顺序。这种方法用来确定仅含数十个氨基酸残基的蛋白质一级结构，无疑是一种行之有效的测序方法。但是，若用它来测定含有成千上万个核苷酸的 DNA 序列，显然是烦琐的、难以实现的方法。随后，人们通过 RNA 合成和酶消化的点对点等方法测定得到部分碱基序列，但过程不仅费时而且费力。

1975 年，Frederick Sanger 创建了双脱氧测序法（Sanger 法）。同年，Maxam A.M 和 Gilbert W 共同创立了化学降解法（Maxam–Gilbert 测序法）。这两种创新性的 DNA 测序方法的建立摆脱了蛋白质序列分析的传统模式，使测定成千上万个核苷酸组成的 DNA 片段的序列不再成为难以解决的问题，使 DNA 测序技术实现了历史性飞跃，开创了第一代测序技术。Sanger 及 Maxam 和 Gilbert 也因此共获 1980 年的诺贝尔化学奖。然而，无论是双脱氧法还是化学降解法，其手工操作对技术人员的经验和技术熟练程度要求很高，且存在着很高的实验失败率，所以只能局限于分子生物实验室内的科研工作，无法得到广泛推广与应用，更难以满足分子生物学的迅速发展及其在医学等领域应用的需求。后来，ABI 公司以双脱氧链终止法为基础进行技术改良，开发出了自动化测序平台，并逐步得到广泛应用。双脱氧链终止法、化学降解法及其衍生的自动化测序技术被统称为一代测序技术。

随后，DNA 测序技术蓬勃发展，尤其是近年逐渐发展并得到广泛商业化应用的二代测序技术，包括 Roche 公司的 454 测序技术、Illumina 公司的 Solexa 技术和 ABI 公司的 SOLiD 技术等。二代测序技术也称高通量测序技术，其优点是速度快、准确率高、成本低。但是，二代测序技术也有一定的局限性，如读长相对较短。所以，后来又逐渐发展出了以超长读长为最大特点的第三代测序技术，此技术采用单分子读取技术，比二代测序数据读取速度快，同时省略了 PCR 步骤，降低了测序成本。

在短短的不到半个世纪的时间内，DNA 测序工作通过不断地改进和创新，已从第一代（自动激光荧光）发展到第二代（高通量）和第三代（单分子）测序法。测序通量的不断提高和测序成本的日益下降使测序技术越来越广泛地应用于人类疾病的分子机制研究和分子诊断方法的开发应用，极大地推进了基因组研究、疾病机制研究、药物研发、遗传病分子诊断等分子生物学领域的进程。

一、第一代 DNA 测序技术

（一）双脱氧链末端终止法

1975 年，英国剑桥大学分子生物学研究室的生物学家 F.Sanger 等人发明了一种利用 DNA 聚合酶和双脱氧链终止物测定 DNA 核苷酸序列的方法，称为 Sanger 双脱氧链终止法，这是一种简便、快捷的 DNA 序列分析法。

1. 原理。

ddNTP 在 DNA 聚合酶作用下，通过其 5′ 三磷酸基团可以掺入正在延伸的 DNA 链中，但由于其脱氧核糖 3′ 位置缺少一个羟基，因此不能同后续的 dNTP 形成磷酸二酯键，使得 DNA 链的延伸被终止。以待测 DNA 为模板，在 DNA 聚合酶的作用下，引物延 5′→3′ 方向延伸。DNA 链中的核苷酸是以 3′，5′- 磷酸二酯键相连接的，合成 DNA 的底物为 2′- 脱氧核苷三磷酸（dNTP）。如果在 DNA 的合成中，把 2′，3′- 双脱氧核苷三磷酸（2′，3′- ddNTP）掺入所合成的核苷酸链的延伸末端，因为 2′，3′-ddNTP 没有 3′-OH，不能与其他的 dNTP 形成磷酸二酯键，造成新生的 DNA 链不能继续延伸，特异性终止在本应掺入相应的 dNTP 的位置，即 ddNTP 可以分别作为合成 DNA 互补链的阻断剂。在 DNA 合成反应混合物的 4 种 dNTP 中加入一定比例的一种 ddNTP，dNTP 参与的链延伸将与 ddNTP 参与的链终止发生随机竞争，最终反应产物是一系列的寡核苷酸链，其长度取决于从用以起始 DNA 合成的引物末端到出现过早链终止的位置之间的距离。在 4 组独立的酶反应中分别采用 4 种不同的 ddNTP，结果将产生 4 组寡核苷酸链，它们将分别终止于模板链的每个 A、C、G 或 T 的位置上，通过电泳分离和放射自显影就可以进行序列判读。

2. 试剂。

（1）引物。DNA 测序时，通常把待测 DNA 克隆到 M13 载体或质粒载体上，这样就可以按克隆位点两侧的载体序列设计和合成引物。

（2）模板和载体。两个类型的 DNA 可以作为序列测定的模板，即纯化的单链 DNA 和经过碱变性的双链 DNA。双链终止法测定 DNA 序列通常是将待测片段先克隆到 M13（如 M13mp18 和 M13MP19）载体或质粒载体（Puc18 和 Puc19）上，克隆于 M13 载体可获得单链模板，克隆于质粒载体则直接采用双链 DNA 作为模板。单链模板 DNA 常用噬菌体 M13mp 系列，使用单链模板能得到比双链模板更好的效果。利用双链质粒模板测序要取得更好的效果，首先要制备高纯度的质粒 DNA，其次要选择高质量的酶。

（3）DNA 聚合酶。用双脱氧法测定 DNA 序列有几种不同的酶，如大肠杆菌的 Klenow 片段、反转录酶等。这些酶的特性差别很大，可大大影响获得 DNA 序列的数量和质量。①大肠杆菌 DNA。Klenow 片段是最初建立 Sanger 法的聚合酶，此酶的持续合成能力低，以致一些片段并非由于 ddNTP 的掺入，而是因为聚合酶从模板上随机解离而终止合成，从而产生较高的本底和假带。另外，该酶不能沿模板进行长距离的移动，利用该酶通常只能读出距引物 250 个核苷酸以内的序列。再有，此酶对模板中的同聚核苷酸或其他含牢固二级结构的区域进行复制的效能很低，因此不适用于具有二重对称结构和（或）同聚核苷酸片段的 DNA 序列测定。②反转录酶在测序工作中并不常用，但有时用来解决一些由于模板 DNA 中存在 A/T 或 G/C 同聚核苷酸区而引起的问题。③测序酶是一种经过化学修饰的 T7 噬菌体 DNA 聚合酶。该酶具有很强的 $3' \rightarrow 5'$ 外切酶的活性，经过修饰后，这一活性大部分被消除。该酶活性非常稳定，具有很高的链延伸能力和极快的聚合反应速度，是测定长段 DNA 序列的首选酶。④ TaqDNA 聚合酶是 PCR 所需的关键酶，可在 95℃的高温下保持稳定，在测序过程中，此酶具有很好的链延伸性能。在 70 ~ 75℃活性最高，在此温度下，即使 G、C 丰富的模板也无法形成二级结构，因此，TaqDNA 聚合酶适用于测定在 37℃形成大段稳定二级结构的单链 DNA 模板序列。

3. 放射性核素标记的 dNTP。

传统的方法都采用 [α-32P]dNTP，然而，32P 发射的强 β 粒子会造成两个问题，一是由于发生散射，放射自显影片上的条带比较扩散、分辨率低，会影响测序的准确性；二是 32P 的衰变会引起样品中 DNA 的辐射分解，因此通常都在测序反应之后 24h 内上样电泳，否则无法得到满意的效果。相比之下，35S 则会大大缓解以上两个矛盾，35S 不仅具有很高的分辨率和较低的本底，而且其低能辐射所引起的样品分解比较轻微，测序反应可在 -20℃保存一周而分辨率不见下降，因此最近几年得到广泛应用。

（二）Maxam-Gilbert 化学修饰法

1977 年，Maxam 和 Gilbert 建立了一种以化学修饰为基础的 DNA 序列分析法，称为 Maxam-Gilbert 化学修饰法。虽然对于大分子量的 DNA 片段的序列测定而言，化学修饰法并不如双脱氧法方便有效，其发展速度也不及后者迅速，但是，化学修饰法在研究 DNA 二级结构以及蛋白质 -DNA 相互作用的诸多实验中仍有重要的应用价值。

1. 原理。

用化学试剂处理具有末端放射性标记的 DNA 片段，造成碱基的特异性切割，由此产生一组具有各种不同长度的 DNA 链的混合物，然后在同一块凝胶上先进行电泳，后进行放射性自显影，根据各片段在电泳中的位置即可读出 DNA 的序列。

对末端标记的 DNA 链进行化学断裂反应分两步进行：第一步是对 4 个反应管分别以肼、硫酸二甲酯（dimethyls μ lphate，DMS）和甲酸对特定的碱基（或特定类型的碱基）进行化学修饰，通过控制反应条件（时间和温度）使一小部分碱基被修饰，而不是全被修饰；第二步是以六氢吡啶取代被修饰的碱基并将 DNA 链断裂，得到一组长度从一到数百个核苷酸不等的末端标记的分子。不同的碱基修饰试剂，其修饰位点不同，断裂点也不同。如表 24-2。

表 24-2 不同碱基修饰试剂的修饰反应与断裂点

反应体系	碱基修饰试剂	碱基修饰反应	断裂点
G	硫酸二甲酯	鸟嘌呤甲基化	G
G+A	甲醇	脱嘌呤作用	G 和 A
C+T	肼	嘧啶开环	C 和 T
C	肼（加盐）	胞嘧啶开环	C

2. 特点。

与双脱氧链终止法相比，Maxam-Gilbert 化学修饰法具有以下优点：①可经克隆直接测定 DNA 序列；②测序反应不受 DNA 链中多聚 G/C 的影响；③既可以标记 5′ 末端，又可以标记 3′ 末端，因此可以从两个相反的方向测定同一条 DNA 链的核苷酸序列，测定结果可以相互参照、彼此核对。因此，Maxam-Gilbert 化学修饰法目前仍为一些实验室使用。

但是，化学修饰法操作比较烦琐和费时，末端核素标记率低，造成放射自显影所需的曝光时间长；加上化学反应和测序胶分辨率限制，因此对过长 DNA 链的序列测定仍较困难。

（三）自动化测序平台

传统的测序方法多采用放射性核素标记、手工进行 DNA 复制或裂解反应、凝胶电泳分离 DNA 片段、放射自显影以及人工判读核苷酸序列的程序测定 DNA 序列，不但操作步骤烦琐、耗时，而且影响测定的准确性和重复性。双脱氧链终止法即因操作简便获得了研究者的广泛认可，并基于双脱氧链终止原理衍生了很多的 DNA 测序技术，如利用荧光标记代替放射性标记、采用自动成像系统检测的荧光自动测序技术。同时，随着科技的进步，一些实验室也对双脱氧链终止法的自动化进行了改进与商业化，代表性的自动化测序仪制造商如 ABI 和 Pharmacia-Amersham 公司。其中，ABI 公司的 Sanger 测序仪应用最为广泛，ABI 测序仪采用 Sanger 四色荧光染色链终止法测序，采用 4 种不同荧光染料标记 4 种不同的可终止 DNA 延伸反应的底物 ddNTP，经 Sanger 法反应后，赋予所合成的 DNA 片段 4 种不同的颜色。待测 DNA 样品的 4 个反应产物在同一个泳道内依照片段大小电泳分离，每个标记的 DNA 片段在通过测序凝胶底部（或毛细管）的检测器时产生 4 个颜色之一的一个荧光峰，由仪器自动连续采集荧光数据并完成分析，最后直接显示待测 DNA 的碱基序列。人类基因组计划的大部分测序工作就是通过 ABI PRISM 3700 平台完成的，现阶段，ABI 3730 系列自动测序平台已经广泛应用于遗传病的基因检测和分子诊断。目前，自动激光荧光 DNA 测序仪（又称第一代测序仪）的应用已十分普遍，可实现制胶、进样、电泳、检测、数据分析全自动化，读长可以超过 1000bp，原始数据的准确率可高达 99.999%。

二、第二代 DNA 测序技术

20 世纪 70 年代，第一代测序技术得到了迅猛发展。然而，第一代测序技术因对电泳分离技术的依赖，使其难以进一步提升分析速度和并行化程度，并且难以通过微型化降低测序成本，因此，需要开发全新的技术来突破这些局限。于是，第二代测序技术 NGS（即循环芯片测序法）应运而生。与第一代测序技术相比，第二代测序技术具有操作更简易、通量更高、单序列测序成本更低廉等优势。2004—2012 年，测序仪器的通量每年都会加倍，而平均到每个碱基的测序费用每年都会减半。第二代高通量测序技术实现了高通量、高效率、高准确度的测序，大大降低了测序成本。第二代高通量测序技术主要有焦磷酸测序法（454 的 GS 测序平台）、边合成边测序的 Solexa 测序技术（如 Illumina GA、Illumina HiSe 测序平台）和寡聚物连接检测测序（ABI 的 SOLiD 测序平台）。

（一）焦磷酸测序法（454）

焦磷酸测序法（454）用乳液 PCR（emulsion PCR）来扩增 DNA 片段，其突出优点是读长长，但准确率低、成本相对较高。测序步骤如下：

1. 构建测序文库。将基因组 DNA 打碎成 300 ~ 800 个碱基片段，在两端加上锚定接头。

2. 乳液 PCR 扩增。每个含有接头的 DNA 片段被固定在特定的磁珠上进行乳液 PCR 扩增。在 PCR 反应前"注水到油"，将包含 PCR 所有反应成分的水溶液注入高速旋转的矿物油表面，瞬间形成无数个被矿物油包裹的小水滴，每个小水滴都是一个独立的 DNA 扩增反应空间。在理想状态下，每个水滴中只含有 1 个 DNA 分子模板和 1 个单一引物覆盖的微珠。当模板与引物在水相中结合后，小球表面不断地进行 PCR 反应直到长满同源的 DNA 片段为止，最终形成 1 个单一 DNA 模板的克隆集落。多个循环后，磁珠表面被打破，扩增产生的成千上万个拷贝仍然在磁珠表面。

3. 焦磷酸测序。将磁珠转移到 PTP 板上，每个 PTP 板上的小孔只能容下 1 个磁珠。分别装有 T、A、C、G 4 种碱基的试剂瓶依次进入 PTP 板，每次只进 1 个碱基，如果发生配对，就会释放 1 个焦磷酸，释放出的荧光信号会被 CCD 捕获到。每个碱基反应都会捕获到 1 个荧光信号，由此——对应，模板的碱基序列由此获得。

454 测序仪上有几百万个 pL 级的微小井样容器，每一个小井都含有单引物珠和测序酶。在每一轮测序的 DNA 合成反应中，只加入一种单核苷酸（dNTP）。若该 dNTP 与模板配对，DNA 聚合酶就将其加入新生 DNA 链中并释放出等摩尔数的焦磷酸基团（PPi）。PPi 进而与荧光素酶进行酶级联化学发光反应，放出可见光信号，并由 Pyrogram TM 转化为一个峰值。每个峰值的高度与反应中掺入的核苷酸数目成正比。然后加入下一种 dNTP，继续 DNA 链的合成。

（二）边合成边测序（Solexa）方法

有别于焦磷酸测序法（454）的乳液 PCR，边合成边测序（Solexa）方法在扩增 DNA 片段时，把分子模板与固定在玻璃片上的引物相结合，利用桥式 PCR（bridge PCR）生成邻近的 DNA 片段簇。每个 DNA 簇都由同源的单一模板生成，1000 ~ 6000 条形成一簇。上百万的 DNA 簇随机分布在玻璃片上。在测序步骤中，4 种荧光标记的可逆终止的碱基被依次加入反应体系，随后洗脱掉没有被插入的碱基。因为碱基有不同的荧光标记，同一个 DNA 簇将呈现不同的颜色，高精度的光学照相系统随之对玻璃片进行照相。然后，碱基 3′ 端的合成反应终止基团与荧光标记基团一起被化学反应除去，进入下一个测序合成周期。与焦磷酸测序法（454）不同的是，边合成边测序 DNA 合成链每次只增长 1 个碱基，在反应终止期间，相机将按顺序对数以百万的 DNA 簇形成的小色斑进行图像捕捉和处理。Solexa 方法的另一创新之处是将模板分子在固定表面进行扩增。通过基因簇位置随机分布是流通池表面克隆扩增的重要特点，因此一些由不同单分子模板（序列不同）拷贝而来的基因簇间隔距离会很小甚至有重叠。

Illumina 基因组分析系统使用荧光显像系统，其敏感度不足以检测单个模板分子信号，但是可以用于检测成簇的碱基信号。Illumina GA 系统依靠成像分析技术分辨相邻基因簇。如果相邻两个基因簇太近导致无法分辨，那么它们产生的数据都将作废。Illumina 在首次发布商业化的 GA 测序仪后，成像分析技术有显著提升，可以识别越来越高的流通池表面基因簇密度。

（三）寡聚物连接检测（SOLiD）测序技术

SOLiD 测序技术拥有第二代测序反应中最高的通量，其独特之处是边合成边测序，以连接反应取代聚合反应。具体测序流程为：

1. 文库制备。将基因组 DNA 打断成约 200bp 的短片段，并在两端连接寡聚核苷酸接头，构建成文库。

2. 乳液 PCR/ 磁珠富集。此过程与 454 测序技术类似，将小分子模板连接在包被着互补寡聚核苷酸的磁珠上，模板分子在磁珠表面通过乳化 PCR 进行桥式扩增。不过 SOLiD 的微珠只有 1um。

3. 微珠沉积。将包被着单链模板分子的磁珠放入玻璃平板表面的流通池，再在其中加入和接头互补的测序寡聚核苷酸引物。

4. 连接测序。以混合的 8 碱基单链荧光探针为连接反应底物，探针的 5′ 端用 4 色荧光标记，探针的 3′ 端的 3 ~ 5 位是随机碱基，其中第 1、2 位构成的碱基对是表征探针荧光染料的编码区。16 种碱基对组合对应 4 种颜色。单次测序由 5 轮测序反应组成，每轮反应包含多次连接反应。将 5 轮测序反应的结果合并就能够还原出 SOLiD 的原始颜色序列。

5. 数据分析。测序错误经 SOLiD 序列分析软件自动校正，最后生成原始序列。

寡聚物连接检测（SOLiD）系统准备测序样本的过程与 454 很相似，测序技术的 DNA 片段扩增方法与 454 的相同之处在于都使用了乳液 PCR，而 SOLiD 则将长满扩增后 DNA 片段的微珠沉积在玻璃片上，以容纳更高密度的微珠达到更高的测序通量。由于 SOLiD 系统采用了双碱基编码技术，提供了内在的校对功能，使得其在第二代高通量测序技术中以准确度高而著称。

（四）离子半导体测序技术

离子半导体测序技术由 Ion Torrent 公司开发，使用标准的扩增和测序反应体系，创新地使用了基于半导体的检测体系。该体系基于检测 DNA 链合成过程中释放的氢离子。与焦磷酸测序法（454）类似，其测序仪有无数独立反应的小井，每个小井除了单一的 DNA 模板以及测序酶体系外，还有一个超敏感的 pH 值感应元件，不同碱基插入 DNA 合成链时释放出的氢离子被元件感知并转换成电信号，以分辨碱基的类型。同样地，因为多个碱基在一个测序周期中被插入，导致释放多个碱基信号，对于寡核苷酸均聚物（homopolymer）序列，离子半导体测序技术容易产生测序错误。与边合成边测序的 Solexa 测序技术相比，离子半导体测序技术没有复杂昂贵的光学成像系统，且测序芯片上分布的离子感应元件可以利用半导体工业的技术大量生产，这是其最大的优势。

PGM 采用磁珠分离和扩增单个 DNA 模板分子技术。样本准备过程中需要进行和 454 测序仪类似的乳化 PCR，在固定表面（PTP）上对大量克隆扩增的单分子模板进行测序。与 454、Illumina 和 ABI SOLiD 有所不同的是，PGM 不通过荧光化学反应检测单个碱基，而是在 PTP 的每个小孔内嵌入一个微型半导体 pH 传感器，通过这个传感器直接检测增长的 DNA 链上的前一碱基与新碱基之间形成磷酸二酯键时释放的氢离子，所以称为"离子激流"（Ion Torrent）。4个 DNA 碱基是逐个被加入增长模板的。PGM 不使用荧光化学反应，而是用价格低廉的天然核苷酸作为反应试剂；它也不需要高分辨率光学检测设备和复杂的图像处理软件，序列的每一个碱基被直接捕获为信号数据。提高 PGM 的数据通量，可以通过使用更小的 PTP 孔来将更多的模板分子填装进测序芯片的表面及采用更密集的 pH 传感电路来实现。

（五）HeliScope 测序

该技术的主要特点如下：

1. 最大的特点是无需对测序模板进行扩增，而是使用了一种高灵敏度的荧光探测仪直接对单链 DNA 模板进行合成法测序。首先，将 poly A 尾添加到 DNA 文库片段末端，通过与固定在芯片上的 poly T 互补杂交，将模板链固定到芯片上，制成测序芯片。模板上标记有 Cy3，以标出它们在芯片上的位置。DNA 聚合酶将荧光标记的单核苷酸掺入到引物上，采集荧光信号，切除荧光标记基团，进行下一轮测序反应。如此反复，最终获得完整序列信息。

2. 无须考虑移相的问题，因为每条链都是独立操作的。

3. 能较好地解决同聚物测序问题。在单分子操作中，可通过动力学控制酶的反应（即控制每轮测序反应中碱基加入反应的速度）降低 DNA 链延伸的速度。在 dNTP 被洗掉前，减少 2 个连续碱基连接在链上的可能。

4. 采用了一项被称为全内反射显微镜（total internal reflection microscopy）的技术，只有靠近流通池反应表面很薄的一层空间内的荧光基团，才能被消逝波激发产生荧光。

5. 可通过"两步法"，即测序两次来提高测序的准确性。由于在测序过程中新合成的链同样通过引物固定在芯片上，所以可以通过变性使新合成的链与模板链分离，重新以反方向再次测序。两步法测序可用于去除缺失错误，因而相对于单向测序显著提高了准确率。

6. 测序读长短。经过数百轮这种单碱基延伸，才可获得 25bp 或更长的测序长度。

高通量 DNA 测序技术的快速进步极大促进了人类全基因组测序、转录组测序、全外显子测序、DNA-蛋白质相互作用、染色质免疫共沉淀测序、病原微生物全基因组测序等在医学研究和实践中的应用，为医学进入大数据时代提供了技术基础。

三、第三代 DNA 测序技术

第二代测序技术的最大缺点是可靠读长短。为此，人们开始探索兼具第一代和第二代测序技术优势的第三代测序技术。第三代测序技术将进一步减少测序时间和降低测序成本。以下两种第三代测序技术就是在努力减小测序对昂贵的反应试剂和 DNA 聚合酶的依赖。

（一）单分子实时测序技术

单分子实时测序技术不需要对 DNA 片段进行扩增，因为它是对一个 DNA 长链分子进行测序。该技术不干预也不暂停 DNA 合成反应，并用零级波导纳米结构消除背景荧光的干扰，因而能在合成 DNA 时用显微镜直接检测出每个插入 dNTP 所释放的荧光信号。单分子实时测序技术速度很快，而且序列的读长可以达到 15000 个碱基，平均读长约为 3000 个碱基。其不足之处在于对于 4 个碱基以上的单核苷酸重复片段，测序准确度不高。

（二）纳米孔单分子测序

与单分子实时测序技术相比，纳米孔单分子测序方法更进一步地省去了荧光基团修饰的

dNTP。当单分子 DNA 模板进入共价结合了核酸外切酶和环式糊精的由 a 溶血素蛋白组成的纳米孔时，被核酸外切酶剪切掉的碱基通过环式糊精时会产生特异性电流，通过辨识电流就可以检测出是哪种碱基通过了纳米孔。此方法甚至可以检测出被甲基化的胞嘧啶，优势明显。但仍需要在稳定纳米孔的酶附着、确保单个碱基通过纳米孔、纳米孔的并行化等问题上有所突破，才能真正走出实验室进入实际应用。

（三）电子显微镜测序

M.Mankos 等利用低能电子显微镜 LEEM 得到了单个原子层面的高对比度图像。理论上，改良版的 LEEM 可以直接从天然 DNA 中获得足够的对比度来区分不同碱基。有了这种高灵敏度的表面成像技术，人们将不再需要绞尽脑汁地对 DNA 样本进行标记，可以直接对天然 DNA 进行测序；而且，低能电子还不会对 DNA 样本产生可能引起错读的放射性损伤。目前较成熟的第三代 DNA 测序技术是单分子实时技术。PacBio 公司已经研发出相关测序仪并于 2010 年上半年交由用户使用。

另外，在第二代测序技术和单分子实时测序技术中，序列都是通过读取光学信号而间接确定的，因此，除了需要昂贵的光学监测系统外，还要记录、存储并分析大量的光学图像，这都使仪器的复杂性和成本增加。同时，依赖生物化学反应读取碱基序列增加了试剂、耗材的使用。针对这些不足，人们目前正在研发直接读取序列信息、既不需要电泳分离也不需要使用荧光或者化学发光物质的其他第三代测序技术（如纳米孔技术）。相信随着 DNA 测序技术的不断发展，花费 1000 美元（乃至几百美元）在 10 ~ 15 天内完成一个人基因组测序的目标将很快实现。

第四节　基因芯片技术

基因芯片（gene chip），又称 DNA 芯片，是生物芯片中研发最早、也是目前应用最广泛的一个分支。这项前沿的生物技术检测原理依靠核酸分子原位杂交技术，即利用核酸分子碱基之间互补配对，通过各类技术手段将核苷酸固定到固体介质支持物上，随后将处理好的样品与其进行杂交，再通过激光共聚焦荧光检测系统等对芯片进行扫描，并配以计算机系统对每一探针上的荧光信号强度做出检测和比较，从而迅速得出相应的遗传信息，以实现对待检样本的高通量检测。基因芯片技术充分结合并灵活运用了寡核苷酸合成、光导原位合成、PCR 技术、探针标记、分子杂交、荧光显微检测、生物传感器及计算机控制和图像处理等多种技术，是对传统生物技术的重大创新和飞跃。基因芯片技术横跨生命信息、生物物理等众多研究领域，涉及生命科学、化学、微电子技术、计算机科学、统计学和生物信息学等诸多自然学科，已成为当今多学科交叉、综合的前沿研究热点，被认为是 20 世纪 90 年代中期以来影响最深远的重大科技进展之一。该技术已在基因表达水平的检测、基因点突变及多态性检测、DNA 序列测定、寻找可能的致病基因和疾病相关基因、蛋白质作图、基因组文库作图等诸多生命科学领域显示出了广阔的应用前景和价值。

一、基因芯片的生产工艺

根据生产工艺和不同制备方法，基因芯片可以分为原位合成芯片和合成后交联芯片两种类型。高密度寡核苷酸芯片制备主要采用原位合成法，低密度芯片则一般采用点样法。

（一）原位合成法

此方法制作的芯片常被称作 DNA 芯片，即在芯片上原位合成寡核苷酸探针，合成的探针被直接有序地固化于支持物上，以用于杂交分析。原位合成法制备的芯片是高密度的，核酸探针长度一般小于 25mer，最适用于 DNA 再测序、突变位点检测以及基因转录表达分析等。在固相介质表面制作基因芯片的方法有以下几种：

1. 光导原位合成法。在经过处理的载玻片表面铺上一层连接分子，其羟基上加有光敏保护基团，可用光照除去，用特制的光栅保护不需要合成的部位，而暴露合成部位。在光作用下去除羟基上的保护基团，游离羟基，利用化学反应加上第一个核苷酸，所加核苷酸种类及在芯片上的部位预先设定，引入的核苷酸带有光敏保护基团，以便下一步合成。然后按上述方法逐步合成全部核苷酸序列。该方法的优势在于合成速度快、步骤少、合成探针阵列量大；缺点是合成反应产率小于 95%，探针长度较短、一般为 2 ~ 8mer。此外，如果每步去保护不彻底，还会导致杂交信号模糊，信噪比减低。

2. 电压打印法。该法的技术原理与喷墨打印机相似，由打印机将 4 种核苷酸合成试剂分别打印到经包被的支持物的特定区域上，然后冲洗、去保护，进行寡核苷酸合成的下一循环。合成探针可达 40 ~ 50mer，每步产率可达 99%。

3. 流体通道合成法。在玻璃介质表面铰链一系列的 1mm 硅胶管形成通道，DNA 合成试剂被引入通道，通过变换微流体模板，可以在玻片上合成不同序列的寡核苷酸探针。

4. 分子印章法。其原理是通过光刻硅胶板形成分子印章，涂覆 DNA 合成试剂，按一定顺序压印在基片表面，合成不同的寡聚核苷酸探针。

（二）合成后交联法

该方法先采用 PCR、分子克隆、人工合成等常规分子生物学技术制备探针，再将制备好的探针手工或自动点在经特殊处理的载玻片或其他固相支持材料上，主要用于诊断、检测病原体及其他特殊要求的中、低密度芯片的制备。探针可以是合成的短寡核苷酸片段，也可以是从基因组中制备的基因片段或 cDNA——可以是双链，亦可采用单链的 DNA 或 RNA 片段。在合成后交联制备芯片过程中，载体的表面处理是一个重要环节。固体表面的处理方法因核酸分子的长度而异。cDNA 芯片的制备主要是利用 cDNA 与载体之间进行共价交联或通过静电作用产生非共价吸附。寡核苷酸芯片的制备载体表面与寡核苷酸的交联方式通常为共价交联。样品传输是合成后交联法制备芯片的另一个重要环节，而点样方式决定了芯片的密度。手工点样是最简单的样品转运方式，而中、高密度的芯片制备就必须使用点样仪器。合成后交联法制备芯片属中等密度，核酸探针长度一般为 500 ~ 5000mer，适用于做比较分析。

合成后交联法的优点在于：制备方式较原位合成简单直接；点样用的样品可以预先纯化；交联的方式多种多样，而且可以通过调节探针的浓度使不同碱基组成的探针杂交信号一致，研究者可以很方便地设计、制备符合自己需要的基因芯片。缺点是芯片制备过程中，样品较为浪费，芯片制备前需准备大量样品；对寡核苷酸的化学修饰也会增加成本等。

二、基因芯片的检测目标

基因芯片检测目标有基因表达图谱鉴定、DNA 序列测定及基因突变的检测和分析等。

1. 基因表达芯片可以将克隆到的成千上万个基因特异的探针或其 cDNA 片段固定在一块 DNA 芯片上，对来源于不同的个体（正常人与患者）、组织、细胞周期、发育阶段、分化阶段、病变、刺激（包括不同诱导、不同治疗手段）下的细胞内 mRNA 或反转录后产生的 cDNA 进行检测，从而对这些基因表达的个体特异性、组织特异性、发育阶段特异性、分化阶段特异性、病变特异性、刺激特异性进行综合的分析和判断，迅速将某个或几个基因与疾病联系起来，极大地加快这些基因功能的确定，同时可进一步研究基因与基因间相互作用的关系。

2. DNA 测序芯片是基于杂交测序发展起来的，其原理是任何线状的单链 DNA 或 RNA 序列均可分解成一系列碱基数固定、错落而重叠的寡核苷酸，又称亚序列。例如，可以把序列 TTAGCTCATATG 分解为 5 个错开一个碱基而重叠 7 个碱基的 8 体亚序列（也可分为 7 体、9 体或其他整数 n 体的亚序列）。假如我们能把原序列所有这些错落重叠的 8 体亚序列全部检测出来，就可据此重新组建出原序列。对于一个未知 DNA 序列，可以用人工合成的、已知序列的所有可能的 n 体寡核苷酸探针与之杂交（在 8 体寡核苷酸中，G、C、T、A 4 者自由组合形成所有可能的序列共有 4^8=65536 种）。通过对杂交的检测，检出所有能与靶 DNA 杂交的寡核苷酸，从而获知靶 DNA 中的所有 8 种序列，组合分析后者即可重构靶 DNA 的序列。如前所述，重述 DNA 测序法的建立已克服了 SBH 只能测定单链和二级结构对 SBH 的限制。

三、基因芯片的基本操作流程

基因芯片的基本操作流程包括分离纯化样品、PCR 扩增、标记、标记产物与芯片探针杂交，洗脱染色，对杂交信号进行检测与分析，最后得出实验数据结果。

（一）样品的准备

从血液或组织中得到生物样品（DNA 或 mRNA）后，需对样品中的靶序列（靶分子）进行高效而特异的扩增，以获取足够丰度的靶分子，如 cDNA 片段、PCR 产物、mRNA、寡核苷酸等。靶分子的标记可以采用荧光标记法、生物素、放射性同位素等，样品的标记在其 PCR、RT–PCR 扩增或反转录过程中进行。常用荧光色素 Cy–3、Cy–5 或生物素标记 dNTP。DNA 聚合酶选择荧光标记的 dNTP 为底物，参与引物延伸，这样新合成的 DNA 片段中就掺入了荧光分子。对于 cDNA，一般是在反转录过程中掺入荧光基因。

（二）分子杂交

在此步骤中发生靶标样品核酸分子与（芯片）探针之间的选择性反应。芯片杂交属于固 – 液相杂交，与膜上杂交相似。在芯片杂交中，固定在芯片上的往往是成千上万的核酸探针，而与之杂交的则是经过标记的核酸样品。待测样品经扩增、标记等处理后，可与基因芯片上探针阵列进行分子杂交。靶分子与探针之间的杂交是芯片检测过程中的关键步骤，杂交条件因靶分子的类型不同而特殊设计。探针的浓度、长度，杂交的温度、时间、离子强度等因素都是影响杂交效果的关键因素。因此，要根据探针的类型和长度以及芯片的应用来选择、优化杂交反应条件。杂交后，芯片要经过洗涤除去未杂交的残留物等杂质。

（三）信号检测与分析

待测样品与基因芯片上的探针阵列杂交后，漂洗以除去未杂交分子。携带荧光标记的分子结合在芯片特定的位置上，在激光的激发下，含荧光标记的 DNA 片段发射荧光。样品与探针严格配对的杂交分子所产生的荧光强度最强；不完全杂交的（含单个或 2 个错配碱基）双链分子荧光信号弱（不及前者的 1/35 ~ 1/5）；不能杂交的则检测不到荧光信号或只检测到芯片上原有的荧光信号。荧光强度与样品中的靶分子含量有一定的线性关系。芯片上不同位点的荧光信号被荧光共聚焦显微镜、激光扫描仪或落射显微镜等检测到，由计算机记录下来，然后通过特制的软件对每个荧光信号的强度进行定量分析、处理，并与探针阵列的位点进行比较，就可得到待测样品的遗传信息。

第五节　MLPA 技术

2002 年，荷兰学者 Schouten 等在多重扩增探针杂交（Multiplex amplifiable probe hybridisation，MAPH）技术的基础上，改进并设计了多重连接依赖性探针扩增（multiplex ligation-dependent probe amplification，MLPA）技术。

一、MLPA 原理

MLPA 的实验原理是对可与样本 DNA 正确杂交并被连接酶连接的探针进行扩增和半定量分析。MLPA 试剂盒中的每对 MLPA 探针都由一长、一短 2 个寡核苷酸探针组成，短的寡核苷酸探针由化学法合成，长的寡核苷酸探针通过 M13 噬菌体衍生法制备。长的寡核苷酸包括 5′ 端的 25 ~ 43 个核苷酸组成的特异目标序列和 3′ 端与未标记引物互补的一个 23 个核苷酸组成的通用序列；2 个序列中间是一段长度可变的补充序列。每个短的合成的寡核苷酸探针包含有 3′ 端一个 21 ~ 30 个核苷酸组成的特异目标序列和 5′ 端的一个 19 个核苷酸组成的通用序列，即为荧光标记的 PCR 扩增反应中的引物序列。在 MLPA 反应中，寡核苷酸片段都与靶序列进行杂交，之后通过连接酶连接长、短探针。由于连接反应高度特异，只有探针与靶序列完全杂交（即靶序列与探针特异性序列完全互补）时，连接酶才能将两段探针连接成一条完整的核酸单链；反之，如果靶序列与探针序列不完全互补，即使只有一个碱基的差别，也会导致杂交不完全，使连接反应无法完成。连接反应完成后，用一对通用引物扩增连接好的探针，每对探针扩增产物的长度都是唯一的，一般为 130 ~ 480bp。最后，通过毛细管电泳分离扩增产物并进行荧光扫描，电泳得到的 MLPA 产物的相对峰面积反映了待测样本中相应目的序列的拷贝数。对电泳得到的产物峰面积进行分析而实现对基因组 DNA 的半定量分析。

二、MLPA 技术操作流程

1. 待测 DNA 的变性：取样本 DNA100 ~ 150ng，置于 PCR 仪上 98℃变性 5min。

2. 过夜杂交：变性后的样本 DNA 冷却至 25℃后，加入 1.5μL SALSA 探针和 1.5μL MLPA 缓冲混合液，轻轻吹打混匀，95℃ 1min，60C 温育 16 ~ 24h。

3. 探针连接：杂交探针的连接待 PCR 仪温度降至 54℃，加入 32μL 连接酶混合物（3μL 连接酶缓冲液 A+3μL 连接酶缓冲液 B+lμL 连接酶 –65℃ +25μL 水），充分混匀，54℃ 15min，98℃加热 5min 灭活连接酶，20℃暂停。

4. PCR 扩增：连接探针的 PCR 扩增加入 10μL PCR 混合物（7.5μL 水、2μL PCR primer mix、0.5μL SALSA polymerase），开始 PCR 反应——95℃ 30s → 60℃ 30s → 72℃ 1min，35 个循环；72℃ 20min，15℃暂停。

5. PCR 产物毛细管电泳：取 0.7 μL PCR 反应产物加 0.2 μL LIZI size standard 和 9 μL 甲酰胺，置 PCR 仪上 80℃变性 2min，立即放入冰盒中至少 2min，迅速冷却。打开 ABI 3130/3500，将上述混合物加入 96 控板上进行毛细管电泳分离。使用毛细管电泳测定每一个 PCR 产物的荧光峰值的高度和区域（毛细管电泳）并量化 PCR 产物的数目。数据结果可以用 Genemapper 4.0 软件进行分析。

6. 结果判断及数据分析：将检测结果标准化，并与对照组 DNA 样品进行比较（荧光信号和待测 DNA 样品的靶 DNA 序列的相对数量具有相关性）。将数据导入 MLPA 数据分析软件 Coffalyser 进行数据分析，该软件根据经毛细管电泳分离得到的数据计算出比值（Ratio）和标准差，Ratio 值的大小反映样本拷贝数的多少，Ratio 值 <0.65 为拷贝数缺失，>1.35 为拷贝数重复，0.65 ~ 1.35 为拷贝数正常。

三、MLPA 的关键步骤

MLPA 的关键步骤是探针设计。一套传统的 MLPA 反应体系最多包含 45 个探针，每个探针对应一个不同的待测 DNA 序列，用于检测相应 DNA 序列的拷贝数。每个探针由两个半探针组成，即一个 5 半探针和一个 3 半探针。半探针包含特异性序列、通用引物序列和填充序列。3 半探针的 5 端经过磷酸化，从而使相应的 5 半探针能够与之连接。

特异性序列：3 和 5 半探针的"特异性序列"用于识别待测 DNA 的靶序列。待测样品靶序列的选择是 MLPA 探针设计的关键一步。靶序列应是待测基因所独有、稳定存在且无重复的单核苷酸多态性和其他多态性。

通用引物序列：相比于多重 PCR 需要针对多个待测序列设计多个引物，MLPA 反应仅使用一个通用引物进行多重 PCR 扩增，从而避免了寻找针对多个引物的最佳反应条件的棘手问题。

填充序列：每一个待测 DNA 序列的 PCR 产物根据其长度多态性，使用毛细管电泳将之区分。2 个半探针中至少 1 个还包括一段长度不等的填充序列，用于调整扩增产物的总长度。在传统 MLPA 探针的设计中，5 端的探针无填充序列，相对较短（40 ~ 50nt）；所有扩增产物的长度差异都来自 3 端半探针，包括最多 383nt 的填充序列。

传统 MLPA 使得超过 40 个探针的多重检测成为可能，其 PCR 产物从 130 ~ 480nt 不等；产物之间至少相差 6 ~ 9nt，从而使产物在标准化分离后可以在毛细管电泳上得以区分。长探针由 M13 噬菌体生成，MRCHolland 公司用此方法已经制成几百种商业化的 MLPA 试剂盒，在临床和科研上得到广泛应用。

四、MLPA 技术的优势

1. 高通量鉴定：一次性可以针对 40 多个基因进行测定，大大减少了反应次数和成本，方便实验操作。

2. 只有两个半探针的特异序列与模板 DNA 完全契合，DNA 连接酶才能催化两者连接，这一特性防止了该体系的非特异扩增。

3. MLPA 在反应中只用一个引物对，避免了多种引物共存引起的问题，如形成引物二聚体、错误配对、难以寻找最优反应条件等。

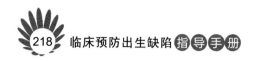

4. 实验装置简单、操作简便，便于在临床实验室开展检测。

5. 灵敏度高、特异度高。

五、MLPA 技术的不足

1. 探针设计过程复杂，对于已经有现成商品化试剂的基因，MLPA 的应用受到了一定的限制。

2. 探针的扩增产物的差异过大会引起杂交过程不稳定，导致实验结果不可靠。

3. 不同来源不同样品会有不同的检测特性。由于 DNA 的放置时间、DNA 提取技术、DNA 存放的溶液体系、DNA 降解程度等差异以及各种污染物（遗留试剂、蛋白质、RNA、盐分等）等原因，毛细管电泳检测到的信号强度会有所差别。

第二十五章

胚胎植入前遗传学检测

第一节　概述

胚胎植入前遗传学检测（preimplantation genetic testing，PGT）是指结合辅助生殖技术从卵子细胞或者胚胎中提取微量染色体 DNA 进行遗传学检测，检出带致病基因和异常核型的胚胎，将正常基因和核型的胚胎移植，从而得到健康后代。植入前遗传学检测技术是随着人类辅助生殖技术，即俗称的"试管婴儿"技术发展起来的一种新技术，是产前诊断技术的延伸，遗传学检测的又一更有希望的新技术。

早期传统的胚胎植入前遗传学检测技术称为胚胎植入前遗传学诊断（preimplantation genetic diagnosis，PGD）和胚胎植入前遗传学筛查（preimplantation genetic screening，PGS）。PGD 是指在体外受精过程中对具有遗传风险患者的胚胎进行种植前活检和遗传学分析，以选择无遗传学疾病的胚胎植入宫腔，从而获得正常胎儿的诊断方法，可有效防止有遗传疾病患儿的出生。PGS 是指在胚胎植入着床前对早期胚胎进行染色体数目和结构异常的检测，通过一次性检测胚胎 23 对染色体的结构和数目，分析胚胎是否有遗传物质异常的一种早期产前筛查方法，从而挑选正常的胚胎植入子宫，以期获得正常的妊娠，提高患者的临床妊娠率，降低多胎妊娠。

2017 年 9 月 1 日，在国际辅助生殖技术监控委员会（ICMART）的主导下，美国生殖医学会（ASRM）、欧洲人类生殖与胚胎学学会（ESHRE）、国际生育协会联合会（IFFS）、美国出生缺陷基金会（MOD）、非洲生育学会（AFS）、* 非洲生育问题研究小组（GIERAF）、* 亚太地区生殖倡导协会（ASPIRS）、* 中东地区生殖医学会（MEFS）、* 拉丁美洲辅助生殖学会（REDLARA）和国际妇产科联合会（FIGO）联合发表了 "The International Glossary on Infertility and Fertility Care, 2017"（译名暂定为《不孕症、生育及护理的国际术语表，2017 版》），对 283 个该医学领域的专业术语做了重新定义和调整，其中就包括我们耳熟能详的 PGS 和 PGD。[①]

经调整和重新定义后，PGS 和 PGD 将不再被使用，新的表述为 PGT，也就是胚胎植入前遗传学检测技术。PGT 分为 3 个子类，分别是 PGT-A、PGT-M 和 PGT-SR，它们与我们传统所指的 PGD、PGS 的关系如图 25-1。PGT-A 是检测胚胎染色体是否存在非整倍体的技术，等同于原 PGS。其中，A 指的是 aneuploidy（非整倍性）。PGT-M 是靶向检测胚胎是否携带某些可导致单基因病的突变基因，等同于原 PGD 中的一部分。其中，M 指的是 monogenic/single

---

① 上文提到的机构译名前带 * 的为暂定译名，目前尚无统一的中文官方译名。

gene defects（单基因疾病或缺陷）。PGT-SR 是靶向检测胚胎染色体是否存在倒位、平衡易位和罗氏易位，等同于原 PGD 中的一部分。其中，SR 指的是 chromosomal structural rearrangements（染色体结构异常）。

调整后的术语系统区分了胚胎植入前遗传学检测的不同，便于医患沟通，也有利于患者对技术的理解和采纳。

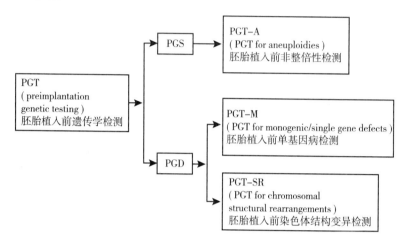

图 25-1　PGT 与传统的 PGD、PGS 的关系

第二节　PGT 技术的产生与技术沿革

PGT 技术是伴随着最新分子遗传学检测技术发展而来的一种新型临床检测技术。PGT 技术能够有效开展是若干交叉学科共同发展的结果，这些学科包括内分泌学、男性学、胚胎学、分子生物学、医学遗传学、生物信息学以及基因工程学等。PGT 技术发展需要两个重要的基础，一是基于体外受精（in vitro fertilization，IVF）和卵胞质内单精子显微注射（intra cytoplasmic sperm injection，ICSI）技术获得卵子、早期合子或胚胎，并对它们进行活检细胞；二是利用先进的基因工程技术对活检细胞进行分子遗传学分析，从而进行遗传学诊断或筛查。

在过去的 30 年中，IVF 技术的发展已经使上千万的不孕不育家庭获得了健康宝宝。正是由于 IVF 技术的日益成熟和发展以及以基因组学为基础的分子遗传学和生物信息学的发展，使得对植入前的胚胎进行遗传学检测成为可能，使人类根据遗传学诊断挑选无特定疾病的胚胎以及染色体结构和数目正常的胚胎，从而提高试管婴儿的成功率、降低流产风险，同时阻断遗传性疾病。目前，全世界范围越来越多的夫妇已经成功通过 PGT 技术获得健康后代，甚至通过 PGT 技术定制"无癌宝宝"。PGT 已经成为不孕不育以及有生育出生缺陷患儿的夫妇获得健康宝宝的重要手段。

一、PGT 的诞生

早期的 PGT 技术涉及两个方面的技术发展，即 IVF / ICSI 胚胎活检和遗传学检测，二者缺一不可。早在 20 世纪 60 年代，Edwards 和 Gardner 在显微操作下对兔胚进行活检，成功地从 6- 细胞的兔胚中分离出卵裂球，并由此提出 PGT 设想。1988 年，Hummersmith 团队报道了从 8- 细胞胚胎中活检 2 个细胞对后续胚胎的发育没有影响。但是仅仅 2 个细胞可供使用，而 PGT 实验需要极高的敏感度才能捕捉到需要的遗传学信息。直到 1990 年，Handyside 等对携带不同 X 连锁隐性遗传病的两对夫妇，通过 PCR 技术对其 Y 染色体进行特异性重复序列扩增，通过 PCR 显示阴性的胚胎被认定为携带两条 X 染色体，并挑选出含两条 X 染色体所对应的胚胎进行移植，最终分别生出一对健康的双胞胎女儿。由于 PCR 扩增失败或者活检细胞丢失，或者嵌合体等原因，这种依赖于阴性结果的判定容易出现误诊的现象，不应该作为诊断标准。1992 年，美国芝加哥团队发明了极体活检技术，并将此技术用于囊性纤维化疾病的检测，获得成功。由于囊性纤维化病的产生由致病基因的突变所致，与 X 连锁遗传病不同，这就要求 PGT 能够判断相关致病基因的内部准确突变位点，对检测精度要求极高。基于极体活检 PGT 技术的成功对 PGT 的临床实践起到了极大的推动作用，但仍存在误诊。与此同时，英国学者 Griffin 等通过利用 FISH 技术对人类胚胎 X 和 Y 染色体进行检测，从而确定胚胎性别。随着 FISH 技术在临床的应用，PGT 技术的使用效率进一步提高，但 FISH 单次检测的染色体种类有限，多色荧光 FISH 技术也无法实现同时检测 23 对染色体。

PGT 的临床实践从一开始就伴随着许多问题，如等位基因脱扣、染色体嵌合现象、PCR 技术效率低下、单细胞材料受限等，使得 PGT 技术比原先想象的要复杂得多。

二、PGT 的活检技术

PGT 技术是基于对卵母细胞的极体、6 - 8 细胞期卵裂球和囊胚期滋养层细胞等少量细胞进行遗传学检测和诊断的技术。表 25-1 详细列举了这三项取材不同的方法以及各自的优缺点及适用范围。

表 25-1　不同活检方法的优缺点

活检方式	优点	缺点
极体活检	1. 检测母源性疾病 2. 可以研究卵母细胞减数分裂异常 3. 取材方面不影响卵母细胞	1. 不能检测父源性遗传异常 2. 不能检测受精期间和受精后体细胞分裂导致的染色体异常 3. 不能诊断多倍体、单倍体及嵌合体 4. 不能进行性别鉴定 5. 两个极本都要取材，扩增失败风险大
卵裂球活检	1. 目前常用活检方法 2. 可以检测受精期间和受精后体细胞分裂导致的染色体异常 3. 诊断多倍体、单倍体及嵌合体 4. 可以进行性别鉴定	1. 活体 1~2 个卵裂球后对胚胎发育影响 2. 嵌合体胚胎比例高，容易导致漏诊、误诊 3. 技术要求高，增加成本 4. 细胞数量少，扩增失败风险大 5. 卵裂期胚胎质量对 PGT 结果有影响

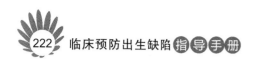

续表

活检方式	优点	缺点
滋养层细胞活检	1. 目前常用活检方法 2. 活检获得滋养层细胞数目多 3. 可提高 PGT 的效率和准确性 4. 降低活检细胞丢失的风险	1. 活检滋养层细胞对胚胎发育影响存疑 2. 胚胎嵌合体问题依然存在 3. 对于高龄患者，胚胎染色体异常比例增加，最终导致无可移植胚胎的比例增加 4. 可移植胚胎的概率增加 5. 滋养层细胞可能与内细胞团核型存在差异，不能完全代表整个胚胎的核型

（一）极体活检

极体活检是早期 PGT 常用的一种方法（图 25-2）。极体是卵母细胞在减数分裂过程中出现的含有染色体物质的产物，卵母细胞在成熟以及受精过程中完成第一次减数分裂和第二次减数分裂。第一次减数分裂是同源染色体间分离、姐妹染色体不分离的状态。卵母细胞第一次减数分裂是极不对称分裂，含有一半染色体的少量胞质释放到透明带和卵母细胞的间隙，我们把这个释放出来的产物称作第一极体。第一极体释放出来后的卵母细胞马上开始第二次减数分裂，并停止在第二次减数分裂中期（metaphase Ⅱ：MⅡ）。IVF 过程中，卵巢刺激诱发排卵获得成熟卵母细胞即处于 MⅡ 期。MⅡ 期卵母细胞纺锤体再次形成，姐妹染色体在纺锤体的赤道面排列。当卵母细胞在输卵管（自然受精）或者培养皿中（IVF，体外受精）与精子相遇，精子完成入侵卵母细胞后，第二次减数分裂再次开始，经过第二次减数分裂后期和第二次减数分裂终期释放第二极体。在第二次减数分裂中，每条同源染色体的姐妹染色体分离，最终形成比体细胞少一半染色体的生殖细胞，完成减数分裂。

极体活检就是通过显微操作获得第一极体和第二极体，并对第一极体和第二极体进行遗传学检测和分析，以了解其遗传信息情况，从而间接推测卵母细胞的遗传信息，完成 PGT。极体活检的优点有：①取材方面不影响卵母细胞；②在一些母源性遗传因素异常的 PGT 中显示优势；③可以研究卵母细胞减数分裂异常。但是极体活检也存在明显的缺陷：①不能检测父源性遗传异常；②不能检测受精期间和受精后体细胞分裂导致的染色体异常；③不能诊断多倍体、单倍体及嵌合体，而这些异常通常占胚胎核型异常的 30% ~ 40%，甚至更高；④极体中的染色体高频交换不利于分析远着丝粒位点，也不能进行性别鉴定。

（二）卵裂球活检

卵裂球活检是曾经最常用的活检方法（图 25-2）。由于卵裂期胚胎的每个卵裂球都被认为是全能性的，因此从第三天 6~8 细胞期胚胎中取出 1~2 个细胞进行遗传学检测和分析，就能代表整个胚胎的染色体情况，这些遗传学分析包括细胞染色体非整倍体、结构异常及单基因遗传病等。目前的主流观点认为，活检丢失 1~2 个卵裂球细胞后，并不会对胚胎的后续发育产生影响。但是有一部分研究表明，卵裂期活检是一种有创的活检方式，可能导致胚胎发育迟滞，甚至通过表观遗传学的改变影响后代健康。卵裂期胚胎嵌合体发生比例较高，因此临床上如何规避由嵌合体导致的漏诊和误诊是目前急需解决的问题。另外，有创性的活检对仪器设备要求较高，对人员的技术水平和熟练程度要求较高，会无形中增加 PGT 检测的成本。卵裂期胚胎的质量对 PGT 检测结果有影响，一般选择优质胚胎进行活检，一旦胚胎碎片增加，无法得出诊断结果的概率就会增加。

（三）滋养层细胞活检

滋养层细胞活检是目前最常用的活检方法（图 25-2）。随着囊胚培养技术的普及推广以及卵裂期活检的缺陷，一些学者采用滋养层细胞活检来完成 PGT。首先，研究表明滋养层细胞的核型基本上代表了内细胞团细胞；其次，活检滋养层细胞数目可达到 10 ～ 20 个，可获得更多的遗传物质，提高 PGT 的效率和准确性，同时降低活检细胞丢失的风险；再次，目前主流的研究结果表明，滋养层活检不影响胚胎的发育潜能。尽管如此，滋养层细胞活检也存在一些不可避免的问题：①滋养层细胞可能与内细胞团核型存在差异，不能代表整个胚胎的核型；②嵌合体问题依然存在；③滋养层细胞活检是有创的细胞获得方法，有研究表明滋养层细胞活检导致表观遗传修饰的异常、后代胎盘异常等；④对于高龄患者，胚胎染色体异常比例增加，囊胚形成需要淘汰大部分卵裂期胚胎，依据 PGT 检测结果可能增加无可移植胚胎的比例。

极体活检 ┬→ 第一极体活检
　　　　　└→ 第二极体活检

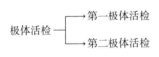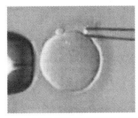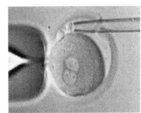

卵裂球活检

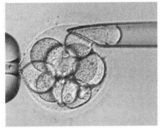

囊胚滋养层细胞活检

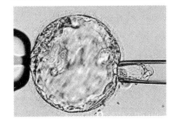

图 25-2　常用的活检方法

三、PGT 的遗传检测技术

近 20 年，分子生物学、生物信息学以及基因工程学等得到迅猛发展，尤其是单细胞分子生物学检测技术的跨越式发展使得更多种类的遗传疾病尤其是单基因病的植入前遗传学诊断（PGT-M）得到逐步开展。美国国立卫生研究院所属美国国家生物信息中心目前登记了 7000 多种已知单基因病（http：//www.who.int/genomics/public/geneticdiseases/en/index2.html）。随着以基因工程学为基础的遗传检测技术的发展，如多重 PCR 技术、荧光 PCR 技术、M-FISH、全基因组扩增技术（whole genome amplification，WGA）、比较基因组杂交（comparative genome hybridization，CGH）、全基因组 SNP 微阵列芯片（SNP-array）技术逐步在临床应用和推广，PGT 技术已经能够适用于性别鉴定、单基因遗传病、HLA 配型、染色体结构和数目异常等的检测，成为阻断遗传疾病的重要手段（表 25-2）。

表 25-2　染色体异常检测常用 PGT 技术的比较

技术名称	FISH	qPCR	Array CGH	SNP-array	NGS
检测指标	非整倍体；染色体异位	非整倍体	非整倍体；染色体缺失、重复不能检测整倍性的改变，如三倍体胚胎、单亲二倍体	非整倍体；染色体缺失、重复可诊断单亲二倍体	非整倍体；染色体缺失、重复
技术特点	基于杂交技术，对部分染色体进行检测，检测时间短，但漏检率高	基于定量 PCR 技术，检测位点有限，检测时间较短	基于杂交技术，分辨率较高，漏检率低，成本高，对检测人员经验要求高	基于杂交技术，分辨率较高，漏检率低，成本高，对检测人员经验要求高	基于全基因组测序技术，分辨率高，技术稳定性高，成本低，通量大

（一）多重 PCR 技术

一般 PCR 仅应用一对引物，通过 PCR 扩增产生一个核酸片段，主要用于单一致病因子等的鉴定。多重 PCR（multiplex PCR）又称多重引物 PCR 或复合 PCR，是在同一 PCR 反应体系里加上两对以上引物，同时扩增出多个核酸片段的 PCR 反应，其反应原理、反应试剂和操作过程与一般 PCR 相同。

多重 PCR 主要用于多种病原微生物的同时检测或鉴定和某些遗传病及癌基因的分型鉴定。多种病原微生物的同时检测或鉴定是在同一 PCR 反应管中同时加上多种病原微生物的特异性引物，进行 PCR 扩增，可用于同时检测多种病原体或鉴定出是哪一型病原体感染。某些遗传病或癌基因型别较多，或突变或缺失，存在多个好发部位，多重 PCR 可提高其检出率并同时鉴定其型别及突变等。

多重 PCR 的特点有：①高效性，对于单基因缺陷患者，可以用多重 PCR 同时扩增多个位点，选择那些位于相同染色体或者临近致病基因的多态性标志位点进行扩增，能够有效诊断突变位点和多态性等位基因，可同时分析多个诊断位点，并减少错误诊断的概率。另外，还可以扩增高变的指纹位点，指示 DNA 模板是否被污染。②系统性。Duchenne 型肌营养不良症（duchenne muscular dystrophy，DMD）是一种很常见的人类遗传病，为 X 性染色体隐性遗传性肌肉变性疾病，50% 的病例由基因缺失引起，大约每 3500 个男婴就有一个发病；1/3 的病例由新的突变所致，肌营养不良基因长 200kb，至少有 70 个外显子，被 35 个平均 35kb 的内含子所间隔。目前尚无有效治疗方法，因而高度准确的产前诊断和 DMD 阳性筛选是十分重要的。以往多用 Southern 分析技术来诊断，但由于该基因多达 70 个外显子，至少需要 7 ~ 9 个 cDNA 克隆才能诊断，不仅费用高，而且费时，难以常规开展。Becker 型肌营养不良症（becker muscular dystrophy，BMD）亦为 X 性染色体隐形遗传性肌肉变性疾病，发病率为新生男婴的

1/30000。65% 的 BMD 病例的原因是基因缺失。由于 DMD/BMD 是等位基因，近来的文献多同时检测此两种疾病。Begs 等用多重 PCR 同时检测肌营养不良基因的 8 个外显子和启动子，可使 98% 有基因缺失的 DMD/BMD 获得诊断。③经济简便性。男性不育大约占 50%，其中 40% ~ 50% 存在精子缺陷，如少精症和无精症。人类 Y 染色体的长臂对于精子的产生是必需的。在三个不同区域的缺失会导致严重的精子缺陷，包括非闭塞的无精子症和精子减少症。这些区域被称为无精子症因子（azoospermia factor，AZF），三个分离的非重叠区被定义为 AZFa、AZFb、AZFc，与产生人类损伤的精子有关。近来的研究证明，Yq 染色体的微缺失会遗传给其儿子。韩国一专家团队应用多重 PCR 扩增 6 个位点，包括 Y 染色体的性别决定区（sex-determining region on the Y chromosome，SRY）（作为阳性对照）、无精子症因子区域的 5 个序列标签位点（sequence-tagged site，Srs），其中模板是从不育男性血液中提取的基因组 DNA。本研究中的引物为 Cy3 标记，PCR 产物可以与固定的探针杂交，提供了一种敏感、高通量检测 Y 染色体缺失的方法，也是一种男性不育筛选的新方法，大大节省了时间和试剂，节约了经费开支，为临床提供了更多更准确的诊断信息。

（二）荧光原位杂交技术（FISH）和 M-FISH 技术

荧光原位杂交（fluorescence in situ hybridization，FISH）是 20 世纪 80 年代末在放射性原位杂交技术基础上发展起来的一种非放射性分子生物学和细胞遗传学结合的新技术，是以荧光标记取代同位素标记而形成的一种新的原位杂交方法。荧光原位杂交技术原理是将荧光素直接或间接标记的核酸探针与待测样本中的核酸序列按照碱基互补配对的原则进行杂交，经洗涤后直接在荧光显微镜下观察。若两者同源互补，即可形成靶 DNA 与核酸探针的杂交体。此时可利用该报告分子与荧光素标记的特异亲和素之间的免疫化学反应，经荧光检测体系在镜下对 DNA 进行定性、定量或相对定位分析。

传统的 FISH 技术仅能用红色和绿色两种颜色做荧光标记，随着荧光成像技术的发展，人们开始利用多种颜色的荧光素标记不同探针，同时对一个待测样本进行杂交，从而对多个靶 DNA 同时进行分析和定位，即多色荧光原位杂交技术（multicolor fluorescence in situ hybridization，M-FISH）。M-FISH 是在荧光原位杂交基础上发展起来的新技术，不仅具有 FISH 的优点，而且克服了 FISH 的许多局限，其最大特点是可将多次烦琐的 FISH 实验和多种不同的基因定位在一次 FISH 实验中完成。

作为一种可视化特定 DNA 序列的分子细胞遗传学技术，荧光原位杂交技术目前被广泛应用于染色体畸变，如非整倍体、染色体重组。其基本流程包括探针标记、探针变性、样本变性、杂交和荧光信号采集。应用 FISH 技术检测染色体数目与结构异常具有较高的特异性及敏感性，目前已被广泛应用于快速产前诊断和胚胎植入前遗传学检测（PGT）。

一般来说，每个染色体都有 DNA 存在的独特区域，并仅仅出现在那个特定染色体上。当一根荧光剂 DNA 探针接触到该 DNA 区域时，可被用于认识这些独特的模式和荧光或发亮。每根探针能发几种不同颜色的光，使得几个染色体（或染色体的区域）可以同时被测试。这个技术就是 M-FISH 荧光原位杂交技术。可以为染色体 13，16，18，21，22，X 和 Y 进行 FISH 测试，因为这些染色体最容易发生变异。Munné 等人第一次报道了对胚胎进行移植前染色体检查，当时使用短的荧光原位杂交技术（FISH）（X，Y，18，13 和 21）。

当然 FISH 技术在 PGT 的应用中还存在局限性。①受 DNA 探针荧光素染料的限制，每个卵裂球只能用 2～5 个探针分析染色体，限制了染色体数目的分析；② FISH 技术进行 PGT 时受时间和卵裂球数目的限制，用单卵裂球进行 FISH 时，3% 的卵裂球会没有信号及出现 5% 的错误结果；③ FISH 技术的实验条件要求较高，操作过程中的任何一个小的失误均可导致严重的临床后果。目前采用单细胞快速制备中期染色体的方法结合多种 FISH 技术，如多重杂交 FISH 技术、光谱核型分析、比较基因组杂交等，大大提高了 PGT 检测的准确性和有效性。

（三）全基因组扩增（whole genome amplification，WGA）技术

WGA 技术是最近出现的一组对全部基因组序列进行非选择性扩增的技术，其目的是在没有序列倾向性的前提下大幅度增加 DNA 的总量。用 WGA 法能够无选择偏见地扩增整个基因组，从理论上讲，任何基因都能从 WGA 的产物中检测出来，同时也可将信息保存起来，单细胞全基因组测序技术是在单细胞水平进行 WGA 的基础上进行高通量测序的一项技术。

获得高覆盖度、高保真性的全基因组扩增产物是准确全面的测序结果的保障。为了保证基因组高覆盖度、无偏好性的扩增，在单细胞测序技术诞生的近 20 年里，全基因组扩增技术经历了几次重大的变革。WGA 主要有三种方式，即 DOP-PCR、MDA、MALBAC。

简并寡核苷酸引物 PCR（degenerate oligonucleotide-primed PCR，DOP-PCR）技术原理：DOP-PCR 引物的 3′ 含 6bp 的随机序列，可以随机地与基因组 DNA 结合，从而实现对全基因组的扩增。应用范围：因为 PCR 的指数扩增特性放大了基因组上不同序列之间的差异，因而导致扩增出的基因组覆盖度较低。尽管如此，在 1M bin size 的水平上，DOP-PCR 适合对染色体的 CNV 进行定量。

多重置换扩增（multiple displacement amplification，MDA）技术原理：2001 年由 Lasken 团队发明，使用随机的六聚体引物和 φ29DNA 聚合酶进行反应，该聚合酶具有很强的链置换特性，能够在等温的条件下扩增产生 50～100kb 的 DNA 片段。同时由于其 3′-5′ 核酸外切酶活性和校对活性，φ29DNA 聚合酶具有很高的复制保真性。应用范围：MDA 比 DOP-PCR 拥有更高的基因组覆盖度，φ29DNA 聚合酶的高效率及高保真性使得 MDA 在对 SNV 的分析以及构建大片段文库上有着显著优势。但是，与 DOP-PCR 相同，MDA 依然是指数扩增，依然存在 PCR 反应的序列偏好性；然而与 DOP-PCR 不同的是，这种偏好性并不能重复，因此 MDA 不适合进行 CNV 分析。

多次退火环状循环扩增（multiple annealing and looping-based amplification cycles，MALBAC）技术原理：2012 年由谢晓亮团队发明，拟线性的扩增过程降低了指数扩增的序列偏好性。扩增引物的 5′ 含有 27bp 的共同序列，3′ 是 8bp 的随机序列，可以和模板在 15～20℃ 的低温下结合，经过 8～12 个循环的拟线性扩增后，再对这些环状的扩增子进行指数扩增。应用范围：MALBAC 的优势在于，虽然它依然存在一定的序列偏好性，但与 MDA 不同，MALBAC 的这种偏好性在不同的细胞之间是可重复的，因此可以对参考细胞标准化后进行 CNV 的分析；另外，由于其扩增的均一性，MALBAC 扩增的等位基因敲除率更低。MALBAC 的弱点在于其使用的聚合酶保真性不如 φ29，因此 MALBAC 在检测 SNV 时将会出现更多的假阳性；另外，由于它可重复性的序列偏好性，基因组上低扩增的区域有时会在扩增过程中丢失。

（四）微阵列比较基因组杂交（array comparative genomic hybridization，Array CGH）技术

Array CGH 技术是在 CGH 技术基础上发展起来的新的染色体病诊断技术，仅需少量的

DNA 即可系统地检测整个基因组 DNA 的扩增或缺失。Array CGH 技术结合了比较基因组杂交技术（CGH）、微阵列芯片技术（micro—array）的优势，在分子遗传学中广泛应用于全基因组水平的拷贝数分析。其原理是用微阵列取代传统 CGH 中期分裂象，针对芯片上大量微小的片段靶序列，使芯片有能力检测到从几十到上千 kb 的基因缺失或重复。与传统的核型分析相比，Array CGH 不需要细胞培养，且分辨率高、操作简单、自动化程度高，软件分析结果减少了人为主观因素产生的误差，通过一次杂交实验就能够可靠地对全基因组 DNA 拷贝数变异（copy number variant，CNV）进行检测，从而直接将靶向性的 DNA 序列精确定位，有效检测出常见的三体、微小片段的三体。Array CGH 分辨率能够达到 0.05 Mb，可以检测到一些核型分析检测不到的染色体的微小缺失或重复，显著提高了染色体异常的检出率，是研究整个基因组缺失或重复的非常有应用前途的分子细胞遗传学技术。 Array CGH 被美国人类遗传学杂志推荐为不明原因发育迟缓、智力低下、自闭症、多发畸形的首选遗传学诊断方法。

（五）单核苷酸多态性（Single Nucleotide Polymorphisms，SNP）array 技术

SNP 是指在基因组水平上由单个核苷酸的变异所引起的 DNA 序列多态性而形成的遗传标记。一般而言，SNP 是指变异频率大于 1% 的单核苷酸变异。在人类基因组中，大概每 1000 个碱基就有一个 SNP，人类基因组上的 SNP 总量大概是 3×10^6 个。

SNP-array 芯片技术是含有大量 SNP 位点序列的高密度芯片。通过在原位合成的硅材料上植入大量设计好的探针，将待测样本经过处理后，与芯片上的探针进行杂交。杂交后的芯片通过处理后，扫描荧光信号，由计算机对每个荧光信号进行分析。它能同时对大量的核酸进行高通量的检测和分析，经过数据分析软件判断对应片段或位点是否有重复或缺失。与 array-CGH 技术相比，除了可检测染色体拷贝数变化外，还可获得 SNP 信息。目前最先进的 SNP-array 芯片的点阵密度可高达 $10^6 \sim 10^{10}/cm^2$，如此高的点阵密度足以在一张芯片上涵盖整个物种的全基因组信息。与 array-CGH 不同的是，SNP-array 芯片实验只需将样本 DNA 与芯片杂交，而不需要正常人基因组 DNA 做参考，避免了两种荧光染料之间的互相影响。另外，SNP-array 采用 oligo 探针合成的方法，探针更短，分辨率比 array-CGH 更高，最小可以检测几十 kb 以上的微小重复或缺失，可提供的信息更加精细、全面。SNP-array 主要应用于全基因组 SNP 基因型分析（SNP genotyping）、连锁分析（linkage）、关联分析（association）以及 CNV 分析等，广泛应用于致病基因的定位克隆、关联分析、新药基因组学等研究领域。SNP-array 能快速、低成本地筛选与疾病相关的 SNP、分析结构变异、鉴定杂合子缺失（loss of heterozygosity，LOH）、发现微小的染色体改变，且能够在全基因组范围内鉴定染色体的缺失和增加。由于具备操作性强、获取信息量大的优势，SNP 已经在临床 PGT 中广泛应用。

（六）高通量测序（Next Generation Sequencing，NGS）技术

即深度测序技术，是对传统测序一次革命性的改变，一次可对几十万到几百万条 DNA 分子进行序列测定。NGS 技术原理是将通用接头接到待测序的片段化基因组 DNA 上，然后产生成百上千万的单分子克隆 PCR 阵列，再进行大规模的引物杂交及酶延伸反应。由于这些反应可以对几十万甚至几百万的序列同时进行，反应每一步产生的信号可以同时进行检测，所获得的测序数据经过计算机分析即可获得完整的 DNA 序列信息。主要实验过程包括样本准备、文库构建、测序反应、数据分析。理论上讲，实验室通过胚胎活检获得少量 DNA，经过 WGA、NGS 及后续生物信息学深度分析，可最终获得基因组的全部序列信息。因此，通过不同检测和分析策略，完全可以实现对植入前的胚胎进行染色体异常、单基因突变甚至新发的 de novo 基因突变等各层次的检测和筛选。NGS 目前已成为 PGT 临床应用的最强技术手段之一。

第三节　PGT 技术的意义以及适应证与禁忌证

PGT 也称三代试管婴儿技术，是指精子卵子在体外结合形成受精卵发育成胚胎后，在植入到母体子宫之前进行的基因检测和染色体数目及结构异常的检测。科学研究发现，要想成功妊娠，健康胚胎很关键。而通过试管婴儿方法获得的胚胎有 40% ~ 60% 存在染色体异常，且随着孕妇年龄增大，胚胎染色体异常的风险增高。染色体异常是导致妊娠失败和自然流产的主要原因，健康的胚胎是试管婴儿成功的第一步，所以 PGT 技术越来越受到重视。PGT 技术可直接筛除、淘汰有问题的胚胎，挑选遗传物质正常的胚胎植入子宫，从而提高妊娠率、降低流产率、防止单基因病和染色体异常患儿的出生，达到优生优育的目的。

一、PGT 技术的意义

（一）PGT 可选择健康胚胎，提高试管婴儿成功率，降低流产率

与传统依赖显微镜技术挑选形态学等级高的胚胎进行移植的胚胎形态学相比，PGT 可直接对胚胎的遗传物质进行分析，准确判断胚胎是否存在染色体异常，筛选出真正健康的胚胎。有临床试验数据显示，PGT 可将接受辅助生殖治疗的反复流产人群的流产率从 33.5% 降低至 6.9%，同时将临床妊娠率从依赖形态学的 45.8% 提高至 70.9%。Keltz MD 等人最新发布的研究结果显示，PGS 可以显著改善 IVF 的各项指标，可以从根本上提高第一、二代"试管婴儿"的妊娠成功率，降低自然流产率，提高妊娠质量。

（二）避免多胎妊娠，减少实施减胎术

通常试管婴儿平均成功率为 40% ~ 50%。为提高一次植入成功率，一般会同次植入 2 ~ 3 个胚胎，因此往往会出现多胞胎的现象。多胞胎比单胎更具有风险性，这种危险对于孕妇和胎儿来说都存在。研究调查发现，双胞胎的剖宫产率为 78.45%，早产占 47.07%，合并症和并发症占 39.7%。双胞胎以及多胞胎的母亲更容易在怀孕期间发生糖尿病、高血压等妊娠期综合征，而且产后出血的概率也高，同时也比较容易发生早产。早产的孩子大都会发生先天性肺部疾病，而且这种疾病将是终生的。为了保护母子安全，三胞胎以上原则上需要进行减胎术，减胎手术有 10% 的概率造成全部胚胎流产。因此，越来越多的学会组织指南以及专家建议采取选择性单胚胎移植。利用 PGT 技术选择健康的单胚胎移植，在提高试管婴儿成功率的同时，还避免了因盲目移植多个胚胎导致多胎妊娠而不得不在孕期实施减胎术造成的危害及伦理道德上的冲突。

（三）PGT 技术的产生和完善可以排除遗传性疾病携带的胚胎，阻断致病基因的纵向传递，从而降低人类遗传负荷

PGT 技术选择健康的胚胎进行移植，降低了因染色体结构异常而流产的风险，降低了遗传上有风险的夫妇将已知的遗传病传递给后代的机会，还可以有效避免传统产前诊断技术对异常胎进行治疗性流产，避免中期妊娠遗传诊断及终止妊娠时所致的危险和痛苦。从理论上讲，凡能诊断的遗传病，应该都能通过 PGT 技术防止其传递。但限于目前的技术条件，PGT 的适应

证还有一定局限。优生是世界共同关注的问题，随着分子生物技术的发展和更多遗传病基因被确定，相信一些准确、安全的遗传诊断技术会不断出现，PGT 技术会日趋完善。

二、PGT 技术的适应证与禁忌证

（一）PGT 的适应证

1. 染色体异常。夫妇任何一方或双方携带的染色体结构异常，包括相互易位、罗氏易位、倒位、复杂易位、致病性微缺失或微重复等。

2. 单基因遗传病。具有生育常染色体显性遗传、常染色体隐性遗传、X 连锁隐性遗传、X 连锁显性遗传、Y 连锁遗传等遗传病子代高风险的夫妇，且家族中的致病基因突变诊断明确或致病基因连锁标记明确。

3. 具有遗传易感性的严重疾病。夫妇任何一方或双方携带有严重疾病的遗传易感基因的致病突变，如遗传性乳腺癌的 BRCA1、BRCA2 致病突变。

4. 人类白细胞抗原（human leukocyte antigen，HLA）配型。曾生育过需要进行骨髓移植治疗的严重血液系统疾病患儿的夫妇，可以通过 PGT 选择生育一个和先前患儿 HLA 配型相同的同胞，通过从新生儿脐带血中采集造血干细胞进行移植，救治患病同胞。

5. 女方高龄（advanced maternal age，AMA）：女方年龄 38 岁及以上。

6. 不明原因反复自然流产（recurrent miscarriage，RM）：反复自然流产 2 次及以上。

7. 不明原因反复种植失败（recurrent implantation failure，RIF）：移植 3 次及以上，或移植高评分卵裂期胚胎数 4 ~ 6 个或高评分囊胚数 3 个及以上，均失败。

8. 严重畸精子症。

（二）PGT 的禁忌证

1. 目前基因诊断或基因定位不明的遗传性疾病。

2. 非疾病性状的选择，如性别、容貌、身高、肤色等。

3. 其他不适宜实施 PGD 的情况。

4. 其他几种特殊情况：

（1）性染色体数目异常。如 47，XYY、47，XXX 等产生性染色体异常后代的概率较低，不建议实施 PGT；而 47，XXY 生育后代染色体异常风险增加，可酌情考虑是否实施 PGT。

（2）对于常见的染色体多态，如 1qh+、9qh+、inv（9）（p12q13）、Yqh+ 等，不建议 PGD。

第四节　胚胎植入前遗传学诊断技术的医学法律法规以及伦理问题

PGT 技术结合了现代生殖医学、分子遗传学、基因组学以及胚胎显微操作技术，包括胚胎活检技术（卵裂期细胞或囊胚滋养层细胞）、卵母细胞极体活检等操作，将遗传病的防控提前到胚胎植入宫腔前甚至受精阶段，从源头上防控出生缺陷，从而避免非意愿流产以及相关的伦理问题。但是随着 PGT 技术临床实践和科学技术发展，PGT 技术已经从遗传性出生缺陷诊断扩展到其他目的的 PGT，如非医学需要的性别选择、为高龄妇女和复发性流产或者反复胚胎

植入失败的夫妇提供染色体非整倍体筛查技术（PGT-A）、某些罕见遗传病（如线粒体遗传病）检测、基于造血干细胞移植需要做植入前的胚胎 HLA 配型检测，以及为避免后代罹患晚发型结肠腺瘤样息肉病、家族遗传性卵巢癌、乳腺癌等疾病而进行植入前胚胎的易感基因突变位点的检测（通常说的"设计婴儿""无癌宝宝"）。

一、PGT 性别选择的伦理学问题

作为辅助生殖技术的衍生技术，PGT 可以对胚胎进行性别诊断，从而阻断伴性遗传病的发生，这也被人们认为 PGT 技术可以自由地选择男性或女性胚胎，从而扰乱人类性别的自然选择。医学指征的性别选择是指当夫妇一方或双方带有某种遗传病基因，而这种遗传病只对特定性别子女具有遗传效应，为避免子代从亲代遗传疾病，运用 PGT 技术进行性别诊断。这是法律授权许可的。除此之外的，如社会因素的性别选择都是违反伦理原则、违反当今中国的法律法规的。

人口出生性别比是衡量人口性别均衡的重要指标。国际上通常以每出生 100 个女性人口相对应出生的男性人口的数值来表示。在没有人为干预的前提下，自然出生婴儿的男女性别比在 102～107，这是人类生殖生物学特征所决定的。我国的出生人口性别比在 2000 年后常年超过 120，2008 后开始下降，2017 年已降至 111.9。全国人大教科文卫委员会组织调查发现，产前非法胎儿性别鉴定后的人为终止妊娠是导致出生婴儿性别比偏高的重要直接原因。在此基础上再利用 PGT 技术，将对人口性别失衡产生直接影响。因此，早在 1990 年，原国家卫生部就颁布了《关于严禁用医疗技术鉴定胎儿性别和滥用人工授精的紧急通知》，1994 年的《母婴保健法》以及 2001 年颁布的《人口与计划生育法》均规定禁止非医学需要的胎儿性别鉴定和性别选择的人工终止妊娠行为，从国家层面保障人口性别比健康平衡发展。

二、HLA 配型的伦理学问题

随着临床的需要，PGT 技术在进行以移植造血干细胞为目的的对植入前胚胎进行人类白细胞抗原（human leukocyte antigen，HLA）分型检测的同时，也可避免单基因病的遗传扩展到供者。这样既可以救助患者，又能生育一个健康宝宝，不给家庭带来更沉重的压力。PGT-HLA 配型检测方法就是对植入前胚胎进行 HLA 配型联合单基因遗传病的 PGT-M 检测，选择与患儿基因型一致且正常的纯合子（不携带致病基因）或者杂合子（携带隐性致病基因）胚胎移植，创造一个救助者同胞（saviour child，SC），分娩时使用 SC 的脐血或者骨髓（造血干细胞）治疗患儿。目前，HLA 配型主要用于治疗恶性血液病、部分恶性肿瘤、部分遗传性疾病等 75 种致死性疾病，包括急性白血病、慢性白血病、骨髓增生异常综合征、造血干细胞疾病、骨髓增殖性疾病、淋巴增殖性疾病、巨噬细胞疾病、遗传性代谢性疾病、组织细胞疾病、遗传性红细胞疾病、遗传性免疫系统疾病、遗传性血小板疾病、浆细胞疾病、地中海贫血、非血液系统恶性肿瘤、急性放射病等。

PGT-HLA 配型检测技术的应用对一些家庭是可以接受的，也可能是两全齐美的办法，既避免了产前诊断 HLA 不一致而人为终止妊娠的情况，同时也挽救了患血液系统恶性疾病的同胞。但同时也引起了很大的伦理争论。比如，PGT-HLA 配型的试管婴儿仅仅因为给患病同胞提供造血干细胞（hematopoietic stem cell，HSC）移植，就得承受 PGT 技术带来的风险和弊端。

为他人提供器官移植及 HSC 移植是否应该由捐赠者决定？救助者同胞的命运和捐赠行为完全被父母主导，是否严重损害"备胎"尊严与权利？Pennings 等学者认为 PGT-HLA 配型在应用原则上需要满足以下条件：①除移植外，没有其他有效的治疗方法；②较高移植成功率；③同胞供者比其他供者有明显优势；④所患疾病有足够时间等待定制婴儿的出生。这些指导意见渐渐成为执行 PGT-HLA 配型检测技术的伦理理论基础。

三、设计婴儿的伦理及法律问题

2002 年 2 月，英国人类生殖与胚胎管理局（HFEA）批准了拉赫和沙哈娜·哈什米夫妇为拯救他们患有地中海贫血症的儿子扎伊恩而生育一个经过遗传基因筛选的婴儿的请求。这是英国第一个获得官方批准出生的"设计婴儿"。尽管英国在人工辅助生殖医学领域一向以"开明"著称，世界第一例试管婴儿在 25 年前出生于英国，但"设计婴儿"毕竟不同于试管婴儿。HFEA 的决定一经披露，立刻引起了轩然大波。英国公益组织生殖伦理评论（CORE）为此委托其代表约瑟芬·昆塔维尔向英国最高法院提起诉讼。2002 年 12 月，英国最高法院做出判决：英国人类生殖及胚胎管理局无权批准对试管婴儿进行胚胎植入前的遗传诊断，以"为向其患病的兄弟姐妹捐献血液干细胞或骨髓"为目的而制造"设计婴儿"的行为属于非法。直到 2004 年，英国人类生殖及胚胎管理局才被允许进行基因筛选。但该机构同时要求基因筛选只能用于救助自己孩子的夫妇，降低了技术被滥用的风险性。

2015 年 5 月，英国首家合法"婴儿设计"诊所开始营业，并明码标价"定制一个婴儿，6000 英镑"。目前，HFEA 批准可用 PGT 检测 BRCA2 易感基因突变导致的肿瘤性疾病有两种，一是遗传性乳腺癌／卵巢癌；二是家族性结肠瘤样息肉病，家族性结肠瘤样息肉病易感基因携带者多在青壮年期发病。"设计婴儿"受到伦理和社会学界的诸多质疑。首先，他们认为剔除了"不合格"的胚胎可能会倾向优秀人种论，一出生就区别优秀人种和普通人种，有失社会公正和生命公平；其次，即使判断"不合格"的胚胎，如果给予机会发育成人，也不一定会发病，也可能健康生存；再次，胚胎可以设计，婴儿可以定制，人类已经到了可以随意设计和改造的阶段，这将导致父母挑选下一代人格特征的行为；最后，有些宗教根本反对对胚胎进行活检操作，认为医学界应该寻找治疗疾病的方法，而不是剥夺胚胎的成长权，因为任何一个胚胎都意味着一个生命。

四、PGT 操作过程中涉及的伦理问题

目前，PGT-M 技术已用于检测亨廷顿病（Huntington's disease，HD）、脆性 X 综合征（fragile X syndrome）、假肥大型肌营养不良（duchenne muscular dystrophy，DMD）、神经纤维瘤病 I 型等单基因遗传性疾病。然而，由于基因外显率的存在，致使同种遗传疾病所表现出的临床症状的严重程度可能不同，在这种情况下是否需要行 PGT-M 存在争议。比如，强直性脊柱炎是一种外显率高度可变的显性遗传病，症状轻者仅表现为轻微的关节炎，而严重者表现为瘫痪。对于该致病基因的检出，进行胚胎移植或者放弃该胚胎均存在伦理问题。据报道，PGT 对卵裂期胚胎或者囊胚进行活检，可能导致胚胎发育迟滞，甚至通过表观遗传学的改变影响后代健康。由于 PGT 中检测的样本细胞数目非常少，如果操作不规范，或在操作过程中容易丢失样本或者样本质量不可靠，均会对胚胎甚至患者造成不可挽回的损失。此外，对于 PGT-A 的

结果，目前有 10% ~ 20% 是嵌合体胚胎，而已有研究表明移植嵌合体胚胎有可能生育健康后代，但是流产率高于移植整倍体胚胎，因此对于嵌合体胚胎的去留存在伦理争议。

五、PGT 技术与产前诊断技术结合的伦理学互补

产前诊断技术是针对妊娠妇女，通过采集母体外周血或胎儿组织（胎盘绒毛、羊水）进行染色体的遗传物质检测，判断胎儿是否患有先天性或遗传性疾病，为胎儿的留存提供生物学诊断技术。产前诊断在一定程度上提高了人口素质，保障了夫妇权益，维护了个人、家庭和社会的利益。但是产前诊断将患有先天性和遗传性疾病的婴儿进行人工终止妊娠，违背了医学上挽救生命的基本伦理原则。而 PGT 技术可将子代的遗传学诊断移到孕前，避免产前诊断碰到的伦理和法律问题，同时也减少了终止异常胎儿给妊娠夫妇带来的身体和精神上的打击。因此，PGT 技术与产前诊断技术相结合，可以起到伦理互补的作用。

第五节　临床 PGT 技术实施的具体流程

临床 PGT 技术实施的具体流程见图 25-3。

步骤 1：遗传咨询和知情同意

患者夫妇在选择实施 PGT 前，需要接受至少一次的遗传咨询，使其充分了解自身的生育和遗传风险，知晓现阶段可能的医学干预措施及其利弊，自愿选择治疗方式，并保存相关咨询记录资料。

（1）病史采集及家系分析。包括收集患者及相关家系成员的原始临床资料及遗传检测结果，绘制系谱图；询问夫妇双方的疾病史、生育史、专科检查及健康评估结果；对于 HLA 配型者，需评估患儿目前的病情及诊治情况，判断其病情是否允许等待。

（2）风险评估。结合家系调查和遗传检测结果以及相关疾病的一般遗传发病规律，充分评估夫妇的再生育风险。

（3）知情选择。根据评估的生育风险，告知可能的干预措施，如产前诊断、PGT、配子捐赠等以及现阶段不同干预技术方案的优缺点，让夫妇自愿选择生育干预措施。夫妇在选择 PGT 周期治疗前，需充分知晓整个过程中的各类风险，涉及常规体外受精的治疗过程、PGT 技术造成的胚胎活检、冷冻复苏损伤、个别胚胎可能诊断不明、检测后无可移植胚胎、染色体嵌合型胚胎发育潜能的不确定性、无法常规鉴别染色体结构异常的携带者、由于胚胎自身的生物学特性以及检测技术的局限性可能导致误诊的风险以及若获得持续妊娠需行产前诊断确诊等。

步骤 2：药物刺激卵巢超排卵

女性自然月经周期一次仅排出一个成熟的卵子，受精后只能形成一个胚胎，而移植一个胚胎的妊娠率是很低的。为了获得多个可用于检测和移植的胚胎，需要利用激素类药物刺激卵巢超排卵。

步骤 3：采集卵巢中的卵子

超排卵药物使用后，利用超声和激素水平变化监测卵子的成熟度。当卵子成熟后，采集卵子。同时采集精子。

步骤 4：两种方式完成受精

（1）体外受精（IVF）：将卵子与精子放置在同一个培养皿中共同培养，使其自然受精。

（2）卵胞质内单精子显微注射（ICSI）：当精子质量差时，无法自然受精，需利用 ICSI 完成受精。

步骤 5：受精卵体外培养

受精完成后，需监测每个受精卵是否受精成功，并将受精后的受精卵进行体外培养。

步骤 6：胚胎活检

从体外培养三天的卵裂球中选取一个卵裂球细胞，或从培养五天的囊胚中选取若干个囊胚滋养层细胞于培养皿中。

步骤 7：PGS 检测胚胎细胞

对上述选取的胚胎细胞进行 PGT 检测。

步骤 8：胚胎移植

挑选 1 ~ 2 个 PGT 检测正常的胚胎移植至女方子宫内，冷冻剩余的正常胚胎，若首次胚胎移植失败，可用于后续的移植。

步骤 9：确认是否怀孕

胚胎移植后两周，通过尿检或验血确认是否怀孕。IVF 受孕孕妇的妊娠期监护与自然受孕的孕妇相同。

步骤 10：随访

PGT-M/PGT-SR 胚胎移植后获得持续妊娠者，需进行侵入性产前诊断。现阶段不建议采用无创产前筛查的方法，并应随访妊娠的结局以及新生儿的情况。

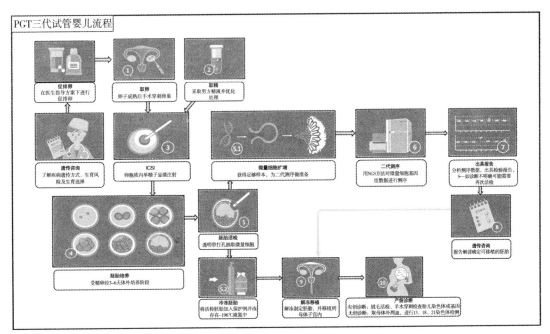

图 25-3　PGT 三代试管婴儿流程图

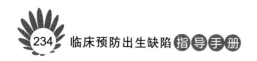

第六节　无创胚胎染色体筛查（NICS）技术的建立及展望

PGT-A 技术通过检测 23 对染色体的结构和数目能检测出胚胎是否有遗传物质异常，避免异常胚胎着床。这是目前国际公认的、能够降低因胚胎染色体异常引起的妊娠失败的有效途径，能够显著提升胚胎移植的临床妊娠率、降低流产率。目前临床采用的用于 PGT-A 分析的标本采集是当胚胎发育到第三天或者第五天，活检取卵裂球或滋养外胚层细胞进行检测。遗憾的是，这种采集样本的方式对胚胎是存在创伤的。这种有创性的活检取材方法有以下缺点：①无论是卵裂期活检或是囊胚期活检，都有可能对胚胎质量和发育水平造成潜在影响；②动物实验表明，有创性的活检可能会引起神经退行性病变、胚胎发育各节点时间的延长、表观遗传修饰的异常、胎盘异常等不利影响；③有创性的活检对仪器设备要求较高，对人员的技术水平和熟练程度要求较高，会无形中增加 PGS 检测的成本。

基于以上原因，研发出一种安全有效、无须活检的无创胚胎染色体筛查方法显得尤为必要。"如何在保持结果准确度的同时，提升胚胎植入前染色体筛查可及性和安全性"成为摆在科研人员及医生眼前的一道难题。于是，无创胚胎染色体筛查（noninvasive implantation capability screening，NICS®）技术应势而生。NICS 技术是指通过 MALBAC® 专利技术结合第二代高通量测序的方法，检测培养至囊胚期时培养液中游离的 DNA，以游离 DNA 的检测结果来反映整个胚胎的染色体情况，帮助医生在不进行活检的前提下筛选染色体正常的胚胎进行移植，提高试管婴儿的移植成功率。NICS 通过检测胚胎培养液中游离的微量 DNA 来获知胚胎的染色体情况，无须对胚胎进行活检，真正实现了无创染色体筛查，将对胚胎的损害降到最低。大量的临床研究结果表明：NICS 可为胚胎优选和移植顺序提供依据，为选择性单囊胚移植（eSET）提供临床指导，从而提高种植率、临床妊娠率、持续妊娠率、活产率等，改善试管婴儿的临床结局。

NICS 技术研发和临床应用的社会意义是非比寻常的。首先是技术平台的降低。NICS 技术在保持高准确度的同时，对样本的提取手段进行了革新，即从传统的活检取材变为培养液采集，这使得样本提取更易操作，技术革新或将大幅提升胚胎染色体筛查的可及率，有望造福更多存在生育难题的家庭。其次是节约了社会成本。如果对所有移植前的胚胎进行 NICS 技术优选，真正实现选择性单胚胎移植，可以降低多胎发生率及产科并发症。从这一方面讲，如果能普及 NICS 技术，可节约大量的社会成本。再次是 NICS 技术对高龄女性有积极影响。尤其是二胎政策放开以后，高龄女性的流产率和妊娠失败率都很高。如果通过 NICS 技术筛查胚胎染色体，选择健康胚胎移植，可进一步提升成功率。最后是 NICS 技术对子代的影响几乎为零，更加安全，对子代的健康相较于传统的胚胎植入前遗传学检测更有保障。接下来，NICS 需要进行大样本临床随机对照研究，以证实技术的有效性。期待不久的将来，NICS 技术也如无创产前诊断（NIPT）一样在临床上得到普及。

第四部分

产前超声诊断

第二十六章
产前超声诊断

第一节　产前诊断

产前诊断（prenatal diagnosis）又称宫内诊断（intrauterine diagnosis），是指在胎儿出生前用超声、胎儿镜、羊膜腔穿刺、绒毛活检、脐静脉穿刺、细胞遗传、分子遗传、生化免疫遗传等方法诊断胎儿是否有先天性缺陷。目前我国出生缺陷的发生率在 4% 以上，全国每年 30 万 ~ 40 万例新生儿出生后有可见的缺陷。造成出生缺陷的因素有：

1. 遗传因素：因先天性染色体数目异常、结构畸变、单基因或多基因改变引起，约占 25%。

2. 环境因素：因物理、化学、生物因素引起，约占 10%。包括：①生物致畸因子，主要为 TORCH 感染；②物理性致畸因子，如 X 射线、机械损伤、高温、低温等；③致畸药物，如多数抗癌药、抗惊厥药及某些抗生素（四环素、链霉素、庆大霉素等）；④致畸性化学物质，如亚硝基化合物、苯类化合物、砷、汞等；⑤其他致畸因子，如孕期缺氧、营养不良、缺碘、酗酒、大量吸烟等；⑥子宫腔内机械压迫及损伤：双角子宫、子宫肌瘤、羊水过少、羊膜带等。

3. 遗传和环境因素相互作用及原因不明，约占 65%。

第二节　早、中、晚孕期超声检查的对象及目的

受检对象

1. 畸形儿筛查。

2. 既往有畸形胎儿史的孕妇。

3. 近亲结婚者。

4. 有习惯性流产史或此次妊娠有阴道出血者。

5. 停经前有病毒感染史或有致畸药物应用史的孕妇。

6. 有先天性心脏病的孕妇。

7. 高龄初孕妇。

8. 妊娠合并糖尿病患者。

9. 妊高征患者。

10. 妊娠过程中突发羊水过多，或临床检查疑似胎儿发育迟缓以及临床出现不正常现象

（如胎心变化、胎动异常、不正常出血等）的孕妇。

检查目的

1. 了解胚胎发育是否正常。

2. 早期排除异常妊娠（如葡萄胎、胎停育、宫外孕等）。

3. 排除大多数先天性缺陷胎儿。

4. 监测胎儿生长发育情况（测量胎儿多项生物物理指标如双顶径、枕额径、头围、心率、心胸比例、腹围、股骨长，评估胎儿体重等）。

5. 监测胎儿宫内健康状况（测脐动脉血流，检测是否有脐带异常缠绕，测羊水量，胎盘定位和分级，测胎动、胎儿在宫内的姿势和肌张力等）。

注意事项

虽然超声诊断胎儿畸形是直观和实用的方法，但有相当部分的胎儿畸形在超声检测中难以识别或不能识别，对此应事先告知孕妇及家属，签署知情同意书并留档保存。

1. 超声不易诊断的胎儿畸形：十字交叉心、主动脉弓离断、完全性肺静脉异位引流、心内膜弹力纤维增生症、限制性心肌病、肥厚型心肌病、扩张型心肌病、心肌致密化不全、单纯继发腭裂、软腭裂、先天性甲状腺发育不良或缺如、先天性耳畸形（个耳、无耳、耳低位、外耳道闭锁等）、胎儿尿道下裂、某些肢体畸形、某些脊柱畸形、两性畸形、皮肤血管瘤、皮肤微小异常、神经肌肉异常等。

2. 超声难以识别或一般设备不易诊断的胎儿畸形：小房缺、小室缺、冠状动脉异常、主肺动脉间隔缺损、肺动、静脉瘘、肺动脉起源异常、肺动脉分支缺如、肺静脉狭窄、部分性肺静脉异位引流、主动脉－左室通道、过渡性心内膜垫缺损、半月瓣轻度功能异常（早期）、右室流出道狭窄（早期）。

3. 非超声诊断的异常：某些染色体异常、基因异常、功能方面异常、代谢方面异常、行为方面异常等。

第三节　超声规范检查方法

目前，超声检查常分为以下4个层次检查，具体适应证和检查内容如下。

一、第一个层次——一般产科超声检查

适应证

1. 无法开展后面3个层次超声检查的基层医院，只对胎儿进行粗略的生长发育评估，不对胎儿畸形进行筛查。

2. 已进行过系统超声检查的孕妇，晚期妊娠仅了解胎盘、羊水及进行大致的生长发育评估。

检查内容

1. 确定胎儿数目，是否有胎心搏动、胎方位和胎动情况。若为多胎，观察有几个胎盘。

2. 测量双顶径、胎心搏动次数、腹围、股骨长，测量最大羊水池深度、胎盘位置、形态、成熟度以及胎盘厚度。

二、第二个层次——产科常规超声检查

适应证

1. 所有孕妇（包括低危孕妇和高危孕妇）。

2. 对胎儿畸形进行初筛、疑有异常者，应建议孕妇进行系统胎儿超声检查。

3. 已进行过系统超声检查的孕妇，在晚期妊娠时了解胎盘、羊水情况，进行胎儿生长发育评估、体重评估。

4. 筛查卫生部规定的六种严重致死性畸形：无脑儿，严重脑膨出，严重开放性脊柱裂，严重胸腹壁缺损（内脏外翻），单腔心，致命性软骨发育不全。

检查内容

1. 头：颅骨形态、透明隔、脑中线、侧脑室、丘脑、小脑、小脑延髓池。

2. 颜面部：唇。

3. 脊柱：颈、胸、腰、骶尾段形态、结构、连续性等。

4. 心脏：四腔心，左室流出道，右室流出道。

5. 腹部：腹壁的完整性、肝、胃、肠管，双肾、膀胱。

6. 四肢：胎儿股骨。

7. 胎儿脐带及其附着部位。

8. 羊水指数。

9. 胎盘附着部位，胎盘成熟度、厚度，胎盘与宫颈口的关系。

三、第三个层次——系统胎儿超声检查

此种检查要求较高，对超声医师、仪器设备、检查所需的时间、检查内容、检查时孕周大小均应严格要求，通过这种系统胎儿超声检查，可提高胎儿畸形的检出率，降低严重缺陷胎儿出生率，提高我国出生人口素质。

适应证

1. 所有孕妇（包括低危和高危孕妇）。

2. 35 岁以上的高龄孕妇。

3. 生育过染色体异常胎儿的孕妇。

4. 夫妇一方有染色体平衡易位者。

5. 生育过无脑儿、脑积水、脊柱裂、唇裂、先天性心脏病胎儿或其他畸形胎儿者。

6. 性连锁隐性遗传病基因携带者。

7. 夫妻双方有先天性代谢疾病或有此类疾病生育史的孕妇。

8. 在妊娠早期接受过较大剂量化学毒剂、辐射或严重病毒感染的孕妇。

9. 有遗传性家族史或近亲婚配史的孕妇。

10. 原因不明的流产、死产、畸形和有新生儿死亡史的孕妇。

11. 羊水过多或过少，疑有畸胎的孕妇。

检查内容

1. 头部：侧脑室横切面、丘脑横切面、小脑横切面，观察透明隔、大脑、大脑镰、侧脑

室、第三脑室、第四脑室、小脑、小脑蚓部、后颅窝池等结构。

2. 颜面：唇冠状切面，必要时检查横切面、矢状切面、双眼横切面观察眼及眼眶、鼻、唇。

3. 脊椎：颈、胸、腰骶尾椎纵切面、横切面，观察脊柱连续性、弯曲度、骨化程度。

4. 心脏：四腔心切面，左、右心室流出道切面，三血管切面。明确四腔心是否左右对称，四腔心结构有无异常，心脏中央十字交叉是否存在，左、右房室连接是否异常，大动脉的形态、排列关系，判断心室与大动脉的连接关系，测量胎儿心率，观察胎儿心律是否整齐，明确有无心律失常。

5. 腹部：腹部横切面、双肾横切面、脐带插入胎儿腹部切面、膀胱两侧脐动脉横切面，确定有无大的腹裂，是否有脐膨出、膈疝、腹水以及肠管是否有扩张等。

6. 骨：股骨测量切面，双足平面，双手平面，双侧小腿及胫腓骨横切面或纵切面。双侧前臂尺桡骨横切面或纵切面；四肢要求按连续节段顺序追踪扫查法逐一追踪观察胎儿四个肢体及其内的长骨及以手足形态、结构、手与前臂的关系及手的姿势、足与小腿的关系，明确有无严重短肢畸形，有无股骨、胫腓骨、肱骨、尺桡骨等长骨严重畸形，但对手、足的严重畸形及姿势异常的诊断要谨慎。

7. 胎盘附着部位，胎盘下缘与宫颈内口关系，胎盘成熟度、厚度。

8. 测量羊水指数。

9. 观察脐带：脐带内脐血管的数目，脐动脉血流，测量收缩期最大流速、舒张期最低流速、阻力指数、S/D比值，检查有否脐带绕颈、脐带囊肿等。

10. 多胎妊娠要求检查：羊膜囊数目、胎盘数目、胎儿之间有无羊膜分隔，胎儿大小的比较，每一个胎儿羊膜腔内羊水的比较，尽量确定各胎妊娠的绒毛膜性。

四、第四个层次——针对性超声检查

此种检查通常要在前3种检查的基础上才能开展，是针对某一特殊要求或目的进行的详细检查。

1. 颜面部畸形的针对性超声检查要求：

（1）通过颜面部冠状切面观察胎儿上唇、下唇连续性，下颌是否后缩，前额是否凸起或后缩。

（2）通过颜面部横切面观察胎儿双侧眼球是否对称，其内是否存在晶状体、晶状体回声是否混浊，测量眼距、眼内距及眼外距，观察上唇、牙槽突及下唇是否连续完整，测量下颌骨的长度，观察下颌是否短小且后缩等；颜面部矢状切面观察前额是否凸起或后缩，鼻骨发育情况，测量鼻骨的长度、鼻前皮肤厚度等。

2. 肢体畸形的针对性超声检查要求：

（1）对胎儿四个肢体逐一进行检查，不漏检任何一条肢体。

（2）应对双上肢和双下肢长骨的数目、对称性进行观察，观察两侧肢体是否对称，测量各骨的长短、足长，比较足长和股骨长度、各骨骼长度与孕周是否吻合。

（3）手足观察包括观察手指数目、手的姿势、足趾数目、足的姿势、足弓是否存在，即使观察不清，也应该有所说明。

（4）对于手足姿势异常的观察，一定要说明是在肢体及手足多次运动后、总是处于同一

姿势，才能做出诊断。

3．胎儿超声心动图的针对性超声检查要求——按先天性心脏病节段顺序分析法检查心脏。

（1）首先横切胎儿腹部，观察胎儿腹主动脉和下腔静脉的位置关系。

（2）明确心脏在胸腔内的位置、心轴是否正常，心尖指向、心胸比值是否正常，测量胎儿心率，并观察胎儿心律是否整齐，明确有无心律失常。

（3）四腔心切面：明确四腔心是否左右对称，四腔心结构有无异常，心脏中央十字交叉是否存在，左、右房室连接是否异常，肺静脉回流是否正常，测量心房心室大小、室壁厚度。

（4）左、右心室流出道切面：观察大动脉的内径、形态、排列关系，判断心室与大动脉的连接关系。

（5）心脏短轴切面：包括双心室短轴切面、房室瓣水平短轴切面、大动脉短轴切面。

（6）动态观察大动脉起始部的交叉关系，注意主、肺动脉内径比较。

（7）上下腔静脉长轴切面，观察上下腔静脉回流是否正常。

（8）动脉导管弓切面及主动脉弓切面：观察大动脉、动脉导管、主动脉弓及其分支。

（9）三血管平面：观察三血管–气管平面，观察大血管的内径、数目、走行、排列关系、有无右位主动脉弓、主动脉缩窄或离断等。

（10）彩色血流检查：观察房室瓣和半月瓣血流及其有无反流或其他异常血流，大动脉腔内血流及有无反流或其他异常血流。

4．染色体异常（21 三体）的针对性超声检查要求：凡是与 21 三体有关的所有超声指标均应详细检查并寻找有关指标，目前通过超声检测通常可观察以下内容。

（1）颅脑：脉络丛有无囊肿，侧脑室是否扩大。

（2）颜面部：测量两眼内距及外距，正中矢状切面显示前额有无异常，有无舌肥大，有无鼻骨及长度。

（3）颈部：11～13^{+6}周在正中矢状切面上测量颈项透明层厚度，14～20周在小脑平面测量颈部皮肤厚度。

（4）心脏：有无心脏畸形，如房室间隔缺损、心内点状强回声等。

（5）腹部：有无十二指肠闭锁、肠管强回声。

（6）肾：有无肾盂分离。

（7）肢体骨骼：肱骨和股骨是否缩短，髂骨角是否增大，手足姿势是否异常有无皮肤水肿及浆膜腔积液。

（8）脐动脉血流有无异常。

（9）静脉导管血流有无异常。

值得注意的是，报告书写一定要实事求是，能看什么、看到什么、未看到什么，均应详细记录，并清楚地告诉孕妇及家属。比如，某次检查受某因素影响没有检查到胎儿唇部、一侧肢体等，在报告中就应实事求是地注明胎儿唇部、一侧肢体因什么原因（如胎位等）显示不清，建议复查或转上级医院复诊，同时应留存相应图片以便下次复查比较。

第二十七章
正 常 妊 娠

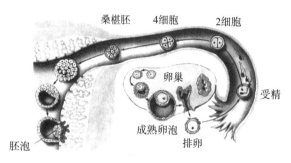

图 27-1　运卵和植入

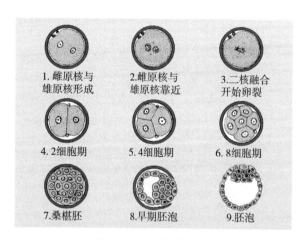

图 27-2　受精卵的发育

妊娠是指人体胚胎发育的全过程，开始于受精卵，终止于胎儿出生，历时 280 天。妊娠过程通常分为 3 个阶段，胚前期（preembryonic period），自受精卵形成到第 2 周末，两胚层胚盘出现；胚期（embryonic period），从第 3 周至第 8 周末；胎期（fetal period），从第 9 周开始至分娩。胚前期和胚期质变剧烈，量变显著，其发育过程包括受精、卵裂、胚泡形成与植入、胚层形成与分化、胚盘形成、胎膜与胎盘形成、胚体外形建立及各器官系统发育。

精子排入阴道后 90 ～ 180 秒内可进入宫颈管，受精后 24 小时孕卵开始有丝分裂，以后每 12 小时分裂一次，72 小时形成桑葚胚时进入宫腔（受精后 3 ～ 4 天），细胞继续分裂形成胚囊（外为滋养层，内有一团细胞），此为月经周期的 20 天左右。桑葚胚游离 3 ～ 4 天后开始着床（月经周期的 23 天），此时滋养层分为外层的合体细胞层（具有侵蚀功能，能使子宫内膜的毛细血管、螺旋小动脉及小静脉破裂，母体血液流入滋养层腔隙网，建立早期的子宫胎盘循环）和内层的细胞滋养层，此时在超声检查时可见绒毛环状强回声。

第一节　早期妊娠的超声诊断

一、妊娠囊

桑葚胚进入子宫后继续分裂，在内细胞群与滋养层之间逐渐出现一个腔为胚泡腔，内含液体。胚泡吸收子宫的营养迅速增大，并开始植入子宫。

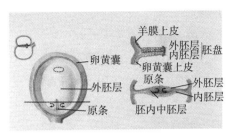

图 27-3　体节和胚内体腔

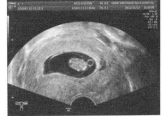

图 27-4　妊娠声像图

超声表现：子宫增大，内膜变形增厚，早期出现橘瓣状或圆形液性区，以后子宫内可见妊娠囊（囊胚偏于宫腔一侧，周围可见绒毛反应的环状强回声），孕囊上界距宫底＜2厘米。囊内可见胎芽、胎心、卵黄囊（开始卵黄囊＞羊膜囊以后羊膜囊＞卵黄囊），孕囊周围可见三角形或半月形液性暗区，可伴有一侧的黄体囊肿。

二、假孕囊

假孕囊位于宫腔的中央，壁薄厚不一，无绒毛反应环，囊外无双环征，随孕周增加反而缩小，此时应注意有否异位妊娠。

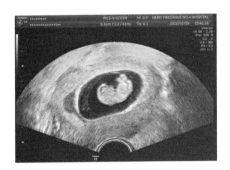

图 27-5　胎囊和胎儿

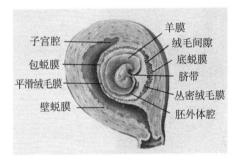

图 27-6　胎膜和胎儿

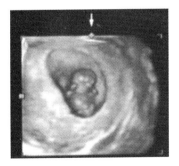

图 27-7　早孕三维图像（一）

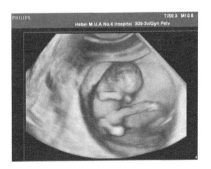

图 27-8　早孕三维图像（二）

三、卵黄囊

在胚胎第2周出现卵黄囊，并似乎起着运输营养给胎儿的作用，第3周血液开始在卵黄囊壁发生并一直持续到第 5 周胎儿肝脏开始造血为止，第 4 周卵黄囊的背部作为内胚层的管道被卷入胚胎内成为原肠，由此而形成气管、支气管和肺的上皮及消化道上皮。在 5 ~ 6 周经阴道超声可以显示卵黄囊（经腹超声在 7 周可以显示）直径 3 ~ 8mm，平均 5mm。第 9 ~ 12 周卵黄囊萎缩，12 周卵黄囊消失。卵黄囊是宫内妊娠的标志，它的出现可以排除宫外妊娠时宫内的假妊娠囊。

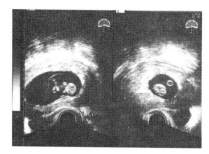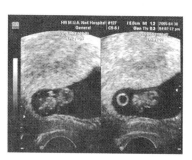

图 27-9　左图　早孕　胚胎和羊膜囊　　　　图 27-10　左图　早孕
　　　　　右图　早孕　胚胎和卵黄囊　　　　　　　　　右图　早孕胚胎和卵黄囊

四、生理性中肠疝

妊娠 8 ~ 12 周，胎儿腹壁的脐带附着处可见少量肠管样结构，位于腹腔外，为生理性腹壁缺损，称生理性中肠疝，至 12 周腹腔增大，肝脏位置升高，腹腔负压增高，中肠疝退回腹腔内，应与脐疝区别。

五、羊膜、绒毛膜未融合

这是一种现象，一种声像图表现，而非一种诊断。是指妊娠 14 周后，羊膜与绒毛膜仍未融合，绒毛膜腔（胚外体腔）仍然存在。诊断标准为羊膜与绒毛膜之间的距离 ≥ 3mm。导致这一现象的原因可能是染色体异常或胎儿异常，造成胎儿发育延迟和绒毛膜与羊膜融合的延迟。也有人认为胎儿异常，其羊膜也可能异常，导致羊水渗漏至绒毛膜腔。

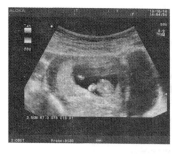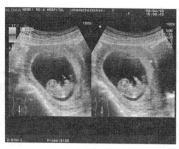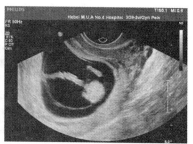

图 27-11　胎儿腹部水平切面　　图 27-12　左图箭头所指为生理性　　图 27-13　羊膜绒毛膜未融合
　　　　　生理性中肠疝　　　　　　　　　中肠疝　右图为脐血流

鉴别诊断：①抽羊水后，羊水外漏至羊膜外，造成羊膜与绒毛膜分离；②先兆流产绒毛膜下出血，血块液化呈无回声；③双胎之一未发育但该羊膜腔尚未完全消失；④羊膜带综合征。

六、颈项透明层厚度（NT）

在孕 11 ～ 13^{+6} 周测量，要求顶臀长在 45 ～ 84mm、纵切、胎动少、图像放大时测量，正常＜ 3mm。

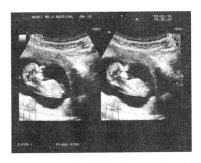

图 27-14　颈项透明层（一）（NT）

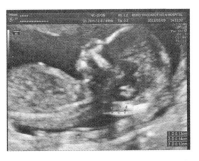

图 27-15　颈项透明层（二）（NT）

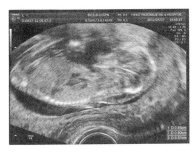

图 27-16　颈项透明层增厚（一）（NT）

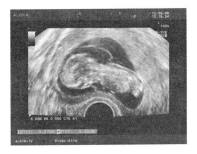

图 27-17　颈项透明层增厚（二）（NT）

第二节　多胎妊娠的超声诊断

病因与病理

一次妊娠有两个或两个以上的胎儿称为多胎妊娠，多见双胎妊娠。多胎妊娠临床早孕反应较重，子宫增大明显。大多数多胎妊娠无并发症，但胎儿数越多，则早产、死产和新生儿死亡的危险性越大。双胎可来自一个受精卵或两个受精卵，来自单合子的双胎通常为单个胎盘和单绒毛膜囊，但也可为两个分开的胎盘或一融合的胎盘有双绒毛膜囊。单合子双胎在胚胎发育早期分裂为二的时期越晚，所形成的双胎并发症越高，如分裂发生于受精后 3 天内，将形成双绒毛膜囊，分裂发生于受精后 4 ～ 8 天，将形成单绒毛膜囊和双羊膜囊；分裂发生于羊膜形成后，将形成单绒毛膜囊和单羊膜囊，常发生连体双胎等并发症。

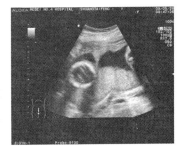

图 27-18　双卵双胎，双胎间胎膜呈 Y 形（一）

超声表现

子宫增大，宫腔内可见二三个或多个孕囊，孕囊环壁较厚、大小不一，囊内可见胎芽、卵黄囊，囊与囊之间的隔膜根据绒毛膜性而薄厚不一。注意绒毛膜性的鉴别。

绒毛膜性的鉴别

两个胎盘融合处形成一个三角形的结构向羊膜腔方向突

起，并与相隔的胎膜延续，称人字缝或双胎峰，意味着两个胎盘互相融合，常提示双卵双胎。10～14周通过两胎连接处结构判断，Y字形征为双胎峰征是双绒双羊，T字形征为单绒双羊，Y字形征、T字形征都不存在未见分隔羊膜为单绒单羊。

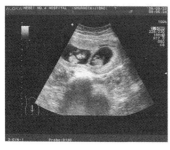
图27-19　双卵双胎，双胎间胎膜呈Y形（二）

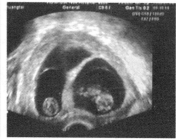
图27-20　单卵双胎，双胎间胎膜呈T形（一）

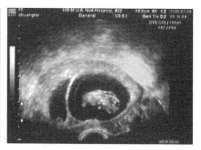
图27-21　单卵双胎，双胎间胎膜呈T形（二）

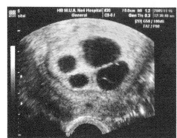
图27-22　四个胎囊

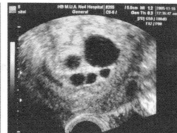
图27-23　五个胎囊

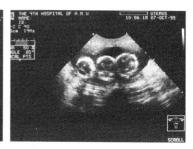
图27-24　三个胎儿头颅

第三节　中、晚期妊娠的超声诊断

神经系统由位于颅腔内的脑和位于椎管内的脊髓以及与它们相连的周围神经组成，其中脑是由端脑、间脑、小脑、中脑、脑桥和延髓组成。胚胎7～8周开始形成大脑半球，在11周时完成，12周后超声可见完整的椭圆形颅骨环，颅骨壁厚约3mm，颅内结构逐渐显示。

一、脑室

胎儿颅脑包括四个脑室，即两个侧脑室、一个第三脑室、一个第四脑室。在脑中线前部有3个潜在的腔隙，即透明隔腔（第五脑室）、Vergae腔（第六脑室）、中间帆腔，3个潜在的腔隙不参加脑脊液循环，故而不属于脑室系统。侧脑室是脑室系统中最大的腔隙，包括体部、前角、后角、下角，下角和后角与体部结合处为侧脑室三角区，侧脑室前角靠近脑中线，宽＜10mm，在丘脑平面侧脑室体距脑中线7～11mm，侧脑室后角向两侧分开。第三脑室在丘脑平面宽＜3mm，第四脑室在小脑横切面前方呈新月形。透明隔腔（第五脑室）是两侧侧脑室前角中间的长条状间隙，是由灰质细胞和神经纤维组成的两层薄膜之间的腔隙，宽度＜10mm，随妊娠周数的增加而减小。

二、脑血流

脑的血液供应来自：

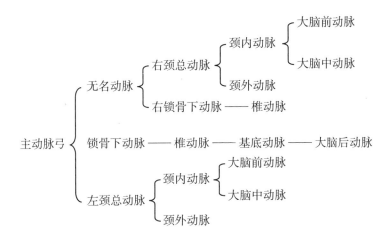

主动脉弓
- 无名动脉
  - 右颈总动脉
    - 颈内动脉
      - 大脑前动脉
      - 大脑中动脉
    - 颈外动脉
  - 右锁骨下动脉 —— 椎动脉
- 锁骨下动脉 —— 椎动脉 —— 基底动脉 —— 大脑后动脉
- 左颈总动脉
  - 颈内动脉
    - 大脑前动脉
    - 大脑中动脉
  - 颈外动脉

三、颅底动脉环

颅底动脉环（wills）的组成结构如下：

颅底动脉环
- 前交通动脉
- 大脑前动脉起始段
- 两侧颈内动脉
- 两侧后交通动脉
- 大脑后动脉起始段

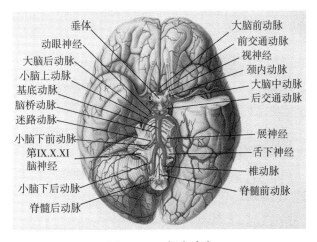

图 27-25　颅底动脉

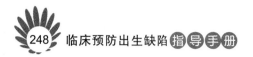

四、脑积液循环

脉络丛分泌脑脊液从侧脑室 $\xrightarrow{\text{室间孔}}$ 第三脑室 $\xrightarrow{\text{中脑导水管}}$ 第四脑室 $\xrightarrow{\text{外侧孔}}$

枕大池 $\xrightarrow{\text{正中孔}}$ 蛛网膜下腔 $\begin{cases} 4/5\ 由珠网膜颗粒吸收入血 \\ 1/5\ 由脊膜吸收 \end{cases}$

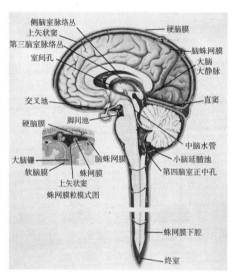

图 27-26　脑脊液循环　　　　　图 27-27　小脑

五、脑中线结构

　　脑中线结构包括大脑镰、透明隔腔（第五脑室）、第三脑室、韦加腔（第六脑室）、丘脑、小脑蚓部、小脑延髓池等。

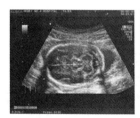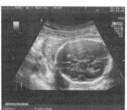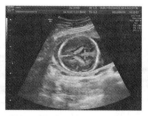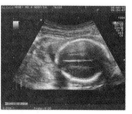

图 27-28　丘脑、小脑、　图 27-29　透明隔、侧脑室　图 27-30　双侧侧脑室　图 27-31　侧脑室体部
延髓池

六、头颅指数（CL）计算

$$CL = s/l \times 100\%　正常值为 78 \pm 8（s：短轴，l：长轴）$$

长头型：$CL < 70$，枕额径≫双顶径；短头型：$CL > 86$，枕额径≈双顶径。

七、脉络丛

脉络丛位于侧脑室、第三脑室和第四脑室内，超声能显示的脉络丛主要位于侧脑室，脉络丛是分泌脑脊液的重要场所，脉络丛在12周时体积最大，占大脑镰至颅骨内径的90%，17周减少到60% ~ 70%，20周减少到60%，在早期妊娠时经阴道超声可以清晰显示。

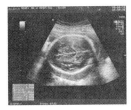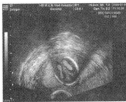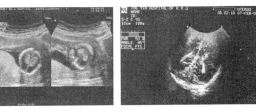

图 27-32　双顶径、枕额径的测量　　图 27-33　中期妊娠双侧脉络丛　　图 27-34　晚期妊娠双侧脉络丛

八、胼胝体

胼胝体为第三脑室腔上方的一低回声带，是连接左右大脑半球之间最大的联合纤维，在大脑半球之间起着神经信息的整合作用，对机能发育、学习记忆起着重要作用。胼胝体的长、宽、厚与胎龄之间存在线性关系，22周前超声不易看到。

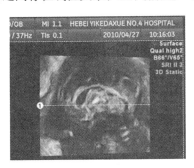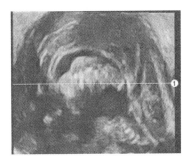

图 27-35　胼胝体三维图像（一）　　图 27-36　胼胝体三维图像（二）

九、脊柱

骨发生在胚胎时期的间充质（具有分化多种组织的能力），约在胚胎第8周开始表现为膜内成骨和软骨内成骨。脊柱由三个骨化中心组成，其中两个为后骨化中心，一个为前骨化中心。

声像图：横切呈三角形强回声如品字形；纵切可见两条平行的弓形光带（为两侧椎弓板或后椎弓板）、脊柱颈部展开、腰部轻微增宽、骶部聚拢，有时可见三条平行光带（中间为椎体的骨化中心）。

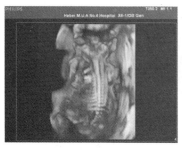

图 27-37　脊柱三维图像（一）

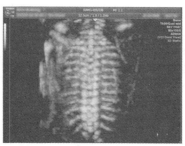

图 27-38　脊柱三维图像（二）

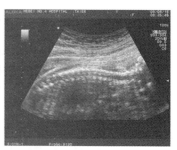

图 27-39　脊柱纵面（一）

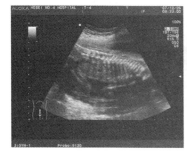

图 27-40　脊柱纵面（二）

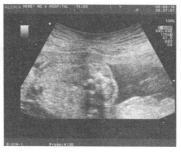

图 27-41　脊柱横面（一）

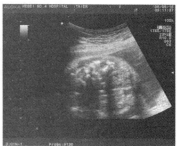

图 27-42　脊柱横面（二）

十、胎儿颜面部

眼眶距离：内侧眶至内侧眶距离为外侧眶至外侧眶距离的 1/3，内侧眶间距约等于眼球的横径。眼眶内可见晶状体，为边缘强回声环，内为无回声区。

胎儿鼻骨：鼻骨为一对上窄下宽拱形弯曲的骨板，两侧鼻骨在中线相临处有一间隙，此间隙随孕周增长逐渐缩小。胎儿鼻骨在胚胎 6 周开始发育，通过膜性成骨的方式在 9 ~ 11 周开始骨化。超声在正中矢状面测量，16 周鼻骨 < 3mm 为判断鼻骨发育不良的标准；在 15 ~ 22 周进行测量，无鼻骨或鼻骨 < 2.5mm 可疑唐氏儿。

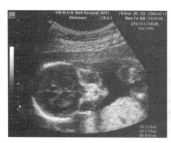

图 27-43　胎儿双眼眶（一）

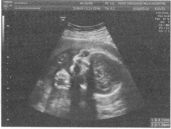

图 27-44　胎儿双眼眶（二）

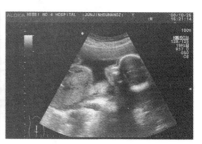

图 27-45　胎儿鼻骨

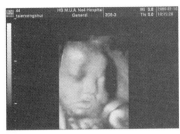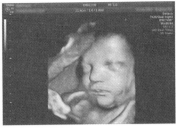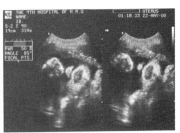

图 27-46 胎儿颜面三维图像（一）图 27-47 胎儿颜面三维图像（二）　图 27-48 胎儿鼻唇

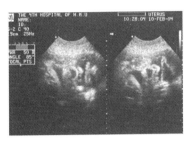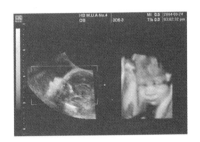

图 27-49 左图 胎儿鼻唇矢状面　　图 27-50 胎儿颜面

十一、胎儿呼吸系统

由于胎肺尚未含气，如实性结构，其回声呈均质点状回声，强度高于肝脏。孕 13 ~ 15 周可看到呼吸样运动，36 周后较规律。

呼吸样运动增多见于高血糖、活动、服咖啡因、去甲肾上腺素等情况。呼吸样运动减少见于低血糖、吸烟、饮酒、低氧，服巴比妥。

胎儿呃逆：胎儿原始横膈在胚胎 4 周发生，在 3 个月时出现神经和肌肉。呃逆是胎儿一种特殊的呼吸样运动，有生理意义，多系阵发性，具节律性，频率为 30 次/分。超声可见胎头上抬、下颌微张、胎胸下部及腹部内收。

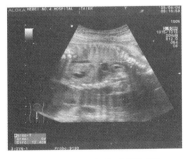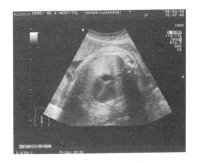

图 27-51 胎儿肺纵切面　　图 27-52 胎儿肺横切面

十二、胎儿心血管系统

（一）胎心发育

1. 胚胎发育第二周：原始心脏开始形成（纵直管道）。

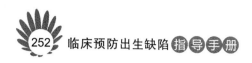

2. 胚胎发育第三周：心房生长第一房间隔（原发隔），形成原发孔，在原发孔闭合前又形成继发孔（Ⅱ孔），此时左右心房仍相通。

3. 胚胎发育第四周：从外表可辨认房室，并对血液循环起作用，但两房及两室仍相通。

4. 胚胎发育第五六周：心房内继发隔生长，形成卵圆孔。

5. 胚胎发育第七八周：房室间隔完全长成，形成四腔心，此时除心房单向相通及动脉导管开放外，已形成和成人心脏相同的基本结构。

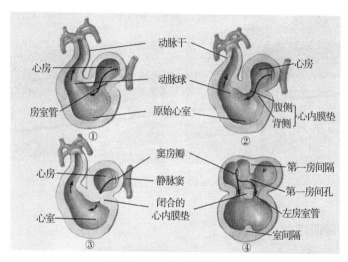

图 27-53　房室管的分隔

（二）胎儿心脏解剖特点（三个主要通道）

1. 卵圆孔：直径＜6mm，生后 5 ～ 7 个月关闭（20% ～ 50% 成年人留有）。

2. 静脉导管：连接脐静脉与下腔静脉的中间结构。

3. 动脉导管：生后 2 ～ 10 周关闭，90% 以上生后 1 年关闭，1 年之后未闭为动脉导管未闭。

4. 胎心率：120 ～ 160 次 / 分，心胸比例 1/3，心胸比值 0.25 ～ 0.33。

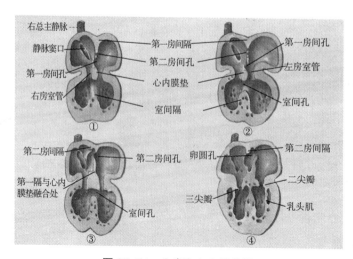

图 27-54　心房和心室的分隔

5. 多普勒频谱：二、三尖瓣多普勒频谱成双峰M型，第一峰（E）小于第二峰（A），A/E＞1。主动脉、肺动脉成上升单峰层流，主动脉频谱窄，上升支与下降支基本对称，流速＞肺动脉，肺动脉上升支明显快于下降支。

（三）超声四个基本切面

1. 四腔心切面：观察心胸比例、各房室大小、瓣膜位置及活动度、房室间隔连续性、卵圆孔大小及卵圆孔瓣启闭情况。

可筛查的先心病有二腔心、三腔心、左心发育不良综合征、二尖瓣闭锁、三尖瓣闭锁或下移、大的房室间隔缺损、心内膜垫缺损等。

2. 左心长轴切面：观察主动脉与左心关系、主动脉前壁与室间隔的连续性、主动脉与三条头臂动脉的连接，测量主动脉根部直径。

可筛查的先心病有法四、法三、法五、主动脉狭窄、大动脉转位、右室双出口、永存动脉干、室间隔缺损等。

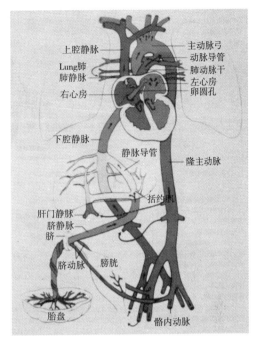

图 27-55　胎儿心脏循环

3. 肺动脉长轴切面：主动脉横断面位于中央呈圆形结构，内可见主动脉瓣的回声，围绕着主动脉自右向左为右心房、三尖瓣、右心室、右室流出道、主肺动脉，左右肺动脉及动脉导管，肺动脉内径大于主动脉内径20%。

可筛查的先心病有肺动脉狭窄、肺动脉闭锁、肺动脉瓣反流、肺动脉扩张等。

4. 三血管切面：是胎儿上纵隔的横切面，在四腔心的基础上将探头向胎儿头侧平行移动可获得三血管切面，表现为主动脉和上腔静脉的圆形横切面，肺动脉主干呈斜切面，观察肺动脉、主动脉、上腔静脉情况，测量肺动脉、主动脉、上腔静脉直径，内径依次递减。

可筛查的先心病有肺动脉狭窄、主动脉狭窄、大动脉转位。

（四）胎儿静脉导管

静脉导管是连接脐静脉和下腔静脉的唯一通道，在下腔静脉的入口又接近右心房。静脉导管的彩色多普勒血流频谱是反映胎儿心功能较为准确可靠的指标，静脉导管平均长

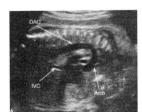

图 27-56　胎儿主动脉弓切面

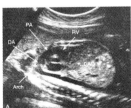

图 27-57　胎儿动脉导管弓切面

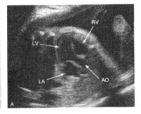

图 27-58　胎儿左室流出道切面

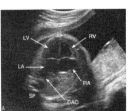

图 27-59　胎儿四腔心切面

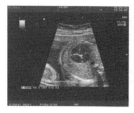
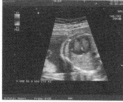
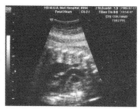
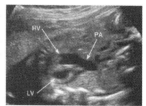

图 27-60 胎儿四腔心
切面　　　　图 27-61 胎儿四腔心切面
二、三间瓣血流　　图 27-62 三血管（前为上
腔静脉，中间为
主动脉，下为肺
动脉）　　　图 27-63 胎儿右室流出道
切面

5 ～ 17mm，平均入口内径 0.8 ～ 1.5mm，平均出口内径
1.5 ～ 3.0mm，导管细长，色彩明亮。频谱为三相波，在
胎儿腹部斜矢状切面显示脐静脉腹腔段的长轴至窦部，在
窦部和下腔之间可见一细窄明亮的血流信号为静脉导管。

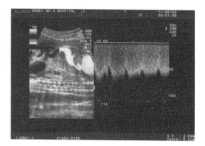

图 27-64 胎儿静脉导管

十三、胎儿消化系统

在胚胎早期约 5 周，原始消化管分为前肠、中肠、
后肠。前肠衍生为食管、胃、十二指肠前端、胰腺、肝
脏。中肠衍生为十二指肠末端、空肠、回肠、升结肠、横结肠前端。后肠衍生为横结肠
后端、降结肠、乙状结肠、直肠及肛门上段和膀胱及阴道的组成部分。

在妊娠 16 周之前超声在上腹部偏右可见到肝脏回声，在上腹部偏左可见到胃泡回声，在
妊娠 20 周之后可见到肠管回声。

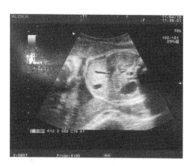
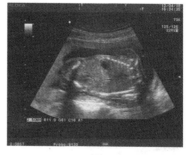

图 27-65 胎儿腹部横切面胃泡、
胆囊、脐静脉　　　图 27-66 胎儿腹部纵切面可见胃泡

十四、胎儿泌尿系统

胚胎第 5 周开始，中胚层在腹腔后形成纵形隆起，称生肾索，它形成前肾、中肾、后肾。
前肾无功能，完全退化。中肾有短暂功能，除中肾管外全部退化。后肾的发育有①输尿
管芽迅速向背、外、头侧增生，从尾端至头端依次演变为输尿管、肾盂、肾盏和集合小管；
②生后肾原基形成肾小管；③原始肾小管最终形成肾小球、肾小管、肾小囊、近曲小管、髓

袢、远端小管和连接小管。

胚胎第 12 周肾即有泌尿功能，尿液排入羊膜囊参与羊水的形成。膀胱是由尿生殖窦的上端发育而来，此部分与尿囊相连。

超声检查胎儿肾脏，经阴道超声 11 周可以显示，经腹部超声 14 周可以显示。胎儿肾脏位于脊柱两侧，稍低于腹围平面，左肾略高于右肾。在纵切面上，肾脏外形呈椭圆形，外缘为肾包膜及肾皮质，内为肾髓质、肾锥体。肾皮质、肾髓质回声中等，肾锥体回声低，中心集合系统表现为无回声长条状结构。在横切面上，肾脏位于脊柱两侧，呈椭圆形，中心集合系统在膀胱充盈时扩张，前后径一般不超过 0.5cm。足月妊娠肾脏大小约 4.9cm×2.7cm×2.7cm，中心集合系统在膀胱充盈时扩张，前后径一般不超过 1cm。

膀胱最早在 11 周可以显示，多数在 13 周可以显示，足月妊娠膀胱大小约 4cm×3cm×3cm。

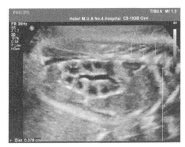 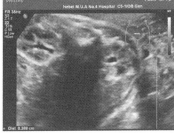 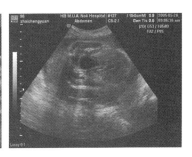

图 27-67 胎儿肾脏纵切面　　图 27-68 胎儿双侧肾脏横切面　　图 27-69 胎儿膀胱

十五、胎儿肢体

胚胎 4 周末形成上肢芽和下肢芽，5 周末形成上臂、前臂、手、大腿、小腿、足，8 周末上肢完全形成，9 周末下肢完全形成。10 ~ 11 周超声可见到肢体及活动。

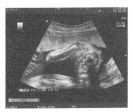 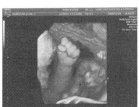 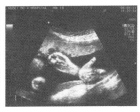 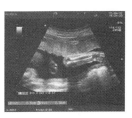

图 27-70 胎儿肱骨　　图 27-71 胎儿手三维图　　图 27-72 胎儿前臂及手　　图 27-73 胎儿尺桡骨

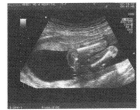 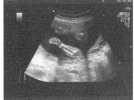 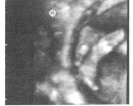 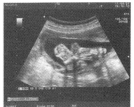

图 27-74 胎儿股骨　　图 27-75 胎儿胫腓骨　　图 27-76 胎儿双足三维　　图 27-77 胎儿双足
　　　　　　　　　　　　　　　　　　　　　　　　　图像

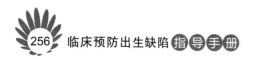

第四节　胎儿附属物的超声诊断

一、胎盘

胎盘多为圆形或椭圆形，直径为 16 ～ 20cm，厚 2.5 ～ 3.5cm，重量 430 ～ 650g。胎盘分为 18 ～ 20 个小叶，其边缘较薄，中央较厚，功能为代谢、防御、免疫、合成。胎盘的胎儿面光滑，覆有半透明光滑的羊膜，羊膜由单层立方或扁平上皮及其下少量疏松的结缔组织构成，与绒毛膜易分离。绒毛膜又称为绒毛膜板，为绒毛膜结缔组织组成。胎盘实质为绒毛干及其反复分支形成的各级绒毛组织。母体面紫红色较粗糙无膜覆盖，为剥离后的底蜕膜。超声测量胎盘，妊娠 20 周左右厚度 2 ～ 2.5cm，一般不超过 3cm，晚期妊娠时可达 3 ～ 4cm，一般不超过 5cm。

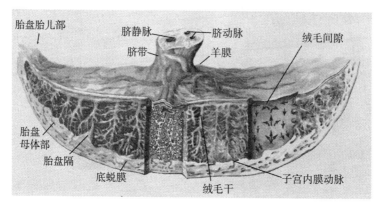

图 27-78　胎盘结构模式图

（一）胎盘组成

$$
胎盘\begin{cases} 底蜕膜 —— 基底膜 \\ 叶状绒毛膜 —— 胎盘实质 \\ 绒毛膜 —— 绒毛膜板 \\ 羊膜 \end{cases}
$$

（二）胎盘正常变异

$$
\begin{cases} 胎盘静脉池（血窦）：为胎盘实质中的无绒毛间隙，由血液湍流形成。 \\ 胎盘静脉窦：胎盘与子宫间长管形为扩张的子宫静脉。 \\ 胎盘囊肿：胎盘实质与绒毛膜板之间。 \end{cases}
$$

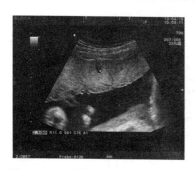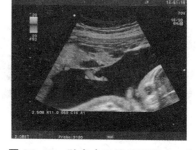

图 27-79　胎盘内无绒毛间隙（一）　图 27-80　胎盘内无绒毛间隙（二）

（三）胎盘成熟度

0级：胎盘实质回声呈均匀一致的高回声或中等回声，绒毛膜板光滑，基底膜与子宫间界限清晰。

I级：胎盘实质回声呈不均匀散在的点状强回声，绒毛膜板呈波浪状，基底膜与子宫间见短线状强回声。

II级：绒毛膜板呈波浪状，基底膜与子宫间见波浪状强回声，两者深入胎盘实质内构成环状强回声。

III级：胎盘实质内呈环状强回声，环状强回声内见液性区，注意和胎盘静脉池（血窦）鉴别。

胎盘成熟度加速：35周前胎盘成熟度III级，见于妊高征、胎儿宫内发育迟缓等。

胎盘成熟度延迟：32周后胎盘成熟度仍为0级，见于妊娠糖尿病、母儿血型不合等。

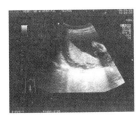 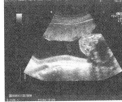 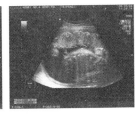 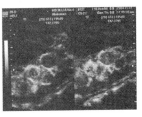

图 27-81　胎盘成熟度　　图 27-82　胎盘成熟度　　图 27-83　胎盘成熟度　　图 27-84　胎盘成熟度
　　　　0 级　　　　　　　　　 I 级　　　　　　　　　 II 级　　　　　　　　 III 级

二、胎膜

胎膜是受精卵发育形成的一些临时性器官，如羊膜、卵黄囊、尿囊、绒毛膜和脐带，具有保护、营养及与母体进行物质交换等功能。胎膜在分娩后即与婴儿脱离。羊膜是一层半透明的薄膜，分泌羊水，使胚胎在液体中发育绒毛膜，包括基蜕膜侧的叶状绒毛膜和包蜕膜侧的平滑绒毛膜，两者在妊娠14周后完全融合共同组成胎膜。

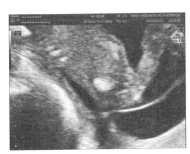 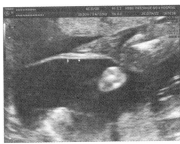 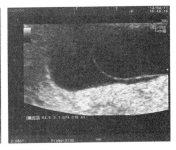

图 27-85　胎膜（一）　　　　图 27-86　胎膜（二）　　　　图 27-87　胎膜（三）

三、脐带

（一）概述

脐带是胎儿在宫内生长发育、维持各项生命体征稳定发展的重要因素之一，是连接胚胎和胎盘之间的索状结构，外被羊膜，内含脐静脉、脐动脉和体蒂分化的黏液性结缔组织即华通

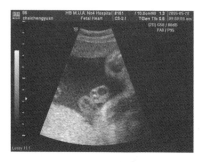

图 27-88　脐带横断面

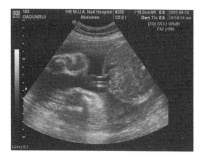

图 27-89　脐轮部脐带

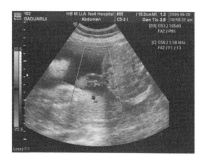

图 27-90　脐轮部脐带血流

氏胶（Wharton）。脐带是胎儿从母体获取营养和代谢废物的重要途径。

（二）脐带解剖

脐带的长、直径、扭转周数存在着很大差别，Nacyc 认为脐带长度在妊娠 28 周基本固定，长短决定于胎动次数。仇丽华等证实胎儿活动受限将导致脐带过短。脐带长 30 ~ 79cm，平均 52.28 ± 8.10cm，脐带长短与直径比较无相关性，说明脐带长不一定细，相反，脐带短也不一定粗。脐带长度与胎儿体重也无统计意义。脐带扭曲周数为 2 ~ 21 周，范围差别大，脐带长短与脐带扭转周数呈正相关，说明脐带越长扭转周数越多，扭转周数越多，脐血管尤其是脐静脉就越容易受压变形而狭窄，影响血液循环，同时脐带长是导致脐带绕颈的原因。因此脐带长，扭转周数多，易发生胎儿窘迫。脐带直径范围为 0.8 ~ 2.0cm，平均 1.15 ± 0.25cm，脐带直径和胎儿体重呈正相关，当脐带直径每增加 1mm 时胎儿体重约增加 243.87g。如母亲患糖尿病，则脐带水肿直径大于平均值；如母亲患妊高征，则低体重儿脐带直径小于平均值。脐带无神经分布，脐静脉位于脐带中心，有内环外纵平滑肌；脐动脉围绕在脐静脉周围，除有内环外纵平滑肌外，还有两组螺旋平滑肌。Jacqueline 认为妊娠 7 ~ 13 周脐循环开始形成。

（三）脐血管

脐动脉直径约为脐静脉直径的 1/2，脐带、脐动脉、脐静脉直径均随孕周增长而持续增长至足月。脐动脉面积约为脐静脉面积的 1/4，两条脐动脉面积约为脐静脉面积的 1/2。孕 21 ~ 25 周脐血管面积占 29%，而间充质含量多，此时胎儿体积相对小，血管较细，脐动脉血流 PI、RI、S/D 值高，循环血量相对低。26 周以后胎儿体积增大，脐血管面积也随之逐渐增加，约占 42.33%，此时脐动脉血流指数 PI、RI、S/D 值逐渐下降，循环血量增加以适应胎儿快速生长发育期的需要，脐血管直径和面积随孕周而持续增长至足月，血流指数也随妊娠进展呈持续下降趋势，以保证胎儿生长发育的需要。脐动脉血流反映了胎儿胎盘的血流动力学状态，低氧下胎盘绒毛毛细血管内皮增生，管径变窄，子宫动脉和脐动脉血流相对减少，胎盘血流量灌注相对不足引起胎盘和周围血管阻力增加，导致胎儿血流量灌注不足，新生儿体重和胎盘重量明显低。

（四）脐带病理

影响胎儿血供的脐带因素有脐带血管血栓形成，脐带破裂、出血、血肿、动脉瘤、静脉曲张、脐带绕颈、脐带结、脐带脱垂等。

（五）超声表现

产前超声检查可将脐带在子宫内分为三个部位，即胎盘附着部、漂浮部、脐轮部。妊娠

25周以前胎盘附着部脐动脉血流低于漂浮部和脐轮部，此时胎动较多，脐带易扭曲、打结或缠绕胎儿，脐血管受压变细远离胎盘部阻力增高。由于选择脐带的不同部位所测值不同，因此当在宫内某一个部位测量值高于正常值时，不一定说明胎盘循环状态异常或胎儿供血障碍。26～35周胎动稳定，脐血管受压少，测量值准确，有临床意义。36周漂浮部血流值低于脐轮部与胎盘附着部，说明此时胎盘成熟、功能下降、血管壁弹性降低、血流指数增高，符合胎儿生长规律。由于在不同孕周、不同部位所测值不同，因此应综合分析脐动脉血流。当胎儿脐绕颈时，绕颈部的血流指数低于胎盘附着部，说明当血流远端受阻，近胎盘端阻力一定增高。由此可作为检查胎儿脐绕颈的间接方法。

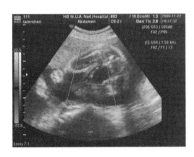 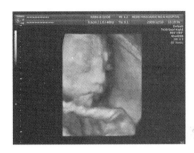

图 27-91　膀胱两侧双脐动脉　　　图 27-92　胎儿颈部脐带三维图像

四、羊水

羊水是胎儿生存的主要液体环境，正常羊水量随孕周增加而增多，到足月时逐渐减少。妊娠期正常羊水量为 300～2000mL，羊水清亮，无色透明，其中水分占 98%～99%，溶质占 1%～2%，内含有水、电解质、碳水化合物、蛋白质、胆红素、各种激素（雌激素、孕激素、绒毛膜促性腺激素、胎盘泌乳素、皮质醇、前列腺素）、多种酶、细胞因子、脱落细胞、胎粪。羊水平衡包括羊水的产生和吸收平衡。羊水可保证胎儿的正常活动和生长发育，防止胎儿畸形和肢体的粘连，避免子宫肌壁或胎儿对脐带的压迫，保持子宫腔内温度恒定，有利于胎儿体液平衡。

（一）羊水的来源

1. 母体血经过胎膜进入羊膜腔的渗透液。
2. 羊膜上皮或平滑绒毛膜分泌。
3. 胎儿液体经皮肤渗入。
4. 胎儿尿液。

（二）羊水吸收的途径

1. 胎儿吞咽羊水，胎儿自发吞咽羊水速度是成人饮水量的 6 倍。
2. 胎膜吸收，主要是胎盘胎儿面的绒毛膜吸收。
3. 胎儿呼吸运动。

（三）超声羊水指数测定

以孕妇脐为中心将腹部分为上、下、左、右四个象限，分别测四个部位的羊水深度，将每个象限最大羊水池的垂直深度累加。

正常值　　　　8.1 ～ 18cm

羊水少　　　　5.1 ～ 8cm

羊水多　　　　＞ 18cm

羊水极少　　　0 ～ 5cm

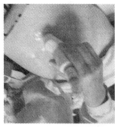 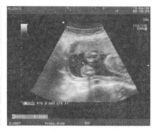 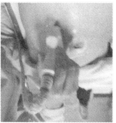 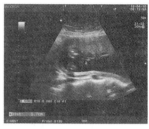

图 27-93　第一象限羊水测量（一）　　图 27-94　第一象限羊水测量（二）　　图 27-95　第二象限羊水测量（一）　　图 27-96　第二象限羊水测量（二）

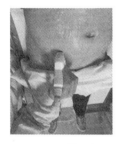 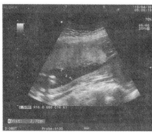 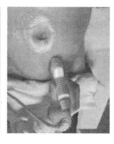 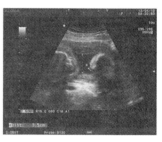

图 27-97　第三象限羊水测量（一）　　图 27-98　第三象限羊水测量（二）　　图 27-99　第四象限羊水测量（一）　　图 27-100　第四象限羊水测量（二）

第二十八章
异常妊娠

第一节 无胚妊娠

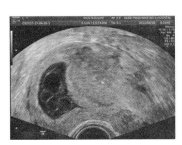

图 28-1 孕囊内可见多个小囊未见胎芽

无胚妊娠又称枯萎孕卵，超声表现为孕囊形态规则，位置正常，蜕膜反应稍差。短时期内孕囊可继续生长，孕囊长度＞3cm 但囊内无胎芽胎心、无卵黄囊。病程较长可出现妊娠囊变形或皱缩。

第二节 流产

病理与临床

流产指妊娠 28 周以前，胎儿体重不足 1000g 而终止妊娠。根据流产发生的时间，分为早期流产（即孕 12 周以前发生流产）和晚期流产（即 12 ~ 28 周发生流产）。早期流产常由于胚胎发育异常，生长停止，滋养细胞减少，雌、孕激素减少，蜕膜缺血坏死。晚期流产常由于胎盘功能不全或破膜羊水流出，继之宫缩使胎儿、胎盘排出。流产包括先兆流产、难免流产、不全流产、完全流产、滞留流产。临床表现为阴道流血，腰背部酸痛，下腹阵发性疼痛。

病因

1. 孕卵及胚胎方面：见于染色体异常、基因突变等孕卵异常、滋养细胞发育和功能不全等。

2. 母体方面：见于内分泌失调、蜕膜发育不良、子宫畸形、宫腔粘连、急性高热、免疫因素、维生素缺乏、母儿血型不合等。

3. 外界因素：如剧烈活动、服用致畸药物、接触有毒物质等。

超声表现

先兆流产孕囊形态尚规则，绒毛反应尚可，囊内可见胎芽、胎心、卵黄囊，宫腔内孕囊周围有少量出血，宫颈内口无扩张。难免流产孕囊形态不规则张力低，呈泪滴状，囊内可见胎芽、卵黄囊，胎心有或无，孕囊绒毛反应不良，孕囊下移上界距宫底大于 2cm，孕囊周边呈液性区，宫颈内口扩张。不全流产孕囊部分已排出，但仍有部分残留在宫腔内，此时宫内回声杂乱，间杂片、条状高回声及低回声。完全流产孕囊已完全排出，宫内回声尚均匀，宫腔线可显示。滞留流产孕囊形态不规则呈低张性多角状，囊壁薄厚不一，囊内无胎芽、胎心、卵黄囊，孕囊周围无液性区，宫颈内口无扩张。

鉴别诊断

流产应与异位妊娠及滋养细胞病鉴别。异位妊娠常于附件区找到包块，同侧卵巢可显示；滋养细胞病可在子宫壁找到回声杂乱、血流丰富成彩球状的病灶。

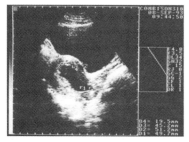
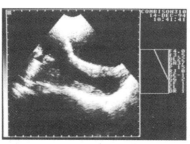
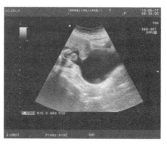

图 28-2　难免流产（一）　　　　图 28-3　难免流产（二）　　　　图 28-4　难免流产（三）

第三节　异位妊娠

病理与临床

正常妊娠时，孕卵着床于子宫体部内膜。当孕卵在子宫体腔以外着床发育，称为异位妊娠，习惯称为宫外孕。异位妊娠的发病率占所有妊娠的 0.5%～1.0%，足月妊娠与异位妊娠之比为 100∶1.8。异位妊娠是妇科常见病，在妇科急腹症中居首位，是早孕期孕妇死亡的主要原因之一，占孕产妇死亡总数的 1/10，近年来发病率有明显增高趋势。但同时由于急救医疗体制的完善、高敏感的放射免疫测定和经阴道超声的广泛应用，使异位妊娠在发生严重出血前即能得到及时的诊断和治疗。异位妊娠中发生在输卵管的异位妊娠约占 90%～95%，同时病理资料显示，在输卵管妊娠中发生在壶腹部的占 60.0%、峡部占 23.1%、伞端占 7.7%、间质部占 4.6%、壶腹部 + 峡部占 4.6%。在输卵管妊娠中右侧发生率高，约占 64.6%，左侧发生率低，约占 35.4%，可能是由于多数人睡眠时喜欢右侧卧位，受精卵受重力影响极易被右侧输卵管伞捕获从而进入右侧输卵管引起。经产妇发病率较高，这与年龄、孕产次频率、子宫内膜异位症等诸多因素有关。临床以停经、腹痛、阴道淋漓出血三大症状为特征。早期异位妊娠无特异性临床表现，最常见症状是停经或月经异常，占 75%～95%，不规则阴道流血占 50%～80%，腹痛表现为弥漫性、双侧或单侧，开始为隐痛，而后约 60% 发展为锐痛或绞痛。异位妊娠中的大量出血可伴有休克症状。

发生机制及病因

1. 受精卵停留于输卵管壶腹部时间过长。

2. 由于功能性或机械性等因素使孕卵在输卵管运行过程中受阻。

3. 慢性输卵管炎引起管腔狭窄、不完全粘连、息肉、肌肉活动障碍。

4. 先天性输卵管发育不良造成管腔纤细、纤曲过长、憩室。

5. 子宫内膜异位症是由于机械因素和异位于盆腔内的子宫内膜对孕卵的趋化作用。

6. 经输卵管手术后，再次异位妊娠率为 21.4% ~ 37%，不孕率为 50% ~ 60%。

7. 孕卵的游走使一侧卵巢排卵向对侧移行，进入对侧输卵管。

8. 宫内节育器可增加异位妊娠危险性。

9. 近年来有人认为胚胎发育异常为异位种植的诱因。

异位妊娠的分类

1. 按病情分类：

（1）急性异位妊娠（占 2/3）。

（2）陈旧性异位妊娠（占 1/3）。

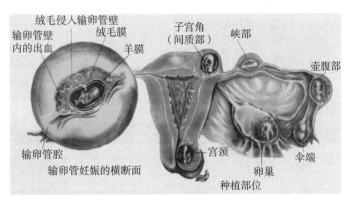

图 28-5　异位妊娠

2. 按妊娠部位分类：

（1）输卵管妊娠（占 95%，其中壶腹部妊娠占 55%）。

（2）腹腔妊娠：妊娠位于输卵管、卵巢及阔韧带以外的腹腔内，发生率为 1:15000 次分娩。腹腔妊娠大多数是继发的，其发生率与输卵管妊娠的发生率有关，表现为子宫、卵巢、输卵管正常，腹腔内见妊娠囊、胎盘，羊水过少。

（3）卵巢妊娠：可分为原发性卵巢妊娠与继发性卵巢妊娠。前者指孕卵在卵巢内发育，卵巢组织全包裹胚胎；后者指孕卵发育在卵巢表面或接近卵巢，孕卵囊壁的一部分为卵巢组织。

（4）宫颈妊娠：子宫颈软，不成比例的增大，胚胎完全种植在子宫颈管内，子宫颈内口闭，外口部分扩张。

（5）残角妊娠：子宫腔无明显增大，腔内无妊娠征象，宫内未能吸刮到绒毛与胚胎，子宫内膜病理为蜕膜组织或子宫内膜腺体呈 A-S 反应。子宫外上方的包块内可见妊娠囊，并可见较厚的肌壁回声，妊娠包块与子宫交界处可见明显切记。

（6）宫角妊娠：孕卵在子宫腔角部，邻近输卵管开口处发育，胚胎组织在宫腔内。子宫一侧角部有包块与子宫紧密相连不易分开，常有大出血，足月可随时发生子宫破裂，产后胎盘不易剥离，引致大出血，危及产妇生命。

（7）子宫肌壁间妊娠：子宫肌壁妊娠是一种罕见的异位妊娠，孕囊异位于子宫肌壁，由肌层环绕，与输卵管不相通。发病机理为子宫内膜缺陷、子宫浆膜层缺陷、子宫腺肌症、滋养细胞活性增强而蜕膜防御减弱等。超声表现子宫腔内无妊娠囊，在肌壁可见妊娠囊，子宫浆膜极薄。

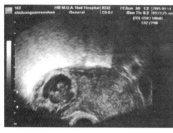
图 28-6 输卵管间质部妊娠

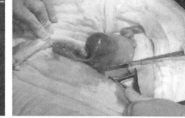
图 28-7 同一病例术中所见输卵管间质部妊娠

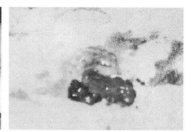
图 28-8 同一病例输卵管间质部妊娠胚胎

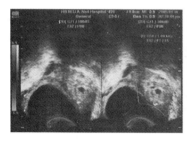
图 28-9 输卵管壶腹部妊娠（一）

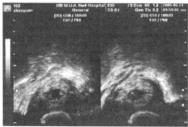
图 28-10 输卵管壶腹部妊娠（二）

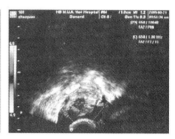
图 28-11 输卵管壶腹部妊娠血流

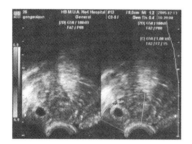
图 28-12 输卵管峡部妊娠

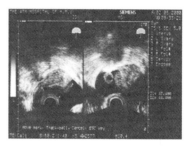
图 28-13 输卵管峡部妊娠血流

3. 按妊娠种类分类：

（1）未破裂型。

（2）破裂型。

（3）流产型。

4. 按超声表现分类：

（1）胎囊型：占 9.2%，在一侧卵巢外附件区可见胎囊、胎芽、胎心、卵黄囊，周边可见环状滋养层血流，RI 值低，平均为 0.56。这是由于当胚囊滋养层侵入母体血管时母体动脉压高，而绒毛腔内壁因无肌组织而呈低压状态，血流由高压区流入低压区而产生异常的低阻血流。

（2）输卵管环型：占 66.2%，在一侧卵巢外可见平均为 3.6cm×2.6cm 的圆或椭圆环，环壁薄厚不一，壶腹部妊娠环壁厚平均为 1.02cm，峡部妊娠环壁厚平均为 0.5cm，伞部妊娠环壁厚平均为 0.9cm，环中心均无回声，环周具有丰富的滋养层彩色血流频谱特征。发生在输卵管壶腹部的妊娠环较厚；彩色血流环也较厚；发生在峡部的妊娠环较薄，彩色血流环也较薄。这可能与输卵管解剖及组织结构有关，较宽松的环境易于妊娠囊的生长发育及血流灌注，较狭窄的部位使妊娠囊生长受限、血流灌注受阻。

（3）团块型：占 24.6%，在一侧卵巢外可见平均为 3.8cm×3.2cm 的中等或高回声团块，周边具有丰富的滋养层彩色血流频谱特征，常合并有盆腔积液，液量平均为 4.8cm×2.3cm。

鉴别诊断

表 28-1　异位妊娠与黄体囊肿鉴别诊断

	异位妊娠	黄体囊肿
周围小卵泡回声	无	有
囊壁回声	高于子宫内膜回声	低或等于卵巢实质回声
血流	有部分环状血流	丰富充盈的环状血流
盆腔积液	有	无

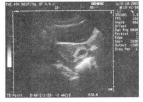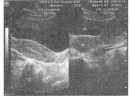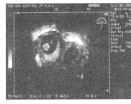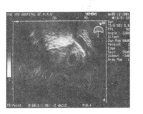

图 28-14　宫角妊娠　　图 28-15　右图残角妊娠　图 28-16　双角子宫，右宫　图 28-17　鞍形子宫伴左
　　　　　　　　　　　　　　　　　　　　　　　　　　　腔内妊娠，左　　　　　　宫腔妊娠囊
　　　　　　　　　　　　　　　　　　　　　　　　　　　宫腔内蜕膜

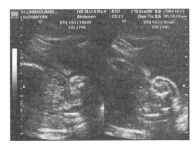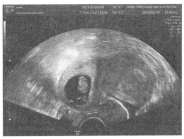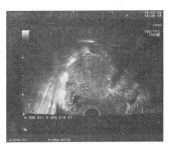

图 28-18　纵隔子宫和宫内中孕，图　　图 28-19　瘢痕妊娠（一）　　图 28-20　瘢痕妊娠（二）
　　　　　　像显示宫内一纵隔

第四节　滋养细胞病

病理与临床

　　滋养细胞病是一组来源于胎盘绒毛滋养细胞的疾病，包括葡萄胎、侵蚀性葡萄胎、绒癌。葡萄胎为胎盘绒毛形成大小不等的水泡，相互间有蒂相连成串，形如葡萄，可分为完全性葡萄

胎和部分性葡萄胎。完全性葡萄胎是整个宫腔内充满水泡状绒毛组织，无胎儿及其附属物；部分性葡萄胎是水肿的与正常的绒毛混合存在，常合并存活或死亡的胚胎。侵蚀性葡萄胎是葡萄胎组织侵入子宫肌层、血管或转移至子宫以外。绒癌组织以双向结构为特征，含有两种滋养层上皮细胞，即中心为单核的细胞滋养层细胞，周围是多核的合体细胞滋养层细胞，肿瘤细胞见于中心出血坏死灶周围，为一种高度恶性的肿瘤，可继发于足月分娩、死胎、流产、异位妊娠、葡萄胎，也可以一开始就是绒癌。

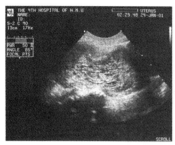
图 28-21　葡萄胎

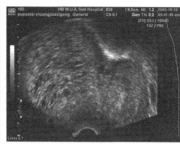
图 28-22　双角子宫、右宫腔内葡萄胎

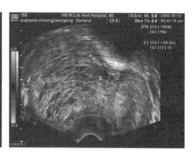
图 28-23　同一病例双角子宫、右宫腔内葡萄胎血流

超声表现

1. 葡萄胎：子宫增大，宫腔内未见或可见孕囊，宫内可见蜂窝状或落雪状结构。内间杂丰富血流，频谱呈高速低阻力型，病灶与子宫肌层界限尚清，常合并双侧黄素囊肿。

2. 侵蚀性葡萄胎：子宫稍大，宫腔内未见孕囊，可见落雪状结构。内间杂丰富血流，频谱呈高速低阻力型，病灶局部与子宫肌层界限不清，有肌层侵蚀现象，常合并双侧黄素囊肿。

3. 绒癌：子宫稍大，宫腔内未见孕囊，子宫肌壁可见落雪状结构。病灶侵蚀子宫肌层间杂液性区，病灶内血流丰富呈火海状，频谱呈高速低阻力型，常合并双侧黄素囊肿。

4. 上皮性滋养细胞肿瘤：上皮性滋养细胞肿瘤是一种独特而少见的滋养细胞肿瘤，由形态相对一致的、成巢和实性片块的单核中间型滋养细胞组成，组织学上兼有滋养细胞肿瘤和癌的特征。临床特征多发于生育期，也可见于绝经后，多数有前次妊娠史，阴道异常流血，多发于子宫体、子宫下段、宫颈管，特点是 HCG 轻度增高。

超声可见子宫稍大，宫腔内未见孕囊，子宫肌壁孤立膨胀性结节呈囊实相间。同时可见落雪状结构，病灶侵蚀子宫肌层间杂液性区，病灶内血流较丰富，频谱呈高速低阻力型，常合并双侧黄素囊肿。上皮性滋养细胞肿瘤和绒癌不易鉴别，可依靠血 HCG 轻度增高鉴别。

5. 胎盘部位滋养细胞肿瘤：胎盘部位滋养细胞肿瘤是中间型滋养细胞在子宫内膜或基层的增生性病变，形态多样，可以是肌壁内界限不清的包块或界限清楚的结节，突入或不突入内膜腔。病灶可能是棕黄色或黄色伴局灶性坏死，但缺乏明显的出血。临床以闭经或不规则阴道流血多见，特点是血 HCG 水平低。

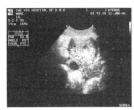

图 28-24　侵蚀性葡萄胎

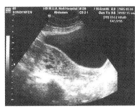

图 28-25　子宫后壁绒癌病灶

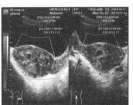

图 28-26　同一病例绒癌血流

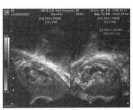

图 28-27　左图子宫底前壁绒癌，右图绒癌血流

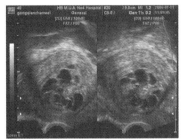
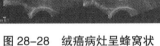

图 28-28　绒癌病灶呈蜂窝状

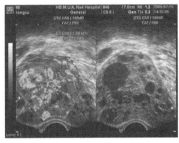
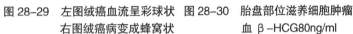

图 28-29　左图绒癌血流呈彩球状右图绒癌病变成蜂窝状

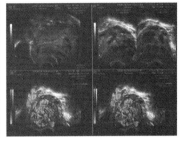

图 28-30　胎盘部位滋养细胞肿瘤血 β-HCG80ng/ml

　　超声可见子宫稍大，宫腔内未见孕囊，可见落雪状结构，病灶以实性为主，侵蚀子宫肌层间杂液性区，病灶内血流丰富甚至动静脉漏，频谱呈低阻力型，常合并双侧黄素囊肿。胎盘部位滋养细胞肿瘤和绒癌不易鉴别，可依靠血 HCG 轻度增高鉴别。

第二十九章
胎儿畸形

第一节　胎儿中枢神经系统畸形

一、露脑畸形和无脑儿

（一）露脑畸形

露脑畸形（exencephaly）是指全颅盖骨或大部分颅盖骨缺失。患露脑畸形的胎儿有完整面颅和完整的脑组织，但脑组织发育异常。由于颅盖缺失致，胎儿脑组织暴露并长期浸泡在羊水中，受化学及机械因素（胎动、胎手反复碰触搔扒脑部）的刺激使脑组织破碎脱落于羊水中，久而久之脑组织变得越来越少，最后只剩下面部和颅底，形成无脑儿。目前医学界认为露脑畸形是无脑儿的早期阶段。

超声表现　圆形的颅骨强回声缺如，可见眼眶及鼻骨。脑组织存在，双侧大脑半球可显示，外有一层脑膜包绕，合并羊水过多。

鉴别诊断　应与无脑儿鉴别。无脑儿无圆形的颅骨强回声环，无脑组织，仅见面颅。

（二）无脑儿

无脑儿由神经管顶部不闭合引起，在活产中无脑儿的发生率约为0.1%，男女胎儿的发生比例约为1∶4，二次发生率约4%，三次发生率约10%。无脑儿缺少颅盖骨，缺少大脑组织，其外可有一层膜包绕使与头皮相连，通常在出生前或出生后短期内死亡。

超声表现　缺少圆形的儿头颅骨环状强回声，脑组织缺如，可见眼眶及鼻骨。因眼眶浅，表现为眼球突出似青蛙头部，胎儿面部成昂头仰面状态。颈椎数比正常胎儿少，颈短并前突，

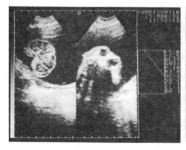 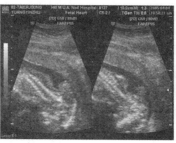 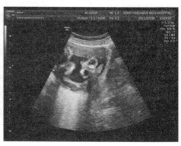

图 29-1　露脑畸形，左图脑组织，右图面部　　图 29-2　无脑儿　图中无颅骨环及脑组织　　图 29-3　无脑儿　图中无颅骨环及脑组织

多数伴有脊柱裂，合并羊水过多，血及羊水中 AFP 增高。

鉴别诊断　应与小头畸形鉴别，小头畸形者有颅盖骨和大脑组织。

二、脑积水

病因与病理　由于先天发育异常，可见于中脑导水管狭窄胶质增生隔膜形成，是散发性染色体异常所致，Dandy-walker 畸形，脑贯通畸形等及非发育性疾病如胎儿宫内弓形体、巨细胞病毒、风疹病毒等感染所致。临床分为脑室增宽、脑内积水、脑外积水。

（一）脑室增宽

1. 孤立性轻度侧脑室增宽：指除轻度侧脑室增宽外无其他超声可见结构异常，多双侧也可单侧，少部分有染色体异常，多数原因不明，可能为正常变异，也可能是其他疾病的早期表现。部分在孕期可自行消失，增宽 ≤ 13mm 时自行消失的可能性大，少部分可进展为重度侧脑室增宽，单侧侧脑室宽度 < 12mm 时预后好。

2. 轻度侧脑室增宽：指侧脑室体部宽度 > 10mm 且 < 15mm，可为全身其他系统异常如染色体异常、右心衰竭、肿瘤压迫、病毒感染等所致。

3. 重度侧脑室增宽：指侧脑室宽度 ≥ 15mm，也称为脑积水。

（二）脑内积水（脑室内）

见于脑室内积水，可出现一侧或双侧侧脑室扩张或第三脑室以及第四脑室扩张。

（三）脑外积水

见于脑与硬脑膜之间，此种情况一般称为水脑症或积水性无脑畸形。其原因多由于血管异常、颈内动脉发育不良，使大脑半球发育极不成熟，甚至萎缩到仅有一薄层神经胶质层被大量脑脊液包绕占据大脑区。小脑、延髓可能正常或小脑及延髓发育不良。软脑膜紧贴于硬脑膜上，脉络丛常漂浮在颅底的液体中。

超声表现　脑内积水（脑室内），单或双侧侧脑室增宽 > 15mm，脑中线居中或偏移，可合并第三脑室、第四脑室扩张。脑外积水缺乏大脑实质，呈巨大液体囊肿。如为一侧大脑缺乏，则可看到不对称的囊腔和挤在一侧的脑实质回声。可有羊水过多。

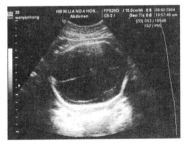 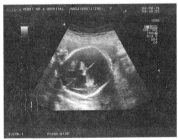 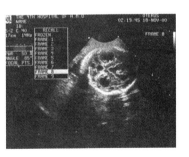

图 29-4　双侧脑室积水（一）　　　图 29-5　双侧脑室积水（二）　　　图 29-6　多脑室积水

三、空洞脑

病因与病理　空洞脑是指脑实质有囊性间隙，内含脑脊液，可分为以下两种类型：

（一）真性孔洞脑

真性孔洞脑是指脑发育上的异常造成局部灰质与白质缺损。由于脑组织缺损，蛛网膜下腔便填补了这一空隙，使病灶呈多孔的囊性结构。常发生在大脑裂处，形态对称，同时伴有其他部位的脑结构异常，如脑回小、灰质错位、脑室扩张、胼胝体及透明隔发育不良或缺失。

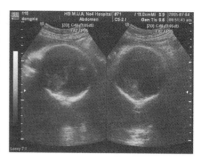

图 29-7　空洞脑

（二）假性孔洞脑

假性孔洞脑是指各种原因如血管性、感染性、缺氧性、创伤性等造成的脑实质受损，形成脑组织坏死和液化，常表现为单侧囊腔。

超声表现　真性孔洞脑可见双侧大脑半球皮层对称性裂开，严重缺损，颅内见巨大囊腔，仅见部分脑组织回声。假性孔洞脑可见脑内单侧不对称性囊腔，可发生在脑实质的任何部位，囊腔可大可小，形态不规则，无囊壁显示，当病变累及侧脑室时可导致脑室扩张、脑中线偏移。

四、脑脊膜膨出

病因与病理　由于胚胎期中缝闭合不全，造成颅骨中缝及脊柱中缝某段缺损。

超声表现　一般在胎儿躯干中线背侧，从胎儿头颈部至全脊柱，任何部位均可出现大小不等、边界规则而清晰的囊性肿物。内部多为液性无回声区，包块常随胎动漂动在羊水中。

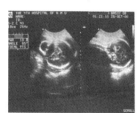　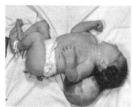　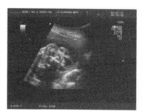　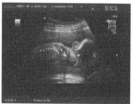

图 29-8　脑脊膜膨出　　图 29-9　引产后胎儿脑脊膜膨出　　图 29-10　脑膜膨出横切面　　图 29-11　脑膜膨出纵切面

五、脉络丛囊肿

病因与病理　脉络丛囊肿是胚胎时脉络丛内的毛细血管发生瘤样改变，包裹一部分脑脊液，在脉络丛内出现充满脑脊液的假性囊肿，其壁由血管瘤样毛细血管网和基质构成，而非上皮细胞，因此是假性囊肿。囊肿内含物主要是脑脊液和一些细胞碎片。多单侧，可单发也可多发，一旦囊肿阻塞脑脊液循环可造成胎儿脑室扩张。由于绝大部分正常胎儿脉络膜囊肿可以在妊娠 20 周以前缩小或消失，因此认为妊娠 18 周后超声检出的脉络膜囊肿才有意义。

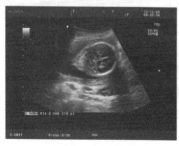　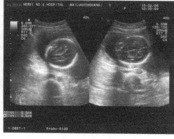　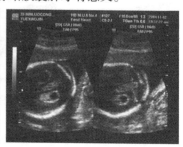

图 29-12　双侧脉络丛囊肿（一）　　图 29-13　单侧脉络丛囊肿　　图 29-14　双侧脉络丛囊肿（二）

超声表现　单或双侧脉络丛上可见大小不等的囊性肿物，边界清，内透声性好，部分病例复查可消失。

鉴别诊断　双侧较大的脉络膜囊肿有时会误诊为侧脑室扩张。

六、全前脑

病因与病理　全前脑多与染色体异常有关，如13三体、15三体、18三体、常染色体显性或隐性遗传，少数见于无染色体异常者，是由于前脑完全或部分分裂引起脑部结构异常和面部畸形。根据前脑分裂程度的不同，可分为无叶全前脑、半叶至前脑和叶状全前脑。无叶全前脑，主要为前脑完全未分裂，丘脑融合，无胼胝体、第三脑室、大脑镰、视束和嗅球。半叶全前脑主要为单个脑室，前方左右相通，后角及下角分成左右两个，丘脑部分融合。叶状全前脑主要为侧脑室前角、扣带回互相融合，透明隔消失。

超声表现　双侧脑室融合，单个脑室与相贯通的囊肿几乎占满了整个颅腔。丘脑融合，眶间距过窄或融合为一体，单鼻孔或喙鼻、塌鼻、无鼻，唇发育异常或唇裂，可合并其他异常如室缺、泌尿系畸形、马蹄足内翻、胎儿水肿等。

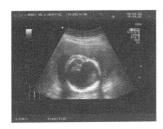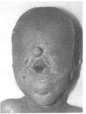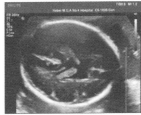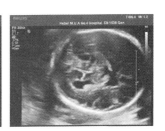

图29-15　无叶全前脑　　图29-16　同一病例引产后全前脑、双眼融合、喙鼻　　图29-17　叶状全前脑　　图29-18　同一病例叶状全前脑

七、胼胝体缺失

病因与病理　胼胝体为连接左右大脑半球最大的联合纤维，在大脑半球之间起着神经信息的整合作用，对机能发育、学习、记忆起着重要作用。22周以前超声不易看到，为第三脑室上方的一低回声带。

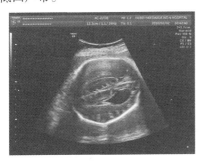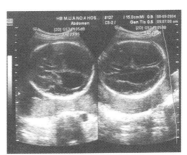

图29-19　胼胝体缺失侧脑室呈泪滴状　　　　图29-20　胼胝体缺失侧脑室呈泪滴状　三脑室扩张

超声表现　透明隔消失，侧脑室前角远离脑中线，后角接近脑中线，双侧侧脑室呈泪滴状扩张，三脑室扩张。

八、脑中线异常

病因与病理　脑中线结构见于大脑镰、透明隔、第三脑室、胼胝体、丘脑、小脑蚓部、小脑延髓池等。脑中线异常可见大脑镰缺如、透明隔缺如、胼胝体缺如、小脑蚓部缺如、增大的透明隔腔、第三脑室扩张、蛛网膜囊肿、小脑延髓池增宽等。病因可见染色体畸形，也可因某些致畸物质引发。

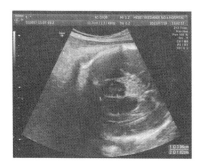 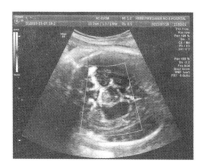

图 29-21　蛛网膜囊肿　　　　图 29-22　同一病例蛛网膜囊肿

九、后颅窝积液

病因与病理　颅后窝为 3 个颅窝中最深最大的一个，容纳小脑、脑桥和延髓，窝的中央最低处有枕骨大池。后颅窝积液的病因是多样化和非特异性的，可见染色体畸形，也可因某些致畸物质如酒精、风疹病毒、巨细胞病毒、糖尿病等引发。

超声表现

1. Dandy-walker 畸形：第四脑室囊性扩张，小脑蚓部发育不全，部分或全部小脑蚓部缺失，阻塞性脑积水。

2. 扩大的小脑延髓池：见于小脑半球发育不良（如 21 三体，心脏结构异常，生长受限，羊水多）。

3. 蛛网膜囊肿：一种脑神经中枢损伤，由大囊肿压迫第四脑室引起间接性脑积水。小脑延髓池增宽 > 1cm。

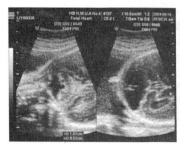 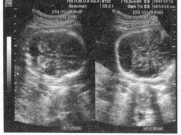 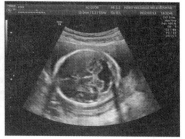

图 29-23　后颅窝积液，小脑蚓部部分缺失　　图 29-24　后颅窝积液，小脑蚓部缺失　　图 29-25　后颅窝积液，小脑蚓部U 形缺失

十、脑肿瘤

病因与病理　脑肿瘤相当少见，可分为皮样囊肿、畸胎瘤、室管膜瘤、星形细胞瘤、Galen 静脉瘤（大脑大静脉瘤）等。肿瘤可表现为囊性、囊实性和实质性。颅内肿瘤常会阻塞脑脊液循环，引起继发性脑室扩张。

超声表现　颅内赘生物，往往体积较大、内部回声多样。可为单纯囊肿、囊实性交错或实性，内可无血流或有血流充盈。肿瘤压迫周围脑组织，阻塞脑脊液循环，可出现脑室扩张、头围增大等。

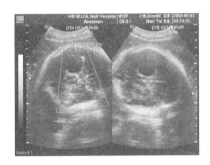 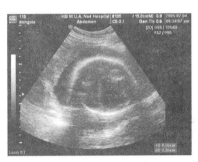

图 29-26　脑内囊性肿瘤（一）　　　图 29-27　脑内囊性肿瘤（二）

十一、轻度脑室扩张

病因与病理　原发性的轻度脑室扩张占 90%，有正常的结局，30% 在子宫内消退。常见原因为 21 三体，此时应寻找其他标记，如 NF、肠管回声增强、肾盂扩张等。胼胝体发育不良可以是完全性的或是不完全性的，表现中脑水管变窄或梗阻、Ⅱ型小脑扁桃体下疝畸形，此时常伴脊柱裂和颅后窝受压。不常见原因有 18 三体，多伴发重大畸形及胎儿宫内发育迟缓、13 三体，90% 的病例有多发重大畸形、脑软化症和大脑实质破坏。

孤立性轻度侧脑室增宽宫内消失率占 18.5%，缩小率占 6.2%，稳定占 61.7%，进展占 13.5%。孤立性轻度侧脑室增宽胎儿出生后神经行为发育异常占 5.4%，其中脑室扩张 10 ~ 11mm 占 3%，扩张 12 ~ 15mm 占 12%。

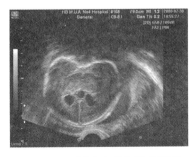 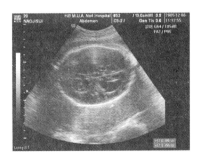

图 29-28　侧脑室前角轻度扩张　　图 29-29　一侧脑室轻度扩张三
　　　　　　　　　　　　　　　　　　　脑室扩张

十二、脊柱裂、脊柱发育异常

病因与病理 脊柱裂是神经管缺陷中最常见的一种，通常可分为开放性脊柱裂和隐形脊柱裂。开放性脊柱裂是脊柱弓未能融合并伴有囊状脊膜膨出，内可含或不含脊髓和神经根。隐形脊柱裂是一个或几个脊柱弓未能融合，不造成神经损害。正常脊柱侧位观察可见颈前凸、胸后凸、腰前凸。脊柱侧弯是一组症状，是椎骨局限性先天畸形的结果，可同时合并脊柱前凸、后凸、异常弯曲、旋转等畸形而失去正常生理弧度。

超声表现 脊柱裂纵切时，在缺损部位可见到局部排列不齐、连续中断、平行强回声，带间距增宽或成角、变窄。脊柱侧弯横切时，病变部位失去正常椎体的三团强回声的"品"字形结构而呈典型的"V"或"A"字形，多有羊水过多，少数表现为羊水过少。

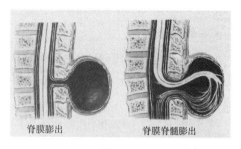

脊膜膨出　　　　　　　脊膜脊髓膨出

图 29-30　脊柱裂脊膜脊髓膨出

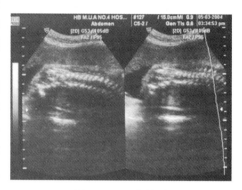

图 29-31　脊柱裂

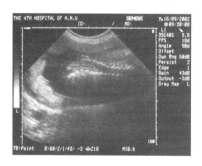

图 29-32　脊柱裂

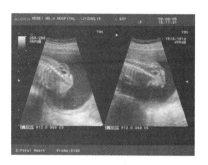

图 29-33　脊柱裂、脊膜膨出（一）

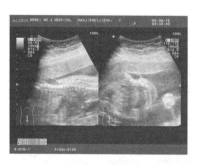

图 29-34　脊柱裂、脊膜膨出（二）

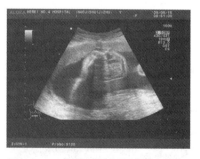

图 29-35　脊柱裂横切面脊柱呈 V 形

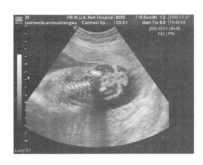
图 29-36　脊膜膨出（一）

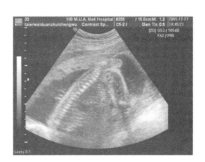
图 29-37　脊膜膨出（二）

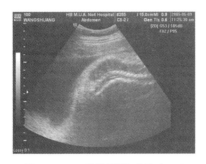
图 29-38　脊柱骶段后凸（一）

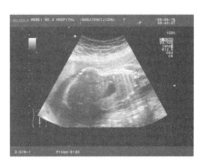
图 29-39　脊柱骶段后凸（二）

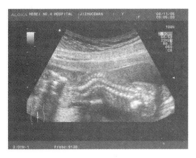
图 29-40　脊柱胸段后凸畸形

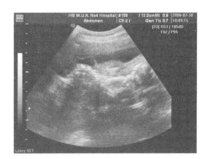
图 29-41　脊柱排列紊乱呈麻花形

第二节　胎儿颜面部畸形

一、泪囊腺囊肿

病因与病理　泪腺分泌系统扩张，Hasner 瓣膜闭锁。囊肿位于眼眶内壁，可单侧或双侧，囊肿可以很大而导致鼻腔阻塞，囊肿大多数在子宫内或在出生后一年自行消除。

超声诊断　双眼横切面显示近鼻根部双眼球内侧泪管区域囊性占位，内透声性好。

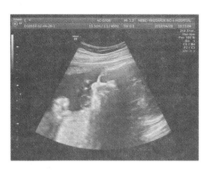
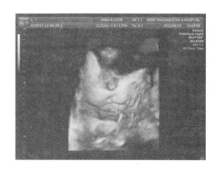

图 29-42　泪囊腺囊肿　　　　图 29-43　同一病例泪囊腺囊肿三维图

二、唇腭裂

病因与病理　属多基因畸形，散发性多见，正常情况下唇在胚胎 45 天左右由外鼻窦和上颌突在中线融合形成。唇腭裂是由于胚胎时期上颌突、鼻突融合障碍以及外侧腭突、正中腭突融合障碍所致，与遗传或环境因素有关。单纯唇裂发病率高，唇裂合并腭裂发病率次之，单纯腭裂少见，男性多于女性，左侧多于右侧。病理上可分为单侧性、双侧性、中央性，较小的唇裂超声很难查出，二维和三维超声应结合检查。超声探查时应尽可能查到胎儿面部，可以在矢状、冠状或斜切的水平面检查，注意唇、鼻及上颌骨部位是否完整。

超声诊断　单侧唇裂，上唇连续线中断，鼻歪向病侧，可见鼻孔与唇裂处相通。双侧唇裂，可见上唇左、右裂开，上唇中央部悬挂于两鼻孔之间并向前突出。中央性唇裂是指上唇中线裂缺范围较大，常合并无鼻或鼻裂。

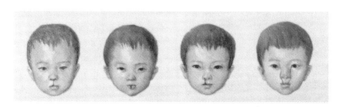

图 29-44　各型唇裂

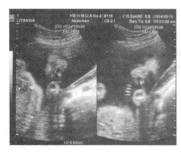
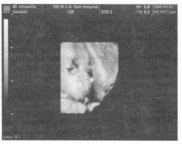
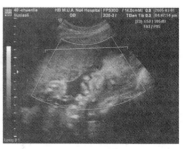

图 29-45　胎儿唇裂，箭头所指　　图 29-46　胎儿唇裂三维图像　　图 29-47　胎儿唇裂上唇中央连续
　　　　　为上唇中断部位　　　　　　　　　　　　　　　　　　　　　　　　　　中断

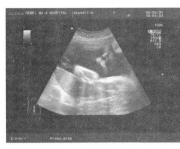
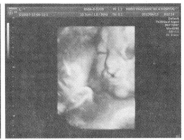
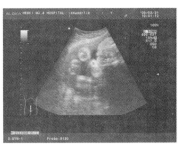

图 29-48 胎儿唇裂上唇中央连续中断   **图 29-49** 胎儿唇裂三维图像   **图 29-50** 胎儿腭裂

三、鼻异常

病因与病理 鼻起源于胚胎颜面部额鼻突下缘的两侧，中央向深部凹陷形成鼻窝。鼻窝周围隆起形成鼻突。两侧鼻向中线靠近，最后在中线处愈合，形成鼻。如果在形成过程发生异常就可出现无鼻、喙鼻或单鼻孔。

超声诊断 鼻骨显示不清，鼻形态异常，常无鼻孔显示，常合并眶间距过窄、独眼、唇裂等。

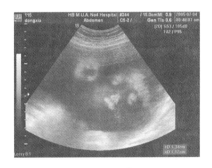
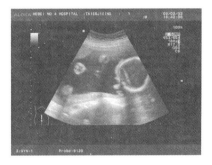

图 29-51 小鼻畸形   **图 29-52** 全前脑、喙鼻

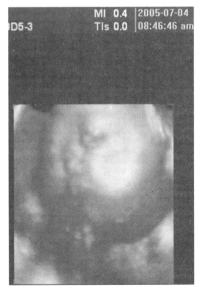
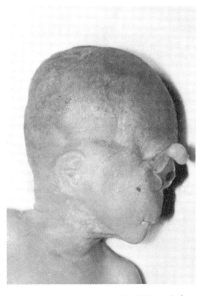

图 29-53 小鼻畸形三维图像   **图 29-54** 同一病例全前脑、喙鼻

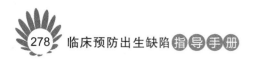
第三节　胎儿心血管系统畸形

一、室间隔缺损

病因与病理　室间隔缺损占先心病 25%～40%，既可单独存在，也可作为复杂心脏畸形或遗传综合征的重要组成部分，室缺合并染色体异常率高达 20%～40%。根据缺损部位的不同，可分为膜部室间隔缺损和肌部室间隔缺损。室间隔缺损可以是单纯性室缺，一般不引起胎儿血流动力学改变，这是因为两侧心室的压力是相等的；也可合并心内、心外其他畸形，如法四、大动脉转位、神经系统、泌尿系统、消化系统异常。

超声表现

室间隔膜部或肌部连续中断，断端回声增强，但部分室间隔缺损，局部断端常无回声增强。胎儿期室水平分流压差低，心室内径比值大致正常。左右室间分流，信号为红色或以红为主的五彩图。

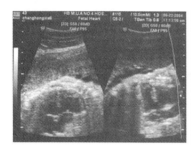 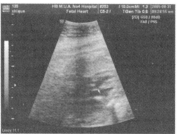 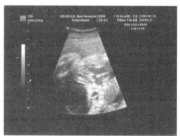

图 29-55　室间隔膜部缺损（一）　图 29-56　室间隔膜部缺损（二）　图 29-57　室间隔膜部缺损（三）

二、心内膜垫缺损

在心脏发育过程中，房室管背腹两侧的隆起受多因素干扰，未在管腔中线彼此相遇融合形成心内膜垫，心脏仍为原始的房室管，以致造成原始心房顶部和原始心室底部的突起无法在中央融合，出现原发房间隔、室间隔缺损。由于心内膜垫参与房室瓣的形成，所以可同时影响房室瓣的发育，出现二尖瓣前叶和三尖瓣隔叶不同程度的分裂和缺陷。

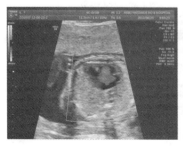 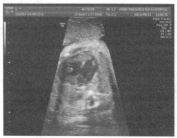 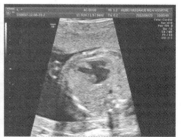

图 29-58　心内膜垫缺损（一）　图 29-59　同一病例心内膜垫缺损　图 29-60　心内膜垫缺损（二）

心内膜垫缺损分为完全性和不完全性两种，完全性是指原发孔房间隔缺损、高位室间隔缺损、严重房室瓣畸形，心房心室间仅有一个共同入口。不完全性是指原发孔房间隔缺损，心房心室间仍有两个入口，左右心房相通，二尖瓣环与三尖瓣环往往分开。单心房是不完全性房室共道畸形中较严重的一种，因为房间隔原发隔和继发隔均未发育，所以心脏仅有一个心房，心房可分别与两组房室瓣连接，也可与一组房室瓣连接。

三、法洛四联症

病因与病理 法洛四联症的发病率占先心病11.9%，占复杂先心病60%。病因为肺动脉漏斗部发育不良，造成左右流出道一宽一窄和室间隔膜部缺损，主动脉骑跨于缺损的室间隔上。

超声表现 室间隔缺损中断，主动脉增宽＞4mm，主动脉前后壁呈骑跨状，肺动脉狭窄，右室大而肥厚或无明显增大。

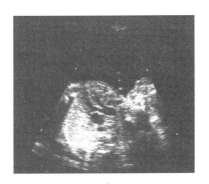 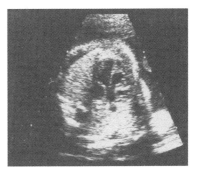

图29-61 法洛四联症室间隔缺损、主动脉骑跨（一）（河北省儿童医院董凤群主任提供）

图29-62 法洛四联症室间隔缺损、主动脉骑跨（二）（河北省儿童医院董凤群主任提供）

四、三尖瓣反流

病因与病理 在中孕期胎儿心脏检查可发现一些微小改变，检出率高于心脏结构畸形，多数无明显影响，但极少数是染色体异常和心内结构异常的线索，也可合并其他畸形。三尖瓣反流可见于三间瓣发育异常、容量负荷过重、心肌功能受损、染色体异常。妊娠14～16周孤立性微量三尖瓣反流发生率为83%，18周后大多数消失。

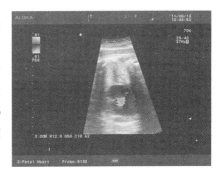

图29-63 三尖瓣反流

超声表现 选择四腔心切面，取样容积宽2～3mm，置于三尖瓣口，一条线在右房，另一条线在右室，声束与血流方向夹角小于20°。三尖瓣反流可分为轻度反流、中度反流和重度反流。轻度反流，反流长度小于右心房长径的20%或小于1/3，峰值流速为30～70cm/s。中度反流，反流长度为右心房长径的20%～40%。重度反流，反流长度大于右心房长径的40%，峰值流速为180～350cm/s。

五、心室内点状强回声

病因与病理 7.4% 的胎儿在孕 13 ～ 16 周出现心室强回声灶,心室强回声灶随孕周增长而逐渐变浅或消失,83.9% 在 34 周消失,97.1% 在孕 38 周消失。有学者研究认为,有心室强回声灶的胎儿和无心室强回声灶的胎儿心脏解剖结构无明显差异。可能的原因是 21 三体、13 三体、单倍体,需结合母体血清学检查。心室内点状强回声发生在左室占 88%,右室占 5%,双室占 7%,出现在右心室或双心室意义较大。

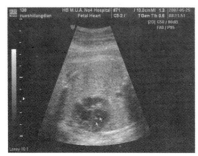 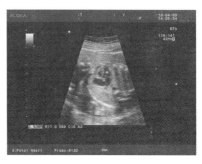

图 29-64　左心室内点状强回声(一)　图 29-65　左心室内点状强回声(二)

第四节　胎儿呼吸系统畸形

一、先天性肺囊腺瘤样畸形

病因与病理 肺囊腺瘤样畸形是肺错构瘤之一,可能因气道与间充质未能正常联系、腺体未分化成肺泡而形成息肉样增生。其特点为末梢支气管过度生长,呈腺瘤样增生并损害肺泡。可发生在双侧肺,也可为单侧或只影响一叶肺。通常有肺发育缺陷和出现纵隔偏移,根据组织学表现可分为三型:Ⅰ型表现为较大的囊,直径多大于 2cm;Ⅱ型表现为多个小囊肿直径小于 1cm;Ⅲ型表现为许多微小的密集囊构成,似为实质性占位的肿物,常影响双侧或单侧肺。单侧时可使心脏移位,横膈下移,可伴有胎儿水肿、腹水、肾多囊样改变、羊水增多。

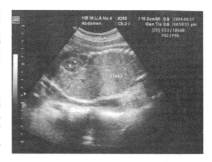

图 29-66　肺囊腺瘤样畸形 Ⅲ 型

超声表现 一侧或双侧肺内出现弥漫的、大小不等的圆形囊性泡,边界清晰,肺体积增大,回声增强,心脏移位被推向对侧,膈肌下移,可有胎儿水肿、羊水过多。

鉴别诊断 先天性肺囊腺瘤样畸形应与先天性膈疝、食管重复畸形、隔离肺、弥漫性肺淋巴瘤鉴别。弥漫性肺淋巴瘤为先天性淋巴管发育异常,淋巴管呈瘤样增生并损害肺组织,可发生在双侧肺,也可为单侧。通常超声表现与肺囊腺瘤样畸形不易区别,病理可做出诊断。

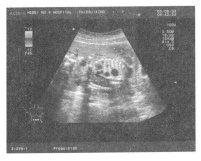
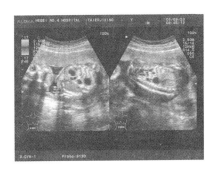

图 29-67　胎儿先天性弥漫性肺淋巴瘤（一）

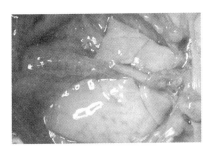
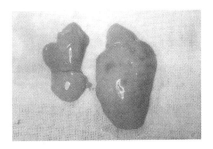

图 29-68　胎儿先天性弥漫性肺淋巴瘤左下肺明显增大表面可见多个囊性泡

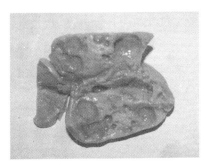
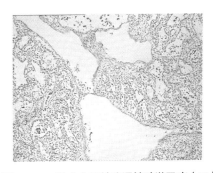

图 29-69　胎儿先天性弥漫性肺淋巴　　图 29-70　胎儿先天性弥漫性肺淋巴瘤（二）
瘤左肺剖面可见多个大小
不等的囊性肿物

二、隔离肺

病因与病理　隔离肺又称肺隔离症，是以血管发育异常为基础的胚胎发育缺陷，是由胚胎的前原肠额外发育的气管和支气管肺芽因接受体循环的血液供应而形成的无功能的肺组织团，与正常肺分离，血供来源于体循环而不是肺循环，约80%的供血动脉来自胸主动脉或腹主动脉。隔离肺常可合并气管食管瘘、食管憩室、食管囊肿、支气管原囊肿。

超声表现　多单侧发病，成均匀强回声包块，内回声均匀，少数可见数个囊性结构，可能为合并肺囊腺瘤或局部支气管管腔阻塞形成囊性区，包块内部见丰富彩色血流信号，可见一条较粗的动脉来源于降主动脉并进入病灶内，包块较大可造成纵隔移位、心脏移位。

鉴别诊断　隔离肺应与Ⅱ型肺囊腺瘤样畸形鉴别。

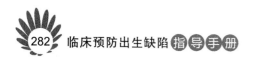
三、胸水

病因与病理 由于淋巴液产生过多或回流受阻，造成过多液体积聚在胎儿胸腔内。原发多见单侧，右侧多于左侧，积液多为乳糜液。继发多见于胎儿水肿，多双侧。临床多见乳糜胸、胎儿水肿、染色体异常、膈疝、淋巴管扩张、特发性胸腔积液、肺错构瘤、肺分离、肺囊性腺瘤样病变。

超声表现 胎儿单侧或双侧胸腔内可见液性区，胎肺漂浮在胸水中显示清晰，体积小于正常，单侧大量积液可将纵隔推向对侧。

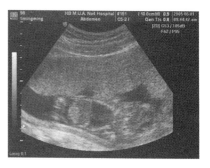

图 29-71　胸腔积液

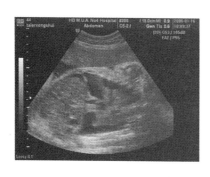
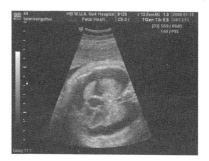
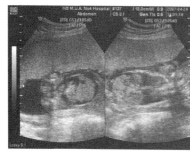
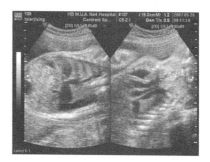

图 29-72　双侧胸腔积液

四、先天性膈疝

病因与病理 由于膈肌发育不全，腹腔脏器通过腹肌的缺损或薄弱部分进入胸腔。在胚胎早期，胸腹腔相通，在胚胎第 8 周时形成圆顶状的肌肉筋膜组织（横膈）将胸腹腔分开，当胎儿横膈发育缺陷导致膈肌缺损时，部分腹腔内脏器通过缺损处进入胸腔形成先天性膈疝，左侧多见。一般在检查胎儿胸、腹腔时，应注意心脏的位置是否正常、胃泡是否在腹腔内正常位置。

超声表现 左侧膈疝常因胃肠进入胸腔而将心脏挤至右胸。腹腔内看不到胃泡，有时在胸腔内看到胃泡，有时因压迫胃泡不明显而被误诊为食道闭锁。右侧膈疝，右胸腔内可见实质性占位，如肝回声、伴胸腔积液。胎儿在子宫内因胸内压力增加可压迫膈肌反转，静脉回流阻塞，压迫心脏引起心衰、水肿、腹水及胎儿肺发育不全。

鉴别诊断

1. 一侧肺缺如：当一侧肺缺如时，缺如侧胸腔塌陷，心脏移位，腹腔内脏器常上移。

2. 无胃泡：膈疝时，胃突入胸腔后因受挤压以及食管与胃连接部受牵拉移位成角，使胎儿吞咽羊水的阻力增加而致不能正常吞咽羊水，胃内干瘪无羊水充盈，在胸腹腔内均不能显示胃泡回声且羊水增多。

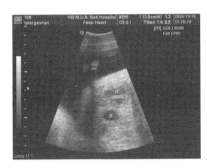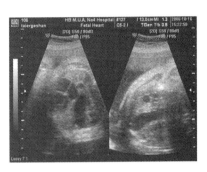

图 29-73　左侧膈疝胃泡进入胸腔

第五节　胎儿泌尿系统畸形

一、异位肾

病因与病理　胎儿肾脏最初位于盆腔内，以后逐渐上移到腰部。如果肾的上升过程受阻，则出生后肾脏处于低于正常的位置。

超声表现　在一侧或双侧肾窝内未见肾脏回声，并有肾上腺平躺改变，盆腹腔内可见肾脏回声，当周围被肠管包绕时肾脏往往不易被发现。

鉴别诊断　异位肾应与肾缺如鉴别。肾缺如经反复多次检查，在肾区及盆腹腔内均未能找到肾脏回声。

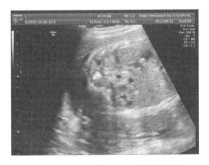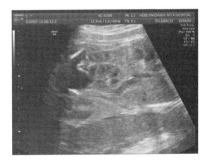

图 29-74　胎儿一侧肾显示不清　　图 29-75　同一病例胎儿膀胱上方可见一肾脏

二、成人型多囊肾

病因与病理　成人型多囊肾 Potter Ⅲ 型是一种常染色体显性遗传，常双侧肾脏受累，肾脏内部既有病变结构也含正常组织。肾实质内有多个大小不等的囊肿，直径最大可达6cm。可合并其他尿路畸形，最常见者为对侧肾积水；还可合并其他部位囊性病变，如肝脏、脾脏、胰腺等。

超声表现 双侧肾脏增大，肾实质回声增强，肾区内见多个大小不等的囊性结构。羊水量正常或略少。

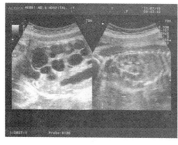
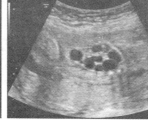
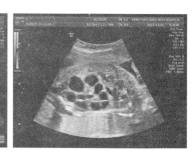

图29-76 一侧肾多囊 一侧肾正常 　　　　图29-77 成人型多囊肾

三、婴儿型多囊肾

病因与病理 婴儿型多囊肾Potter I型是一种常染色体隐性遗传，因原发性集合小管的末端与远端小管的末端未能沟通，肾小管内尿液积聚致使肾内形成许多囊泡。

超声表现 双侧肾脏对称性增大，肾实质充满了扩张的集合管，囊肿直径1~2cm，病变弥漫全肾，膀胱不显示，羊水过少，预后不良。

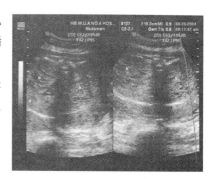

图29-78 婴儿型多囊肾

四、肾积水

病因与病理 肾积水可分为生理性肾积水和病理性肾积水。生理性肾积水常于生后自发消失，属功能性变化而非解剖学病理异常，在胎儿期可短暂存在或出生后1年内消失或持续存在但无进行性加重。病理性肾积水主要是结构异常，如输尿管梗阻、后尿道瓣膜、尿道闭锁、重复肾等，导致肾盂肾盏内尿液潴留、肾盂扩大、肾实质萎缩和肾脏增大。如为单侧性狭窄，则左侧多于右侧；如为

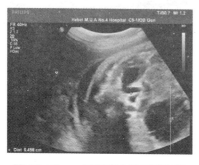
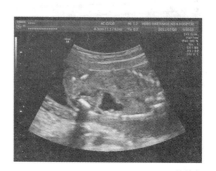

图29-79 一侧肾积水输尿管扩张 　　　　图29-80 一侧肾积水

双侧性狭窄，狭窄的程度可以两侧不对称。也有部分病例肾盂扩张，仅表现为一过性，应注意随访。

超声表现 肾盂扩张，肾脏横切面上测量，肾盂前后径小于 5mm 为正常（晚期妊娠小于 9mm 为正常），5～10mm 为可疑，大于等于 10mm 为肾盂扩张，10～15mm 为轻度扩张。扩张 15mm 以上，肾盏出现积液，呈花瓣状排列，肾实质无明显改变或稍变薄为中度扩张。肾盂肾盏扩张成囊状，肾柱变薄，在囊腔周围形成分隔状，肾实质明显变薄，呈膜样组织，为重度扩张。

五、输尿管囊肿

病因与病理 由于输尿管开口狭窄，输尿管入膀胱段肌层薄弱，尿液排出不畅，致使输尿管黏膜下端逐渐膨大，突入膀胱内形成囊肿，囊壁外层为膀胱黏膜，中层为结缔组织，内层为输尿管黏膜。囊肿远端有一狭窄的小孔，尿液先流入囊肿内，囊肿增大，然后再从小孔排出，囊肿变小。

超声表现 膀胱增大，内可见一囊性结构，呈圆形，囊壁薄而光滑，囊肿有规律的增大和缩小，囊肿大时可引起单侧或双侧肾积水，输尿管囊肿也可双侧发生，膀胱内出现两个囊肿。

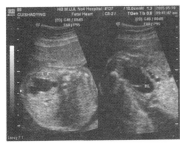 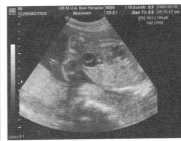 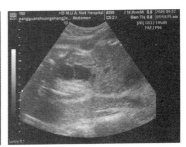

图 29-81 左图胎儿肾积水 右图 输尿管囊肿 　图 29-82 输尿管囊肿，膀胱内可见一囊性肿物（一）　图 29-83 输尿管囊肿，膀胱内可见一囊性结构（二）

六、轻度肾盂扩张

病因与病理 肾盂轻度扩张可单侧，也可双侧，男性多于女性，可能与 21 三体综合征有关，有报道肾盂轻度扩张患 21 三体的风险提高 1.6 倍。也可能是一过性的扩张，有报道约 3% 的正常胎儿可发现轻度肾盂分离。也可见肾盂输尿管连接处梗阻，通常在分娩前消失，应寻找其他异常，注意随访。

超声表现 一侧或双侧肾盂分离≥10mm 且＜15mm。

表 29-1 胎儿肾积水超声评分

超 声 评 分	横切面肾盂最大前后径 PAPD（mm）	肾实质厚度 RPT（mm）
0	＜ 10	≥ 7
1	10～13	5～7
2	13～15	3～5
3	＞ 15	≤ 3

注：粗略估计，0、1 为生理性肾积水；2、3 为病理性肾积水。

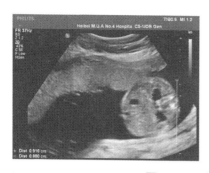
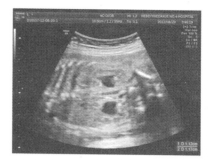

图 29-84　轻度肾盂扩张

第六节　胎儿消化系统畸形

一、消化道梗阻

病因与病理　消化道梗阻多见食道闭锁、十二指肠梗阻、肠梗阻。食道闭锁是由于食道某个部分缺如，当气管食管隔偏向后方或在食管早期上皮细胞迅速增殖，管腔阻塞即可造成食管闭锁。食道闭锁常合并面部、神经系统、心脏等畸形，也与染色体畸形有关。十二指肠梗阻是因为在胚胎发育时期肠管腔化过程异常，可发生在十二指肠任何部位，梗阻多为瓣膜狭窄，肠管腔局限性狭窄较少见，也可合并其他畸形。肠梗阻可发生在小肠，也可发生在结肠，可以是原发性如肠狭窄或肠闭锁，也可以是继发性如肠扭转或肠套叠。

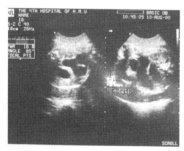
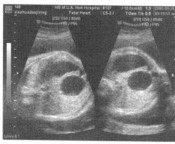
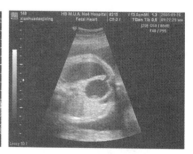

图 29-85　十二指肠梗阻（一）　　图 29-86　十二指肠梗阻（二）　　图 29-87　十二指肠梗阻（三）

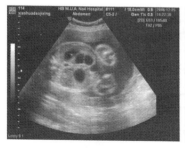
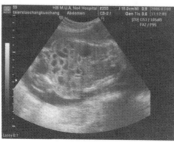
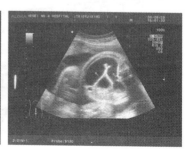

图 29-88　肠梗阻肠管横切面图（一）　　图 29-89　肠梗阻肠管横切面图（二）　　图 29-90　肠梗阻肠管纵切面图

超声表现　食道闭锁，胎儿腹腔内多次复查均找不到胃泡或肠管，同时合并羊水过多，胎儿有反吐现象。十二指肠梗阻超声在胎儿上、中腹部可见双泡，其间可见开口，但部分胎儿可出现呕吐现象而无双泡表现。肠梗阻超声可见胎儿腹腔膨隆，内有许多扩张充液的肠环，蠕动增加，羊水增多。

二、腹壁缺陷

病因与病理　可有几种不同表现，如脐疝、腹裂。脐疝是由于正常外突的小肠于 10 ~ 12 孕周不能重新回缩腹腔引起，在脐部有腹内脏器膨出，常有腹膜或羊膜包围，有时压力大膜可破裂，多见于多基因疾病、染色体异常。腹裂为腹膜中线（包括肌肉、筋膜和皮肤）缺损，内脏从腹壁向外突出而且没有浆膜包裹覆盖，通常为单纯性小肠突出，也可见腹部其他脏器突出，可合并其他畸形，以心脏畸形为常见。

超声表现　脐疝是腹前壁包块，腹内脏器膨出，内含单纯肠管或单纯肝脏回声，外周有脐带包裹，胎儿腹围变小。腹裂则是在脐旁有腹壁缺陷，以右侧多，腹内脏器自缺损处膨出，膨出的内容物因其缺损部位不同而不同，数量多少也因缺损范围大小而异。腹裂除缺损的腹壁外有其正常的脐带附着处，超声检查时可找到脐根部，膨出的脏器多无膜包围，可见到脏器在羊水中漂浮。

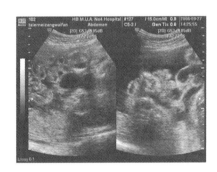

图 29-91　腹裂　肠外翻（一）

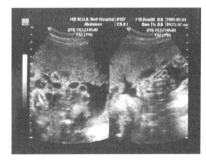

图 29-92　腹裂　肠外翻（二）

三、胎粪性腹膜炎

病因与病理　主要由于胎儿期肠穿孔，胎粪经过破孔流入腹腔引起无菌性化学性腹膜炎。可见肠道梗阻，如胎粪性肠梗阻、肠闭锁引起上段肠曲胀大而穿孔，或自发性穿孔。穿孔部位多发生在回肠末端，穿孔原因可见：

1. 先天畸形（如肠道狭窄、重复肠、肠粘连、肠扭转、肠套叠等）引起的肠梗阻，肠闭锁使上段肠曲胀大而穿孔。

2. 肠壁肌薄弱或部分缺失。

3. 肠管神经支配紊乱。

4. 肠系膜血管栓塞导致肠管壁病变。

5. 宫内感染（如巨细胞病毒、风疹病毒、人类细小病毒等）导致肠壁血管炎性坏死而穿孔。

6. 染色体异常，如囊性纤维化。

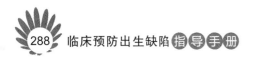
7. 自发性穿孔，原因不清楚。

超声表现 肠管扩张，肠蠕动活跃，穿孔后引起炎性腹水，粘连包裹形成圆形包块或假性囊肿。胎粪中钙盐沉积形成钙化斑块，胎儿期由于鞘突未闭，胎粪可流入外阴形成鞘膜积液或外阴水肿。胎儿可有发育不良、双顶径小于孕周，有时因羊水循环障碍导致羊水过多。

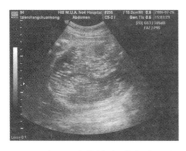
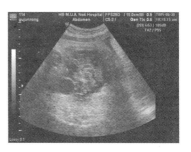

图 29-93　胎粪性腹膜炎（一）　　图 29-94　胎粪性腹膜炎（二）

四、腹水

病因与病理 胎儿腹水由多种病因造成，可单独出现，也可合并其他畸形或羊水过多。

超声表现 在胎儿腹腔内可见不同程度的液性区，如腹水量较少时，在胎儿腹腔内可见液性裂隙、肠蠕动增加；如羊水量较多时，胎腹极度膨胀，腹壁很薄，腹水内可见清晰的内脏。

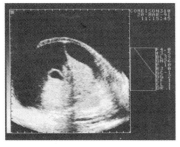
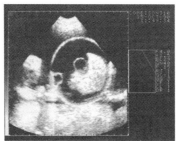

图 29-95　胎儿腹水内可见肝脏、　图 29-96　胎儿腹水内可见肝脏、　图 29-97　胎儿腹水内可见肝脏
　胆囊（一）　　　　　　　　　胆囊（二）　　　　　　　　　　胆囊

五、肠管回声增强

病因与病理 腹内高回声的发现率与很多因素有关，如探头频率、仪器分辨率、胎儿体位、孕妇体型、诊断标准等，多数随访结果于中期妊娠末或晚期妊娠消失。部分是胎粪性肠梗阻导致的囊性纤维化，见于肠梗阻、大网膜缺血、染色体异常、巨细胞病毒感染、生长受限等。

常见原因有：原发性（占 0.6%，其原因不明）、21 三体、囊性纤维化（北欧高加索人发病率高）、感染（如巨细胞病毒、细小病毒、弓形虫感染），胎粪性腹膜炎形成假性囊肿。

不常见原因有：被消化的血液（常为一过性，其内容物分层）、胎儿宫内发育迟缓、肠缺血（常发生于胎儿低血压者，与双胎输血有关）。

超声表现 肠管回声增强（EB）超声分级：

0 级：＜肝回声（正常）

1 级：＞肝回声，＜骨骼回声（正常）

2 级：＝骨骼回声（潜在异常）

3 级：＞骨骼回声（潜在异常）

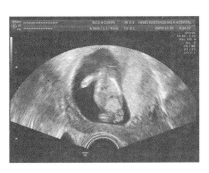
图 29-98　肠管回声增强 2 级（一）

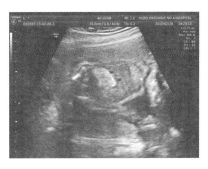
图 29-99　肠管回声增强 2 级（二）

第七节　胎儿骨骼畸形

一、骨骼异常

（一）成骨发育不全

病因与病理　以常染色体显性遗传为主，还有个别为隐性遗传，临床分为先天性和迟发性。

超声表现　颅骨变薄，头大，肢体短小，成弓形弯曲。有的肢体合并有多处骨折畸形，骨化缺陷，骨密度低，骨皮质变薄，胸腔变小。

（二）软骨发育不全

病因与病理　常染色体显性遗传，骨构端软骨发育不全。

超声表现　长管状骨粗短，骨端膨大，头大，躯干接近正常的侏儒。

（三）肢体缺陷

病因与病理　四肢畸形的发病原因多种多样，有些只是单纯肢体畸形，但很多情况下与遗传性疾病有关，属于染色体异常或某些综合征表现之一。常见有足内翻、手腕内屈、多指趾、缺指、桡骨、胫骨缺失等。

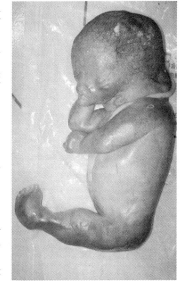
图 29-100　双下肢融合

超声表现　按序贯检查方法，从肩关节开始检查肱骨、尺桡骨的长度及数量；从髋关节开始检查股骨、胫腓骨的长度及数量和手、足的形态及位置。当胎儿握拳时手指不易检查得到，要向孕妇说明情况。

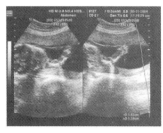

图 29-101　成骨发育不全，上肢骨短小

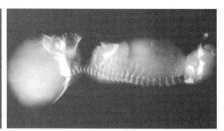

图 29-102　成骨发育不全，四肢骨短小，头大（一）　图 29-103　成骨发育不全，四肢骨短小，头大（二）

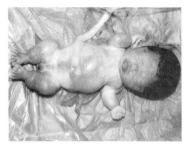

图 29-104　成骨发育不全，四肢骨短小，头大（三）

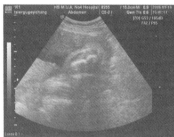

图 29-105　长骨短小伴骨折

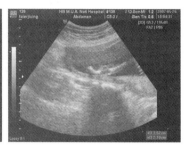

图 29-106　上肢骨短小

二、手异常

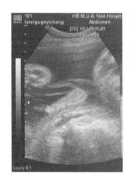

图 29-107　一侧手缺如

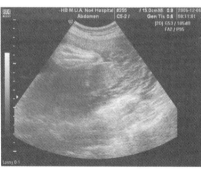

图 29-108　一侧手部分缺如

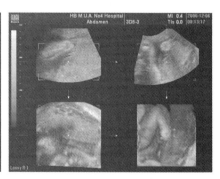

图 29-109　一侧手缺如三维图像

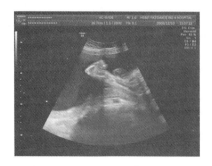

图 29-110　一侧手内勾（一）

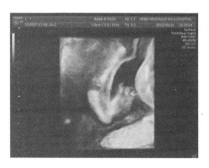

图 29-111　一侧手内勾（二）

三、足异常

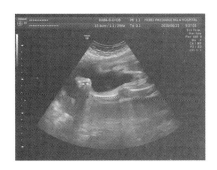

图 29-112　足内翻（一）

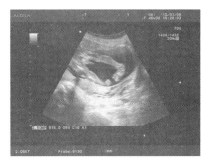

图 29-113　足内翻（二）

第八节　胎儿其他畸形

一、胎儿淋巴囊肿

　　病因与病理　淋巴囊肿是因胚胎时原始淋巴管未能逐渐退化或引流入中心静脉系统而发生，为淋巴系统先天异常。较多见，预后不良，约 80% 发生在颈部，可单侧或双侧。

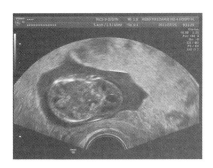

图 29-114　淋巴管囊肿胎儿头周呈头盔状（一）

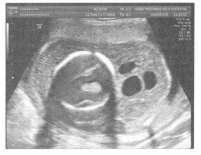

图 29-115　淋巴管囊肿胎儿头周呈头盔状（二）

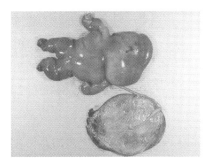

图 29-116　淋巴管囊肿胎儿头、躯干呈茧状，四肢水肿，双手内勾

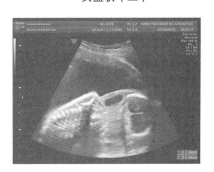

图 29-117　淋巴管囊肿

　　超声表现　胎儿颈部有不对称的多隔状囊性肿物，壁薄，肿物自胎儿皮下组织层向外扩展，似被一层囊状物所覆盖。有典型的多隔状，其内只含液体，多在颈的后侧方，有时可延伸到躯干、肢体或腋下等部位，呈茧状。

二、胎儿水肿

　　病因与病理　胎儿水肿的发生机制是由体内外液体和血管内外液体交换失调所致。此外尚有 44% 胎儿水肿原因不明。

　　分类 { 免疫性水肿：因血型不合引起。

非免疫性水肿：见于心血管畸形、染色体异常、双胎输血综合征、贫血等其他原因。

　　超声表现　胎儿腹水，胸水，肝大，心脏大，发育迟缓，肢体短小，皮肤厚度＞5mm，胎盘水肿，羊水量异常（过多或过少）。

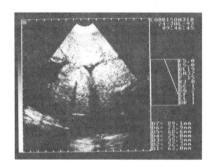
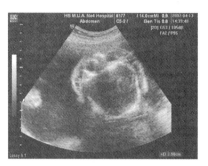

图 29-118　胎儿肢体皮肤水肿　　　　图 29-119　胎儿全身皮肤水肿

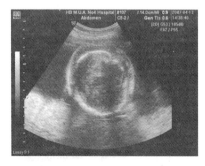
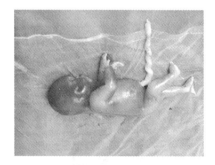

图 29-120　胎儿头周皮肤水肿（一）　　图 29-121　胎儿头周皮肤水肿（二）

三、双胎输血综合征

　　病因与病理　双胎输血综合征是单卵单绒毛性双胎，在宫腔内一个胎儿的血液通过胎盘吻合血管（动脉—动脉、静脉—静脉、动脉—静脉）输送给另一个胎儿。双胎输血综合征的程度可轻重不等，轻者不易发现，重者临床表现：供血儿为贫血，发育迟缓或死亡；受血儿为高输出量性心衰，周身水肿，胸腹水，尿量多，羊水多，死胎。

超声表现　双胎共用一个胎盘，两个羊膜腔大小不同，两个胎儿性别相同，双胎间双顶径差异＞0.5cm，腹围差异＞2cm，股骨差异＞0.5cm。受血儿羊水多，供血儿羊水少，脐动脉血流 S/D 差异＞0.4，胎儿体重差异＞25%，双胎之一为胸腹水、心衰，一胎儿可为贴附儿。

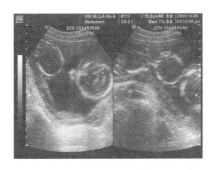

图 29-122　双胎输血综合征　一个大胎儿，一个小胎儿（一）

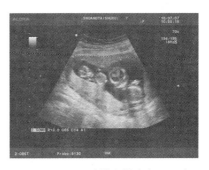

图 29-123　双胎输血综合征　一个大胎儿，一个小胎儿（二）

四、连体双胎

病因与病理　在胚胎分化早期，单绒单羊膜囊双胎的胚盘上出现两个原条，如果两个原条没有完全分开，便形成了连体双胎。连体两胎儿可为矢状面相连，即连体部分面向同一方向；或为冠状面相连，即两胎儿面对面或背对背。连体双胎可发生很多畸形如腭裂、先心病等，且通常多为女性。连体双胎的胎盘通常为单个胎盘，有单绒毛膜囊和单羊膜囊，脐带结构多样化。

超声诊断　两个胎儿的相互位置恒定不变，可见头或胸或腹或臀骶或背等部位相连，胎儿可共用一个心脏，子宫内未见羊膜膈回声。

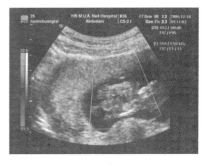

图 29-124　连体双胎双胎儿胸腹相连

五、无心畸形

病因与病理　无心畸形是双胎胎盘之间存在动脉－动脉、静脉－静脉吻合，动脉－动脉将血从正常的双胎之一带到畸形胎，而静脉－静脉将血返回，造成逆向的血流。血流离开无心儿，影响心脏发育，胚胎发育严重紊乱。发病率占妊娠的 1/3500，在单卵双胎中占 1%，无心畸形的胎盘常可合并单脐动脉。

超声表现　常见 4 种类型：

1. 头部部分发育，躯干肢体发育，无心脏。

2. 胸部以上未发育（无头、胸、心肺），见腹部圆形包块及发育不全的下肢（此类最常见占 60% ~ 70%）。

3. 有头，无躯干，无心，此类最罕见。

4. 无形态圆块，内含各类组织，无法辨认各器官。

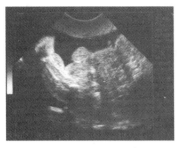
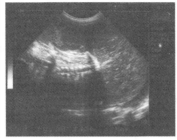
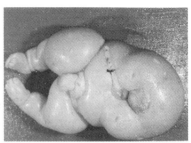

图 29-125　无心畸形，胎儿躯干　图 29-126　无心畸形，胎儿躯　图 29-127　无心畸形
　　　　　及肢体明显增厚　　　　　　　　干明显增厚

六、寄生胎

病因与病理　在胚胎期，内细胞团分裂为大小不等的两团，大的一团得到充分的胎盘供血而发育成正常胎儿，小的一团由于不能得到充分的胎盘供血而被封入另一胎儿体内，发育受限成为胎中胎。

超声表现　可发生在胎儿腹内、背部等部位，出现混合型包块，内可见胎儿组织和胎体，部分可见胎动。

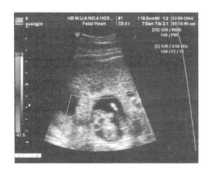
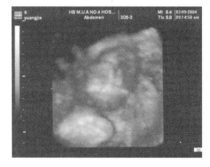

图 29-128　寄生胎，在胎儿腹腔内　图 29-129　寄生胎三维图像可见胎
　　　　　可见一不规则的胎体，　　　　　　儿骨骼
　　　　　可见胎动

七、胎儿宫内发育迟缓（FGR）

病因与病理　胎儿宫内发育迟缓亦称胎盘功能不良综合征或胎儿营养不良综合征，系指胎儿体重低于其平均体重的两个标准差。常见的胎儿因素有遗传因素、胎儿感染、胎儿应用营养物质障碍；常见的胎盘因素有球拍状胎盘、前置胎盘、多胎妊娠等造成的胎盘结构和功能异常，致使营养物质供应障碍；常见的母体因素有营养不良、缺氧、贫血、吸毒等。

超声表现　胎儿双顶径长度小于正常孕周的双顶径长度，31 周前双顶径每周增长 < 0.3cm，31 周后双顶径每周增长 < 0.2cm。腹围比头围更明显得小于正常。股骨长小于正常孕周的股骨长度，23 周前股骨长度每周增长 < 0.3cm，23 周后股骨长度每周增长 < 0.2cm。脐动脉 S/D 值明显增高。羊水 < 3cm。

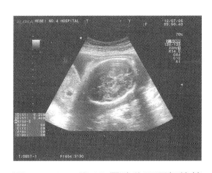

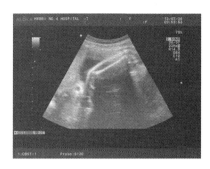

图 29-130 孕 32 周胎儿双顶径约符
合 25 周

图 29-131 孕 32 周胎儿股骨长约符
合 29 周

八、胎儿肿瘤

病因与病理 病因不十分明确，早期不易发现，常于妊娠中、晚期发现，可发生于胎儿脑、心、肝、肾等身体的各个部位，常见血管瘤、错构瘤、畸胎瘤、黏液瘤等。

超声表现 胎儿血管瘤多见胎儿面部颌下、腋下。为局部皮肤增厚，非均质或网状低回声包块，边界较清，无明显包膜，肿块内可见血流信号。错构瘤常发生于肝、肾，肿瘤为实性，边界清，内可见棒状血流，常于晚期妊娠时发现。畸胎瘤多发于臀部，肿瘤呈混合性，边界清，突出于体表，内可见脂质、头发、骨骼。一般实性成分多而液性成分少，声像图特征性较差。

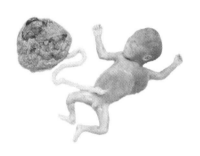

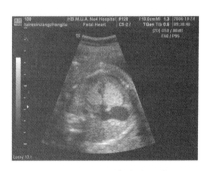

图 29-132 胎儿腋下血管瘤

图 29-133 胎儿心脏肿瘤心房、心
室肿瘤（一）

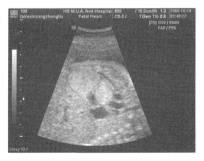

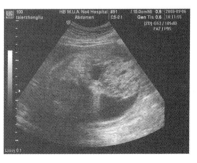

图 29-134 胎儿心脏肿瘤心房、心
室肿瘤（二）

图 29-135 胎儿臀部畸胎瘤（一）

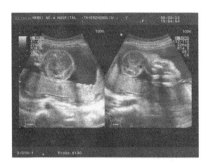

图 29-136　胎儿臀部畸胎瘤（二）

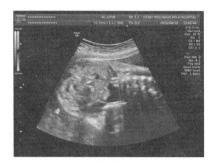

图 29-137　胎儿臀部实性肿瘤

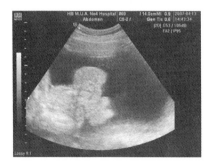

图 29-138　胎儿臀部肿瘤

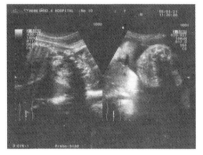

图 29-139　左图纵切面下颌淋巴管
囊肿，右图横切面

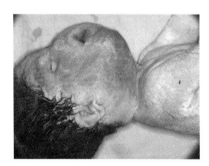

图 29-140　下颌淋巴管囊肿

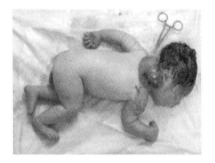

图 29-141　颈后脉管瘤

第三十章
脐带及胎盘异常

第一节　脐带异常

一、脐带血肿

病因与病理　脐带血肿多发生在较短的脐带或受损伤的脐带，多发生于静脉且多发于近胎儿端。原因可能为局部血管壁脆弱、华通氏胶减少、脐带过急过猛牵拉等。当曲张的脐静脉破裂后，血液流入外周的华通氏胶而形成囊肿，如果脐带表面的羊膜也受损，血液会流入羊膜腔，导致胎儿严重失血，大的血肿会压破脐血管，导致胎儿缺氧。

超声表现　胎儿端脐带内可见囊性肿物，肿物边界清，内见点状回声，透声性稍差。

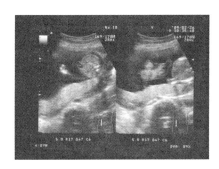

图 30-1　脐带血肿（一）

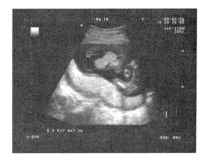

图 30-2　脐带血肿（二）

二、脐带囊肿

病因与病理　脐带囊肿分为真性与假性两种。真性为卵黄囊或尿囊的遗迹，体积较小，

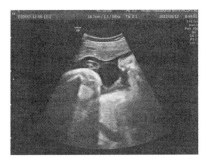

图 30-3　脐带囊肿（一）

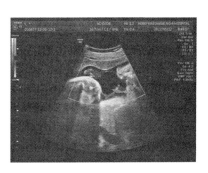

图 30-4　脐带囊肿（二）

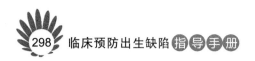
没有临床意义，有时达鸡卵大小，可压迫脐带血管。假性为华通氏胶液化聚集形成，体积较大，内含黏液，没有上皮，周边可见脐带动静脉。

超声表现 在脐带部位可见单发或多发囊性肿物，内无回声，透声性好，周边可见脐带动静脉血流，较大囊肿可压迫脐血管致胎儿死亡。

三、单脐动脉

病因与病理 年轻的初产妇、年老的经产妇、合并糖尿病的产妇的单脐动脉发生率高。病因可见于先天性未发育，从胚胎开始发育起即为一条脐动脉；或在胚胎开始存在两条脐动脉，但在以后发育过程中一条脐动脉继发性萎缩而逐渐消失。单脐动脉多合并染色体或其他畸形，早产率高，低体重儿的发生率也高。

超声表现 在膀胱一侧可见一条脐动脉，而另一侧无脐动脉回声，或脐带横切面内仅见一条脐动脉和一条脐静脉回声。

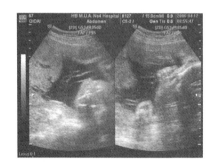
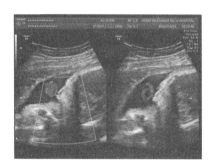

图 30-5　单脐动脉（一）　　　　　图 30-6　单脐动脉（二）

四、脐绕颈

病因与病理 脐绕颈是脐带缠绕胎儿身体，如胎颈、胎儿肢体、胎儿躯干。通常以脐绕颈多见，脐绕颈多见脐带较长、胎动较多的胎儿，绕颈可以为一圈、两圈、三圈甚至四圈。因脐带本身有补偿性伸展，不拉紧到一定程度，不发生临床症状，但脐绕颈可使脐带相对过短或紧紧缠绕胎儿颈部致胎儿死亡。

超声表现 胎儿颈部纵断面可见 U 形、W 形或锯齿形压迹，多普勒检查可见彩色血流信号。横断面可见 L 形（仅一侧颈部可见血流信号）、C 形（脐带缠绕颈部角度＞180°且＜360°）、O 形（胸前脐带两端靠近但不交叉）、α 形（胸前脐带两端交叉，缠绕角度＞360°）。

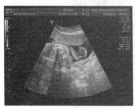
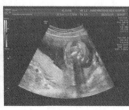
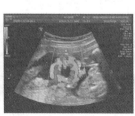
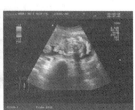

图 30-7　脐绕颈横切面　　图 30-8　脐绕颈横切面　　图 30-9　脐绕颈横切面　　图 30-10　脐绕颈横切面
血流呈 L 形　　　　　　　血流呈 C 形　　　　　　　血流呈 O 形　　　　　　　血流呈 α 形

五、脐带扭转

病因与病理　脐带顺其纵轴扭转，生理性可转6～11周，脐带沿长轴过度扭转会导致血管受压甚至阻塞，使胎儿血运中断而死亡。扭转多见于胎儿端脐带根部，过分扭转常发生于脐带外周的华顿氏胶较薄弱处。羊水过多、胎儿活动过多、腹壁松弛的多产妇易发生脐带扭转。

超声表现　产前超声检测脐带，当纵向扫描见脐静脉两旁呈串珠状紧密排列的脐动脉横断面时，应注意有脐带扭转周数过多的可能，同时脐动脉、脐静脉直径小于正常。

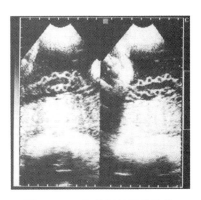

图 30-11　脐带扭转呈佛珠状

六、脐疝

病因与病理　脐疝是由于正常外突的小肠于10～12孕周不能重新回缩腹腔，导致脐部有腹内脏器膨出，常有腹膜或羊膜包围。有时压力大膜可破裂，多见多基因疾病、染色体异常。

超声表现　脐疝是腹前壁包块，为腹内脏器膨出，内含单纯肠管，外周有脐带包裹，胎儿腹围变小。

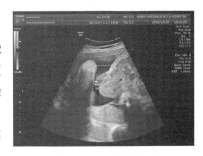

图 30-12　脐疝（一）

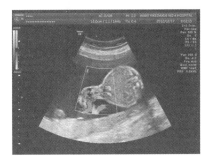

图 30-13　脐疝（二）

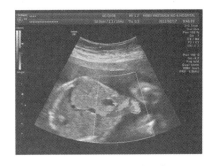

图 30-14　脐疝（三）

七、球拍状胎盘

病因与病理　正常脐带一般附着于胎盘中央和侧方，当脐带附着于胎盘边缘时称球拍状

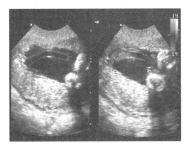

图 30-15　球拍状胎盘脐带附着在胎盘边缘（一）

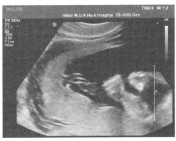

图 30-16　球拍状胎盘脐带附着在胎盘边缘（二）

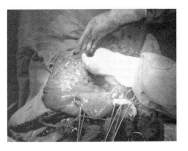

图 30-17　球拍状胎盘脐带附着在胎盘边缘（三）

胎盘，发生率为 0.1% ~ 15%，属脐带附着异常，常与双胎或多胎及单脐动脉并发，在早产、流产、胎儿宫内生长迟缓中发生率较高。球拍状胎盘脐带易受胎儿压迫，造成胎儿宫内窘迫、前置血管断裂致胎儿死亡。

超声诊断 在胎盘中央找不到脐带附着点，脐带附着在胎盘的边缘。

八、帆状胎盘

病因与病理 胚胎初期脐带附着正常，以后叶状绒毛单项侧方向生长，脐带掉队，附着处营养不良，绒毛萎缩进而变为平滑绒毛膜。或由于子宫内膜贫瘠，胚囊寻找好基地，致叶状绒毛单项侧方向生长，绒毛蜕变，脐带处营养不良而造成。脐带易受胎儿压迫，造成胎儿宫内窘迫、前置血管断裂、胎儿死亡。

超声诊断 胎盘上未见脐带附着点，脐带附着在胎膜上。脐血管经过胎膜进入胎盘，当胎膜上的血管通过子宫下端或跨越子宫内口时，处于胎先露之前称为血管前置。

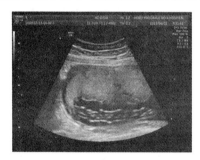
图 30-18 帆状胎盘脐带附着在胎膜上（一）

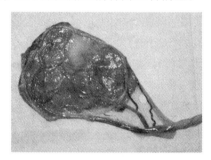
图 30-19 帆状胎盘脐带附着在胎膜上（二）

第二节 胎盘异常

一、单胎多叶胎盘

病因与病理 多叶胎盘是一个胎盘分成两叶、三叶或多叶，但有共同部分相互连在一起。发病原因是孕卵着床后，底蜕膜血管供应障碍，呈局灶状分布，叶状绒毛膜在血管丰富的底蜕膜处发育形成多叶状。常可见双叶、三叶、复叶胎盘，这些胎盘剥离娩出时易造成胎盘残留，引起产后出血及感染。

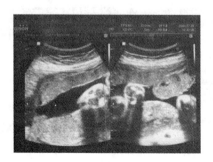
图 30-20 多叶胎盘（一）

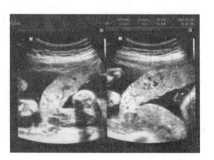
图 30-21 多叶胎盘（二）

　　超声诊断　一个或多个分出的胎盘与主胎盘间有一定的距离，之间借胎膜、血管与主胎盘相连。

二、轮廓胎盘

　　病因与病理　胎盘的胎儿面较母体面小，即绒毛膜板小于胎盘底板，胎盘与胎膜边缘有一定距离。如果胎膜折叠形成一个隆起的嵴，则为轮廓胎盘，临床易流血、流产、流水。

　　超声诊断　胎盘回声尚清，胎盘上可见膜状结构和羊膜带，不易鉴别。

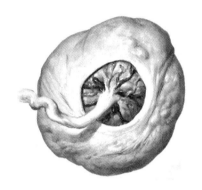

图 30-22　轮廓胎盘

三、前置胎盘

　　病因与病理　当胎盘分布于子宫下段、接近于子宫内口或覆盖内口处，位于胎先露之前，称为前置胎盘。由于子宫内膜病变或胎盘过大等原因使受精卵种植于子宫下段，而胎盘在妊娠过程中的移行又受阻，致使胎盘就地发育，供血不足，胎盘扩延覆盖于或紧靠子宫内口形成前置胎盘。临床表现为无痛性反复出血。因部分低置胎盘在妊娠过程中随子宫下段拉长可向上移行，故如在中期妊娠疑有胎盘低置或前置，一定要随访至妊娠末期才能做出明确诊断。

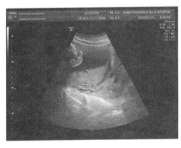

图 30-23　前置胎盘，胎盘达宫颈内口

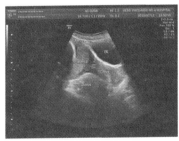

图 30-24　中央性前置胎盘纵切面

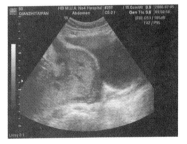

图 30-25　中央性前置胎盘

超声表现

1. 低置胎盘：胎盘分布于子宫下段，距子宫颈内口 < 2cm。
2. 边缘性前置胎盘：胎盘下缘抵子宫颈内口边缘，但尚未覆盖子宫颈内口。
3. 部分性前置胎盘：胎盘下缘部分覆盖子宫颈内口。
4. 中央性前置胎盘：子宫颈内口完全被胎盘覆盖。

四、胎盘早剥

　　病因与病理　凡正常位置的胎盘，在妊娠 20 周后至胎儿娩出前的任何期间，与子宫壁分离称为胎盘早剥。可见于妊高征、早产、外伤、吸烟、服用可卡因等。胎盘早期剥离发生在底蜕膜，当底蜕膜出血逐渐增多形成血肿时，胎盘将自种植处与子宫剥离。若剥离面小、出血停止、血液凝固，则病变停止。若出血不止、血肿不断扩大，胎盘剥离面扩大可危及胎儿。临床表现为阴道出血或隐性出血。

超声表现　胎盘局部增厚，凸向羊膜腔内，占据大部分宫墙。胎盘与宫壁间出现血肿，早期表现为低回声，中晚期表现为中高回声，内见杂点状回声。当胎儿缺氧时，可出现心律不齐。

鉴别诊断　胎盘静脉池，胎盘内血窦，子宫壁局部收缩，胎盘后子宫肌瘤。

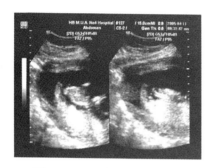

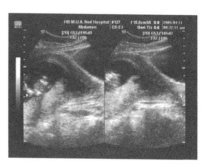

图 30-26　胎盘上段部分剥离　　　　　　图 30-27　胎盘下段部分剥离

五、胎盘植入

病因与病理　正常情况下，胎盘绒毛侵蚀植入子宫内膜而非植入子宫肌层。当刮宫、剖宫产等宫腔手术造成内膜瘢痕，胎盘附着在子宫内膜受损或蜕膜发育不良的部位时，绒毛便可侵入子宫肌层。胎盘植入子宫肌层可深可浅，面积可大可小，易造成产后胎盘组织不能完全从宫壁上剥落排出，妊娠晚期可有无痛性出血。

超声诊断　胎盘增厚，常合并前置胎盘，胎盘内见多个大小不等的液性暗区，胎盘后方的子宫肌壁变薄或消失，胎盘与子宫肌壁界限不清，胎盘后方子宫肌层内弓状动脉血流中断或呈不规则状。

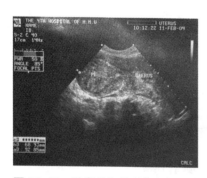

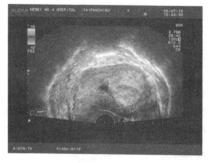

图 30-28　胎盘植入于左宫角处肌壁　　　图 30-29　胎盘植入于左宫角处肌壁，
　　　　　　　　　　　　　　　　　　　　　　　　　可见血流

六、胎盘肿瘤

病因与病理　胎盘肿瘤可见囊肿、绒毛膜血管瘤、畸胎瘤、滋养上皮细胞瘤、纤维瘤、黏液瘤、黑色素瘤、转移瘤等。

超声诊断 胎盘囊肿多位于胎盘的子面，单发，形态规则，内呈无回声，透声性好。

胎盘绒毛膜血管瘤是胎盘内的血管畸形，肿瘤多单个，形态规则呈圆形、卵圆形或肾形，与周围胎盘组织界限清，内多呈低回声，可见血流信号。

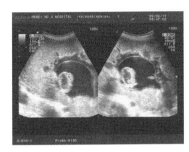
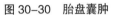

图 30-30 胎盘囊肿

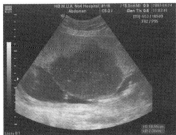

图 30-31 胎盘绒毛膜血管瘤（一）

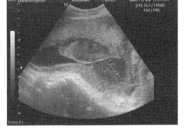

图 30-32 胎盘绒毛膜血管瘤（二）

第三十一章
胎膜异常及羊水异常

第一节　胎膜异常

一、胎盘边缘蜕膜血肿

病因与病理　胎盘边缘由三种蜕膜（底蜕膜、包蜕膜、真蜕膜）汇合而成，此处血管比较多。当边缘部位的胎盘发育异常（如轮廓胎盘、有缘胎盘等），由于胎盘边缘结构不正常，易受外力牵拉后引起出血，或由于侧方前置胎盘的边缘部剥离所致。临床表现为无痛性出血。

超声诊断　超声可见胎盘下缘与宫颈内口处，胎盘边缘条状、月牙状、囊状液性暗区，内可见密集点状回声。

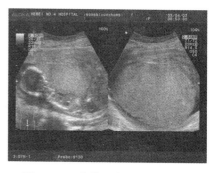

图 31-1　胎膜血肿导致胎死宫内

二、羊膜带综合征

病因与病理　绒毛膜完整而羊膜破裂，形成多条纤维带漂浮于羊水中，可缠绕或粘连在胎儿的不同部位，造成截肢缺损畸形，为非对称性。

超声表现　胎方位固定，胎动少，羊水中多条漂浮带呈伞状，胎儿肢体缺如、腹裂、内脏外翻。

鉴别诊断　羊膜带综合征应与囊状淋巴管瘤、轮廓状胎盘、宫腔粘连皱褶、宫内羊膜片鉴别。

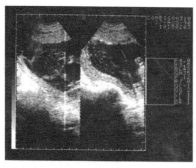

图 31-2　宫内伞状羊膜带与胎儿头部粘连

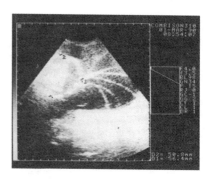

图 31-3　宫内网状羊膜带

第二节 羊水异常

一、羊水过多

病因与病理 正常羊水量随孕周增加而增多，到足月时减少，孕 10 周大约为 30mL，20 周大约为 400mL，36 ~ 38 周为 1000 ~ 1500mL，40 周为 800mL，42 周为 540mL。羊水量 > 2000mL 时称羊水过多。羊水过多见于：

1. 特发性羊水增多症，羊水过多的原因不明。

2. 胎儿畸形。胎儿畸形常见中枢神经系统异常如无脑儿、露脑畸形等使渗出液增加、消化道梗阻（如食道闭锁、十二指肠闭锁等使羊水量吞咽减少）、口腔异常（如唇腭裂、口腔肿物等）造成羊水吞咽障碍，膈疝时羊水的吞咽减少，骨骼发育异常，双胎输血等。

3. 多胎妊娠。

4. 母儿血型不合。母儿血型不合可导致羊水过多，是由于胎儿免疫性溶血，出现贫血、心衰、核黄疸，机体第一次接触抗原发生免疫反应缓慢（多为 IgM 不通过胎盘），此时新生儿溶血轻或不发生溶血。当再次接触抗原时，抗体产生快而强（均为 IgG），浓度高可通过胎盘导致溶血。

5. 孕妇糖尿病。

超声表现 羊水明显增多，羊水最大平面的深度 ≥ 7cm 或羊水指数 ≥ 18cm 时即可诊断为羊水过多，羊水内呈无回声，透声性好，胎动活跃。

二、羊水过少

病因与病理 足月时羊水量 < 300mL 时称羊水过少，可发生在妊娠各期，妊娠早、中期羊水过少多以流产结束妊娠，晚期羊水过少可直接危害胎儿，造成胎儿宫内发育迟缓、胎儿宫内窘迫。羊水过少见于：

1. 胎儿畸形。常见泌尿系畸形，如双肾缺如、胎儿型多囊肾等，使肾脏产生尿液减少。

2. 过期妊娠。

3. 胎儿宫内发育迟缓。使肾血流量减少，尿液产生也相应减少。

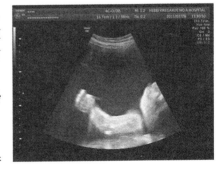

图 31-4 羊水过多

4. 药物影响。如前列腺素合成抑制剂、血管紧张素转换酶抑制剂等。

超声表现 当羊水最大平面的深度 ≤ 3cm 或羊水指数 ≤ 8cm 时即可诊断为羊水少，当羊水最大平面的深度 ≤ 2cm 或羊水指数 ≤ 5cm 时即可诊断为羊水过少。胎动受限。

三、羊水浑浊

病因与病理 晚期妊娠时，由于羊水中有胎儿脱落的上皮、毳毛、胎脂、毛发、有机质、无机盐等使羊水浑浊。

超声表现 在羊水中可见大量均匀的细小点状回声，用探头震荡点状回声质轻，可见漂浮。

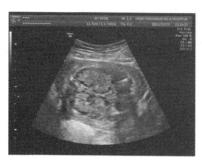

图 31-5　羊水过少，胎儿周边看不到羊水

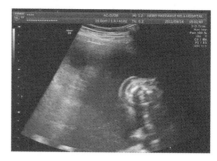

图 31-6　羊水中可见大量点状回声

四、羊水污染

病因与病理　当胎儿宫内缺氧时，迷走神经兴奋，肠蠕动亢进，肛门括约肌松弛，胎粪排出于羊水中造成羊水污染。

超声表现　在羊水中可见大量的点、片状强回声，羊水透声性差，用探头震荡点、片状回声质重，无明显漂浮感。

第五部分

妊娠营养及用药

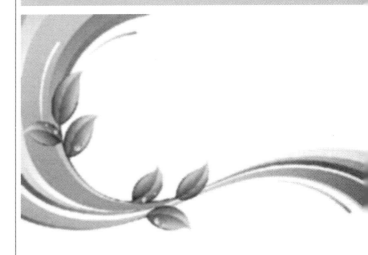

第三十二章
妊娠的营养及用药

第一节　孕前期妇女增补叶酸

合理膳食和均衡营养是成功妊娠所必需的物质基础。为降低出生缺陷、提高生育质量、保证妊娠成功，夫妻双方都应做好孕前的营养准备。育龄妇女在计划妊娠前 3 ~ 6 个月应接受特别的膳食和健康生活方式指导，调整自身营养、健康状况和生活习惯，使之尽可能达到最佳状态以利于妊娠的成功。

一、准备怀孕妇女增补叶酸

为加强出生缺陷干预工作，降低我国神经管缺陷发生率，提高出生人口素质，卫生部于2010 年 6 月发布《2010 年增补叶酸预防神经管缺陷项目管理方案》。利用中央财政专项补助经费对全国准备怀孕的农村妇女免费增补叶酸，预防和减少神经管缺陷的发生。

内容包括：为准备怀孕的农村妇女免费增补叶酸，按每人每天 1 片（0.4mg）发放，保证孕前 3 个月至孕早期 3 个月服用量，预防神经管缺陷；按每人每天服用 4mg 剂量向高危待孕妇女（指准备怀孕的妇女中，既往生育过神经管缺陷胎儿或服用抗癫痫药者）发放叶酸，保证孕前 3 个月至孕早期 3 个月服用量。

二、孕前期妇女膳食

在一般人群膳食指南十条基础上，孕前期妇女膳食指南增加了以下四条内容。

1. 多摄入富含叶酸的食物或补充叶酸：妊娠的头四周是胎儿神经管分化和形成的重要时期，此期叶酸缺乏可增加胎儿发生神经管畸形及早产的危险。育龄妇女应从计划妊娠开始，尽可能早地多摄取富含叶酸的动物肝、深绿色蔬菜及豆类。由于叶酸补充剂比食物中的叶酸能更好地被机体吸收利用，建议最迟应从孕前 3 个月开始每日补充叶酸 $400\mu g$，并持续至整个孕期结束。叶酸除有助于预防胎儿神经管畸形外，也有利于降低妊娠高脂血症的发生。

2. 常吃含铁丰富的食物：孕前期良好的铁营养是成功妊娠的必要条件，孕前缺铁易导致早产、孕期母体体重增长不足以及新生儿低出生体重，故孕前女性应储备足够的铁为孕期利用。建议孕前期妇女适当摄入含铁丰富的食物，如动物血、肝脏、瘦肉等动物性食物以及黑木耳、红枣等植物性食物。缺铁或贫血的育龄妇女可适量摄入铁强化食物或在医生指导下补充小剂量的铁剂［非血红素铁（补充维生素 C，以促进铁的吸收和利用）、血红素铁（不受膳食的影响，吸收率高）］（10 ~ 20mg/d）。同时，注意多摄入富含维生素 C 的蔬菜、水果，或在

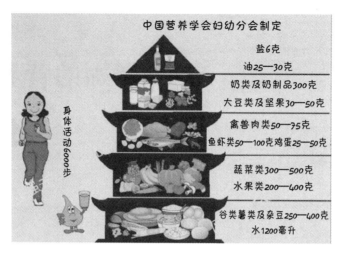

图 32-1　孕前期妇女平衡膳食宝塔

补充铁剂的同时补充维生素 C，以促进铁的吸收和利用，待缺铁或贫血得到纠正后，再计划怀孕。

3. 保证摄入加碘食盐，适当增加海产品的摄入：孕妇围产期和孕早期碘缺乏可增加新生儿患克丁病的危险性。由于孕前和孕早期碘的需求相对较多，除摄入碘盐外，还建议至少每周摄入一次富含碘的海产品，如海带、紫菜、鱼、虾、贝类等。

4. 戒烟、禁酒：夫妻一方或双方经常吸烟或饮酒，不仅影响精子或卵子的发育，造成精子或卵子畸形，而且影响受精卵在子宫的顺利着床和胚胎发育，导致流产。酒精还可以通过胎盘进入胎儿血液，造成胎儿宫内发育不良、中枢神经系统发育异常、智力低下等。因此，夫妻双方在计划怀孕前的 3 ~ 6 个月都应停止吸烟、饮酒；计划怀孕的妇女要远离吸烟环境，减少被动吸烟的危害。

第二节　孕期阶段营养

一、孕期的阶段划分

妊娠是胚胎和胎儿在母体内发育成长的过程。卵子受精是妊娠的开始，胎儿自母体产出是妊娠的终止。妊娠全过程平均约 38 周（一般为 266 天左右），为便于计算，妊娠通常是从末次月经第一天算起，足月妊娠约为 280 天（40 周），即常说的十月怀胎。

在妊娠期间，母体的新陈代谢、内分泌系统、神经系统、心血管系统、生殖系统和乳房等方面都发生相应改变。妊娠的整个过程可分为受精、孕卵的着床、胚胎的发育、胎儿的发育四个阶段。临床上为了掌握妊娠不同阶段的特点，将妊娠全过程分为三个时期：妊娠 12 周末以前称早期妊娠；13 ~ 27 周称中期妊娠；第 28 周及其后称晚期妊娠。

二、孕早期的营养

孕早期，胎儿的各器官、内脏正处于分化形成阶段。一方面，胎儿生长速度缓慢，需要的热量和营养物质不显著，并不需要特殊的补充供给；另一方面，孕早期是胚胎形成的关键时期，营养物质不均衡，严重时会引发流产、畸胎及胎儿大脑发育异常，更重要的是孕早期叶酸的缺乏，会增加胎儿神经管畸形的发生率。但此期间，孕妇由于受妊娠反应等影响，食欲往往不佳，易偏食、呕吐，影响孕妇正常进食，妨碍营养消化、吸收，易导致妊娠中、后期胎儿营养不良。

所以，孕早期的妈妈一定要注意保证充足、均衡的营养摄入，尤其是多种维生素、矿物质的补充，包括维生素 A、维生素 C、维生素 D、维生素 E、维生素 B_1、维生素 B_2、烟酸、维生素 B_6、叶酸、维生素 B_{12}、钙、铁、锌等。此外，早孕反应剧烈的孕妇也可选择品质优良且安全的营养补充食品，以保障营养摄入均衡，促进胎儿的健康成长与发育。

三、孕中期的营养

孕中期，胚胎发育阶段完成，胎盘已经形成，流产的危险性大大减少，早孕反应消失，母亲和胎儿都进入安定的时期。此时，孕妇的心情会变得轻松愉快一些，胎儿在母体内生长速度也较快，平均每天体重增加 10g。

孕中期为营养补充的最佳时期，亦可以说为纠正和弥补、调整和补充营养的最佳时期。一方面，孕中期胎儿生长发育增快，特别是脑的发育，需要增加有利于大脑发育的营养物质，如磷脂和胆固醇等脂类；胎儿内脏系统开始分化，开始形成循环功能，胎儿各系统功能的加强使母体负担加重，需求和消耗增加，如肾脏需排出自身及胎儿的代谢废物，肾小球的滤过能力增加；胎儿的骨骼开始骨化，母亲的体重、乳房、子宫逐渐增大，母体各个器官、系统功能加强，基础代谢增加，并且从孕中期开始，母体要逐渐储存一定量的能量、蛋白质、脂肪、钙、铁等营养素。另一方面，孕妇妊娠反应减轻，食欲渐渐增加，腹部隆起并不突出，身体活动尚且自由。这是一个纠正、弥补、调整、补充的大好时期，要充分利用此期，纠正早孕呕吐所造成的电介质紊乱，弥补早期营养素的丢失，调整机体的营养状况，结合自身具体情况，及时补充各种所需的营养素，给母亲和宝宝最好的呵护。

孕中期营养补充的原则

孕中期应做到缺什么、补什么，缺多少、补多少，既要注意营养不良，又要防止营养过剩，切忌盲目乱补。一是避免营养不均衡，二是避免孕期过胖，产后减肥困难。要结合孕中期的饮食情况，注意饮食结构安排，荤素搭配，粗细配合，混合摄入，花样齐全，同时配以适量营养素补充剂，真正使机体处于营养平衡的良好状况。

1. 保证优质足量的蛋白质：为了满足母体和胎儿组织增长的需要，并为分娩消耗及产后乳汁分泌进行适当储备，应增加蛋白质摄入量，多补充动物蛋白质。

2. 供给适宜的脂肪：为了满足母体和胎儿组织增长的需要，并为分娩消耗及产后乳汁分泌进行适当储备，应增加蛋白质摄入量，多补充动物蛋白质。

3. 摄入足够的维生素：孕中期对叶酸、维生素 C、维生素 B_{12}、维生素 B_6 以及其他 B 族维生素的需求量增加，应增加这些维生素的摄入。在北方日照时间短的地区，会有部分孕妇缺乏维生素 D，该部分人群应注意对维生素 D 的补充。

4. 多补充无机盐和微量元素：孕妇从孕中期开始加速钙的吸收和体内钙的贮存。如果准妈妈得不到充足的钙，首先，为了保证胎儿对钙的需要，母体会动用自身骨骼中的钙，导致母体血钙降低，诱发小腿抽筋或手足抽搐，严重时孕妇出现骨质疏松、骨质软化；其次，会使孩子患先天性佝偻病，且孩子出生后因体内的钙储备量不足，在新生儿期容易出现手足抽搐症，表现为烦躁不安、肌肉抽搐、面色发青、喉痉挛、腕踝阵挛等。因此，准妈妈补钙非常重要。

摄入足量的锌也是同样重要的。如果胎儿得不到充足的锌，会影响胎儿骨骼的生长，造成胎儿宫内发育迟缓，胎儿免疫力下降。因此，孕妇应适当加强对锌的补充。孕中期对碘的需要量也会增加，所以也应多吃含碘的食物。

5. 孕中期孕妇不要忘记补铁：据调查，我国孕妇缺铁的现象较为普遍，贫血患病率约为 30%。胎儿出生时体内贮存铁约 300mg，能满足婴儿生后 4 ~ 5 个月的需要。由于妊娠血容量的增加，为了提供胎儿生长过程中所需铁及胎盘中的血液循环和补偿分娩失血及产后哺乳，孕妇需在孕中期开始补充铁质。

如果孕妇缺铁，可使胎儿体内铁贮存减少，出生后易患缺铁性贫血。中国营养学会建议孕中期每日铁的供给量为 25mg。所以，孕妇应当多吃含铁丰富的食物，同时补充维生素 C，以利于增加铁的吸收。除此以外，应在医生的指导下补充铁营养补充剂。

四、孕晚期的营养

孕晚期，通常称围生期阶段。这一时期应着重注意母亲和胎儿的安全，所以孕妇必须定期接受产前检查，同时生活要有规律，情绪要稳定。

孕晚期胎儿生长很快，其中又以 32 ~ 38 周时生长最快，此时体内贮存各种营养素最多，因此应特别重视妊娠最后 3 个月营养的补充。结合孕晚期的营养特点，应在孕中期营养补充的基础上，进行相应的调整，尤其应该注意以下几点。

1. 增加蛋白质的摄入：这一时期是蛋白质在体内储存相对较多的时期，其中胎儿存留约 170g，母体存留约为 370g，这要求孕妇每日膳食蛋白质供给比未孕时增加 25g，因此孕妇应多摄入动物性食物和大豆类食物。

2. 供给充足的必需脂肪酸：这一时期是胎儿大脑细胞增值的高峰，需要提供充足的必需脂肪酸如花生四烯酸等，以满足大脑发育所需。

3. 增加钙和铁的摄入：钙是建造骨和牙齿并维持其结构完整的基本元素，也是促进血液凝固的重要物质，参与肌肉运动及其他重要的代谢活性。胎儿骨骼中的钙 90% 在妊娠晚期 3 个月内积聚，50% 在妊娠最后一个月积聚。孕妇应每日摄入一定量的钙，同时补充适量的维生素 D。

孕期铁需要量增高，一方面是孕妇自身需要。另一方面，胎儿生长发育过程中需要铁元素制造血液和肌肉组织，并在肝脏内储存一定量的铁，以备出生后消耗，胎儿的肝脏在此期间以每天 5mg 的速度贮存铁，直至出生时达到 300 ~ 400mg 铁质，孕妇应每天摄入一定量的铁以达到补充目的。

4. 摄入充足的维生素：孕晚期需要充足的水溶性维生素，尤其是硫胺素，如果缺乏则容易引起类似早孕反应的症状如呕吐、倦怠，并影响生产时孕妇的子宫收缩力，导致产程延缓。

5. 合理摄入热能：其供给能量与孕中期相同，不需要补充过多，尤其在孕晚期最后 1 个月，要适当限制饱和脂肪和碳水化合物的摄入，以免胎儿过大，影响顺利分娩。

第三节　哺乳期妇女的营养

一、产妇在哺乳期的生理特点及所需营养

分娩对于产妇来说是一项体力消耗很大的活动，特别是那些产程较长、分娩不够顺利的产妇，在待产和分娩过程中的消耗更大。正常分娩或者剖宫产时还会造成产妇的失血，一般失血量在 100 ~ 300mL，如果发生产后出血，失血量就更多了。大量的体力消耗和失血使产妇在产后身体十分虚弱。同时，为了保证有质高量足的乳汁喂养婴儿，并有充足的体力来照顾婴儿，除了注意休息外，产妇还应及时补充能量和各种营养素，以弥补分娩过程的损失。不过，产后营养的补充也不能操之过急，在前 1 ~ 2 天应以清淡易消化的食物为主，待疲劳消除、食欲恢复正常后再加强各类营养物质的补充。

二、哺乳期妇女的特殊需求

哺乳期妇女比孕妇的能量需求高，因为她不仅要满足自身的营养需要，还要通过哺乳给予婴儿发育所必需的一切营养成分。与此同时，正在哺乳的乳母对大多数营养物质的需要也相应增加，特别是对必需脂肪酸、锌、镁和维生素 B_1、B_2、维生素 A 和维生素 D 的需求量。需要注意的是，母乳喂养促使女性身体的水分流失极大增加，因此哺乳期的妇女应该每天喝大量的水。

研究表明，产妇的营养素需要量比妊娠期多。在产后的 1 年之内，妇女每天对碳水化合物、蛋白质、维生素、微量元素等的需求有所增加，因此要对这些营养物质进行科学合理的补充。同时产妇应该一日多餐。有研究表明，产妇一日吃 5 餐不仅有益于大脑和心脏，不会使体重过重，还可以达到减肥的目的，并有利于产后子宫的恢复。

三、哺乳期妇女要注意的问题

哺乳期妇女的饮食必须做到营养均衡而且充足，特别要注意补充这一阶段需求量极大增加的某些物质，如必需脂肪酸（能促进新生儿的脑部发育）。植物油（油菜、核桃、大豆、化合油）和高脂肪鱼类（三文鱼、巴鱼、沙丁鱼）中都含有脂肪酸，同时含有丰富的维生素 D。

维生素 B_1 和维生素 B_2 是细胞运行必不可少的营养元素，影响婴儿的生长水平、能量水平和呼吸质量。

钙会促使新生儿骨架的形成，但是妈妈们没有必要因此而增加钙的摄入量，因为她们体内的一些机制调节（肠吸收的增加和骨骼中钙质的提高使用，使骨骼中钙质的减少会随后得到补充）能使母乳满足婴儿的钙质需要。

第四节　初生婴儿的营养

一、婴儿营养

婴儿是指1周岁以内的孩子。婴儿在这个阶段生长发育特别迅速，体重可从平均 3000g 增至 9000g，身高可从 50cm 增至 75cm。这样的生长速度即使在青春发育期也无法相比，所以婴儿期营养的补充比任何年龄阶段都更为重要。如果长期营养供应不足，生长发育就会受到阻碍，甚至停

止, 不仅影响婴儿当时的健康状况, 还可能由于失去发育的最佳时期影响今后的健康。因此, 婴儿期营养对人体一生的体质是非常重要的。

新生儿一出生就需要合理的喂养, 而母乳是最能满足婴儿生长发育需要的天然营养品。母乳分初乳、过渡乳与成熟乳, 一般所指母乳为成熟乳, 初乳一般指产前及产后 5 天内的乳汁。初乳呈灰黄色, 含钠、氯、锌、碘多, 有利新生儿的成长。含蛋白质、矿物质、维生素较多, 含脂肪与乳糖比成熟乳较少, 长链不饱和脂肪酸的含量比成熟乳高。初乳含有丰富的牛磺酸, 可促进小儿生长发育, 尤其是含抗体丰富的蛋白质, 所以新生儿早喂奶, 可获得较多的营养免疫物质, 如巨噬细胞、中性粒细胞和淋巴细胞在初乳中的含量较丰富, 均有防止感染、增强免疫的功能。初乳中铜、铁、锌、碘等微量元素的含量较高, 以后逐渐减少。

婴儿每日营养素的需要量与成人不同, 婴儿愈小需要量相对愈高。同时婴儿体内营养素的储备量相对小, 适应能力也差, 一旦某些营养素摄入量不足或消化功能紊乱, 短时间内就可明显影响发育进程。

1. 热能: 一般来说, 年龄愈小, 代谢愈旺盛。为了适应这种高代谢, 就必须摄入大量热能, 以维持生长发育需要。

2. 蛋白质: 蛋白质用于维持婴幼儿新陈代谢、身体的生长及各种组织器官的成熟。这一时期处于正氮平衡状态, 对蛋白质不仅要求有相当高的量, 而且对质的要求也很高。婴儿的需要量较成人多, 蛋白质不仅用于补充日常代谢的丢失, 而且用以供给生长中不断增加新组织的需要。另外, 婴幼儿的必需氨基酸需要量也远高于成人, 同时由于婴儿体内的酶功能尚不完善, 其必需氨基酸的种类也多于成人, 即某些氨基酸对于成人来说是非必需氨基酸, 而对于婴儿来说是必需氨基酸, 如半胱氨酸和酪氨酸, 婴儿自身不能合成这些氨基酸, 只能从食物中获取。

3. 脂肪: 婴儿对脂肪的需要量也高于成人, 新生儿每日每千克体重约需 7g 脂肪。2～3 个月的婴儿约需 6g; 6 个月后的婴儿约需 4g; 以后随年龄增长而渐减至 3～3.5g。

婴儿每日摄取脂肪的供给量约占总热量的 30%。脂肪中所含的不饱和脂肪酸为婴儿发育所必需的物质, 是形成神经组织如髓鞘等的必需物质。母乳中含有丰富的花生四烯酸, 是其他乳类所不能比拟的。

4. 碳水化合物: 婴儿最初 3 个月对碳水化合物的需求是靠乳糖来满足的, 初期婴儿仅能消化乳糖、蔗糖、葡萄糖、果糖, 对淀粉不易消化, 故米、面等淀粉食物应在 3～4 个月后开始添加。周岁以内婴儿每日每千克体重需糖类 25～50g (折合热能为 420～840 kJ), 由碳水化合物供给的热能约占 1 日总热量的 50%。碳水化合物是主要的供能营养素, 有助于完成脂肪氧化及节约蛋白质消耗, 还是脑细胞代谢的基本物质, 如长期供给不足可导致营养不良。

5. 钙和磷: 足够的钙、磷能促进骨骼、牙齿生长。婴儿体内的钙约占体重的 0.8%, 母乳中的含钙量与此相当, 故母乳喂养的婴儿患营养不良与佝偻病者明显少于人工喂养。

6. 铁: 铁是血红蛋白和肌红蛋白的重要成分, 各组织的氧气运输亦离不开铁。婴儿生长发育快, 对铁的需要和利用相应要多。胎儿在母体内最后 1 个月, 肝内存贮较多的铁, 但仅够出生后 3～4 个月的需要。周岁以内的婴儿每日需铁 10～15mg, 乳类所含的铁远远不能满足婴儿的要求, 应进行适当补充。

7. 锌: 锌虽为微量元素, 但参与很多重要的生理功能, 与蛋白质、核酸及 50 多种酶的合成有关。人乳中锌的含量高于牛乳, 初乳含量尤高, 挑食的婴儿常可因锌缺乏而出现食欲减退、生长停滞等现象。

8. 维生素：维生素与婴儿生长发育关系极为密切，主要从饮食和乳汁中获取。其中，维生素 A 的主要功能是促进生长发育、维持上皮组织正常结构与视觉功能。当体内维生素 A 缺乏时，婴儿将出现生长迟缓甚至停滞，并易患各种皮肤病和黏膜炎症，易导致暗视适应能力降低，从而易患夜盲症。

维生素 D 主要包括维生素 D_2、维生素 D_3。人体皮肤内的 7 - 脱氢胆固醇经阳光紫外线照射可形成维生素 D。其主要功用是调节体内钙、磷的正常代谢，帮助钙吸收和促进钙利用，因此对婴儿骨骼和牙齿的正常生长至关重要。缺乏时将导致患佝偻病。含有维生素 D 的食物甚少，婴儿所需维生素 D 的主要来源，一是鱼肝油，二是靠阳光紫外线照射，将皮下脂肪的 7-脱氢胆固醇转变为维生素 D。

维生素 B_1、维生素 B_2、烟酸 B 族维生素是促进婴儿生长发育的必需营养素。维生素 B_1 在谷类、豆类及动物性食物中含量较为丰富，维生素 B_2 在动物肝脏、蛋黄、瘦肉、黄豆及发酵制品中含量尤为丰富，各种绿叶蔬菜也是维生素 B 的良好来源；烟酸广泛存在于动植物食品中，如谷类、豆类、蔬菜类，特别是粗米、粗面中含量极为丰富。此外，牛羊乳、瘦肉及肝脏中含量也不少。

维生素 C 也是婴儿必需的维生素之一。每 100g 母乳含 2 ~ 6 mg 维生素 C，而婴儿每日需要量为 30mg，故母乳喂养的婴儿不易缺乏维生素 C。值得注意的是，牛乳煮沸后维生素 C 损失较多，故应注意从母乳中补充维生素 C。

9. 水：水是人体最主要的成分之一，人体内新陈代谢和体温调节都必须有水参加才能完成。婴儿生长发育迅速，代谢旺盛，活动量大，热能需要多，水的需要量也大。此外，水的需要量还与饮食成分有关。人乳因盐分与蛋白质含量较牛奶低，故用人乳喂养时需水相对较少，人工喂养的婴儿则应注意补水，以助排泄。

二、婴儿所需的营养来源

吃得多并不代表婴儿就能摄取到足够的营养，长得胖也不代表婴儿发育得好。为婴儿设计的饮食，必须兼顾热量与营养。

婴儿最好的食品就是母乳，母乳是婴儿最好的"完全食品"，因为母乳中所含的营养素在"质"的方面最能满足婴儿生长的需要，最能被婴儿完全吸收。

第五节　营养与优生优育

所谓优生，是通过改善遗传素质并采取一系列有效措施，保证所生出的后代健康。也就是说，优生就是防止和减少遗传病的发生以及从妊娠开始对孕妇和胎儿进行监护，避免各种有害因素对胎儿产生不良影响，保证所生的婴儿聪明健康。

影响优生的因素很多，如遗传、环境等，其中营养因素是我们最容易控制的因素。孕妇在妊娠期间必须有足够的营养物质供应，以满足自身和胎儿的需要，当孕妇营养不足时，胎儿就要吸收母体本身的营养，使母体营养缺乏，从而容易导致以下情况：

1. 流产、早产、死产。
2. 新生儿体重异常，早产儿增多。

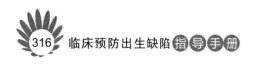

3. 贫血。

4. 影响婴儿智力发育。

5. 胎儿畸形，如孕妇缺乏叶酸易患巨红细胞性贫血，还可引起流产、早产，胎儿可发生唇裂、脑积水、无脑儿等多种缺陷。

第六节　营养素缺乏与出生缺陷

营养对于母体的发育和胎儿的发育至关重要。胎儿的营养来自母体，而母体的营养摄入不足不仅影响孕妇的身体健康，更重要的是还会影响胎儿发育，严重者会影响胎儿的生物合成代谢，对其以后的组织结构和功能也不利。

1. 食物中叶酸缺乏可引起神经管畸形高发，碘营养缺乏易引起婴儿智力发育缓慢、先天性风疹综合征、地中海贫血、葡萄糖 –6– 磷脱氢酶缺乏症等。此外，其他的营养素缺乏亦会产生相关的一些影响。怀孕前 3 个月至怀孕后 3 个月是补充叶酸的最佳时期，预防效果最好。研究证明叶酸不仅能预防神经管缺陷，而且可以降低成人心脏病和中风的危险性。

2. 妇女孕期缺锌会影响胎儿发育，或形成中枢神经系统先天畸形，或导致骨骼发育不良、眼过小、脑积水、脑膨出、主动脉狭、胎儿皮肤脆性增加、体重降低、先天性心脏病、尿道下裂、多发性畸形及肾畸形等。

3. 钙和维生素 D 是胎儿牙齿和骨骼生长所必需的物质，如果母体缺乏或供给不足，会导致胎儿骨骼、牙齿发育异常、迟缓，甚至引起胎儿性佝偻病。

4. 维生素 A 缺乏或过量均可引起胎儿先天性畸形。孕期严重缺乏者，可使婴儿发生无眼及小头畸形；如果母血中维生素 A 过高，则婴儿的中枢神经系统易出现畸形。

5. 维生素 B 缺乏可降低电子传递系统活性，使胚胎的糖原、蛋白质、脱氧核糖核酸、核糖核酸的水平降低而致畸。

6. 孕妇缺铁，则下一代会发生低血红蛋白性贫血。严重贫血的母亲所生婴儿的红细胞体积比正常婴儿小 19%，血红蛋白含量低 20%。

7. 母体缺锰可引起下一代骨骼异常，引发新生儿共济失调及脑功能不正常，如癫痫性紊乱、高惊厥性等。

8. 铁、维生素 B_{12} 的严重缺乏往往导致唇腭裂的发生。

第七节　妊娠期用药

妊娠期母体各系统发生一系列生理变化，而胎儿处于发育过程的不同阶段，各器官功能尚不完善，生理情况与成人不同，如用药不当，对孕妇及胎儿、新生儿均可能产生不良影响，所以孕妇用药直接关系到下一代智力发育和身体健康。例如，20 世纪 50 年代联邦德国生产的新药"反应停"被用于治疗早孕反应，短短 5 年间出生 5000 多例海豹样畸胎。因此，要做到合理用药，必须对各类药物在孕妇、胎儿体内转运情况和可能造成的危害有全面了解。目前，关于药物影响方面的资料多来自动物实验，在临床应用时只能作为参考。

一、妊娠期用药特点

1. 孕期母体特点：孕期母体发生一系列生理变化，影响药物在体内的动力学变化，如孕妇血容量增加，使药物分布容积随之增加；肾血流量及肾小球流过率增加，加快了药物的清除；肝血流增加，加快了药物代谢；肾肠蠕动减弱，影响药物的吸收，等等。

2. 药物的胎盘转运：据研究，胎盘绒毛与母体直接接触的面积随孕龄而增加，并通过此接触面进行物质交换和药物转运。已知大多数药物都能通过胎盘转运至胎儿体内，也能从胎儿再转运回母体。药物通过胎盘的方式有简单扩散、易化扩散、主动转运及特殊转运，如氨基酸和水溶性维生素是通过主动转运方式转运的。因此，药物本身的特点和母胎循环中药物浓度差是影响药物转运速度和程度的主要因素。分子量＜500、脂溶程度高、与血浆蛋白结合力低、非离子化程度高的药物容易通过胎盘。

3. 药物对胎儿的影响：孕期用药，药物可能对胎儿产生有利的治疗作用，也可能产生有害的致畸、发育缺陷、脏器功能损害及溶血甚至致死作用。其影响主要与药物的性质、剂量、疗程长短、胎儿遗传素质及妊娠时间有关。受精后17天以内，细胞具有潜在的多向性，胎儿胎盘循环尚未建立，此期用药对胚胎的影响是"全"或"无"，"全"就是药物损害全部或部分胚胎细胞，致使胚胎早期死亡；"无"是指药物对胚胎不损害或损害少量细胞，因细胞有潜在多向性，可以补偿或修复受损细胞，胚胎仍可继续发育。受精后17～57天为器官分化期，胎儿胎盘循环已建立，胚胎细胞开始定向发育，一旦受到有害药物的作用，极易发生畸形。受精57天至足月，多数器官分化已完成，功能逐渐完善，如受有害药物影响，主要导致功能缺陷及发育迟缓。

二、妊娠期用药安全

妊娠妇女不可随便用药，因为没有任何一种药物对胎儿的发育是绝对安全的。目前已知有近百种临床所用的药物有致畸作用，而且作用一般发生在孕期开始3个月内（此时受精卵正处于各器官分化阶段）。为确保妊娠期用药安全，医生在为怀孕或可能怀孕的妇女选择用药时，首先要了解药物的分类和妊娠期禁用及慎用的中药。FDA就药物对妊娠妇女和胎儿的影响进行了分类，具体有如下五类：

A类：在怀孕妇女的对照研究中，未发现药物对妊娠初期、中期和后期的胎儿有危险，对胎儿伤害的可能性很小。

B类：在怀孕妇女的对照研究中，药物对妊娠初期、中期和后期的胎儿危险证据不足或不能证实。

C类：动物实验显示，药物能造成胎仔畸形或死亡，但无怀孕妇女对照研究，使用时必须谨慎权衡药物对胎儿的潜在危险。

D类：药物对人类胎儿危险的证据确凿，孕妇使用必须权衡利害，仅在孕妇生命受到威胁或患有严重疾病非用不可时方可使用。

X类：在动物或人类中的研究已表明，药物可导致胎儿异常。已怀孕或可能怀孕的妇女禁用。

目前，已明确为妊娠期禁用的中药有：螈青、天雄、乌头、附子、野葛、水银、巴豆、芫花、大戟、地胆、红砒、白砒、水蛭、虻虫、蜈蚣、雄黄、雌黄、牵牛子、牛膝、鳖爪甲、麝香等；妊娠期慎用的中药有：生半夏、茅根、木通、瞿麦、通草、薏苡仁、代赭石、芒硝、牙硝、朴硝、桃仁、牡丹皮、三棱、牛膝、干姜、肉桂、皂角、生南星、槐花、蝉蜕、益母草等。

三、各种药物对胚胎和胎儿的影响

在临床，各种药物都可能应用过，但确定一种药物对胚胎和胎儿的损害或致畸作用并不是简单的事，因为结果往往具有偶然性。而明确一种药物致畸作用又常常是从动物实验得来的，所以只能从动物实验和不完全临床报告统计各种药物对胚胎和胎儿的影响（见表32-1）。

表 32-1 妊娠期用药对胚胎、胎儿的影响

药物类别	药　　名	致畸时间及所致畸形
激素类药物	性激素（雌激素、雄激素、合成孕激素）	妊娠早期应用可引起女婴男性化，轻则阴蒂肥大，重则假两性畸形
	丙硫氧嘧啶	甲状腺肿、甲状腺功能低下、先天性黏液性水肿
	放射性碘	妊娠早期应用可引起畸形、甲状腺功能不足、甲状腺肿瘤
	肾上腺皮质激素、甲状腺素	高肾皮质激素症、肾上腺萎缩及功能不全、生长障碍、畸形、甲状腺萎缩
抗癌药	甲氨蝶呤	妊娠早期应用可引起脑积水、流产、唇裂、脑膜膨出、腭裂、四肢畸形
	苯丁酸氮芥	多发畸形
	环磷酰胺	肾及输尿管缺损
	6-巯基嘌呤	四肢和上腭畸形
维生素类药	维生素 A	大量应用可致胎儿骨骼异常
	维生素 D	大量应用可致新生儿血钙过高、智力障碍、高血压等
	维生素 K_3	妊娠晚期可引起溶血、高胆红素血症
解热镇痛药	阿司匹林	黄疸、高血糖、凝血酶原过低症、出血倾向
	氨基比林	呼吸抑制、出血倾向
	非那西丁、对乙酰氨基酚	肝肾损害、贫血、新生儿出血、黄疸
利尿药	噻嗪类利尿药	新生儿血小板减少症
抗生素类药	氯霉素、合霉素	大剂量应用可致流产、灰色综合征、血小板减少、死胎、出血
	四环素	妊娠早期应用可引起手指畸形、先天性白内障、骨生长障碍、牙齿差色、釉质发育不全，妊娠晚期用可引起溶血性贫血、黄疸
	粘菌素	损害新生儿肾小管
	新霉素	抑制肝脏酶活性、阻碍胆红素代谢、引起高胆红素血症、肝功能障碍
	卡那霉素	听力障碍、肾功能障碍
磺胺类药	长效磺胺等	溶血、核黄疸

续表

药物类别	药　　名	致畸时间及所致畸形
呋喃类药	呋喃妥因、呋喃唑酮	溶血、新生儿黄疸
抗癫痫药	苯妥英钠、朴痫酮等	唇裂、腭裂、骨骼畸形
抗疟药	伯氨喹、朴疟喹、米帕林 奎宁 氯喹	大剂量应用可引起溶血和黄疸 长期大剂量应用可引起血小板减低、死胎 第一对脑神经损害、智力障碍与惊厥
其　他	咖啡因 阿托品、肾上腺素 苯海拉明、氯苯那敏等 麦角胺 氯化铵	可增高血中胆红素浓度 心动过速 黄疸、新生儿呼吸抑制、低血压、畸形 呕吐、腹泻 大剂量应用可引起新生儿酸中毒

表 32-2　分娩期用药对胎儿、新生儿的影响

药物类别	药　　名	不良影响
麻醉药	局部麻醉药（酯类如普鲁卡因，胺类如利多卡因） 吸入麻醉药（环丙烷、乙醚等）	这些药物常用做脊椎麻醉或局部浸润麻醉。脊椎麻醉可使母体血压下降，胎盘血流减少，胎儿缺氧；局部大剂量用药亦可引起新生儿抑制，甚至死亡。时间较长、剂量较大的乙醚，可使新生儿抑制。当吸入 75% 以上的笑气或 75% 的环丙烷并超过 7 分钟时，新生儿可被抑制达数分钟之久
镇静催眠药	苯巴比妥类 氯丙嗪 安定 利眠灵、溴化物 水合氯醛、副醛	新生儿抑制，大剂量应用可引起新生儿出血 新生儿呼吸抑制、体温失调 肌无力、体温失调、酸中毒 新生儿抑制、早产儿抑制 新生儿抑制
镇痛药	哌替啶	胎儿娩出前 1～3 小时应用会引起新生儿抑制
抗高血压药	利舍平、萝芙木硫酸镁	新生儿嗜睡、鼻塞、呼吸困难、脉缓、嗜睡、肌无力，反复出现呼吸暂停

四、妊娠期用药原则

孕妇用药是非常重要的问题。除遵守一般用药原则外，还应考虑孕妇和胎儿双方因素，权衡利弊，合理用药，防止孕期滥用药和不敢用药两种偏向。

1. 孕妇在其他科系诊治疾病时，应告诉医生自己已经怀孕和孕期几何；医生在生育年龄妇女诊治时，应注意月经是否过期及受孕情况，排除早孕可能。

2. 妊娠期间可用可不用的药物尽量少用，尤其在早孕期能避免或可暂时停用的药，可考虑不用或暂时停用。

3. 任何药物的应用均应在医生指导下进行，不可自行用药或听信"秘方""偏方"。

4. 医生用药必须有明确的指征和对治疗疾病有益，否则宜慎重考虑，不可滥用。

5. 因病（并发症）用药，要选择对胎儿无害的药物。当两种以上药物有同样疗效时，应

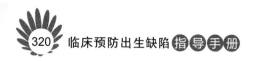

选择对胎儿危害较小的。

6. 如为治疗危及孕妇健康或生命的疾病而必须用某种药物时，而这是应该给药；若这种药物又是对胎儿肯定不利的，则应终止妊娠，施行流产术。

7. 中药或中成药可按"孕妇慎用""孕妇禁忌"执行。

8. 用药应严格掌握剂量、持续时间、给药途径，合理用药并及时停药。

9. 要考虑孕前用药的"后效应"，妊娠晚期、分娩期用药要考虑药物对新生儿的影响。应用避孕药者，宜于停药 3 个月后再妊娠；妊娠晚期用药亦应注意产后哺乳对新生儿的影响。

附　录

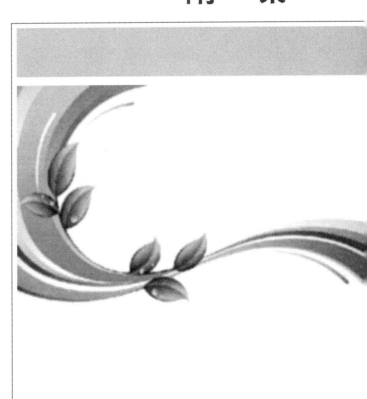

中华人民共和国母婴保健法

（1994年10月27日第八届全国人民代表大会常务委员会第十次会议通过 根据2009年8月27日第十一届全国人民代表大会常务委员会第十次会议《关于修改部分法律的决定》第一次修正 根据2017年11月4日第十二届全国人民代表大会常务委员会第三十次会议《关于修改〈中华人民共和国会计法〉等十一部法律的决定》第二次修正）

第一章 总 则

第一条 为了保障母亲和婴儿健康，提高出生人口素质，根据宪法，制定本法。

第二条 国家发展母婴保健事业，提供必要条件和物质帮助，使母亲和婴儿获得医疗保健服务。

国家对边远贫困地区的母婴保健事业给予扶持。

第三条 各级人民政府领导母婴保健工作。

母婴保健事业应当纳入国民经济和社会发展计划。

第四条 国务院卫生行政部门主管全国母婴保健工作，根据不同地区情况提出分级分类指导原则，并对全国母婴保健工作实施监督管理。

国务院其他有关部门在各自职责范围内，配合卫生行政部门做好母婴保健工作。

第五条 国家鼓励、支持母婴保健领域的教育和科学研究，推广先进、实用的母婴保健技术，普及母婴保健科学知识。

第六条 对在母婴保健工作中做出显著成绩和在母婴保健科学研究中取得显著成果的组织和个人，应当给予奖励。

第二章 婚前保健

第七条 医疗保健机构应当为公民提供婚前保健服务。

婚前保健服务包括下列内容：

（一）婚前卫生指导：关于性卫生知识、生育知识和遗传病知识的教育；

（二）婚前卫生咨询：对有关婚配、生育保健等问题提供医学意见；

（三）婚前医学检查：对准备结婚的男女双方可能患影响结婚和生育的疾病进行医学检查。

第八条 婚前医学检查包括对下列疾病的检查：

（一）严重遗传性疾病；

（二）指定传染病；

（三）有关精神病。

经婚前医学检查，医疗保健机构应当出具婚前医学检查证明。

第九条 经婚前医学检查，对患指定传染病在传染期内或者有关精神病在发病期内的，医师应当提出医学意见；准备结婚的男女双方应当暂缓结婚。

第十条 经婚前医学检查，对诊断患医学上认为不宜生育的严重遗传性疾病的，医师应当向男女双方说明情况，提出医学意见；经男女双方同意，采取长效避孕措施或者施行结扎手术后不生育的，可以结婚。但《中华人民共和国婚姻法》规定禁止结婚的除外。

第十一条 接受婚前医学检查的人员对检查结果持有异议的，可以申请医学技术鉴定，取得医学鉴定证明。

第十二条 男女双方在结婚登记时，应当持有婚前医学检查证明或者医学鉴定证明。

第十三条 省、自治区、直辖市人民政府根据本地区的实际情况，制定婚前医学检查制度实施办法。

省、自治区、直辖市人民政府对婚前医学检查应当规定合理的收费标准，对边远贫困地区或者交费确有困难的人员应当给予减免。

第三章 孕产期保健

第十四条 医疗保健机构应当为育龄妇女和孕产妇提供孕产期保健服务。

孕产期保健服务包括下列内容：

（一）母婴保健指导：对孕育健康后代以及严重遗传性疾病和碘缺乏病等地方病的发病原因、治疗和预防方法提供医学意见；

（二）孕妇、产妇保健：为孕妇、产妇提供卫生、营养、心理等方面的咨询和指导以及产前定期检查等医疗保健服务；

（三）胎儿保健：为胎儿生长发育进行监护，提供咨询和医学指导；

（四）新生儿保健：为新生儿生长发育、哺乳和护理提供医疗保健服务。

第十五条 对患严重疾病或者接触致畸物质，妊娠可能危及孕妇生命安全或者可能严重影响孕妇健康和胎儿正常发育的，医疗保健机构应当予以医学指导。

第十六条 医师发现或者怀疑患严重遗传性疾病的育龄夫妻，应当提出医学意见。育龄夫妻应当根据医师的医学意见采取相应的措施。

第十七条 经产前检查，医师发现或者怀疑胎儿异常的，应当对孕妇进行产前诊断。

第十八条 经产前诊断，有下列情形之一的，医师应当向夫妻双方说明情况，并提出终止妊娠的医学意见：

（一）胎儿患严重遗传性疾病的；

（二）胎儿有严重缺陷的；

（三）因患严重疾病，继续妊娠可能危及孕妇生命安全或者严重危害孕妇健康的。

第十九条　依照本法规定施行终止妊娠或者结扎手术，应当经本人同意，并签署意见。本人无行为能力的，应当经其监护人同意，并签署意见。

依照本法规定施行终止妊娠或者结扎手术的，接受免费服务。

第二十条　生育过严重缺陷患儿的妇女再次妊娠前，夫妻双方应当到县级以上医疗保健机构接受医学检查。

第二十一条　医师和助产人员应当严格遵守有关操作规程，提高助产技术和服务质量，预防和减少产伤。

第二十二条　不能住院分娩的孕妇应当由经过培训、具备相应接生能力的接生人员实行消毒接生。

第二十三条　医疗保健机构和从事家庭接生的人员按照国务院卫生行政部门的规定，出具统一制发的新生儿出生医学证明；有产妇和婴儿死亡以及新生儿出生缺陷情况的，应当向卫生行政部门报告。

第二十四条　医疗保健机构为产妇提供科学育儿、合理营养和母乳喂养的指导。

医疗保健机构对婴儿进行体格检查和预防接种，逐步开展新生儿疾病筛查、婴儿多发病和常见病防治等医疗保健服务。

第四章　技术鉴定

第二十五条　县级以上地方人民政府可以设立医学技术鉴定组织，负责对婚前医学检查、遗传病诊断和产前诊断结果有异议的进行医学技术鉴定。

第二十六条　从事医学技术鉴定的人员，必须具有临床经验和医学遗传学知识，并具有主治医师以上的专业技术职务。

医学技术鉴定组织的组成人员，由卫生行政部门提名，同级人民政府聘任。

第二十七条　医学技术鉴定实行回避制度。凡与当事人有利害关系，可能影响公正鉴定的人员，应当回避。

第五章　行政管理

第二十八条　各级人民政府应当采取措施，加强母婴保健工作，提高医疗保健服务水平，积极防治由环境因素所致严重危害母亲和婴儿健康的地方性高发性疾病，促进母婴保健事业的发展。

第二十九条　县级以上地方人民政府卫生行政部门管理本行政区域内的母婴保健工作。

第三十条　省、自治区、直辖市人民政府卫生行政部门指定的医疗保健机构负责本行政区域内的母婴保健监测和技术指导。

第三十一条　医疗保健机构按照国务院卫生行政部门的规定，负责其职责范围内的母婴保健工作，建立医疗保健工作规范，提高医学技术水平，采取各种措施方便人民群众，做好母婴保健服务工作。

第三十二条　医疗保健机构依照本法规定开展婚前医学检查、遗传病诊断、产前诊断以及施行结扎手术和终止妊娠手术的，必须符合国务院卫生行政部门规定的条件和技术标准，并经县级以上地方人民政府卫生行政部门许可。

严禁采用技术手段对胎儿进行性别鉴定，但医学上确有需要的除外。

第三十三条 从事本法规定的遗传病诊断、产前诊断的人员，必须经过省、自治区、直辖市人民政府卫生行政部门的考核，并取得相应的合格证书。

从事本法规定的婚前医学检查、施行结扎手术和终止妊娠手术的人员，必须经过县级以上地方人民政府卫生行政部门的考核，并取得相应的合格证书。

第三十四条 从事母婴保健工作的人员应当严格遵守职业道德，为当事人保守秘密。

第六章 法律责任

第三十五条 未取得国家颁发的有关合格证书的，有下列行为之一，县级以上地方人民政府卫生行政部门应当予以制止，并可以根据情节给予警告或者处以罚款：

（一）从事婚前医学检查、遗传病诊断、产前诊断或者医学技术鉴定的；

（二）施行终止妊娠手术的；

（三）出具本法规定的有关医学证明的。

上款第（三）项出具的有关医学证明无效。

第三十六条 未取得国家颁发的有关合格证书，施行终止妊娠手术或者采取其他方法终止妊娠，致人死亡、残疾、丧失或者基本丧失劳动能力的，依照刑法有关规定追究刑事责任。

第三十七条 从事母婴保健工作的人员违反本法规定，出具有关虚假医学证明或者进行胎儿性别鉴定的，由医疗保健机构或者卫生行政部门根据情节给予行政处分；情节严重的，依法取消执业资格。

第七章 附 则

第三十八条 本法下列用语的含义：

指定传染病是指《中华人民共和国传染病防治法》中规定的艾滋病、淋病、梅毒、麻风病以及医学上认为影响结婚和生育的其他传染病。

严重遗传性疾病，是指由于遗传因素先天形成，患者全部或者部分丧失自主生活能力，后代再现风险高，医学上认为不宜生育的遗传性疾病。

有关精神病，是指精神分裂症、躁狂抑郁型精神病以及其他重型精神病。

产前诊断，是指对胎儿进行先天性缺陷和遗传性疾病的诊断。

第三十九条 本法自 1995 年 6 月 1 日起施行。

附录2

中华人民共和国母婴保健法实施办法
（2017年修订）

《中华人民共和国母婴保健法实施办法》是根据《中华人民共和国母婴保健法》制定，由国务院于 2001 年 6 月 20 日发布并实施。

第一章 总 则

第一条 根据《中华人民共和国母婴保健法》（以下简称《母婴保健法》），制定本办法。

第二条 母婴保健工作实行以保健为中心、保健和临床相结合，面向群体、面向基层和预防为主的工作方针。

第三条 各省、自治区、直辖市在编制年度及中长期财政预算、配置卫生资源时，应当优先扶持母婴保健事业，对边远贫困地区给予特殊支持，以保障母亲和婴儿获得医疗保健服务。

第四条 《母婴保健法》第三条第一款规定的各级人民政府领导母婴保健工作是指：

（一）将母婴保健事业纳入本地区国民经济和社会发展计划，制定本地区母婴保健工作发展规划，并为规划目标的实现提供政策保障；

（二）组织、协调有关部门在各自职责范围内，配合卫生行政部门做好《母婴保健法》的执法监督管理工作；

（三）为本地区医疗保健机构贯彻实施《母婴保健法》提供必要条件，物质帮助以及执法的专项经费。

第五条 卫生部主管全国母婴保健工作，并对母婴保健工作实施监督管理，其主要职责是：

（一）执行《母婴保健法》及本办法；

（二）制定《母婴保健法》配套规章及技术规范；

（三）按照分级分类指导原则制定全国母婴保健工作发展规划和实施步骤；

（四）组织鉴定并推广母婴保健适宜技术；

（五）对母婴保健工作进行监督管理。

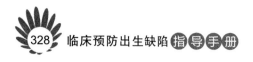

第二章　技术服务机构与人员

第六条　《母婴保健法》及本办法规定的医疗保健机构是指依据《母婴保健法》开展母婴保健业务的各级妇幼保健机构以及其他开展母婴保健技术服务的机构。

第七条　医疗保健机构开展婚前医学检查，必须经设区的市级以上卫生行政部门审批，取得《母婴保健技术服务执业许可证》。

第八条　医疗保健机构和其他开展母婴保健技术服务的机构开展结扎手术和终止妊娠手术，必须经县级以上卫生行政部门审批，取得《母婴保健技术服务执业许可证》。

第九条　医疗保健机构开展遗传病诊断和产前诊断，必须经省级卫生行政部门审批取得《母婴保健技术服务执业许可证》。

第十条　从事《母婴保健法》规定的婚前医学检查、遗传病诊断、产前诊断、结扎手术和终止妊娠手术的人员。应当参加卫生行政部门组织的《母婴保健法》知识培训和业务培训。凡符合卫生部规定的技术人员标准经考核并取得卫生行政部门颁发的《母婴保健技术考核合格证书》后才可从事以上技术工作。

遗传病诊断和产前诊断人员的考核发证，由省、自治区、直辖市卫生行政部门负责。

婚前医学检查人员的考核发证由设区的市级以上地方卫生行政部门负责。

结扎手术和终止妊娠手术人员的考核发证，由县级以上地方卫生行政部门负责。

第十一条　从事家庭接生的人员必须参加卫生行政部门组织的《母婴保健法》知识培训和业务培训。凡符合卫生部规定的技术人员标准和要求并经考核合格及取得县级卫生行政部门颁发的《家庭接生员技术合格证书》后方可从事正常产的家庭接生工作。

第十二条　未取得《母婴保健技术服务执业许可证》的医疗保健机构和未取得《母婴保健技术考核合格证书》《家庭接生员技术合格证书》的人员不得从事《母婴保健法》规定的婚前医学检查、遗传病诊断、产前诊断、结扎手术、终止妊娠手术和家庭接生。

第十三条　《母婴保健技术服务执业许可证》《母婴保健技术考核合格证书》《家庭接生员技术合格证书》有效期三年。有效期满后继续开展母婴保健技术服务的，由原发证机关重新审核认可。

第三章　婚前保健

第十四条　医疗保健机构应当开展婚前健康教育和婚前卫生咨询服务。

婚前医学检查由县级以上妇幼保健院或经设区的市级以上卫生行政部门指定的医疗机构承担。

第十五条　开展婚前医学检查的医疗保健机构应当具备下列条件：

（一）分别设置专用的男、女婚前医学检查室，配备常规检查和专科检查设备；

（二）设置婚前健康教育宣教室；

（三）有合格的专职男、女婚前医学检查医师。

第十六条　婚前医学检查包括询问病史、体格及相关检查。婚前医学检查项目按照卫生部有关婚前保健工作常规执行。

《母婴保健法》第八条规定的严重遗传性疾病、指定传染病和有关精神病的病种，除法律已有规定外，由卫生部另行公布。

第十七条　准备结婚的男女双方在办理结婚登记前，应当持下列材料到任何一方户籍所在地的婚前医学检查单位进行婚前医学检查：

（一）《居民身份证》、户籍证明或其他有效身份证明；

（二）近期一寸免冠照片三张。

涉外婚姻当事人应当到省级卫生行政部门批准的婚前医学检查单位进行婚前医学检查。

第十八条　婚前医学检查实行逐级转诊制度。对不能确诊的，应当转到设区的市级以上卫生行政部门指定的医疗保健机构进行确诊。原婚前医学检查单位应当根据确诊结果填写《婚前医学检查证明》。

第十九条　婚前医学检查单位应当向接受婚前医学检查的当事人出具《婚前医学检查证明》。

对患指定传染病在传染期内和有关精神病在发病期内的，医师应当提出医学意见，并如实填写《婚前医学检查证明》。

对患医学上认为不宜生育的严重遗传性疾病的，医师应当向当事人说明情况，提出医学意见，并如实填写《婚前医学检查证明》；对已经采取长效避孕措施或施行结扎手术的，应当予以注明。

不宜生育的严重遗传性，疾病的诊断由省级卫生行政部门指定的医疗保健机构负责。

第四章　孕产期保健

第二十条　按照当地卫生行政部门划定的服务区域，医疗保健机构应当在各自的职责范围内为育龄妇女和孕产妇提供生殖健康和孕产期保健服务。

第二十一条　孕产期保健服务指从怀孕开始至产后四十二天内为孕产妇及胎、婴儿提供的医疗保健服务。其主要工作是：

（一）为孕育健康后代提供医学指导与咨询；

（二）为孕妇建立孕产妇保健手册（卡），定期为孕妇进行产前检查，记录检查结果；

（三）为孕妇提供营养及孕期自我保健指导；

（四）针对高危孕妇做好保健管理工作，采取适宜技术对孕产妇及胎儿进行监护，使具有不同危险因素的孕妇能按其危险程度得到相应的保健医疗服务；

（五）提倡住院分娩，做好消毒接生和新生儿复苏工作，采用适宜技术对孕产妇及胎儿进行监护，预防产伤及产后出血，降低孕产妇及围产儿的发病率、死亡率；

（六）实行母乳喂养，指导产妇科学哺乳，执行母乳喂养十条标准；

（七）定期进行产后访视，有条件的地区开展新生儿疾病筛查工作；

（八）为贫困地区或新生儿破伤风高发地区育龄妇女，特别是孕妇进行破伤风类毒素预防接种；

（九）提供避孕措施方面的咨询指导和技术服务；

（十）对产妇和家属开展健康教育和科学育儿知识教育。

第二十二条　《母婴保健法》第十五条规定的严重疾病是指：

（一）妊娠合并严重的心、肝、肺、肾疾病和糖尿病；

（二）严重精神性疾病；

（三）严重的妊娠高血压综合征；

（四）省级以上卫生行政部门规定的严重影响生育的其他疾病。

第二十三条　《母婴保健法》第十五条规定的致畸物质是指可能导致胎儿发生先天缺陷的有害物质，包括化学（如苯、有机汞、农药、某些药物等）、生物（如病毒、弓形体等）、物理（如放射线、同位素等），以及省级以上卫生行政部门规定的其他化学、生物、物理的致畸性有害物质。

第二十四条　女职工保健按照卫生部、劳动部、人事部、全国总工会、全国妇联五个部门联合颁发的《女职工保健工作规定》执行。

第二十五条　发现孕妇有下列情形之一的，应当进行产前诊断：

（一）羊水过多或过少；

（二）胎儿发育异常或胎儿可能有畸形；

（三）早早期接触过可能导致胎儿先天缺陷的物质；

（四）曾经分娩过先天性严重缺陷的婴儿；

（五）年龄超过 35 周岁；

（六）省级以上卫生行政部门规定的其他情形。

第二十六条　《母婴保健法》，十六条、第十八条第一项规定的严重遗传性疾病的种类由卫生部另行公布。

第二十七条　《母婴保健法》第十八条第二项规定的严重缺陷是指：

（一）无脑畸形、脑积水、脊柱裂、脑脊膜膨出等；

（二）内脏膨出或内脏外翻；

（三）四肢短小畸形；

（四）其他严重的胎儿畸形。

第二十八条　依照《母婴保健法》规定施行终止妊娠或者结扎手术的费用，按劳保医疗、公费医疗的规定予以报销；受术者不享受劳保医疗、公费医疗的，应当由地方政府设立的专项经费解决。

第二十九条　生有过严重遗传性疾病或严重缺陷患儿的，再次妊娠前，夫妻双方应当到县级以上妇幼保健院或省级卫生行政部门指定的医疗机构进行医学检查。对确诊患有医学上认为不宜生育的严重遗传性疾病的，医师应当向当事人说明情况，并提出医学意见。

第三十条　提倡住院分娩。高危孕妇必须在有条件的医疗保健机构住院分娩。没有条件住院分娩的正常产，应当由取得《家庭接生员技术合格证书》的人员接生。

第三十一条　医疗保健机构根据接生人员签署的出生医学记录出具《出生医学证明》。

《出生医学证明》应当加盖接生单位的出生医学证明专用章。

《出生医学证明》是新生儿申报户口的依据。

家庭接生的，由所在乡（镇）卫生院出具《出生医学证明》。

第三十二条 医疗保健机构应当加强对母婴保健人员的岗位业务培训和职业道德教育，定期检查、考核其业务水平和职业道德。

医师和助产人员（包括家庭接生人员）应当严格遵守有关操作常规，认真填写各项记录，提高助产技术和服务质量。

助产人员管理办法由卫生部另行制定。

第三十三条 严禁采用技术手段对胎儿进行性别鉴定。但怀疑胎儿为伴性遗传病、严重 X 连锁智力低下的，经医疗保健机构领导批准可以做性别鉴定。

第三十四条 国家建立孕产妇死亡、婴儿死亡和新生儿出生缺陷报告制度。其管理办法由卫生部制定。

第五章　婴儿保健

第三十五条 母乳喂养是婴儿的权利，全社会都要保护和支持母乳喂养，在全国范围内严格执行《母乳代用品销售管理办法》。医疗保健机构应当为母乳喂养提供必要条件。

第三十六条 医疗保健机构应当对新生儿进行登记，建立儿童保健手册，并对新生儿进行访视，对婴幼儿进行定期健康检查和预防接种。

第三十七条 医疗保健人员进行新生儿访视和婴儿健康检查时，应当提供有关母乳喂养、合理膳食、健康心理行为等科学育儿知识。

第三十八条 医疗保健机构应当开展新生儿先天性甲状腺功能低下和苯丙酮尿症等疾病的筛查，并提出治疗意见。

第三十九条 医疗保健机构应当开展婴幼儿常见病、多发病的防治工作，并提供眼、耳、口腔保健及促进婴儿神经、精神发育的有关服务。对高危、体弱者应当重点监护。

第四十条 医疗保健机构应当按照国家教委和卫生部颁发的《托儿所、幼儿园卫生保健管理办法》，对托幼园、所卫生保健工作实行统一管理和监督。

第六章　技术鉴定

第四十一条 县级以上地方人民政府设立的母婴保健医学技术鉴定组织，称为母婴保健医学技术鉴定委员会。

母婴保健医学技术鉴定委员会成员由卫生行政部门提出人选，报同级人民政府聘任。

第四十二条 母婴保健医学技术鉴定委员会成员应当由医德高尚、具有丰富医疗保健实践经验和相关学科理论知识，具备主治医师以上的专业技术职务的专业人员组成。

第四十三条 母婴保健医学技术鉴定委员会负责本行政区域内有异议的婚前医学检查、遗传病诊断、产前诊断的结果和有异议的下一级医学技术鉴定结论的医学技术鉴定工作。

第四十四条 母婴保健医学技术鉴定分为省、市、县三级鉴定。省级母婴保健医学技术鉴定委员会的鉴定为最终鉴定结论。

第四十五条 对婚前医学检查、遗传病诊断、产前诊断的结果有异议的，可以在接到结果之日起 15 日内向所在地母婴保健医学技术鉴定委员会申请医学技术鉴定。

第四十六条　要求进行医学技术鉴定的，应当向母婴保健医学技术鉴定委员会提出书面申请，填写《母婴保健技术鉴定申请表》，并提交有关材料。

母婴保健医学技术鉴定委员会应当在接到鉴定申请之日起30日内做出医学技术鉴定结论，如有特殊情况，一般不得超过90日并及时通知当事人。

当事人对鉴定结论有异议可在接到鉴定结论通知书之日起15日内向上一级母婴保健医学技术鉴定委员会申请重新鉴定。

第四十七条　母婴保健医学技术鉴定委员会进行医学技术鉴定时必须有五名以上相关专业鉴定委员会成员参加。与申请鉴定的当事人有利害关系的人员应当回避。

参加鉴定的鉴定委员会成员应当在鉴定结论上签名，对不同意见应当如实记录。与鉴定有关的材料和鉴定结论原件必须立卷存档。

第四十八条　申请医学技术鉴定的鉴定费用由申请人预付，根据鉴定结论，由责任人支付。

第七章　管理与监督

第四十九条　各级卫生行政部门要设立母婴保健执法监督的机构或配备政治素质好，能承担执法监督任务的人员，负责母婴保健执法监督工作。

第五十条　各级卫生行政部门负责妇幼保健机构的规划设置、执业登记、注册、校验和有关监督工作。

政府要扶持贫困地区妇幼保健机构，使其达到妇幼保健院基本标准，能肩负起依法提供母婴保健服务的任务。

第五十一条　妇幼保健机构的设置、服务范围按照卫生部有关妇幼保健机构分级分等标准和妇幼卫生服务规范执行。

第五十二条　县级以上地方人民政府卫生行政部门对本行政区域内的母婴保健工作实施监督管理。其主要职责是：

（一）按照卫生部规定的条件和技术标准，对申请从事婚前医学检查、遗传病诊断、产前诊断以及结扎手术和终止妊娠手术的医疗保健机构进行审批；

（二）按照卫生部规定的条件和技术标准对从事婚前医学检查、遗传病诊断、产前诊断、结扎手术和终止妊娠手术的人员以及从事家庭接生的人员进行考核，并颁发相应的证书；

（三）对《母婴保健法》与本办法的执行情况进行监督检查；

（四）依照《母婴保健法》和本办法决定行政处罚。

第五十三条　县级以上卫生行政部门设立母婴保健监督员。母婴保健监督员主要从卫生行政部门聘任。根据需要也可以从妇幼保健院中选聘有一定管理经验和技术水平的人员担任。

母婴保健监督员由同级卫生行政部门审核发证，报上一级卫生行政部门备案。

第五十四条　母婴保健监督员的主要职责是：

（一）监督检查《母婴保健法》与本办法的执行情况；

（二）对违反《母婴保健法》与本办法的单位和个人提出处罚意见；

（三）对母婴保健工作提出改进建议；

（四）完成卫生行政部门交给的其他监督管理任务。

第五十五条　母婴保健监督员的管理依照卫生部《母婴保健监督员管理办法》执行。

第五十六条　《婚前医学检查证明》的格式由卫生部规定，各省、自治区、直辖市印制。

《出生医学证明》《母婴保健技术服务执业许可证》《母婴保健技术考核合格证书》《家庭接生员技术合格证书》《母婴保健监督员证》由卫生部统一印制。

第八章　处　罚

第五十七条　未取得《母婴保健技术服务执业许可证》《母婴保健技术考核合格证书》和《家庭接生员技术合格证书》，而从事婚前医学检查、遗传病诊断、产前诊断、结扎手术、终止妊娠手术和家庭接生以及出具《母婴保健法》规定的婚前医学检查证明、新生儿出生医学证明和医学技术鉴定证明的，由县级以上地方人民政府卫生行政部门予以制止，并给予以下处罚：

（一）责令停止；

（二）警告；

（三）处以 500 元以上、5000 元以下的罚款；情节严重或经制止仍不改正的，处以 5000 元以上、20000 元以下的罚款。

以上处罚可单独或合并使用。

第五十八条　从事母婴保健专项技术服务工作和医学技术鉴定的人员出具虚假医学证明文件或违反《母婴保健法》规定进行胎儿性别鉴定的，由所在的医疗保健机构或卫生行政部门根据情节给予行政处分。有下列情形之一的，由卫生行政部门取消其执业资格：

（一）出具虚假医学证明或违法进行胎儿性别鉴定经制止仍不改正的；

（二）出具虚假医学证明给当事人造成严重后果的；

（三）违法进行胎儿性别鉴定给当事人身心造成严重伤害的。

第九章　附　则

第五十九条　本办法的解释权在卫生部。

第六十条　本办法自发布之日起施行。

国家卫生健康委关于印发开展产前筛查技术医疗机构基本标准和开展产前诊断技术医疗机构基本标准的通知

国卫妇幼函〔2019〕297号

各省、自治区、直辖市及新疆生产建设兵团卫生健康委：

为贯彻落实《"健康中国2030"规划纲要》，进一步加强产前筛查与产前诊断工作，完善服务网络，我委对《卫生部关于印发〈产前诊断技术管理办法〉相关配套文件的通知》（卫基妇发〔2002〕307号）中《开展产前诊断技术医疗保健机构的设置和职责》（附件1）、《开展产前诊断技术医疗保健机构的基本条件》（附件2）和《从事产前诊断卫生专业技术人员的条件》（附件3）3个文件进行合并修订，形成《开展产前筛查技术医疗机构基本标准》和《开展产前诊断技术医疗机构基本标准》（可从国家卫生健康委网站下载）。现印发给你们，请认真贯彻执行。《卫生部关于印发〈产前诊断技术管理办法〉相关配套文件的通知》（卫基妇发〔2002〕307号）附件1、附件2、附件3同时废止。

附件：1. 开展产前筛查技术医疗机构基本标准
2. 开展产前诊断技术医疗机构基本标准

国家卫生健康委
2019年12月25日

附件 1

开展产前筛查技术医疗机构基本标准

产前筛查是指通过临床咨询、医学影像、生化免疫等技术项目对胎儿进行先天性缺陷和遗传性疾病筛查。产前筛查技术配置应当以人群对产前筛查技术服务需求、产前筛查技术发展为依据，符合区域医疗卫生资源规划要求。开展产前筛查技术医疗机构（以下简称产前筛查机构）应当达到以下基本标准。

一、主要职责

（一）进行出生缺陷防治健康教育。

（二）开展与产前筛查相关的临床咨询。

（三）开展常见的胎儿染色体病、开放性神经管畸形、超声下常见严重的胎儿结构畸形等产前筛查工作。

（四）将拟进行产前诊断的孕妇转诊至与其合作的产前诊断机构。

（五）统计和分析产前筛查有关信息，按要求定期报送卫生健康行政部门。

（六）建立追踪随访制度，对接受筛查的孕妇进行妊娠结局追踪随访。

（七）接受有合作关系产前诊断机构的人员培训、技术指导与质量控制。

（八）建立技术档案管理制度，对在本机构进行筛查的孕妇建立信息档案，档案资料保存期应为 15 年。

二、设置要求

（一）设有妇产、超声、检验等科室，设有医学伦理委员会。具有开展临床咨询、助产技术、超声产前筛查等专业能力，可独立开展生化免疫实验室检测，或与产前诊断机构合作开展生化免疫实验室检测、孕妇外周血胎儿游离 DNA 产前筛查与诊断相关采血服务。

（二）配备至少 2 名从事临床咨询的妇产科医师，其中 1 名具有 5 年中级以上技术职称；配备至少 2 名从事超声产前筛查的临床医师，其中 1 名具有中级以上技术职称且具有 2 年以上妇产科超声检查工作经验；设置生化免疫实验室的医疗机构应当配备至少 2 名生化免疫实验室技术人员，其中 1 名应当具有中级以上技术职称且具有 2 年以上临床实验室工作经验。产前筛查机构配备的各类卫生专业技术人员应当满足相应工作量的要求。

（三）与产前诊断机构建立转会诊关系，双方签订转会诊协议，接受其人员培训、技术指导与质量控制。

三、人员能力

（一）从事产前筛查的卫生专业技术人员必须经过省级卫生健康行政部门组织的产前筛查技术专业培训，并考试合格。

（二）各类卫生专业技术人员能力。

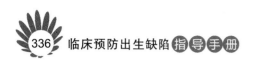

1．从事临床咨询的医师应当取得妇产科执业医师资格，并符合以下条件。

（1）大专以上学历或中级以上技术职称，且具有 2 年以上临床咨询相关工作经验。

（2）具备以下相关专业基本知识和技能。

①掌握临床咨询的目的、原则、步骤和基本策略。

②了解基本的医学遗传学基础理论知识，掌握产前筛查方案及产前诊断指征，具有识别常见胎儿异常的能力及掌握转诊指征。

③了解常见的致畸因素以及预防措施。

2．从事超声产前筛查的临床医师应当取得执业医师资格，并符合以下条件。

（1）大专以上学历或中级以上技术职称，且具有 2 年以上妇产科超声检查工作经验。

（2）掌握胎儿系统超声筛查要求的正常图像与常见严重胎儿结构异常超声图像的识别能力。

3．生化免疫实验室技术人员应当符合以下条件。

（1）大专以上学历或中级以上技术职称，且具有 2 年以上临床实验室工作经验。

（2）具备以下相关专业基本知识和技能。

①掌握标本收集与保存的基本知识。

②掌握产前筛查原理及方案。

③掌握标记免疫检测技术的基本知识与操作技能。

④掌握风险率分析及评估技术。

四、房屋与场地

（一）临床咨询诊室和超声产前筛查室各 1 间，每间面积 ≥ 12m²。

（二）产前筛查实验室应当具有符合临床实验室要求的独立工作区域，并配备相应的仪器设备。

（三）设立相对独立的候诊区、宣教区。

五、设备配置

具有与开展产前筛查工作相适应的设备，具体设备基本要求见附表，超声产前筛查室应当配备保障工作需要的超声仪器及图文管理和声像存储系统。

六、规章制度

建立健全各项规章制度，包括产前筛查流程、设备管理制度、标本管理与生物安全制度、转会诊制度、患者知情同意制度、追踪随访制度、质量控制及信息管理与安全制度等。

七、质量控制

（一）严格落实《医疗质量管理办法》和《医疗技术临床应用管理办法》，建立院内质量控制工作小组，按照有关要求定期开展质量控制，分析并撰写质量控制报告，针对质量问题，提出整改措施并持续改进。

（二）接受有合作关系的产前诊断机构及同级以上卫生健康行政部门的质量控制与评估，并达到相应要求。

（三）产前筛查质量控制包括以下内容。

1. 确保各项相关工作依法依规开展。

2. 确保按照各类技术规范要求有序开展各项工作。临床咨询、产前筛查实验室检测、超声产前筛查等应当符合相关技术规范、技术指南要求。

3. 设置生化免疫实验室的医疗机构应当按照有关要求开展室内质量控制和室间质量评价并合格。

附表：产前筛查机构设备基本要求

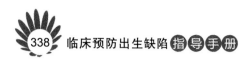

附表

产前筛查机构设备基本要求

设备名称	基本数量
超声产前筛查室	
彩色多普勒超声诊断仪	1
超声工作站（图文管理和声像存储系统）	1
生化免疫实验室	
普通离心机	1
全自动生化免疫检测仪	1
普通电冰箱	2
−80℃冰箱	1
其他	
计算机（可接外网）	2
资料柜	2

附件 2
开展产前诊断技术医疗机构基本标准

产前诊断是指通过遗传咨询、医学影像、细胞遗传和分子遗传等技术项目对胎儿进行先天性缺陷和遗传性疾病诊断。产前诊断技术配置应当以人群对产前诊断技术服务需求、产前诊断技术发展为依据，符合区域医疗卫生资源规划要求。开展产前诊断技术医疗机构（以下简称产前诊断机构）应当达到以下基本标准。

一、主要职责

（一）进行出生缺陷防治健康教育。

（二）接受产前筛查机构或其他医疗机构发现的拟进行产前诊断孕妇的转诊。

（三）开展与产前诊断相关的临床咨询。

（四）开展常见的胎儿染色体病、开放性神经管畸形、超声下常见严重的胎儿结构畸形等产前诊断工作。

（五）具有相应遗传咨询和实验室检测能力的，可开展常见单基因遗传性疾病的诊断。

（六）在征得家属同意后，对引产出的胎儿进行病理检查及相关遗传学检查。

（七）落实多学科转会诊、追踪随访、疑难病例讨论等各项规章制度。

（八）对有合作关系的产前筛查机构开展人员培训、技术指导和质量控制工作。

（九）对涉及医学伦理问题的病例应当及时经医学伦理委员会研究讨论。

（十）统计和分析产前诊断有关信息，尤其是确诊阳性病例的有关数据，按要求定期报送卫生健康行政部门。

（十一）建立技术档案管理制度，对在本机构进行筛查或诊断的孕妇建立信息档案，档案资料保存期应为 15 年。

二、设置要求

（一）设有妇产、儿科、医学影像（超声）、检验、病理等科室，具有独立的遗传咨询门诊，设有医学伦理委员会。

（二）有能力独立开展遗传咨询（包括遗传病咨询和产前咨询）、医学影像（超声）、生化免疫、细胞遗传和胎儿病理等技术服务。可独立开展分子遗传或按照有关要求与有能力的医疗机构合作开展相关服务。鼓励有能力的产前诊断机构独立开展分子遗传项目。

（三）配备至少 2 名具有副高以上技术职称的从事遗传病咨询的临床医师、2 名具有副高以上技术职称的从事产前咨询的妇产科医师、2 名具有副高以上技术职称的从事超声产前诊断的临床医师、1 名具有副高以上技术职称的儿科医师、2 名细胞遗传实验室技术人员，其中 1 名具有 5 年中级以上技术职称。设置分子遗传实验室的医疗机构应当配备至少 2 名分子遗传实验室技术人员，其中 1 名具有 5 年中级以上技术职称。从事遗传病咨询的临床医师可由具有能力的妇产科、儿科等临床医师兼任。产前诊断机构配备的各类卫生专业技术人员应当满足相应

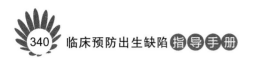

工作量的要求。

（四）设立产前诊断诊疗组织，设主任1名，负责本机构产前诊断工作。

（五）明确具体的内设机构，负责日常管理工作和信息档案管理工作。

三、人员能力

（一）从事产前诊断的卫生专业技术人员必须经过系统的产前诊断技术专业培训，通过省级卫生健康行政部门的考核获得母婴保健技术服务相应资格证明。从事辅助性产前诊断技术的人员，应当在获得母婴保健技术服务相应资格证明的人员指导下开展工作。

（二）各类卫生专业技术人员能力。

1. 从事遗传病咨询的临床医师应当取得执业医师资格，并符合以下条件。

（1）医学院校本科以上学历，具有5年以上遗传病咨询相关临床工作经验。

（2）具备以下相关专业基本知识和技能。

①掌握医学伦理、遗传病咨询的目的、原则、步骤和基本策略。

②具备系统扎实的医学遗传学基础理论知识，掌握常见遗传性疾病的临床表现、一般进程、预后、遗传方式、预防及相关治疗措施，并能正确评估遗传风险与再发风险。

③掌握胎儿常见遗传性疾病检测方法及临床意义，能正确告知辅助诊断手段，并结合临床判断遗传检测结果。

④具有针对明确致病基因先证者的单基因遗传性疾病进行相应产前诊断的能力。

⑤配合妇产科医师完成胎儿标本采集及医疗处置，并共同签署产前诊断报告。

2. 从事产前咨询的临床医师应当取得妇产科执业医师资格，并符合以下条件。

（1）大专以上学历，中级以上技术职称，且具有5年以上临床工作经验。

（2）具备以下相关专业基本知识和技能。

①掌握产前咨询的目的、原则、步骤和基本策略。

②具有基本的医学遗传学基础理论知识，掌握常见胎儿异常的临床表现、一般进程、预后。

③掌握胎儿生长发育进程，具有针对影响胎儿生长发育常见环境因素咨询的能力。

④掌握常见的致畸因素、致畸原理以及预防措施。

⑤掌握胎儿常见先天性缺陷的检测方法及临床意义。

⑥掌握介入性产前诊断技术（如绒毛取材、羊膜腔穿刺或脐静脉穿刺技术）。

3. 从事儿科诊疗活动的临床医师应当取得儿科执业医师资格，并符合以下条件。

（1）大专以上学历，中级以上技术职称，且具有5年以上临床工作经验。

（2）具备以下相关专业基本知识和技能。识别常见出生缺陷、单基因遗传性疾病、开展临床指导及评估预后的能力，对出生缺陷胎儿围产期保健进行指导。

4. 从事超声产前诊断的临床医师应当取得执业医师资格，并符合以下条件。

（1）大专以上学历，中级以上技术职称，且具有5年以上妇产科超声检查工作经验。

（2）具备以下相关专业基本知识和技能。

①掌握胎儿发育各阶段脏器的正常与异常超声影像学特征。

②具有常见严重胎儿结构异常超声图像的诊断识别能力。

③根据胎儿系统超声检查情况，结合相关资料，具有综合判断胎儿疾病及对超声结果解释的能力。

5．实验室技术人员应当具有相应卫生专业技术职称，并符合以下条件。

（1）大专以上学历或中级以上技术职称，且具有 2 年以上临床实验室工作经验。

（2）细胞遗传实验室技术人员应当具备以下相关专业基本知识和技能。

①掌握标本收集与保存的基本知识。

②掌握细胞培养的无菌操作技术。

③掌握外周血及产前诊断相关标本的培养、制片、显带染色体核型分析技术。

④了解染色体相关疾病，掌握细胞培养操作流程。

（3）分子遗传实验室技术人员应当具备以下相关专业基本知识和技能。

①掌握标本收集与保存的基本知识。

②掌握临床基因扩增检验技术分区操作原则。

③掌握基因扩增和一代测序等常用分子遗传学技术。

四、房屋与场地

（一）具备独立的遗传病咨询和产前咨询门诊，至少具备诊室 1 间、检查室 1 间，每间面积 ≥ 12m²。

（二）具备独立的超声产前诊断室至少 1 间，诊室面积 ≥ 16m²。

（三）具备介入性取材（羊水、绒毛、脐血）门诊手术室与孕妇术后休息观察室。

（四）染色体核型分析场所面积 ≥ 50m²，应当包含细胞培养室、标本制备室、阅片室。细胞培养室应当具备空气消毒设施，各工作室应当具备恒温设施。根据需要配置其他必要的设施设备。

（五）分子遗传实验室（可选）应当具备临床基因扩增实验室资质，严格遵守《医疗机构临床实验室管理办法》《医疗机构临床基因扩增检验实验室管理办法》等相关规定。

（六）设立相对独立的候诊区、宣教区。

（七）负责日常管理工作和信息档案管理工作的场所各 1 间，每间面积 ≥ 15m²。

五、设备配置

具有与开展产前诊断工作相适应的设备，具体设备基本要求见附表，鼓励设置远程会诊系统。

六、规章制度

建立健全各项规章制度，包括产前诊断流程、设备管理制度、标本管理与生物安全制度、多学科转会诊制度、患者知情同意制度、追踪随访制度、质量控制及信息管理与安全制度等。

七、质量控制

（一）严格落实《医疗质量管理办法》和《医疗技术临床应用管理办法》，建立院内质量控制工作小组，按照有关要求定期开展质量控制，分析并撰写质量控制报告，针对质量问题，

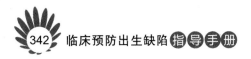

提出整改措施并持续改进。

（二）接受同级以上卫生健康行政部门的质量控制与评估，并达到相应要求。

（三）负责本辖区产前筛查机构的质量控制。

（四）产前诊断质量控制包括以下内容。

1. 确保各项相关工作依法依规开展。

2. 确保按照各类技术规范要求有序开展各项工作。遗传病咨询、产前咨询、产前筛查与产前诊断实验室检测、超声产前筛查与超声产前诊断等应当符合相关技术规范、技术指南要求。

3. 按照有关要求开展实验室室内质量控制和室间质量评价并合格。开展孕妇外周血胎儿游离 DNA 产前筛查与诊断相应检测项目的医疗机构应当接受国家卫生健康委临床检验中心组织的室间质量评价。

附表：产前诊断机构设备基本要求

产前诊断机构设备基本要求

设备名称	基本数量
超声产前诊断室	
附穿刺引导装置的超声仪器	1
彩色多普勒超声诊断仪	2
超声工作站（图文管理和声像存储系统）	2
细胞遗传实验室	
普通双目显微镜	2
三筒研究显微镜附显微照相设备	1
倒置显微镜附显微照相设备	1
荧光显微镜	1
超净工作台或生物安全柜	1
二氧化碳培养箱	2
普通离心机	2
恒温干燥箱	1
超纯水仪或自动纯水蒸馏器	1
恒温水浴箱	2
普通电冰箱	2
分析天平	1
普通天平	1
生化免疫实验室	
普通离心机	1
全自动生化免疫检测仪	1
普通电冰箱	2
-80℃冰箱	1
分子遗传实验室	
PCR仪	2
凝胶成像仪	1
普通离心机	1
台式高速离心机	1
电泳仪	1
分析天平	1
恒温培养箱	1
紫外分光光度计或核酸蛋白检测仪	1
生物安全柜	1
微量加样器（不同规格）	2（套）
普通电冰箱	2
-20℃冰箱	1
-80℃冰箱	1
产前诊断日常管理工作场所	
计算机（可接外网）	2
资料柜	2

国家卫生计生委办公厅关于规范有序开展孕妇外周血胎儿游离DNA产前筛查与诊断工作的通知

国卫办妇幼发〔2016〕45号

各省、自治区、直辖市卫生计生委，新疆生产建设兵团卫生局：

　　为推动落实全面两孩政策，满足广大孕妇对产前筛查与诊断分子遗传新技术服务的需求，规范有序开展以胎儿21三体综合征、18三体综合征和13三体综合征为目标疾病的孕妇外周血胎儿游离DNA产前筛查与诊断工作，预防出生缺陷，提高出生人口素质，现就有关事项通知如下。

一、合理规划布局，完善服务网络

　　各级卫生计生行政部门要按照《产前诊断技术管理办法》要求，将孕妇外周血胎儿游离DNA产前筛查与诊断纳入辖区内产前诊断技术统一管理。省级卫生计生行政部门要根据当地实际合理规划，建立以产前诊断机构为核心、以产前筛查机构为采血点、以具备能力的医学检验所和其他医疗机构为技术支撑的孕妇外周血胎儿游离DNA产前筛查与诊断网络，优化服务流程，建立转诊机制，满足群众需求。产前诊断机构可独立或与具备相应检测能力的医学检验所和其他医疗机构合作开展孕妇外周血胎儿游离DNA产前筛查与诊断服务。产前筛查机构应当在产前诊断机构指导下承担采血服务，并与其建立合作机制，落实后续检测与产前诊断服务。

二、规范技术服务，提高服务质量

　　我委在总结前期产前诊断机构开展高通量基因测序产前筛查与诊断临床应用试点工作经验的基础上，组织制定了《孕妇外周血胎儿游离DNA产前筛查与诊断技术规范》（以下简称《技术规范》，见附件1，可从国家卫生计生委网站下载），指导全国规范有序开展相关工作。医疗机构要严格按照《技术规范》要求，完善规章制度，做好筛查、诊断和随访等环节的有效衔接，规范提供孕妇外周血胎儿游离DNA产前筛查与诊断服务。医务人员要按照医学伦理原则，全面、准确告知孕妇相关服务内容，尊重孕妇知情权和选择权，保护孕妇隐私，维护孕妇权益。各地要积极开展专业技术人员规范化培训，加强相关工作质量评估。按要求定期报送相关工作信息（见附件2），并做好信息分析与利用，不断提高产前筛查与诊断服务质量。

三、加强监督管理，确保有序开展

各级卫生计生行政部门要将孕妇外周血胎儿游离DNA产前筛查与诊断作为母婴保健专项技术监督管理的重要内容，纳入卫生计生综合监督执法。强化日常监管，加强校验检查，设立"黑名单"，建立退出机制。对于非医疗机构和非医务人员开展孕妇外周血胎儿游离DNA采血或检测的，按照非法行医进行查处；对不具备资质开展孕妇外周血胎儿游离DNA检测或采血的，按照《医疗机构管理条例》第四十七条、《产前诊断技术管理办法》第三十条等规定进行处罚。同时，采取设置意见箱、12320热线电话以及与新闻媒体合作等形式，鼓励群众和社会媒体举报或曝光违法违规机构与违法行为，切实保障广大孕妇权益。

本文自印发之日起施行。此前《国家卫生计生委妇幼司关于产前诊断机构开展高通量基因测序产前筛查与诊断临床应用试点工作的通知》（国卫妇幼妇卫便函〔2015〕4号）和《国家卫生计生委医政医管局关于开展高通量基因测序技术临床应用试点工作的通知》（国卫医医护便函〔2014〕407号）中涉及产前筛查与诊断专业试点机构的有关规定同时废止。

附件：1.孕妇外周血胎儿游离DNA产前筛查与诊断技术规范

国家卫生计生委办公厅

2016年10月27日

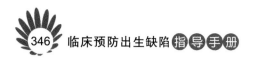

附件 1

孕妇外周血胎儿游离 DNA 产前
筛查与诊断技术规范

孕妇外周血胎儿游离 DNA 产前筛查与诊断是应用高通量基因测序等分子遗传技术检测孕期母体外周血中胎儿游离 DNA 片段，以评估胎儿常见染色体非整倍体异常风险。为规范该类技术的临床应用，制订本规范。本规范主要包括开展孕妇外周血胎儿游离 DNA 产前筛查与诊断技术的基本要求、适用范围、临床服务流程、检测技术流程以及质量控制指标等内容。

第一部分 基本要求

一、机构要求

（一）开展孕妇外周血胎儿游离 DNA 产前筛查与诊断的医疗机构应当获得产前诊断技术类《母婴保健技术服务执业许可证》。

（二）开展孕妇外周血胎儿游离 DNA 产前筛查与诊断采血服务的医疗机构（以下简称采血机构）应当为有资质的产前筛查或产前诊断机构。开展采血服务的产前筛查机构须与产前诊断机构建立合作关系，并向省级卫生计生行政部门备案。

（三）开展孕妇外周血胎儿游离 DNA 实验室检测的医疗机构（以下简称检测机构）应当具备临床基因扩增检验实验室资质，严格遵守《医疗机构临床实验室管理办法》《医疗机构临床基因扩增检验实验室管理办法》等相关规定，相应检验项目应当接受国家卫生计生委临床检验中心组织的室间质量评价。

二、人员要求

（一）从事孕妇外周血胎儿游离 DNA 产前筛查与诊断的专业技术人员应当按照《产前诊断技术管理办法》要求取得相应资质。

（二）从事孕妇外周血胎儿游离 DNA 产前检测的实验室人员应当经过省级以上卫生计生行政部门组织的临床基因扩增检验技术培训，并获得培训合格证书。

三、设备试剂要求

（一）在具备细胞遗传学实验诊断设备的基础上，同时具备开展孕妇外周血胎儿游离 DNA 产前筛查与诊断相应的主要设备，包括 DNA 提取设备、PCR 仪、高通量基因测序仪或其他分子检测设备等。设备的种类、数量应当与实际开展检测项目及检测量相匹配。

（二）设备、试剂和数据分析软件应当符合《医疗器械监督管理条例》和《医疗器械注册管理办法》等相关规定，经过食品药品监督管理部门批准注册。

四、工作要求

（一）严格遵守《中华人民共和国母婴保健法》及其实施办法、《产前诊断技术管理办法》

《医疗机构临床实验室管理办法》等有关规定。

（二）产前诊断机构与产前筛查机构建立合作关系时，双方应当签订协议明确各自责任和义务。具体要求如下：

1. 产前筛查机构主要负责制订产前筛查方案、检测前咨询、检测申请（包括签署知情同意书、标本采集、检测信息采集）、对检测结果为低风险人群进行后续咨询、妊娠结局随访等。产前筛查机构应当及时将检测标本送至有合作关系的产前诊断机构，由产前诊断机构安排进行后续检测。

2. 产前诊断机构主要负责确定产前筛查与诊断方案、标本检测、出具发放临床报告、对检测结果为高风险人群进行后续咨询、诊断与妊娠结局随访等。产前诊断机构负责对具有合作关系的产前筛查机构进行技术指导、人员培训和质量控制。

（三）产前诊断机构与其他具备高通量基因测序等分子遗传技术能力的医疗机构合作时，双方应当签订协议明确各自责任和义务，并向省级卫生计生行政部门备案。具体要求如下：

1. 产前诊断机构负责临床服务。主要包括确定产前筛查与诊断方案、检测前咨询、检测申请（包括签署知情同意书、标本采集、检测信息采集）、依据检测结果出具发放临床报告、后续咨询、诊断与妊娠结局随访等。

2. 检测机构负责提供检测技术。包括检测技术平台建设、技术人员培训、技术支持、开展室内质量控制和室间评价、标本转运与检测，提供检测结果并对检测结果负责，按照本规定保存相关标本、信息资料等，接受卫生计生行政部门的监督检查。检测机构不可直接面向孕妇开展外周血胎儿游离 DNA 产前筛查与诊断临床服务。

（四）产前诊断机构应当定期向省级卫生计生行政部门报送相关信息，由省级卫生计生行政部门汇总后按要求报送国家卫生计生委。

（五）相关医疗机构要按照医学伦理原则，自觉维护孕妇权益，保护孕妇隐私。医务人员要坚持知情选择原则，全面、客观介绍各类产前筛查与诊断技术的适用人群、优缺点以及可供选择的产前筛查与诊断方案等，取得孕妇或其家属同意后方可开展。重要事项需经过本单位伦理委员会审议通过。

（六）严禁发布虚假医疗广告和信息，严禁夸大本技术临床应用效果。

（七）严禁任何机构或人员利用孕妇外周血胎儿游离 DNA 产前筛查与诊断技术进行非医学需要的胎儿性别鉴定。

第二部分 适用范围

一、目标疾病

根据目前技术发展水平，孕妇外周血胎儿游离 DNA 产前筛查与诊断的目标疾病为 3 种常见胎儿染色体非整倍体异常，即 21 三体综合征、18 三体综合征、13 三体综合征。

二、适宜时间

孕妇外周血胎儿游离 DNA 检测适宜孕周为 $12^{+0} \sim 22^{+6}$ 周。

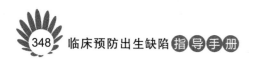

三、适用人群

（一）血清学筛查显示胎儿常见染色体非整倍体风险值介于高风险切割值与 1/1000 之间的孕妇。

（二）有介入性产前诊断禁忌证者（如先兆流产、发热、出血倾向、慢性病原体感染活动期、孕妇 Rh 阴性血型等）。

（三）孕 20^{+6} 周以上，错过血清学筛查最佳时间，但要求评估 21 三体综合征、18 三体综合征、13 三体综合征风险者。

四、慎用人群

有下列情形的孕妇进行检测时，检测准确性有一定程度下降，检出效果尚不明确；或按有关规定应建议其进行产前诊断的情形。包括：

（一）早、中孕期产前筛查高风险。

（二）预产期年龄 ≥ 35 岁。

（三）重度肥胖（体重指数 >40）。

（四）通过体外受精——胚胎移植方式受孕。

（五）有染色体异常胎儿分娩史，但除外夫妇染色体异常的情形。

（六）双胎及多胎妊娠。

（七）医师认为可能影响结果准确性的其他情形。

五、不适用人群

有下列情形的孕妇进行检测时，可能严重影响结果准确性。包括：

（一）孕周 $<12^{+0}$ 周。

（二）夫妇一方有明确染色体异常。

（三）1 年内接受过异体输血、移植手术、异体细胞治疗等。

（四）胎儿超声检查提示有结构异常须进行产前诊断。

（五）有基因遗传病家族史或提示胎儿罹患基因病高风险。

（六）孕期合并恶性肿瘤。

（七）医师认为有明显影响结果准确性的其他情形。

除外上述不适用情形的，孕妇或其家属在充分知情同意情况下，可选择孕妇外周血胎儿游离 DNA 产前检测。

第三部分　临床服务流程

一、检测前咨询及知情同意

（一）对符合适用人群情形并自愿进行检测的，或符合慎用人群情形但在充分告知并知情同意的前提下仍自愿要求进行检测的孕妇，医师应当对孕妇本人及其家属详细告知该检测的目标疾病、目的、意义、准确率、局限性、风险以及其他筛查与诊断方案，与孕妇本人或其家属签署知情同意书并填写申请单。

（二）知情同意书应当包括以下要点（参考模板见附表1）：

1. 告知本技术的目标疾病。

2. 告知本技术的检出率、假阳性和假阴性率，强调该检测结果不是产前诊断结果，高风险结果必须进行介入性产前诊断以确诊，以及检测费用及流程等。

3. 告知本技术有因检测失败重新采血的可能。

4. 告知影响该检测准确性的相关因素。

5. 医师对病例个案认为应该说明的相关问题。

（三）对未接受中孕期血清学筛查直接选择孕妇外周血胎儿游离DNA产前检测的孕妇，应当在中孕期进行胎儿神经管缺陷风险评估。

（四）产前筛查机构承担采血服务时，知情同意书应当一式两份，一份留存产前筛查机构，一份随标本运转至有合作关系的产前诊断机构。

二、检测信息采集

医师应当仔细询问孕妇基本情况、孕产史、本次妊娠情况、既往史和家族史等，如实、准确、详细填写检测申请单（参考模板见附表2）。检测申请单第一联由产前诊断机构留存，第二联由检测机构留存。

三、标本采集及运转

（一）标本编号。采血机构应当对采血管进行唯一编号。该编号应当与知情同意书、检测申请单和临床报告单编号一致。

（二）标本采集。按照无菌操作要求，采取孕妇外周静脉血。标本的采集和处理均应当按照标准操作流程和产品说明书要求进行。

（三）标本的分离、保存和运转。

1. 采用常规乙二胺四乙酸（以下简称EDTA）抗凝采血管采集的标本应当自离体后8小时内完成血浆分离，在干冰冷链状态下暂时保存及运转。采用专用血浆保存管的，可在室温下完成暂时保存与运转。此操作环节须双人复核。

2. 标本应当与知情同意书、检测申请单等资料同时运转。运转过程应当符合生物安全和环境要求，同时做好交接记录。

四、临床报告的出具发放

（一）自采血至发放临床报告时间不超过15个工作日，其中发出因检测失败须重新采血通知的时间不超过10个工作日。

（二）临床报告应当由副高以上职称并具备产前诊断资质的临床医师出具发放。

（三）临床报告应当以开展相关技术的产前诊断机构名义出具，以书面报告形式告知受检者。

（四）临床报告应当包括以下信息（参考模板见附表3）：

1. 送检单位和送检医师姓名。

2. 孕妇基本信息，包括姓名、年龄、末次月经时间、孕周等。

3. 标本信息，包括标本编号、标本状态、采血日期等。

4. 检测项目和检测方法。

5. 目标疾病检测值、参考范围、低风险或高风险结果。

6. 结果描述与建议。

7. 检测单位、检测时间、检测人员及审核人员签名。

8. 临床报告审核发放时间、审核医师签名。

五、检测后咨询及处置

对检测结果为低风险的孕妇，采血机构应当建议其定期进行常规产前检查；如果同时存在胎儿影像学检查异常，应当对其进行后续咨询及相应产前诊断。对检测结果为高风险的孕妇，产前诊断机构应当尽快通知其到本机构进行后续咨询及相应产前诊断。咨询率应达到100%，产前诊断率应达到95%以上。

对于目标疾病以外的其他异常高风险结果，产前诊断机构应当告知孕妇本人或其家属进行进一步咨询和诊断。

六、妊娠结局随访

（一）采血机构应当负责对孕妇的妊娠结局进行追踪随访。对检测结果为高风险的孕妇，妊娠结局随访率应达到100%；对检测结果为低风险的孕妇，妊娠结局随访率应达到90%以上。随访应至少至分娩后12周，有条件的可随访至分娩后1年。

（二）随访内容应包括：后期流产、引产、早产或足月产、死产、死胎等妊娠结局，是否为21三体综合征、18三体综合征、13三体综合征患儿，有条件的可将后期流产、死胎的遗传学诊断纳入妊娠结局随访内容。

七、标本与资料信息的保存

采血机构负责保存知情同意书，产前诊断机构负责保存检测申请单第一联。检测机构负责保存检测申请单第二联、实验室检测核心数据信息和剩余标本。标本、信息和资料的保存期限应不少于3年。

第四部分　检测技术流程

一、标本的接收

检测机构应当制定标本接收和拒收原则。拒绝接收不符合要求的标本时应当书面反馈拒收原因，具体拒收情况包括：

（一）标本采集不当，如抗凝剂使用不正确、容器使用不正确、严重溶血或有血凝块、采血管破裂或开盖、标本标识不清等。

（二）标本未按照规定的温度、时限等保存和运输。

（三）检测申请单填写不完整。

二、信息记录要求

在标本检测过程中，应当及时、准确、如实记录操作人员、仪器、试剂及检测数据等相关信息。

三、血浆 DNA 的提取

血浆 DNA 提取应当在标本制备区进行，各项操作应当符合标准操作流程和说明书要求。如提取 2 次仍不符合质量标准，应当与采血机构充分进行沟通后决定后续处理。剩余的血浆标本应当在 -70℃以下保存不少于 3 年，避免反复冻融。

四、文库构建

文库构建流程和上机文库质量评估应当严格按照标准操作流程进行。实验操作应当符合《医疗机构临床基因扩增检验实验室管理办法》相关要求。文库检测浓度及文库片段分布范围应当符合试剂说明书的要求。

五、DNA 序列分析

DNA 序列分析应当在扩增产物分析区（如测序区域）按照标准操作流程进行。实验室分区温度和湿度应当符合设备说明书要求。每个标本有效数据量、唯一比对序列数目等均应当符合试剂说明书要求。DNA 序列分析应当严格按照产品说明书具体要求进行。

六、数据分析与结果判断

（一）检测质量合格的标本应当严格按照产品说明书进行实验室结果判读。

（二）检测质量不合格的标本应当重新提取 DNA 再次检测，再次检测后仍不符合数据分析或结果判断质量要求的标本，检测机构应当与产前诊断机构充分沟通后确定后续处理。

（三）检测机构应当按照检测方法相关说明书要求建立有关数据质量参考标准。

七、检测结果的出具

（一）检测机构填写临床报告中检测结果部分，描述目标疾病的高风险或低风险结果。

（二）对检测失败的样本，检测机构应当发放检测失败报告并注明原因。

八、检测数据的存储与安全

相关医疗机构应当严格保护孕妇隐私，严禁泄露受检者信息，采取措施确保信息安全。检测数据应当进行安全备份，并与互联网物理隔离。可追溯原始序列的核心数据保存应当不少于 3 年。

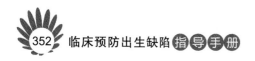

第五部分　质量控制指标

一、检出率

21 三体综合征检出率不低于 95%，18 三体综合征检出率不低于 85%，13 三体综合征检出率不低于 70%。

二、假阳性率

21 三体综合征、18 三体综合征、13 三体综合征的复合假阳性率不高于 0.5%。

三、阳性预测值

21 三体综合征、18 三体综合征、13 三体综合征的复合阳性预测值不低于 50%。

四、检测失败率

由于凝血、溶血、DNA 质量控制不合格等标本原因造成的检测失败率不超过 5%。

附件：1-1　孕妇外周血胎儿游离 DNA 产前检测知情同意书（参考模板）
　　　1-2　孕妇外周血胎儿游离 DNA 产前检测申请单
　　　1-3　孕妇外周血胎儿游离 DNA 产前检测临床报告单（参考模板）

附件 1-1

孕妇外周血胎儿游离 DNA 产前检测
知情同意书（参考模板）

本检测是应用高通量基因测序等分子遗传技术检测孕期母体外周血中胎儿游离 DNA 片段，以评估胎儿常见染色体非整倍体异常风险。现将有关情况告知如下：

1. 本检测适宜检测孕周为 12^{+0} ~ 22^{+6} 周。

2. 本检测仅针对 21 三体综合征、18 三体综合征和 13 三体综合征 3 种常见胎儿染色体非整倍体异常。

3. 有下列情形的孕妇为慎用人群，进行检测时检测准确性有一定程度下降，检出效果尚不明确；或按有关规定应建议其进行产前诊断的情形。包括：（1）早、中孕期产前筛查高风险。（2）预产期年龄 ≥ 35 岁。（3）重度肥胖（体重指数 >40）。（4）通过体外受精 – 胚胎移植方式受孕。（5）有染色体异常胎儿分娩史，但除外夫妇染色体异常的情形。（6）双胎及多胎妊娠。（7）医师认为可能影响结果准确性的其他情形。

4. 有下列情形的孕妇进行检测时，可能严重影响结果准确性。包括：（1）孕周 $<12^{+0}$ 周。（2）夫妇一方有明确染色体异常。（3）1 年内接受过异体输血、移植手术、异体细胞治疗等。（4）胎儿超声检查提示有结构异常须进行产前诊断。（5）有基因遗传病家族史或提示胎儿罹患基因病高风险。（6）孕期合并恶性肿瘤。（7）医师认为有明显影响结果准确性的其他情形。

5. 鉴于当前医学检测技术水平的限制和孕妇个体差异（胎盘局限性嵌合、孕妇自身为染色体异常患者）等原因，本检测有可能出现假阳性或假阴性的结果。

6. 如出现不可抗拒因素导致样品损耗或其他特殊情形（如因个体差异血浆中胎儿游离 DNA 含量过低），有可能需重新抽血取样。

7. 本检测结果为筛查结果，不作为最终诊断结果。

8. 其他需要说明的问题：

孕妇在充分知晓上述情况的基础上，承诺以下事项：

1. 已阅读《孕妇外周血胎儿游离 DNA 产前检测知情同意书》相关内容，充分了解本检测的性质、适用范围、目标疾病和局限性，其中的疑问已得到医生的解答，经本人及家属慎重考虑，自愿进行孕妇外周血胎儿游离 DNA 产前检测。

2. 本人承诺提供的相关信息真实可靠。

3. 知晓并同意院方对妊娠结局进行随访。

4. 授权院方处理本次检测涉及的血液、血浆和医疗废弃物。

为确认上述内容为双方意愿的真实表达，院方已履行了告知义务，孕妇已享有充分知情和选择的权利，签字生效。

编号：_____ 孕妇身份证号：☐☐☐☐☐☐☐☐☐☐☐☐☐☐☐☐☐☐

孕妇（签字）：_____   医师：_____

日期：_____年____月____日   日期：_____年____月____日

知情同意书补充条款（孕周超过 22^{+6} 周的孕妇需同时签署）

本人现孕周已超过 22^{+6} 周，已知晓存在错过最佳产前诊断时间的风险，本人自愿要求进行孕妇外周血胎儿游离 DNA 产前检测，并承担检测风险及因错过最佳产前诊断时间所致无足够时间进行后续临床处理等后果。

孕妇（签字）：_____

日期：_____年____月____日

附件 1–2
孕妇外周血胎儿游离 DNA 产前检测申请单
（第一联参考模板）

标本采集时间：_____年 ____月 ____日____时____分 编号：_____

门诊号／住院号：_____

孕妇姓名：_____ 出生日期：_____年 ____月 ____日

末次月经：_____年_____月_____日 孕____次；产____次

孕周：____周___天 体重：_____公斤 身高：_____厘米

本次妊娠情况：自然受孕：是□否□ 促排卵：是□否□ IUI：是□否□ IVF：是□否□

临床诊断：_____

既往史：异体输血：□无□有 移植手术：□无□有 异体细胞治疗：□无□有

干细胞治疗：□无□有

家族史：_____

不良孕产史：□无□有

若有，自然流产____次；死胎____次；新生儿死亡____次；畸形儿史____次

辅助检查：1.B超：□单胎 □双胎 □多胎 □异常 _____

2. 筛查模式：□未做 □NT筛查 □早孕期筛查 □中孕期筛查

☑早中孕期联合筛查 超声NT测定孕周：____周___天 NT测定值____mm

母体血清筛查风险：□高风险□低风险 □临界风险

21三体综合征 1/_____ 18三体综合征 1/_____

3. 夫妻双方染色体检查结果：

孕妇染色体核型：□未做□正常□异常 _____

丈夫染色体核型：□未做□正常□异常 _____

手机／电话：_____ 通信地址：_____ 电子邮箱：_____

送检单位：_____ 送检医师：_____ 联系电话：_____

申请日期：_____年 ____月 ____日

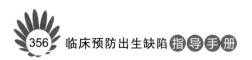

孕妇外周血胎儿游离 DNA 产前检测申请单
（第二联参考模板）

标本采集时间：_____ 年 ____ 月 ____ 日 ____ 时 ____ 分　编号：_____

门诊号 / 住院号：_____

孕妇姓名：_____　出生日期：_____ 年 ____ 月 ____ 日

末次月经：_____ 年 _____ 月 _____ 日　孕 ____ 次；产 ____ 次

孕周：____ 周 ____ 天　体重：_____ 公斤　身高：_____ 厘米

本次妊娠情况：自然受孕：是□否□　促排卵：是□否□　IUI：是□否□　IVF：是□否□

临床诊断：_____

既往史：异体输血：□无□有　移植手术：□无□有　异体细胞治疗：□无□有

　　　　干细胞治疗：□无□有

家族史：_____

不良孕产史：□无□有

　　若有，自然流产____次；死胎____次；新生儿死亡____次；畸形儿史____次

辅助检查：1.B 超：□单胎　□双胎　□多胎　□异常 _____

　　　　2. 筛查模式：□未做　□NT 筛查　□早孕期筛查　□中孕期筛查

　　　　□早中孕期联合筛查　超声 NT 测定孕周：____周 ____ 天　NT 测定值____mm

　　　　母体血清筛查风险：□高风险□低风险　□临界风险

　　　　21 三体综合征 1/_____　18 三体综合征 1/_____

　　　　3. 夫妻双方染色体检查结果：

　　　　孕妇染色体核型：□未做□正常□异常 _____

　　　　丈夫染色体核型：□未做□正常□异常 _____

送检单位：_____　送检医师：_____　联系电话：_____

申请日期：_____ 年 ____ 月 ____ 日

附件 1-3

孕妇外周血胎儿游离 DNA 产前检测
临床报告单（参考模板）

送检单位：	送检医师：		标本编号：
孕妇姓名：	年龄：	住院/门诊号：	
末次月经：_____年___月___日		筛查孕周：	
标本采集时间：_____年___月___日		标本类型：	标本状态：
标本检测时间：_____年___月___日			

检测项目：胎儿染色体非整倍体（T21、T18、T13）检测

检测方法：孕妇外周血胎儿游离 DNA 产前检测分析

结果：

检测项目	检测值（Z）	参考范围	高风险/低风险
21 三体		（−3< Z < 3）	
18 三体		（−3< Z < 3）	
13 三体		（−3< Z < 3）	

结果描述及建议：

说明：

1. 本报告仅针对 21 三体综合征、18 三体综合征和 13 三体综合征 3 种常见胎儿染色体异常。

2. 该技术不适用的检测孕妇人群为：孕周 <12+0 周；夫妇一方有明确染色体异常；1 年内接受过异体输血、移植手术、异体细胞治疗等；胎儿超声检查提示有结构异常须进行产前诊断；有基因遗传病家族史或提示胎儿罹患基因病高风险；孕期合并恶性肿瘤；医师认为有明显影响结果准确性的其他情形。

3. 鉴于当前医学技术发展水平和孕妇个体差异等因素，本检测可能出现假阳性或假阴性结果。

4. 本检测结果不作为产前诊断结果。如检测结果为高风险，建议受检者接受遗传咨询及相应产前诊断；如检测结果为低风险，说明胎儿罹患本检测目标疾病的风险很低，但不排除其他异常可能性，应当进行胎儿系统超声等其他检查。

5. 医疗机构不承担因孕妇提供信息资料不实而导致检测结果不准确的责任。

检测机构：	检测者：	审核者：	日期：_____年___月___日	
医师签名：			发放日期：_____年___月___日	

附录5

低深度全基因组测序技术在产前诊断中的应用专家共识

中华医学会医学遗传学分会临床遗传学组

中国医师协会医学遗传医师分会遗传病产前诊断专业委员会

中华预防医学会出生缺陷预防与控制专业委员会遗传病防控学组

执笔：刘洪倩　刘俊涛　邬玲仟

通信作者：邬玲仟，Email: wulingian@sklmg.edu.cn

【摘要】包括染色体数目异常、大片段缺失/重复及致病性基因组拷贝数变异（pathogenic copynumber variations，pCNVs）在内的基因组异常是导致出生缺陷的重要原因。基于下一代测序（nextgeneration sequencing，NGS）技术的基因组拷贝数变异测序（copy number variation sequencing，CNV-seq）为这类异常的产前诊断提供了新的手段。与核型分析、染色体微阵列分析等其他技术相比，CNV-seq 技术具有检测范围广、通量高、操作简便、兼容性好、所需DNA 样本量低等优点。中华医学会医学遗传学分会临床遗传学组、中国医师协会医学遗传医师分会遗传病产前诊断专业委员会、中华预防医学会出生缺陷预防与控制专业委员会遗传病防控学组共同成立专家组，讨论并提出了将 CNV-seq 技术应用于产前诊断的专家共识，以期规范其临床应用，更好地为患者服务。

【关键词】低深度全基因组测序；产前诊断；专家共识

基金项目：国家重点研发计划（2017YFC1001802，2016YFC0905102）

DOI：10.3760/ema.jissn.1003-9406.2019.04.001

我国出生缺陷的发生率约为 5.6%，其中染色体畸变约占出生缺陷遗传学病因的 80% 以上，具体包括染色体数目异常、大片段缺失/重复及致病性基因组拷贝数变异（pathogenic copy number variations，pCNVs）等。多年来，染色体核型分析技术一直被认为是确诊染色体畸变的"金标准"，也是染色体病产前诊断的一线方法，但其检测周期长、分辨率较低，无法检出 5 Mb 以下的 CNVs。截至目前，已明确由 pCNVs 所致的染色体微缺失/微重复综合征已达 300 多种，综合发病率近 1/600，占染色体畸变所致出生缺陷的一半。有研究表明，核型分析未见异常但超声提示结构异常的胎儿中，有 6% ~ 7% 存在明确致病或可能致病的 CNVs。此外，核型分析与超声均未发现异常的胎儿中有 1.0% ~ 1.7% 存在明确致病或可能致病的 CNVs。因此，对包括 pCNVs 在内的染色体畸变进行及时、准确的产前诊断，将有利于进一步减少活产儿的严重出生缺陷。

目前主要用于全基因组范围 CNVs 检测的技术为染色体微阵列分析（chromosomal microarray analysis，CMA）。然而，该技术较高的成本与较低的通量限制了其在产前诊断中的大规模应用。此外，由于 CMA 所使用的芯片探针覆盖范围有限，可能导致部分 pCNVs 无法被检出。

基于下一代测序（next generation sequencing，NGS）技术的基因组拷贝数变异测序（copy number variation sequencing，CNV-seq）为产前诊断提供了新的手段。CNV-seq 采用 NGS 技术对样本 DNA 进行低深度全基因组测序，将测序结果与人类参考基因组碱基序列进行比对，通过生物信息分析以发现受检样本存在的 CNVs。与其他技术相比，CNV-seq 技术主要有以下优势：①检测范围广：覆盖全染色体非整倍体、大片段缺失 / 重复及全基因组 CNVs；②高通量：可更好地缓解当前产前诊断服务供给严重不足的矛盾；③操作简便：实验流程简便，数据分析自动化程度高，质控标准清晰，报告周期短，可在显著节省人力的同时降低人为误差风险；④兼容性好：一台高通量测序仪可同时进行无创产前筛查（noninvasive prenatal screening，NIPS）和 CNV-seq 检测，有效节约实验室的空间和设备成本；⑤低比例嵌合体的检测：CMA 技术对于 <30% 的嵌合体无法进行准确分析，而 CNV-seq 技术可以检测更低比例的嵌合体，在理想条件下可检测低至 5% 的染色体非整倍体嵌合，在临床样本中可发现超过 10% 的染色体非整倍体嵌合；⑥低 DNA 样本量的检测：有研究表明，CNV-seq 技术可精确检测低至 10 ~ 50 ng 的 DNA 样本，更具有临床适用性。

国内外研究者对 CNV-seq 技术的临床应用进行了一系列的探索，充分评估了该项技术的临床适用性与准确性。结果表明，CNV-seq 技术可以应用于外周血、流产物与胎儿组织以及产前诊断样本分析。研究还发现在核型分析判定的平衡易位样本中，有 7.9% 的样本在断裂连接处存在 CNVs。《美国妇产科学杂志（American Journal of Gynecology and Obstetrics）》于 2018 年报道的对接受产前诊断且无 CNVs 异常高风险（如胎儿超声检查发现的结构异常等）的羊水样本进行 CNV-seq 的前瞻性临床研究结果显示，与核型分析相比，该技术对致病或可能致病的染色体异常的检出率由 1.8% 提高至 2.8%。综上表明，具备条件的产前诊断机构可将 CNV-seq 作为一线产前诊断技术应用于临床。

随着 CNV-seq 技术被逐步用于产前诊断的临床实践，中华医学会医学遗传学分会临床遗传学组、中国医师协会医学遗传医师分会遗传病产前诊断专业委员会、中华预防医学会出生缺陷预防与控制专业委员会|遗传病防控学组共同成立专家组，讨论并提出将低深度全基因组测序技术应用于产前诊断中的专家共识，以期规范其临床应用，更好地服务于临床。

1　适用范围

1.1　对于有介入性产前诊断指征或需求的孕妇，在其充分知情的前提下，可将 CNV-seq 作为一线的产前诊断方法供其选择。

1.2　胎儿核型分析不能确定染色体畸变的来源和构成者。

1.3　胎儿新发染色体结构重排且无法排除重排过程是否导致染色体微缺失 / 微重复者。

1.4　夫妇为染色体平衡重排携带者。

1.5　需要行产前诊断排除染色体异常，但已无法进行羊水细胞培养的中晚期孕妇。

1.6　流产物、死胎或死产胎儿组织需明确遗传学病因者。

2　局限性

2.1　CNV-seq 无法检测三倍体及多倍体。

2.2　CNV-seq 无法发现染色体相互易位、倒位等染色体平衡性结构重排，也无法区分游离型三体（例如 47，XX，＋ 21）和易位型三体（例如 46，XX，der（14；21）），建议结合核型分析进行诊断。而且，在 CNV-seq 技术检测结果提示胎儿为 13、14、15、21、22 号染色体单体或三体时，建议对其父母行外周血染色体核型分析，以排除亲本存在染色体罗氏易位的可能。

2.3　当 CNV-seq 检测提示性染色体拷贝数异常时，为了明确是否为嵌合体以及具体细胞系的组成情况，建议进一步行荧光原位杂交（fluorescence in situ hybridization，FISH）检测。

2.4　对于由 47，XXX 与 45，X 两种性染色体非整倍体构成的嵌合体，若其细胞比例各占 50%，则 CNV-seq 会将其判断为 X 染色体拷贝数无异常。

2.5　CNV-seq 无法对包括单亲二倍体（uniparental disomy，UPD）在内的杂合性缺失（loss of heterozygosity，LOH）进行检测。若临床高度怀疑胎儿为单亲二倍体，则建议用短串联重复序列（short tandem repeats，STR）、单核苷酸多态性微阵列（single nucleotide polymorphism array，SNP array）等技术进行检测。

2.6　CNV-seq 检测对人类基因组中的高度重复区域存在局限性，部分染色体微缺失 / 微重复无法完全被检出。

2.7　CNV-seq 无法对单个碱基突变及小片段缺失 / 重复所导致的单基因疾病进行检测。

3　临床应用路线

3.1　在产前诊断的过程中，建议将 CNV-seq 技术与荧光定量 PCR（quantitative fluorescence PCR，QF-PCR）或者 STR 检测进行联合应用。QF-PCR 或者 STR 检测可以对样本的母源污染情况进行判断，确保检测结果反映胎儿的真实情况。

3.2　CNV-seq 的实验操作主要分为三步：①样本基因组 DNA 提取；②文库构建；③上机测序。其中，文库构建可以选择 PCR 或者 PCR-free 的方法进行。因 PCR-free 建库方法无 PCR 扩增偏好性，检测更精准，推荐使用该方法进行文库构建。实验操作应严格按照产前诊断实验室标准执行。各实验室在实验各环节均应有严格的质控标准。

3.3　在测序完成后，将样本的 DNA 序列与已知人类参考基因组序列进行比对，通过生物信息学分析，判断样本是否存在染色体非整倍体及 CNVs。通过检索数据库及查阅文献，参考美国医学遗传学会（American College of Medical Genetics，ACMG）指南，对这些变异的致病性进行客观、全面的评价。

4　检测前遗传咨询

4.1　应充分重视检测前的遗传咨询，告知孕妇 CNV-seq 技术的适用范围与局限性，使孕妇及其家属在充分知情的前提下进行自主选择。

4.2 对夫妻双方的外周血样本和胎儿样本同时进行 CNV-seq 检测，将有利于及时确定 CNVs 的来源并判断胎儿 CNVs 的致病性。

4.3 CNV-seq 检测报告的结果可分为致病、可能致病、致病性未知（variants of unknown significance，VOUS）、可能良性、良性 5 种情况。对于致病性未知的结果，受限于目前医学对于人类疾病的认知，无法得到预期的判读。

4.4 因部分 CNVs 导致的疾病存在表现度与外显率的差异，同一疾病在不同患者中的临床表型可能会存在较大的差异。因此，即使胎儿与父母携带相同的 pCNVs，也可能无法通过其父母的表型确定胎儿出生后的表型。

4.5 CNV-seq 检测可能发现胎儿以及父 / 母存在迟发性疾病，目前父 / 母表型正常是由于尚未到发病的年龄。

5 检测后遗传咨询

5.1 在充分分析胎儿及其家系的临床信息与 CNV-seq 检测结果后，告知父母检测结果、相应的诊疗措施以及可能的其他后续检测项目。

5.2 致病或可能致病结果。

5.2.1 常染色体非整倍体 建议终止妊娠。对于 13、14、15、21、22 号染色体的非整倍体，建议对父母行外周血染色体核型分析，排除存在罗氏易位的可能性。

5.2.2 性染色体非整倍体 可同时结合超声检测的结果，充分告知不同核型的胎儿在出生后可能出现的问题。

5.2.3 染色体缺失 / 重复 对于同时存在染色体末端缺失和重复者，建议对其父母进行染色体核型分析或 FISH 检测，以排除染色体平衡易位的可能性；对于一条染色体末端同时存在重复与缺失者，建议对其父母进行染色体核型分析或者 FISH 检测，以排除染色体倒位的可能性；若 2 次及以上妊娠均发现胎儿存在同一 pCNVs，建议对父母进行染色体核型分析或者 FISH 检测，以排除双方染色体插入易位的可能性。

5.2.4 嵌合体 建议结合超声检查的结果进行综合判断，充分告知父母胎儿出生后可能出现的问题以及无法在产前对胎儿预后进行准确评估。若继续妊娠，则建议胎儿出生后多组织取样进行 CNV-seq 分析并密切随访。

5.3 致病性未知结果。若胎儿的 CNVs 遗传自父母，则可参考其父母的表型进行遗传咨询；若胎儿的 CNVs 为新发突变，则建议结合超声检查的结果进行综合判断。受限于医学对人类疾病的认知，目前尚无法对所有的致病性未知结果给出准确的判读。建议加强监测胎儿的宫内发育及出生后情况，并密切随访。

5.4 良性或可能良性结果。表明胎儿因此类 CNVs 导致疾病的可能性较小。若胎儿超声及其他临床检测结果未发现明显异常，可建议继续妊娠，并进行常规产检；若胎儿超声或者其他临床检测提示异常结果，则建议转诊至上级产前诊断机构或胎儿医学中心进一步评估。

5.5 意外发现。若 CNV-seq 检测中发现了有文献报道或病历记载的与神经系统、智力、迟发性疾病、胚细胞变异所致恶性肿瘤等相关的 pCNVs，同样需要告知患者，使其充分知情。

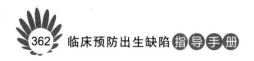

6　规范化临床应用

6.1　机构及人员资质：机构及人员资质应符合产前诊断管理办法的相关要求。

6.2　知情同意原则：在进行产前 CNV-seq 检测之前，应为孕妇及其家属提供充分的咨询并签署知情同意书，详细说明 CNV-seq 检测的适用范围和局限性。

6.3　报告发放：产前诊断报告应由具有副高以上职称且具有产前诊断服务资质的临床医师签发，应在报告上明确说明所使用的 CNV-seq 检测技术平台以及该技术平台的检测内容和局限性。

利益冲突：所有作者均声明不存在利益冲突

参与本共识审定的专家（按姓氏拼音排序）：

陈素华（华中科技大学同济医学院附属同济医院）、董旻岳（浙江大学医学院附属妇产科医院）、孔祥东（郑州大学第一附属医院）、李岭（四川大学华西医院生物治疗国家重点实验室）、梁德生　谭虎　解玲什（中南大学医学遗传学研究中心、湖南家辉遗传专科医院）、廖世秀（河南省人民医院）、刘洪倩　刘珊玲（四川大学华西第二医院）、刘俊涛（北京协和医院）、刘艳秋（江西省妇幼保健院）、强荣（西北妇女儿童医院）、孙路明（上海市第一妇婴保健院）、王华（湖南省妇幼保健院）、王治国（卫生部临床检验中心）、徐两蒲（福建省妇幼保健院）、尹爱华（广东省妇幼保健院）、朱宝生（云南省第一人民医院）

［中华医学遗传学杂志　2019，36（4）：293-296］

染色体微阵列分析技术在产前诊断中的应用专家共识

染色体微阵列分析技术在产前诊断中的应用协作组

目前，G 显带染色体核型分析技术仍然是细胞遗传学产前诊断的"金标准"，但该技术具有细胞培养耗时长、分辨率低以及耗费人力的局限性。包括荧光原位杂交（fluorescence in situ hybridization，FISH）技术在内的快速产前诊断技术的引入虽然具有快速及特异性高的优点，但还不能做到对染色体组的全局分析。染色体微阵列分析（chromosomal microarray analysis，CMA）技术又被称为"分子核型分析"，能够在全基因组水平进行扫描，可检测染色体不平衡的拷贝数变异（copy number variant，CNV），尤其是对于检测染色体组微小缺失、重复等不平衡性重排具有突出优势。根据芯片设计与检测原理的不同，CMA 技术可分为两大类：基于微阵列的比较基因组杂交（array-based comparative genomic hybridization，aCGH）技术和单核苷酸多态性微阵列（single nucleotide polymorphism array，SNP array）技术。前者需要将待测样本 DNA 与正常对照样本 DNA 分别标记、进行竞争性杂交后获得定量的拷贝数检测结果，而后者则只需将待测样本 DNA 与一整套正常基因组对照资料进行对比即可获得诊断结果。通过 aCGH 技术能够很好地检出 CNV，而 SNP array 除了能够检出 CNV 外，还能够检测出大多数的单亲二倍体（uniparental disomv，UPD）和三倍体，并且可以检测到一定水平的嵌合体。而设计涵盖 CNV+SNP 检测探针的芯片，可同时具有 CNV 和 SNP 芯片的特点。

2010 年，国际细胞基因组芯片标准协作组（International Standards for Cytogenomic Arrays Consortium，ISCA Consortium）在研究了 21698 例具有异常临床表征，包括智力低下、发育迟缓、多种体征畸形以及自闭症的先证者的基础上，发现 aCGH 技术对致病性 CNV 的检出率为 12.2%，比传统 G 显带核型分析技术的检出率提高了 10%。因此，ISCA Consortium 推荐将 aCGH 作为对原因不明的发育迟缓、智力低下、多种体征畸形以及自闭症患者的首选临床一线检测方法。近年来，CMA 技术在产前诊断领域中的应用越来越广泛，很多研究也证明了该技术具有传统胎儿染色体核型分析方法所无法比拟的优势。CMA 对非整倍体和不平衡性染色体重排的检出效率与传统核型分析方法相同，并具有更高的分辨率和敏感性，且 CMA 还能发现额外的、有临床意义的基因组 CNV，尤其是对于产前超声检查发现胎儿结构异常者，CMA 是目前最有效的遗传学诊断方法。基于上述研究结果，不少学者认为，CMA 技术有可能取代传统的核型分析方法，成为产前遗传学诊断的一线技术。但到目前为止，尚缺乏基于人群的大规

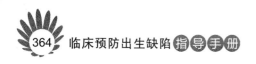

模应用研究结果。

目前，在国内 CMA 只有少数具有技术条件和资质的医疗机构进行了小规模的探索，大致有以下几类临床应用情况：

1. 儿童复杂、罕见遗传病，如：智力障碍、生长发育迟缓、多发畸形、孤独症样临床表现，排除染色体病、代谢病和脆性 X 综合征之后的全基因组 CNV 检测。

2. 对自然流产、胎死宫内、新生儿死亡等妊娠产物（product of concept，POC）的遗传学检测。

3. 对产前诊断中核型分析结果异常，但无法确认异常片段的来源和性质者进行 DNA 水平的更精细分析。

4. 对产前超声检查异常而染色体核型分析结果正常的胎儿进一步行遗传学检测。

在产前诊断领域中，CMA 的应用主要在后两种情况中。虽然目前应用研究的范围不广，积累的例数也不多，但却显现出一些问题的存在，主要表现在：

1. 在部分开展应用的医疗机构，对 CMA 检测前和检测后的产前咨询能力存在不足。

2. 对 CMA 检测结果的临床意义的判读能力不足，尤其是对临床意义不明确的 CNV（variants of unknown significance，VOUS）的判读和解释。

3. 缺乏规范化的对 CNV 检测结果的验证工作。

新技术的发展、成熟和应用，必然会对现有的临床体系产生巨大的影响。随着 CMA 技术逐步进入产前诊断的临床实践，如何统一各级医务人员的认识，正确定位其适宜的临床应用适应证和禁忌证，确定该项技术在临床使用中的技术路线、产前咨询、规范应用等，以及指明下一阶段该领域的临床研究方向，均成为亟须解决的重要课题。在这种形势下，由中华妇产科杂志编辑委员会主办，北京协和医院产前诊断中心和四川大学华西第二医院产前诊断中心承办的"2013 年产前分子诊断新技术专家研讨会"于 2013 年 12 月 14 日在成都召开，会议就 CMA 技术在产前诊断中临床应用问题的研究进展及其在国内应用存在的具体问题进行了深入而广泛的探讨，并形成了 CMA 技术在产前诊断中应用的专家共识。

一、CMA 技术的临床应用适应证和禁忌证

1. 产前超声检查发现胎儿结构异常是进行 CMA 检查的适应证，建议在胎儿染色体核型分析的基础上进行，如核型分析正常，则建议进一步行 CMA 检查。

2. 对于胎死宫内或死产、需行遗传学分析者，建议对胎儿组织行 CMA 检测，以提高其病因的检出率。

3. 对于胎儿核型分析结果不能确定染色体畸变情况时，建议采用 CMA 技术进行进一步分析以明确诊断。

4. CMA 应用于评估早、中孕期胎儿丢失原因的研究数据积累不足，暂不推荐使用。

5. CMA 技术（特指具有 SNP 探针的平台）对于异常细胞比例 >30% 的嵌合体检测结果比较可靠，反之，对异常细胞比例 <30% 的嵌合体结果不可靠。

二、涉及 CMA 技术的产前诊断技术路线

对于产前超声检查发现有胎儿结构异常的患者，建议先行胎儿染色体核型分析和快速产前断，如结果异常，则可直接发放诊断报告。如结果正常，则应进一步行 CMA 技术检测，对

重要的 CMA 异常结果，应采用 FISH 技术对其进行验证，并在必要时对父母的外周血进行检测。

三、产前遗传咨询相关问题

虽然有关 CMA 技术在产前诊断中应用的研究结果令人鼓舞，但 CMA 也存在固有的局限性，主要表现在以下几个方面：①无法可靠地检出低水平的嵌合体。②无法检出平衡性染色体重排和大多数的基因内点突变。③ aCGH 检测平台无法检出三倍体。④ CMA 的阳性检出率仍然较低（并非所有病例都能发现具有临床意义的 CNV），对于超声检查发现结构异常但胎儿染色体核型正常的病例，目前 CMA 增加检出致病性 CNV 的比例 <10%。⑤最主要的难点是对 VOUS 的判读和解释，其中部分情况是罕见的新生突变，部分与突变基因的外显率有关，即胎儿有罹患某种遗传病的易感性，但并不一定发病，如自闭症。对胎儿父母样本进行检测、综合家系分析对 VOUS 结果的判读和解释有一定帮助。但在很多情况下，就目前对人类基因组的认识和数据库的积累，仍然无法对全部结果给出确切的临床性质判读。这种情况往往会导致孕妇及其家属的焦虑，甚至是错误的终止妊娠。⑥采用不同的 CMA 检测平台以及不同分辨率的芯片，对同一胎儿样本，也可能会得出不同的检测结果。这是 CMA 检测本身的技术特点所决定的，并非医务人员造成的误诊或漏诊。

基于 CMA 在产前诊断应用中存在上述问题，在对患者进行产前 CMA 检测前和检测后，进行恰当的遗传咨询十分重要，内容包括：

1. 产前遗传咨询：在进行产前 CMA 检测之前和检测之后必须进行相关的产前遗传咨询。

2. 咨询资质：产前遗传咨询应由有产前遗传咨询资质的专业医务人员担任。

3. 患者知情：CMA 检测前的咨询应详细解释 CMA 的优点和局限性，并让患者充分地知情同意，明确指出：① CMA 能够检出所有通过染色体核型分析能够检出的染色体不平衡变异，并可能发现其他的特定遗传性疾病，但不能检出所有的遗传性疾病，如低比例嵌合体、平衡性染色体重排、单基因突变等。②所检出的特定疾病在不同患者间临床表现可能存在很大的变异，原因是与所累及基因的表现度和外显率不同有关。③ cMA 检测可能会发现 VOUS，可能需要对父母样本进行检测并辅以家系综合分析，协助对胎儿样本检测结果的判读。但在很多情况下，基于目前对人类基因组的认识和数据库的积累程度，仍然无法对某些检测结果进行判读和解释。④ CMA 检测可能会发现一些成人期迟发型疾病，这提示父母之一可能罹患同一疾病但尚未表现出临床症状。

4. 客观看待差异性结果：检测前的咨询应强调，采用不同的 CMA 检测平台以及不同分辨率的芯片，即使是针对同一胎儿样本分别进行检测，也可能会出现差异性结果。这是 CMA 检测本身的技术特点所决定的，并非医务人员造成的误诊或漏诊。

四、CMA 技术在产前诊断中的规范化应用

1. 产前诊断技术资质：根据 2002 年颁发的《产前诊断技术管理办法》的有关规定，开展产前诊断技术的医疗保健机构，是指经省级卫生行政部门许可开展产前诊断技术的医疗保健机构。强调利用 CMA 技术进行产前诊断，需在具有产前诊断技术资质的医疗机构内、由具有产前诊断技术资质的医务人员进行。

2. 产前遗传咨询资质：在进行产前 CMA 检测前和检测后，必须对患者进行相关的产前

遗传咨询，根据 2002 年颁发的《产前诊断技术管理办法》的有关规定，从事产前诊断技术的卫生专业技术人员，必须经过系统的产前诊断技术专业培训，通过省级卫生行政部门的考核并获得从事产前诊断技术的"母婴保健技术考核合格证书"。

3. 签署知情同意书：在进行产前 CMA 检测之前，必须让患者签署有关的知情同意书。知情同意书上需详细说明 CMA 检测的优点和局限性。

4. 发放 CMA 检测报告：在实验室发放 CMA 检测报告时，应在报告上明确说明所使用的 CMA 检测技术平台以及该技术平台的检测内容和优缺点。

5. 规范化操作：应遵循产前 CMA 检测的技术路线进行规范化操作，由于 CMA 技术不足以提供染色体重排类型方面的信息，其结果应得到核型分析和 FISH 等技术的验证。通过核型分析和中期核分裂象的 FISH 获得染色体异常的表述形式，阐明其发生机制，评估再次妊娠时发生染色体异常的风险，给患者提供全面的咨询。

目前，针对 CMA 技术的临床应用，在医务人员层面还缺乏正确客观的知识培训和宣教，导致了该层面还缺乏正确客观的知识培训和宣教，导致了该技术在临床应用层面观点不一、流程混乱，不利于该技术在临床应用的长期健康发展。在专家层面，取得较一致意见的基础上应加强对普通医务人员的宣教和培训，规范该技术的临床应用。

五、行政和法律层面的顾虑

产前诊断中存在较高的风险，其检测结果具有不确定性，需要高新技术的支撑。CMA 技术是非常重要的分子诊断技术，需要在临床应用实践中发展完善。但是在法律法规对其应用管理暂时缺位的情况下，应用 CMA 技术会对产前诊断医疗机构和从业人员造成相当大的压力甚至困扰，这不仅不利于这项技术的健康发展，也不利于对复杂遗传病患者和罕见胎儿异常的产前诊断服务。希望国家相关机构和部门能尽快解决该技术面临的一系列行政许可问题。同时，CMA 技术相关产品的厂商也应遵守中国对临床诊断医疗器械和体外诊断试剂的管理规定，第一时间申报进口注册或产品许可。这样才有利于国内医疗机构规范 CMA 技术的临床应用，保障患者的医疗安全并得到较高质量的产前诊断服务，规避医疗风险，为该项技术的临床应用奠定合理合法的基础。

染色体微阵列分析技术在产前诊断中的应用协作组成员：

边旭明（北京协和医院）、王和（四川大学华西第二医院）、邬玲仟（中南大学湘雅医院产前诊断中心）、胡娅莉（南京大学医学院附属鼓楼医院）、廖世秀（河南省人民医院）、刘俊涛（北京协和医院）、廖灿（广州市妇女儿童医疗中心）、方群（中山大学附属第一医院）、刘彩霞（中国医科大学附属盛京医院）、朱宝生（云南省第一人民医院）、吕时铭（浙江大学医学院附属妇产科医院）、王华（湖南省妇幼保健院）、许争峰（南京市妇幼保健院）、徐两蒲（福建省妇幼保健院）、周裕林（厦门市妇幼保健院）、尹爱华（广东省妇幼保健院）、潘虹（北京大学第一医院）、戚豫（北京大学第一医院）、徐湘民（南方医科大学基础医学院）、王谢桐（山东大学附属省立医院）、戚庆炜（北京协和医院）

染色体微阵列分析技术在产前诊断中的应用专家共识执笔专家：

戚庆炜（北京协和医院）、王和（四川大学华西第二医院）

［中华妇产科杂志　2014，49（8）：570-572］

男性生殖遗传学检查专家共识

《男性生殖遗传学检查专家共识》编写组

中华医学会男科学分会

【关键词】生殖遗传学检查；男性；专家共识

中图分类号：R697$^+$.2

文献标志码：A　doi：10.13263/j.cnki.nja.2015.12.017

遗传学异常是临床上导致男性不育的重要因素。随着生殖医学及男科学专业的发展，很多既往认为只能供精辅助生育的患者，如 Klinefelter 综合征等，有可能通过睾丸显微取精术行辅助生殖技术（ART）助孕，这对临床传统治疗思路提出了挑战；另外，新的检测技术发展迅速，为临床疾病病因诊断提供了强有力的手段，但目前临床上存在着男性生殖遗传学检查适应证不明确、方法良莠不齐、结果解读及处理不规范等问题，为规范男性生殖遗传学检查在临床中的应用，中华医学会男科学分会组织专家共同研究并制定本共识，旨在为临床医师提供指导和参考。

1　概述

遗传学检查在男性生殖疾病诊治中的应用非常重要，开展男性生殖遗传学检查，对于指导临床治疗、提高辅助生殖技术的疗效和安全性、开展胚胎植入前遗传学诊断（PGD）等具有重要意义，可选择染色体核型分析、Y 染色体微缺失等常规检查以及基因突变检测等特殊检查。

遗传学检查技术发展突飞猛进，许多新技术逐渐用于临床，如多重连接探针扩增（MLPA）技术可检测染色体数目异常、基因缺失和重复等；基因多态性分析可预测男性不育患病风险并指导个体化用药；精子发生过程中涉及许多表观遗传学调控，检测 DNA 甲基化、组蛋白修饰和非编码 RNA（ncRNA）等；近年来，具有高灵敏度、高通量、高分辨率等特点的基因测序技术开始应用于临床，可检测一些基因组疾病，包括拷贝数变异（CNV）等。比较基因组杂交（CGH）技术可用于检测某些不平衡的染色体畸变。这些新技术的应用将进一步丰富男性生殖遗传学检查内容，为临床诊断和治疗提供参考。

1.1　染色体核型分析

染色体核型分析是最常用的男性生殖遗传学检查技术。不育男性染色体异常发生率显著高于正常生育力男性。男方染色体核型异常，如染色体平衡易位，与不育和配偶反复自然流产有关。20世纪70年代，高分辨G显带技术开始在临床应用，目前已成为染色体核型分析的常规检查方法。荧光原位杂交（FISH）技术可用于对一些异常核型的明确诊断。

1.2 Y染色体微缺失检测

Y染色体长臂上存在控制精子发生的基因，称为无精子因子（azoospermia factor，AZF）；1996年Vogot等将AZF分为AZFa、AZFb、AZFc 3个区域，1999年Kent等认为在AZFb区与c区之间还存在AZFd区。AZF的缺失或突变可能导致精子发生障碍，引起少精子症或无精子症。Y染色体微缺失目前主要是指AZF缺失，研究认为，在无精子症和少精子症的患者中，AZF缺失者约占3%～29%，发生率仅次于Klinefelter综合征，是居于第2位的遗传因素。目前，Y染色体微缺失的常用检测方法包括实时荧光定量PCR法、多重PCR-电泳法等。

1.3 基因突变检测

目前已知 *CFTR*（cystic fibrosis transmenbrane conductance regulator factor）基因突变可引起囊性纤维化（cystic fibrosis，CF；OMIM 219700）和先天性双侧输精管缺如（Congenital Bilateral Absence of Vas Deferens，CBAVD；OMIM 277180）。此外研究还发现它与慢性胰腺炎、睾丸生精功能障碍、精子受精功能障碍、女性生殖能力等多种疾病相关，甚至与肿瘤的发生、发展相关。已有研究发现存在 *CFTR* 基因突变的 *CBAVD* 患者ART时有更高的流产、死胎风险。*AURKC* 基因突变会导致大头多鞭毛精子症，*DPY19L2* 基因异常会导致圆头精子症，雄激素受体（*AR*）基因突变会引起雄激素不敏感综合征（AIS），5α还原酶（*SRD5A*）基因突变可能会导致46，XY男性性发育异常等。地中海贫血是由于人类珠蛋白基因的突变引起，包括α和β两种类型，α地中海贫血的胎儿，在孕中晚期易出现宫内死亡或早产后死亡等不良妊娠结局；β地中海贫血可导致胎儿死亡或残疾。针对广西、广东和海南等地中海贫血高发地区全体人群及曾生育过地中海贫血患儿的育龄夫妇，进行地中海贫血基因突变检测，同时配合PGD或其他产前诊断可预防地中海贫血患儿出生。因此，有必要针对上述患者进行特定基因突变筛查和遗传咨询，指导临床治疗。

2 染色体异常

2.1 检查指征及检测方法

当精子发生异常、性发育异常、配偶反复不良妊娠、体外受精－胚胎移植（IVF-ET）前准备以及一些特殊情形时，通常应进行染色体核型分析，必要时行其他遗传学检查。染色体分析通常使用染色体显带技术来进行核型分析。

2.2 染色体异常类型、临床表型及处理策略

染色体异常通常分为数目异常和结构异常。染色体数目异常包括染色体整倍体异常、性染色体数目异常和常染色体数目异常。男科临床染色体数目异常以性染色体数目异常为多见，常染色体数目异常较为少见，而染色体整倍体异常者大都出生后死亡。本共识着重介绍性染色体异常的临床特征及处理策略。

2.2.1　Klinefelter综合征（Klinefelter syndrome）的临床特征及处理策略 Klinefelter综合征也称克氏综合征或XXY综合征，是男性患者细胞中多出1条X染色体所致。多出的X染色体导致生精细胞发育障碍。位于X染色体上逃避X染色体的基因剂量效应可能是遗传病理之一。

Klinefelter 综合征的常见核型为 47，XXY，占 80% ~ 85%，嵌合体（47，XXY/46，XY）约占 15%，其余为 48，XXXY、49，XXXXY 等。患者通常身材高大（与父母相比），第二性征发育异常，体征女性化，男性乳房发育，胡须及阴毛稀少，阴茎小，睾丸体积小，睾酮低下和不育。可伴有多种出生缺陷，如隐睾、尿道下裂、腹股沟疝、腭裂等。成年后易发生多种并发症，如糖尿病、代谢综合征、肥胖和骨质疏松等。Klinefelter 综合征的表型随着 X 染色体数目的增加而加重，主要表现在机体发育严重畸形和智力低下。

Klinefelter 综合征涉及多学科综合治疗，主要涉及生长发育及生育治疗。随着辅助生殖技术的发展，许多 Klinefelter 综合征患者可通过辅助生殖技术获得子代。大多数 Klinefelter 综合征患者临床表现为无精子症，少数患者可表现为隐匿精子症或重度少精子症，有些嵌合比例低的个体甚至可以有几乎正常的精子发生，并有自然生育子代的报道。大约 40% ~ 70% 临床表现为无精子症的非嵌合型 Klinefelter 综合征患者通过睾丸显微取精术能获得精子，通过体外受精 - 胚胎移植生育子代。

已有的研究表明，Klinefelter 综合征患者精子的异常核型从 0 ~ 21.7% 不等，个体之间存在差异。因此，大多数的精子核型是正常的，多数患者性染色体异常的精子比例低于 5%，低于理论上的 50%。但考虑到 Klinefelter 综合征患者精子性染色体和常染色体异常的比例仍较正常生育人群高，其正常胚胎的比例也较正常生育组低（54.0% vs 77.2%），必要时建议考虑行 PGD 或产前诊断。

2.2.2　47，XYY 综合征的临床特征及处理策略　47，XYY 综合征患者通常身材高大，智力正常或轻度低下，性格孤僻，易发生攻击行为，生育力正常至无精子症均可发生。

47，XYY 理论上可形成 4 种类型的精子（X、Y、YY、XY），但实际上异常核型精子比例很低，通常不超过 1%，因此临床上通常按常规程序处理。

2.2.3　染色体结构异常的分类及处理策略　常见的染色体结构异常有易位、倒位、缺失、重复、插入、环状染色体、双着丝粒染色体和微结构异常等。导致染色体结构异常的遗传学基础是染色体的断裂和断裂后染色体断端的异常重接。随着分子细胞遗传学技术的发展，用常规的染色方法不能或难以被发现的染色体结构异常，也能得以发现并诊断。

当染色体结构异常患者产生不平衡精子时，多数胚胎通常很难存活，将导致流产或死胎。此类患者通常要借助辅助生殖技术，进行 PGD 生育子代。某些染色体结构变异患者产生精子的情况与理论值有差异，如临床多见的 9 号染色体臂间倒位，其产生的正常核型精子比例通常较高，但也不能完全忽视产生异常胚胎的风险。

3　Y 染色体微缺失

3.1　Y 染色体微缺失筛查指征、检测位点及方法

Y 染色体微缺失目前主要是指 AZF 微缺失。Y 染色体上影响精子发生的 AZF 区域，可分为 *AZFa*、*AZFb*、*AZFc* 等区域非梗阻性无精子症、严重少精子症患者，建议进行 Y 染色体微缺失检测。原因不明的男性不育患者可选择性行 Y 染色体微缺失检测。AZF 微缺失能垂直遗传，有相关家族史者，建议进行筛查。

目前，检测 AZF 微缺失推荐以下 8 个位点为包含位点：*sY* 84 及 *sY* 86、*sY* 127 及 *sY* 134、*sY* 254 及 *sY* 255、*sY* 145 及 *sY* 152。以前 Y 染色体 AZF 微缺失的临床实验室诊断方法是利用

外周血标本行多重 PCR- 电泳法，该技术耗时长，结果判定的主观性大，还存在交叉污染的风险。随着技术的进展，建议应用实时荧光定量 PCR 技术，灵敏度高、特异性好、检测速度快，同时，必须加强临床检验过程中的质量控制。

3.2 Y 染色体微缺失的临床处理策略

3.2.1 AZFa 区域缺失　通常导致唯支持细胞综合征（SCOS），临床表现为睾丸体积的缩小、无精子症等。AZFa 区域完全缺失合并无精子症者，建议供精人工授精（artificial insemination by donor，AID）。

3.2.2 AZFb 区域缺失　患者睾丸组织病理学表现为精子发生阻滞，主要停留在精母细胞阶段，AZFb+c 缺失会导致 SCOS 或精子发生阻滞，患者多为无精子症，故 AZFb 完全缺失（含 AZFb+c 缺失）的无精子症者，建议供精 AID。

3.2.3 AZFc 区域缺失　单独 AZFc 缺失患者可以表现为正常精子数目、少精子症及无精子症，AZFc 微缺失可以遗传给其男性后代。对于 AZFc 区缺失的无精子症患者，可以行睾丸手术取精获得精子行 ICSI。对于 AZFc 区缺失合并严重少精子症患者，可以直接 ICSI，助孕时建议行 PGD 生育女孩，以避免遗传缺陷的垂直传播。另外，有研究发现 AZFc 区域缺失的少精子症患者，其精子数目有进行性下降的趋势，最后发展为无精子症。因此，对此类患者建议及早生育或冷冻保存精子。

3.2.4 sY145 及 sY152　有研究报道 sY145 及 sY152 可能与精子形态异常相关，缺失可能导致少精子症或者精子形态异常。但目前尚缺乏国人大样本（包括正常生育人群及无精子症患者）的研究数据，故 sY145 及 sY152 的临床意义尚需进一步研究，建议参考已发表的相关文献，对该位点与临床表型之间的关系及相应的睾丸组织病理学特征进行深入研究，为男性不育患者提供更加全面的遗传学诊断。

4　CFTR 基因检测

4.1　CFTR 基因突变检测指征

CBAVD 是男性不育和梗阻性无精子症的重要原因，患者除自觉精液量少之外多无其他症状，精液化验精液量少，pH 值低（< 6.4），精浆果糖阴性，彩超多提示附睾网格状回声、附睾发育不良、双侧精囊腺发育不良等，少数病例合并肾脏发育畸形或缺如。对于存在以上情况疑诊 CBAVD 的患者建议进行 CFTR 基因检测。

4.2　CFTR 基因检测方法

目前已知的 CFTR 基因突变有 2000 多种，并且还在不断增加。理想的突变检测方式是采集外周血对整个 CFTR 基因（包括启动子区）进行测序。但限于目前还缺乏中国人群大样本的研究数据，建议可以先从已知突变位点着手开展，未来再借助高通量测序的方法更为全面、有效地检测出基因突变和多态性位点。

4.3　CFTR 基因突变处理策略

如果男方存在 CFTR 基因突变，建议进行遗传咨询，避免子代的遗传学风险。

5　精子 DNA 完整性检测

精子 DNA 完整性是亲代将遗传物质正确传递给子代的前提，在受精和胚胎发育过程中发挥重要作用。精子 DNA 完整性检测反映了精子 DNA 的损伤程度，研究表明精子 DNA 的损伤与男性不育、自然妊娠率的降低和反复流产可能有关。临床上引起精子 DNA 损伤的主要病因包括：①精索静脉曲张、睾丸炎、附睾炎和生殖器肿瘤等疾病；②激素、放、化疗药物及免疫抑制剂等药物的使用；③抽烟、酗酒等不良生活习惯及农药、重金属等环境污染物；④年龄或心理因素等。

5.1 精子 DNA 完整性检测的适应证

①女方反复自然流产、胚胎停育等的男性不育患者；②采用 ART 多次未成功的男性不育患者；③排除女方因素的特发性男性不育患者（无精子症除外）推荐进行；④大龄、拟行 ART 助孕者及育前优生体检者可选择性检查。

5.2 精子 DNA 完整性检测方法

由于目前检测方法较多，且各有优劣。常见技术包括精子染色质结构分析试验（SCSA）、彗星试验 / 单细胞凝胶电泳（SCGE）和精子染色质扩散试验（SCD）、荧光原位杂交技术（FISH）等。SCSA 法成本相对较高，且需要使用流式细胞仪检测，对实验室条件要求较高，但检测中分析 5000 条精子，能更加稳定准确地反映精子 DNA 损伤的真实状态；SCD 法只需使用光学显微镜，检测快速且成本相对较低，但检测结果易受主观分析影响，检测人员的经验和熟练程度尤为重要。目前使用流式细胞仪进行 SCSA 法使用相对较多。

5.3 精子 DNA 完整性检测的结果解读

目前 SCSA、FISH 及 SCD 等方法使用相对较多。对于精子 DNA 完整性检测的结果上，使用精子 DNA 碎片指数（sperm DNA fragmentation index，DFI）高低来表示，目前一般认为：DFI ≤ 15% 为正常，15% < DFI < 30% 为一般，若 DFI ≥ 30% 认为完整性较差，可能会影响妊娠结局。

5.4 精子 DNA 完整性检测结果的临床处理策略

针对高 DFI 患者，建议其改善不良生活习惯，避免接触吸烟、酗酒、药物等生殖毒性物质和桑拿等过高热环境；服用抗氧化剂，如维生素的补充；如有感染进行抗感染治疗；针对病因的手术治疗，如精索静脉曲张结扎术等。

总之，男性生殖遗传学检查对于指导临床诊疗有重要意义，生殖遗传学检查的指征及处理策略需要在临床中进一步规范及完善，尽管还存在不同学术观点，但随着检测技术飞速发展及更多临床研究的开展，生殖遗传学检查在男科领域内的应用将更为规范。

编写组成员名单

顾　　问：姜　辉　邓春华

组　　长：商学军

成　　员：（排名不分先后）

谷翊群　黄　锦　刘德风　陈　亮

史轶超　夏欣一　杜　强　唐文豪

高　勇　崔英霞　洪　锴　孙　斐

执　　笔：陈　亮　夏欣一　刘德风

［中华男科学杂志　2015，21（12）：1138-1142］